약의 인문학

약의 인문학

여인석·김성수·김영수·박윤재
신규환·이병훈·이현숙 지음

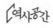
역사공간

책머리에

이 책은 '약'이라는 의학적 대상을 인문학을 통해, 즉 문학, 역사, 철학의 입장에서 접근하고 풀어내려는 시도였다. 기본적으로는 고대로부터 현대에 이르는 한국의 역사 속에서 약이란 주제가 등장하는 다양한 모습들을 담아보려고 하였으나, 한국이라는 지역에 국한되지 않고 약이 가지는 보편적 측면도 함께 다루었다.

이 책에 실린 14편의 글은 2012년에서 2015년까지 3년간 한국연구재단의 지원을 받아 수행한 공동연구 '한국의약사의 재정립: 인문학과 의약학의 융합연구'의 성과물이기도 하다. 공식적인 연구가 종료된 것은 거의 7년 전이며, 여기에 실린 개별 논문은 이미 여러 학술지에 발표된 것이다.

다소 늦은 감이 없지 않으나 이렇게 책으로 펴내는 것은 물론 공동연구의 성과를 정리한다는 의미도 있지만, 다른 한편으로는 즐거웠던 연구의 과정을 추억하고 기념하는 의미도 적지 않다. 연구 기간 3년간 매달 모여 진행한 세미나는 계획한 연구를 진척시키기 위한 필수적 과정이기도 했지만, 공동연구자 상호 간의 인간적 유대를 돈독히 하는 소중한 시간이기도 했다. 그래서 공식적 연구 기간의 종료와 함께 월례세미나가 종료되자 다들 일종의 금단증상을 경험하기도 했다.

세미나만이 아니라 공동연구의 일부로 국내외 약과 관련된 유적과 박물관을 찾아 떠난 답사 여행도 즐거운 기억으로 남아 있다. 답사 여행 후에는 답사기를 써서 연세대학교 의과대학 의학사연구소에서 발행하는 학술지 『연세의사학』에 실었는데, 기회가 되면 답사기를 따로 모아 펴내고 싶은 생각도 있다.

사실 학자들이 모여 하는 공동연구는 어렵다. 우선 서로 다른 학문적 배경을 가진 연구자들의 개별 연구가 공동의 주제에 무리 없이 수렴하기가 쉽지 않다. 또 연구팀 내 갈등의 가능성도 배제하기 어렵다. 그러나 감사하게도 학문적으로나 인간적으로 모두 훌륭한 분들로 연구팀을 꾸릴 수 있어서 그런 우려는 우려에 그쳤다.

끝으로 계획대로 연구가 진행될 수 있도록 연구의 전 과정을 꼼꼼히 챙겨주신 신규환 교수님과 연구 과정에서 파생되는 각종 번거로운 일들에 더해 이 책을 만드는 수고까지 맡아주신 김영수 교수님께 특별한 고마움을 표하고 싶다.

2022년 봄
필자들을 대신하여 여인석 씀

차례

1

약의 등장

동서양 약물학의 형성

여인석

들어가며

약(藥)은 인류의 출현과 함께 동시에 나타났다고 해도 과언이 아닐 것이다. 자연의 산물에 의존해서 살아가는 인간은 피할 수 없는 질병 문제의 해결책 역시 자연의 산물에서 찾았을 것이기 때문이다. 질병 치료에 대한 체계적인 지식이 의학이라는 학문으로 등장하기 전부터 약은 이미 경험적으로 사용되었을 것이다. 약물은 이론으로 그 작용이 설명되고 정당화되기 이전에 물질로서 이미 자연계에 존재했다. 사람들은 순전히 경험을 통해 어떤 식물, 혹은 동물이나 광물이 우리 몸에 일정한 변화를 일으킨다는 사실을 알게 되었을 것이다. 사람의 몸은 약물에 대해 보편적으로 반응한다. 물론 특정 약물에 대한 감수성이 사람마다 다를 수는 있지만 약물의 작용 방향은 다르지 않다. 그런 의미에서 약물은 이론 이전의 문제이다.

동서양의 의학은 그 역사적 전개 과정에서 상당히 다른 이론을 발전시켜왔다. 그 이론들은 유사한 경우도 있었지만 서로 간에 소통이 불가능할 정도로 다른 경우도 적지 않다. 이는 의학도 다른 문화와 마찬가지로 지역에 따른 사회문화적 배경에 영향을 받아 형성되기 때문이다. 여기서 말하는 의학 이론의 차이는 주로 질병의 원인을 설명하는 이론에 국한되며, 치료 영역에서는 이야기가 조금 달라진다. 왜냐하면 치료는 설사 이론적으로 정당화되지 못한다 하더라도 실제적인 효과를 나타내는 것이 인정된다면 그 자체로 의미를 가지기 때문이다. 그리고 이러한 치료수단을 대표하는 것이 약물이다. 약물의 성질이나 그 작용을 설명하는 이론은 각 의학의 전통에 따라 다를 수 있지만 약물의 효과 자체는 보편적이다. 따라서 약물은 물질로서의 보편성과 문화적 매개물로서의 특수성을 함께 지니는 독특한 대상이다. 이 글에서는 보편적 물질로서의 약물에 대한 체계적 지식이 동양과 서양에서 각각 학문으로 성립되는 과정의 유사성과 차이점을 살펴보고 그 의미를 밝혀보고자 한다.

동아시아의 약물학

약의 등장

'약'이란 글자에 대해서는 후한(後漢)대에 성립된 『설문(說文)』에 다음과 같이 설명되어 있다. "약은 병을 치료하는 풀이다. '초(艸)'를 따르고, '약(樂)'을 소리로 한다(藥, 治病草, 從艸,

樂音)." 여기서 식물을 약의 대표로 기술함으로써 후에 '본초 (本草)'라는 말과 그 의미를 해석하는 근거가 되기도 한다. 실제로 '약'이란 말은 『역경』, 『시경』, 『서경』, 『예기』, 『좌전』 등 다양한 고전문헌에 나타난다. 예를 들어 『역경』에는 "뜻밖의 질병에는 약을 먹지 않는 것이 오히려 좋다(无妄之災, 勿藥有喜)."라는 말이 있고, 『서경』에는 "머리가 핑 돌 정도로 독한 약이 아니면, 병을 낫게 할 수 없다(若藥弗瞑眩, 厥疾弗瘳)."는 말도 있다. 또 "삼대(三代)를 지낸 의사 집안이 아니면 그 약을 먹지 말라(醫不三世, 不服其藥)."는 유명한 말은 『예기』에 기록되어 있다.[1] 그리고 『주례』에는 "의사는 의료와 관련된 업무를 관장한다. '독약 (毒藥)'을 갖고 치료하는 일에 종사한다."는 구절이 있다. 여기서 말하는 독약은 사람에게 해를 끼치는 약이라기보다는 약의 총칭으로 보는 편이 타당하다. 한편으로는 『서경』에서 말한 바와 같이 독한 약이 좋은 약이라는 당대의 인식을 반영하는 표현일 수도 있다. 이는 고대 그리스에서 독(poison)과 치료약을 모두 동일한 단어 'pharmakon'으로 사용한 용례와도 일치하는 부분이 있어 흥미롭다.[2]

다음으로는 일반 서적이 아니라 의서에 나타나는 약에 대해 살펴보자. 현존하는 최고(最古)의 임상의학서로 전한(前漢) 대의 무덤인 마왕퇴에서 출토된 『오십이병방(五十二病方)』에는 이미 약 250종의 많은 약물이 언급되고 치료약으로 처방되고 있다.[3] 이러한 기록들을 통해 볼 때 선진시대부터 이미 약은 광범위하게 사용되고 있었음을 알 수 있다.

그런데 이처럼 개별적인 약물이 치료제로 널리 사용되는 것과 약물에 대한 학문의 성립은 구별하여 살펴볼 필요가 있다. 개별 약초들의 경험적 사용은 문명의 발달 여부와 관계없이 어느 사회에서나 볼 수 있는 일반적인 현상이기 때문이다. 여기서 우리의 관심은 개별 약재들의 사용이 아니라 그렇게 경험적으로 축적된 개별 약재들에 대한 지식들이 언제, 어떤 방식으로 이론화되고 정리되기 시작했는지를 아는 데 있다.

본초학의 성립

개별적인 약물에 대한 단편적 지식을 이론적 틀 안에서 설명하고 정리한 학문이 본초학(本草學)이다. 본초학은 '초(草)에 뿌리를 두는 학문'이라는 뜻인데 내용적으로는 약용식물에 대한 학문을 의미한다. 그러나 본초학은 단지 약용식물에만 국한되지 않고 약으로 사용되는 동물과 광물에까지 그 범위가 미친다. 결국 본초학이란 약으로 사용할 수 있는 지상의 모든 물질에 대한 학문이라고 볼 수 있다. 본초학은 이처럼 지상에 존재하는 수많은 종류의 다양한 식물, 동물, 광물을 대상으로 하고 있으므로 이들을 원칙 없이 나열할 수는 없고 나름대로 분류의 기준을 정해 그에 따라 이들을 열거하게 된다. 그리고 이 기준은 그것의 입안자가 세계, 혹은 자연을 바라보는 관점을 반영한다.

중국에서 본초학이 학문으로 성립된 것은 전한 말경이며,

오늘날 전하는 가장 오랜 본초서인『신농본초경(神農本草經)』의 원형이 쓰인 것은 서력 기원을 전후한 시기로 보고 있다. 그리고 후한에서 위진(魏晉, 220-420)에 걸쳐 여러 종류의 본초서들이 저술되기 시작한다. 그 가운데 뇌공집주(雷公集注)『신농본초(神農本草)』4권과 후한 이후 여러 저자들의 이론을 모은『명의별록(名醫別錄)』3권이 있다. 이러한 선행 성과들에 기초하여 양(梁, 502-557)의 도홍경(陶弘景, 456-536)이『신농본초』를 정리하여 교정을 보고, 또『명의별록』에 따라 빠진 부분을 보충하여『신농본초경』의 정본을 만들었다. 그리고 여기에 주석을 가한 것이『신농본초경집주』로, 이 책이야말로 후대에 저술되는 모든 본초서들의 전범이다.

이제『신농본초경』이 어떤 이론적 틀에 의거하고 있는지 살펴보자. 이론으로 약물을 설명하는 것에는 여러 가지 방법이 존재하겠지만 가장 기본적인 방법은 많은 종류의 약물을 우선 분류하는 것이다. 먼저 비슷한 성질을 가진 것들을 묶는 방식을 떠올릴 수 있을 것이다. 여기서 문제는 어떤 성질을 분류의 기준으로 삼을 것인가 하는 것이다.『신농본초경』이 어떤 이론에 근거하고, 어떤 성질을 이용해 약물을 분류하는지 살펴보자.『신농본초경』이 채택하고 있는 이론은 크게 오행설과 삼품분류(三品分類)설이다. 먼저 오행설은 전국시대 추연(鄒衍)이 주장한 오덕종시설(五德終始說)에서 기원했다. 원래 왕조의 교체를 설명하기 위해 제안된 이 이론은 그 적용 범위를 넓혀 인사와 자연을 모두 설명하고자 하는 거대 이론으로 변모했으며,

후에는 의학에서도 적극적으로 도입되어 활용되었다. 오행설이 본격적인 의학 이론으로 들어온 것은 『황제내경(黃帝內經)』에 잘 드러나며, 『신농본초경』 이전부터도 약물과 관련된 이론으로 나타나기 시작한다.

『주례』의 '천관(天官)·질의(疾醫)'조에 "오미(五味)·오곡(五穀)·오약(五藥)으로 그 병을 다스린다."[4]라고 되어 있다. 여기서 '오약'이 무엇을 지칭하는지는 분명하지 않다. 정현(鄭玄, 127-200)은 오약이 초(草)·목(木)·충(蟲)·석(石)·곡(穀)을 의미한다고 주석을 달고 있지만 바로 앞에 오곡(五穀)이라는 말이 나오기 때문에 다시 오약에 곡식을 포함시키는 해석은 그다지 설득력이 없어 보인다. 어쨌든 분명한 것은 오행설에 입각하여 약물을 다섯 가지로 분류하고 있다는 사실이다. 『주례』의 '천관·양의(瘍醫)'조에서는 "또한 종기를 치료할 때 오독(五毒)으로 그것을 공격하고, 오기(五氣)로 그것을 다스리고, 오약(五藥)으로 그것을 치료하며, 오미(五味)로 그것을 조절한다."[5]는 구절이 있다. 이 구절에서는 종기에 대한 넓은 의미의 치료제들을 열거하고 있는데 이 역시 다섯 가지로 분류되어 있다. 여기서 오독은 강한 성질의 약물을 말하고, 오기는 오곡을 잘못 쓴 것이라고 볼 수 있다.[6] 『주례』에서는 오독이건 오약이건 일단 약물을 다섯 가지로 분류하지만 어떤 성질을 기준으로 이러한 분류가 이루어졌는지는 정확히 알 수 없다. 그렇지만 약물 분류에 적용된 오행론은 최종적으로는 약물 각각이 지닌 맛에 대한 이론, 즉 기미론(氣味論)의 형태로 『신농본초경』에 들어가게 된다.

앞의 인용에 나타난 바와 같이 오미는 오약과는 별도로 치료제로 사용되는 것을 알 수 있는데, 언제부터인지, 또 어떤 경위에서인지는 정확히 알 수 없으나 오미가 약의 성질을 분류하는 기준이 된 것이다. 『주례』에 나오는 오미는 다섯 가지 맛을 지닌 음식을 뜻한다. 정현의 주석에 따르면 오미는 육장[7][담], 술, 엿[飴], 꿀, 생강을 말한다. 이 다섯 가지 음식이 다섯 가지 맛을 대표하는 음식인가에 대해서는 의문이 있다. 엿과 꿀은 모두 단맛을 가지는 음식이기 때문이다. 다만 이 단계에서 이론적으로 완전히 정비된 것은 아니지만 각자 특색 있는 맛을 지닌 음식들이 약재에 준하는 역할을 했다는 것은 알 수 있다.

『신농본초경』에서 채택하고 있는 약물에 대한 중요한 분류의 원칙은 소위 삼품분류이다. 이는 약을 상약(上藥), 중약(中藥), 하약(下藥) 등 세 가지로 분류하는 방법으로 이 분류의 근거는 약의 효과에 따른 것이다. 즉 상약은 생명을 연장하는 작용이 있는 약이다. 이는 항상 몸이 가볍고 건강하며 늙지 않고 오래 살고 싶은 사람이 복용하는 약으로 독이 없고 오랜 기간 복용하여도 몸에 해로움이 없는 약이다. 중약은 양생의 효과가 있는 약으로 허약한 체질의 사람에게 효과가 있다. 중약에는 독이 있는 것과 없는 것이 있어 사용에 주의가 필요하다. 마지막으로 하약은 병을 치료하는 약으로 공격적인 성격이 강해 독이 많다. 따라서 오랜 기간 복용해서는 안 되는 약이다. 이러한 삼품분류는 이후 동아시아 본초학의 기본 틀로 자리 잡아 『신농본초경』 이후의 본초서들은 예외 없이 이 기준을 따른다. 그런 의미에서 삼품분류는 본초학을 이해하는 핵심적인 개념이라 볼 수 있을 것이다. 그렇다면 왜, 어떤 배경에서 삼품분류가 등장했을까? 이 문제는 본초학의 기원과도 밀접한 관련을 가지는 문제이므로 본초학이 역사적으로 등장하는 과정을 좀 더 자세히 살펴볼 필요가 있다.

'본초'라는 말이 처음 등장하는 것은 후한시대 반고(班固, 32-92)가 편찬한 『한서(漢書)』에서이다. 교사지(郊祀志)에는 "후신방사사자부좌(候神方士使者副佐)와 본초대소(本草待詔) 등 70여 인을 모두 집으로 돌려보냈다."[8]는 기사가 있고, 평제기(平帝紀)에는 "일경(逸經), 고기(古記), 천문(天文), 역산(曆算), 소학(小學), 사편(史篇), 방술(方術), 본초 등에 밝고, 오경(五經), 논어(論語), 효경(孝經), 이아(爾雅) 등을 가르칠 사람을 천하에서 불러 모았다."[9]는 기록이 있다. 또 루호전(樓護傳)에는 "루호는 어려서 아버지를 따라 장안(長安)에서 의사가 되어, 귀족들의 집에 드나들었다. 그는 의경(醫經), 본초, 방술 수십만 자를 암송했다."[10]는 기록이 있다. 평제기와 루호전의 두 기사는 전한 말경에 본초학에 대한 지식을 담은 본초서가 이미 책의 형태로 존재하여 학습되고 있었음을 보여주고 있다.[11]

이들 각 기록에 대해 좀 더 자세히 살펴보자. 먼저 교사지의 기록은 한나라 성제(成帝, 재위 기간 기원전 33-기원전 7) 때 승상인 광형(匡衡)과 어사대부 장담(張譚)이 진언하여 당시 나라 안에 있던 많은 사당들을 폐지하고, 그에 따라 거기에 종사하던 사람들을 모두 집으로 돌려보냈다는 내용이다. 이런 일이 왜 일어났을까? 그것은 한(漢) 무제(武帝, 재위 기원전 141-기원전 87)가 재위한 이후 전국에 천지, 일월, 산천, 풍뢰를 비롯한 자연신과 각종 귀신들을 모시는 사당을 수백 개 설치하여 수시로 제사를 지내 국력의 낭비가 심하였기 때문이다. 또 사당 폐쇄 조치의 이면에는 이러한 일을 담당한 방사(方士) 집단들의 영향력이 커지는 것을 막고, 국가적 제사를 다시 유교적 관료들의 영역으로 돌려놓기 위한 의도도 있었다고 볼 수 있다. 사당 정리의 기준이 (유교적) 예의 부합 여부였음은 이러한 사실을 말해 준다.

원래 방사는 신선술(神仙術)을 추구하던 사람들로 시기적으로는 전국시대, 지역적으로는 연(燕)나라와 제나라에서 유래했다. 고힐강(顧頡剛)은 신기한 방술을 가지고 있고, 또 많은 약방(藥方)을 가지고 있기 때문에 이러한 이름이 붙었을 것이라고 추정한 바 있다.[12] 이들 방사 집단이 역사에 본격적으로 모습을 드러낸 것은 진시황제 때부터이며, 이후 한대에 들어와서도 무제와 같은 황제는 이들을 우대했다. 신선술에 경도된 무제는 선인(仙人), 혹은 신인(神人)을 직접 보고 싶어 했다. 그래서 신임하던 방사 공손경(公孫卿)을 대동하고 선인이 남긴 발자국이 있다는 구씨성(緱氏城, 현재 하남성 언사현)에 직접 가기도 하고, 이듬해에는 신선이 출몰한다는 발해만에 순행하기도 했다. 무제는 또 바다 가운데 있는 봉래산에 신선이 산다는 예전부터 전해오는 말을 듣고, 신선을 찾도록 배에 사람을 태워 보내기도 했다. 무제는 신선이 산다는 곳에 사람을 보내 찾는 노력을 하는 한편, 사당을 지어 정성스럽게 제사를 지냄으로써 신선이 나타나도록 하는 방법을 쓰기도 했다. 그리고 신인의 출현을 기다리는 사람을 따로 두었는데 그것이 바로 앞의 기사에서 언급된 후신방사사자이다. 따라서 후신방사사자는 신선술과 밀접한 관계가 있는 직책의 명칭임을 알 수 있다. 여기서 흥미로운 것은 신인의 출현을 기다리는 후신방사사자와 함께 본초대소가 언급되고 있는 점이다. 여기서 대소(待詔)는 정식의 관직은 아니고 관직에 임명되기[詔]를 기다리는[待] 사람을 의미한다. 당나라 때의 학자 안사고(顔師古, 581~645)는 '본초대소'에 대해 "방약본초(方藥本草)로써 임명되기를 기다리는 사람(謂以方藥本草而待詔者)"이라고 주석을 달고 있다.

어쨌든 앞의 기사는 본초대소가 각 지역의 사당을 근거지로 활동해왔음을 말해준다. 특히 신인의 출현을 기다리며 이들을 위해 지은 사당은 명산대천, 바다나 호숫가에 자리 잡고 있어 주변에는 약재들이 풍부했을 것이므로 자연히 채약자(採藥者)들이 이들 사당을 중심으로 채약활동을 하며 자신들끼리의 네트워크도 형성했을 것이라고 야마다 게이지는 추정하고 있다.[13] 『후한서(後漢書)』 일민열전(逸民列傳)에는 산에서 약초를 캐어 시장에 파는 것을 직업으로 하는 인물에 대한 기록이 있다. 한강(韓康)은 명산에서 약초를 캐어 장안의 시장에 파는 사람이었다. 그는 삼십 년간 이 일을 했으나 한 번도 약초의 값을 깎아준 적이 없었다. 하루는 어떤 여인이 약초를 사러 왔는데 한강이 조금도 깎아주려 하지 않자 그 여인이 화를 내며

"당신이 한백휴(백휴는 한강의 자)라도 된단 말인가? 왜 깎아주지 않는가."라며 항의했다. 원래 그는 이름을 감추고 조용히 살려고 했으나 이미 자신의 이름이 그런 여인들에게까지 알려진 것에 충격을 받고 그는 깊은 산속으로 은거한다.[14] 또 태동(台佟)이란 인물은 무안산(武安山)에 숨어서 굴을 파고 살면서 약초 캐는 일을 직업으로 삼았다고 한다.[15] 이들 기사를 통해 후한대에는 이미 약초가 시장에서 유통될 정도로 약재의 채취와 판매가 활발하게 이루어졌음을 알 수 있다.

여기서 다시 본초대소로 돌아가보자. 그들은 어떤 경위로 후신방사사자와 함께 각 사당을 거점으로 활동하게 되었을까? 그들에게 원래 주어진 역할은 무엇이었을까? 야마다 게이지는 단지 이들이 사당을 근거로 채약활동을 하는 것이 단순히 편리하기 때문이라고 말하고 있지만, 국가에 의해 유지되는 사당을 국가가 약초 채취자에게 거점으로 제공해야 할 이유는 발견하기 어렵다. 국가가 필요로 하는 약초를 확보하기 위해서였을까? 그러나 앞의 일민열전에서 본 바와 같이 적지 않은 사람들이 자발적으로 산에서 약초를 캐어 시장에서 팔고 있는 상황에서 국가가 별도의 사람을 두어 약초 확보에 나설 이유는 없어 보인다. 사당을 폐지하고 후신방사사자와 본초대소를 집으로 돌려보낸 이유는 광형과 같은 유교 관료의 입장에서 보았을 때 이들이 국가의 경비만 축내고 실제로 도움이 되지 않는 존재라고 판단해서일 것이다. 만약 본초대소가 국가가 필요로 하는 약재 확보를 위한 존재였다면 그들까지 해고할 이유는 없었을 것이라고 생각된다. 야마다 게이지는 본초대소와 선약(仙藥)을 구하는 방사가 확실히 구별되는 존재라고 말하지만[16] 필자는 오히려 본초대소의 원래 역할이 선약을 구하는 것이라고 생각한다. 만약 본초대소를 일반 약초를 채취하는 사람이라고 규정한다면 이들을 후신방사사자와 함께 사당에 배속시킨 이유가 불명해지기 때문이다. 본초대소의 역할을 후신방사사자와 같이 신선과 연관된 것으로 보아야 이들이 함께 사당에 배속된 것도 이해할 수 있고, 또한 사당 폐지와 함께 집으로 돌아가게 된 이유도 납득이 된다. 즉 합리적 유교 관료가 보기에 신선의 출현을 기다리며 제사 지내는 사람이나 불사의 약초를 구하는 사람이나 모두 국가의 경비만 축내는 쓸데없는 일을 하는 사람이기 때문이다. 야마다 게이지는 원래는 후신방사사자만 사당에 배속되어 있었는데, 현지 사정에 밝은 약초 채집자들이 조력자의 역할을 하면서 점차 사당과 관계를 맺게 된 것으로 본다.[17] 물론 그런 추론이 불가능한 것은 아니겠지만 설득력은 떨어진다.

그렇다고 해서 본초대소가 일반적인 약초 채취와 무관한 것은 아니다. 다만 그들의 원래 역할은 선약을 구하는 것이지만, 이를 찾는 과정에서 혹은 현실적으로 선약을 찾는 것이 가능하지 않다는 사실을 인정하면서 일반적인 약초 채취에 힘을 쏟은 것으로 생각해볼 수 있다. 그리고 이후에 이들이 본초에 관한 지식을 정리하면서 삼품분류의 체계를 채택한 것이 신선설의 영향임은 분명하다.

원래 약이란 질병의 치료제이고, 『서경』에서 말한 바와 같이 머리가 핑 돌 정도로 독한 것이 약이라는 관념이 일반적이었다고 생각된다. 이러한 관념에 변화가 온 것은 방사들에 의해 선약이란 개념이 도입되면서부터였다. 즉 약이 치료의 역할뿐 아니라 수명을 연장시키고 불사에 이르게 하는 물질로도 받아들여지게 된 것이다. 새롭게 등장한 본초가들이 약에 대한 이론을 만들어가는 과정에서 불로장생에 이르게 한다는 선약의 개념을 받아들여 비로소 삼품분류라는 이론적 도식이 나타나게 되었다.

이러한 삼품분류는 기본적으로 인위적인 분류이다. 인간의 관점에서 인간에게 얼마나 유용한가에 따라 약물을 분류한 것이기 때문이다. 그렇지만 도홍경이 이러한 인위적인 분류기준만을 채택한 것은 아니고, 거기에 일종의 자연적 분류기준도 도입하였다. 그가 도입한 분류 항목은 옥석, 초목, 충수, 과일, 채소, 곡식 등 여섯 가지이다. 이 가운데서도 앞의 세 가지가 자연적 분류에 해당하고, 뒤의 세 가지는 자연적인 기준에 의한 분류라기보다는 음식물이란 관점에서 만들어진 인위적 분류에 가깝다. 어쨌든 도홍경이 확립한 본초 분류의 원칙은 이후 중국 본초서의 본초 분류기준으로 오랜 세월 동안 채택되었다.

다음으로는 『신농본초경』 이후 편찬된 본초서들과 그 특징을 간략히 살펴보겠다. 659년 소경(蘇敬)은 『본초경집주』를 증보하여 『신수본초(新修本草)』를 완성했다. 수당시대에 편찬된 『신수본초』를 시작으로 본초서의 편찬은 이후 국가의 주요한 기술서 편찬사업의 하나가 된다. 중국의 각 왕조에서는 국가 사업으로 본초서 편찬을 하였는데 기본적으로 분류체계나 구성 방식에 변화는 거의 없었다. 다만 국내 유통과 해외 교역의 증가로 새로운 약재들이 많이 소개되었으므로 이렇게 늘어난 약재들을 기존의 틀 속에 다시 배치하는 정도의 변화만이 있었다. 다시 말하면 큰 틀의 변화는 없이 본초 종류의 양적 증가가 후대 본초서들의 특징이라 할 수 있다.

송대(宋代)에 들어 전반적인 의서 편찬 작업이 활발하게 이루어지는 가운데 본초서의 편찬 역시 활기를 띠었다. 먼저 최종적으로 간행되지는 못했으나 『경사증류비급본초(經史証類備急本草)』가 편찬되었고 대관(大觀) 2년(1108)에는 이를 증보한 『경사증류대관본초(經史証類大觀本草)』가, 그리고 정화(政和) 6년 (1116)에는 『대관본초』를 교정한 『정화신수경사증류비용본초 (政和新修經史証類備用本草)』가 출간되었다. 이상의 세 가지 본초 서를 모두 『증류본초』라고 한다.

본초서는 기본적으로 약으로 사용되는 다양한 종류의 동물, 식물, 광물을 포괄하는데 그 안에서 좀 더 특화된 방향으로 발전하기도 한다. 그중 하나가 특수한 약물이 아니라 일상적으로 섭취하는 음식물을 치료제로 사용하는 방향의 본초, 즉 식물본초(食物本草)이다. 다른 하나는 평소에는 먹지 않았지만 기근 시 식량의 대용으로 먹을 수 있는 본초에 관한 내용을 다루는 구황본초(救荒本草)가 있다. 이 두 가지 내용은 일반 본초서들 가운데 포함되어 있기도 하지만 이러한 주제를 특화시켜 다룬 별도의 책들이 편찬되기도 했다.

전자의 경우는 요리서의 성격을 함께 띠기도 하는데 원나라 때 편찬된『음선정요(飮膳正要)』(1330)가 그러하다. 여기에는 조리법과 음식의 약효가 함께 기록되어 있다. 또 명대(明代)에 들어오면『식물본초(食物本草)』,『식감본초(食鑑本草)』등 본격적인 식물본초서들이 나온다. 구황식물과 관련된 책으로는 1406년에 편찬된『구황본초』가 있다.

명대는 본초학의 입장에서 보면 혁신의 시대였다.[18] 전통적으로 지켜지던 본초를 분류하는 방식이 파괴되고 새로운 방식이 도입되는데 이를 대표하는 것이 바로 이시진(李時珍)의『본초강목(本草綱目)』이다.『본초강목』은『신농본초경』이후 본초서들에서 답습되어오던 전통적인 삼품분류 관습에서 과감히 탈피하여 강(綱)과 목(目)에 의한 일종의 자연적인 분류를 시작한 책이다. 다시 말해 사람에게 얼마나 유익한가에 따라 상약, 중약, 하약으로 나누었던 본초에 대한 인위적 분류를 포기하고 본초의 자연적 특성에 따른 분류기준을 도입한 것이다. 그런 의미에서『본초강목』은 본초학에서 박물학(博物學)으로 가는 길을 보여주고 있는 것이다.

사실 삼품분류를 적용시키지 않은 사람은 이시진이 처음이 아니었다. 명대에 편찬된 본초서들 가운데 왕륜(王綸)의『본초집요(本草集要)』(1496)가 처음으로 전통적인 삼품분류법을 적용시키지 않았다. 왕륜은 삼품분류법 대신 유사한 것들을 묶는 공세계분류에 의해 약물을 일관되게 분류하였다. 이러한 분류

법은 왕기(汪機)의『본초회편(本草會編)』(1520), 진가모(陳嘉謨)의
『본초몽전(本草蒙筌)』(1565)으로 이어졌고, 이시진의『본초강목』
(1593)에서 본초 분류의 결정적 형식이 되었다.[19] 이시진은 16개
의 강과 그 아래 60개의 목을 두고 각 본초들을 여기에 배속시
켰다.

　『본초강목』은 큰 분류의 줄거리, 즉 대강(大綱)은 사물들
의 자연적 유사성에 입각한 공세계분류에 의하고, 세목은 실용
적 분류에 의해 편성되었다. 체계로서 공세계분류는 본초를 존
재론적으로 근거 지우고, 그 안에 포함된 비체계적 실용분류는
검색을 용이하게 만들어 이 책을 실용서로서도 용이하게 활용
할 수 있도록 만들었다.[20]

서양의 약물학

서양 약물학의 기원

　고대 그리스의 역사가 헤로도토스가 이집트의 의학이 아
주 전문화되어 있다고 증언하고 있는 것에서 알 수 있듯이 이
집트의 의학은 고대 그리스의 의학이 꽃피기 훨씬 이전부터
상당한 수준에 도달했던 것으로 생각된다. 이집트 의학의 구
체적인 내용은 현존하는 의학 관련 파피루스들을 통해 알 수
있다. 이집트 의학의 대표적인 의학 파피루스들은 대개 기원전
1900년에서 1500년경 사이에 작성된 것으로 알려져 있으나 거

기에 담긴 내용은 이전의 다른 파피루스의 내용을 옮긴 것으로 생각되고 있어 실제로 이집트 의학의 전통은 훨씬 이전으로 거슬러 올라간다고 할 수 있다.[21]

의학과 관련된 파피루스에는 여러 종류가 있으며 각 파피루스들이 다루는 의학적 내용은 조금씩 다르다. 예를 들어 에드윈 스미스 파피루스는 외과적인 처치와 관련된 내용을 다루고 있으며, 카훈 파피루스는 부인과에 관한 내용을 다루고 있다. 이들 파피루스 가운데 약물과 관련된 내용이 많이 실려 있는 것은 에버스 파피루스이다. 여기에는 약 800여 개의 처방이 기록되어 있으며 사용된 약물의 종류는 700개가 넘는다. 약재로는 동물과 동물의 분비물, 식물, 광물 등을 고루 사용하였으나 식물 약재가 가장 많은 비중을 차지한다.[22]

고대에 이러한 약재들은 반드시 의학적 용도에만 한정되어 사용되지는 않았다. 향을 피우는 것에서 알 수 있는 것처럼 이러한 약재들은 의학적 용도와 함께 종교적이거나 마술적인 용도로 사용되는 경우가 많았다. 고대 이집트와 비슷하거나 그보다 더욱 오랜 문명인 근동의 수메르-앗시리아-바벨론의 의학에서 약재를 사용하는 방식이 그러했다. 그에 비교한다면 이집트에서는 상대적으로 약재가 가진 의학적 효능을 더욱 중시하여 사용하였다고 할 수 있다. 이집트인들의 이러한 약재 사용은 이집트에서 방부 처리기술이 발달한 것과도 관련이 있을 것이다. 잘 아는 바와 같이 이집트에서는 미라를 만드는 관습이 있었다. 미라는 시신이 부패하지 않은 상태에서 보존하는 것이 관건이며, 이를 위해 다양한 약재들로 다양한 방부 방법이 시도되었을 것이다. 이 과정에서 각 물질이 가지는 주술적이거나 상징적 성질이 아니라 그들이 실제로 작용을 나타내는 성질이 탐구되었을 것이며 그 결과 약물로 사용되는 물질을 비롯한 다양한 물질들의 고유한 성질에 대한 지식들이 축적되었을 것이다.

헤로도토스는 이집트에서는 한 질병만을 다루는 의사가 따로 있을 정도로 의학이 지극히 전문화되어 있다고 말했다.[23] 그의 말에 근거하여 본다면 약물에 대한 전문적인 지식을 지닌 전문가가 존재하였음을 상정하기는 어렵지 않을 것이다. 이러한 사실은 약물을 투여하는 다양한 방법이 발달한 것에서도 알 수 있다. 약을 복용하는 방법으로 탕약, 우린 약, (항문으로) 주입, 정제, 캡슐, 파우더, 흡입제 등이, 또 외용으로는 연고, 로션, 부착 등의 방법이 사용되었다.

다음으로 그리스 의학에서 사용된 약물에 대해 알아보자. 고대 그리스 의학을 대표하는 히포크라테스 의학은 섭생법을 중요시하였다. 약물보다는 적절한 음식의 섭취를 강조하였으므로 상대적으로 체계적인 약물학이 발달하지는 않았다. 그렇지만『히포크라테스 전집』에는 200여 개의 적지 않은 약물들이 사용되고 있다.[24] 사용된 약물의 대부분은 식물에서 기원한 약초들이다.『히포크라테스 전집』에서 약물의 내용에 대해 언급하기 이전에 다양한 투여 방법을 다룬 점이 인상적이다. 거기에 언급된 약물 투여 방법을 열거해보면 찜질약, 습포제, 가글약, 질좌

약, 알약, 연고, 기름, 밀납을 입힌 약, 세안약(洗眼藥), 정제, 흡입제 등이 있다. 용도에 따른 약들의 종류를 살펴보면 마치제(양귀비의 즙)를 비롯하여 하제, 발한제, 토제, 관장제 등이 주로 사용되었다. 이러한 용도의 약이 사용된 것은 히포크라테스 의학의 기본적 이론인 체액 이론과 깊은 관계가 있다. 히포크라테스 의학은 인체에 존재하는 네 가지 체액을 중요시한다. 이 네 가지 체액은 혈액, 점액, 황담즙, 흑담즙인데 이들이 잘 섞여 있는 상태(eucrasia)를 건강한 것으로 본다. 반면에 이들 어느 한 체액이 과도해져 다른 체액들과 섞이지 않고 분리되는 것을 병적인 상태로 본다. 따라서 치료는 이러한 병적인 상태의 체액을 몸 바깥으로 배출시키는 것이고, 배출의 방법으로 설사를 시키거나 땀을 내게 하는 것, 또 토하게 하거나 관장시키는 약을 사용하게 된 것이다.

여기서 한 가지 흥미로운 사실은 히포크라테스가 활동하던 기원전 5세기 무렵부터 약초 채집을 전문으로 하는 사람들이 존재하였다는 점이다. 뿌리를 자르는 사람이라는 의미의 '리조토모이(rhizotomoi)'라고 불리는 이들 중에는 약초들을 채집하면서 이를 판매하는 사람(pharmakopōlai)도 있었다.[25] 이들이 직접 의료에 종사했는가 하는 문제는 다소 논란의 소지가 있지만 기원전 4세기의 유명한 의사 디오클레스를 '리조토모이'로 부른 경우도 있다. 이들은 대부분 문맹자들이었지만 그중에는 글을 해독하는 사람도 있어 그들이 가진 약초에 대한 지식을 후대에 전할 수 있었던 것으로 생각된다. 기원전 4세기에는 약초를 포함한 식물을 체계적으로 분류하려는 시도가 처음으로 나타난다. 앞서 언급한 바와 같이 『히포크라테스 전집』에는 약초에 대한 언급들이 적지 않게 나타나지만 이들의 의학적 효용에 대한 관심만 있을 뿐, 이를 체계적으로 분류하고자 하는 시도나 관심은 전혀 보이지 않고 있다.

식물 자체에 대한 관심과 이들에 대한 체계적 탐구를 시도한 사람은 테오프라스토스(기원전 372-기원전 285)였다. 그는 리조토모이에 의해 알려진 지식을 받아들이기는 했으나 무비판적으로 받아들이지 않고 나름의 기준과 판단에 따라 비판적인 검토를 거친 후에 받아들였다. 왜냐하면 리조토모이들은 판매를 위해 어떤 식물의 효능에 대해 과장을 하는 경우가 적지 않았기 때문이었다. 그는 여러 가지 요인들이 약초의 약효에 어떻게 영향을 미치는지도 잘 알고 있었다. 예를 들자면 약초를 채취하는 시기나, 약초의 뿌리를 취하느냐 열매를 취하느냐에 따라 동일한 약초도 다른 효능을 나타낸다는 사실을 알고 있었다. 그뿐 아니라 테오프라스토스는 동일한 약초가 모든 사람에게 동일한 효과를 나타내는 것은 아니라는 사실도 알고 있었다. 이러한 현상을 그는 개인이 가지는 체질이나 습관의 차이로 설명했다. 또한 그는 서로 다른 약초들이 동일한 효과를 나타내는 경우도 알고 있었다. 이처럼 그는 약초의 사용과 관련된 다양한 상황에 대해 깊이 있는 지식을 갖고 있었다. 아울러 그는 약초를 일종의 부적처럼 사용하는 당시의 관습에 대해 비판적이었다. 당시에는 마술적 목적으로 특정한 약초를 부적처럼 몸에 지니거나 집안에 걸어두는 경우가 흔했으나 테오프라스토스는 이러한 행동을 어리석은 일이라고 일축했다.[26]

이처럼 테오프라스토스는 약초의 효능에 대해 합리적이고 비판적인 접근을 한 점에서 높이 평가받을 수 있지만, 그가 무엇보다도 높이 평가받는 부분은 식물로서의 약초가 가지는 형태학적 특징을 통해 이를 다른 유사한 약초로부터 구별하고 특정한 종으로 확정하려고 시도했다는 점이다. 이러한 태도는 『히포크라테스 전집』의 저자들이 약초를 대하는 태도와 크게 다르다. 이들은 특정 약초의 이름을 언급할 때 누구나가 그것이 무엇인지를 알고 있다는 전제 아래에서 말한다. 그에 비해 테오프라스토스는 자신이 언급하고 있는 식물의 이름이 다른 종류의 식물을 지칭하는 데 동일하게 사용된다거나, 혹은 동일한 식물이 서로 다른 이름으로 불리는 경우들을 염두에 두고 자신이 언급하는 식물이 어떤 것인가를 분명하게 표현하기 위해 노력했다. 예를 들어 그는 '박하'라고 불리는 식물에는 세 종류가 있으며 이 중에 한 종류는 나머지들과 성질이나 형태에서 아무런 유사성이 없다며 이들을 구별하고 있다.[27]

테오프라스토스의 또 한 가지 특징은 『히포크라테스 전집』의 저자들과는 달리 약초와 관련된 다양한 민간 전승들을 기록하고 있는 점이다. 『히포크라테스 전집』에는 약초의 의학적 효능에 대해서만 간략히 언급되어 있는 반면 테오프라스트는 다양한 의학적 효능뿐 아니라 민간에서 이 약초를 사용하는 다양한 용도(부적이나 호신부)에 대해서도 자세하게 기록하고 있어 '약초의 문화사'를 기술하는 데 좋은 자료가 되고 있다.

약물학에서 약리학으로

테오프라스토스가 식물학의 일부로서 약초에 대해 기술
하였다면 서양에서 본격적인 약초서(본초서)를 처음으로 저술
한 사람은 디오스코리데스이다. 로마시대(1세기)에 활동한 그
는 지중해 연안을 널리 여행하며 약물에 대한 다양한 지식을
쌓아 서양 최초의 약초서『약물에 대하여(De materia medica libri
quinqui)』를 저술했다. 다섯 권으로 이루어진 이 책의 1권은 방
향 식물·기름·연고·나무를, 2권은 동물·우유·곡물·자극적
인 약초를, 3권은 뿌리·즙·약초를, 4권은 약초와 뿌리를, 5권
은 포도나무와 포도주·광물약에 대해 기술하고 있다. 그는 특
히 약재를 채취하고 거기에서 필요한 부분을 추출하는 방법,
그리고 그것을 보존하는 방법에 대해 자세하게 기술하였다. 예
를 들자면 채취한 약초를 유리병에 보관하는 것이 좋은지, 아
니면 도기나 나무상자가 좋은지에 대해 구체적으로 언급하고
있다.[28]

그렇다면 디오스코리데스는 어떤 기준에 의해 약물을 분
류하여 기술했을까? 그가 아무런 질서나 규칙 없이 임의로 기
술한 것은 아니다. 그는 약물의 성질에 따라 분류했다고 스스
로 밝히고 있다. 사실 디오스코리데스가 활동하던 1세기 당시
에 이미 적지 않은 약초서들이 있었음을 우리는 그의 책 서문
을 통해 알 수 있다.[29] 그러나 그에 따르면 이러한 책들은 약물

을 제멋대로 분류하거나 약물의 효능과는 무관하게 알파벳 순으로 열거하여 기억하기도 어렵게 만들었다고 비판한다.[30] 그들에 비해 자신은 약물을 그 성질과 효능에 따라 분류했다고 자부한다. 다만 오늘날의 관점에서 보면 약효를 나눈 기준이 무엇인지가 잘 이해되지 않는 문제가 있다.[31] 그렇기는 하지만 그의 기준이 약초의 생물학적 특징이 아니라 약효, 즉 의학적 효과라는 점에서 그는 자신의 저술을 식물학이나 박물학이 아니라 의학 지식의 체계 안에 위치시키고 있음을 분명히 알 수 있다.[32]

또 디오스코리데스는 식물로서 약초에 대해 가지는 관심도 그 약초를 둘러싼 자연환경이 약효에 미치는 영향의 관점에 지배된다고 보았다. 예를 들어 약초를 맑은 날 채취하는 것이 그렇지 않은 날에 채취하는 것보다 약효가 좋다거나, 높고 건조한 지대에서 바람을 맞으며 자란 약초가 낮고 습한 지대에서 바람 없이 자란 약초보다 약효가 강하다는 설명 등이 그러한 사실을 잘 보여준다.[33]

디오스코리데스가 무엇보다도 약초의 의학적 활용에 관심이 있었다는 사실은 그가 개별 약초에 대해 기술한 방식과 내용을 보면 알 수 있다. 그는 개별 약초에 대해 대략 다음과 같은 순서로 기술했다. 물론 약초에 따라 충분한 정보가 없는 경우 빠진 내용도 있지만, 모든 정보가 있는 경우를 가정하여 정리한 것이다. (1) 약초의 명칭, 동의어, 그림 (2) 자생지 (3) 식물학적 특성 (4) 약물의 성질이나 작용 유형 (5) 의료적 활용 (6) 유해한 부작용 (7) 용량 (8) 채취, 조제법 및 보관법 (9) 혼합법 (10) 동물이나 가축에서의 사용 (11) 마술적, 혹은 비의학적 용도 (12) 특별한 지리적 위치나 자생지.[34] 이것을 보면 1세기인 디오스코리데스 시대에 이미 서양에서는 적어도 개별 본초에 대한 서술 방식과 내용은 거의 확정되었다고 볼 수 있다.

디오스코리데스가 개별 약물의 효능에 초점을 맞추는 약물학의 단계에 있었다면, 그보다 한 세기 이후 활동한 갈레노스는 체내에 들어온 약물이 발휘하는 효과의 기전을 설명하는 약리학(pharmacology)의 단계로 진화했다. 약물학, 혹은 본초학이 개별 약물의 효능을 설명하는 것에 머물렀다면, 약리학은 외부에서 들어온 약물에 대한 인체의 반응이라는 새로운 차원이 결합된 지식의 영역이다. 즉 체내로 들어온 약물이 어떤 경로를 통해 최종적으로 어느 부위에 가서 작용하는지, 또 그러한 작용은 어떤 방식으로, 왜 일어나는지와 같은 내용을 설명하는데, 갈레노스는 바로 이러한 약리학적 설명을 제공하고 있다.

디오스코리데스와 갈레노스의 약물에 대한 서술 방식과 태도의 차이를 좀 더 자세히 살펴보자. 먼저 전체 약물의 큰 분류에서 갈레노스는 자연학적 관점을 취한다. 즉 각종 약물을 자연계의 일반적인 분류 방식에 따라 식물, 광물(땅과 다른 추출물), 동물(해양동물 포함) 등으로 나눈다. 그런데 큰 분류 체계 안에서 개별 약물의 배열은 알파벳 순서에 따른다.[35] 분류 방식만이 아니라 개별 약물의 기술에서도 차이가 있다. 먼저 약물의 성질에 대한 기술에서 디오스코리데스에게 약물의 성질이란 이 약이 체내에서 어떤 종류의 작용을 하는가를 말한다. 즉 몸을 덥히는 작용과 같은 것이다. 그러나 이러한 설명이 생략된 경우가 많고 대부분은 해당 약물이 무엇의 치료에 좋은가에 대한 설명으로 바로 이어진다. 반면 갈레노스의 경우 약의 성질이란 자연계를 구성하는 사원소가 가진 온냉건습 중 하나의 성질이라고 보았다. 이는 동아시아 본초학의 기미론과 유사한 발상으로 각 약물을 자연계에 나타나는 몇 가지 일반적 특성의 하나와 연결시키는 것이다. 그런데 갈레노스가 동아시아 본초학의 기미론과 갈라지는 지점은 각 성질의 강도를 네 단계로 표현하고 있는 점이다.[36] 갈레노스도 모든 약물에 대해 온냉건습의 성질과 그 강도를 부여하지는 않으나 이러한 그의 기술 방식이 상당히 특징적임은 분명하다. 디오스코리데스의 경우는 성질의 강도라기보다는 작용 효과의 강도를 서술하는데, 이는 상대적인 것으로 뒤에 오는 약물일수록 그 효과가 약하다. 그러나 디오스코리데스는 유사한 작용을 하는 약물들을 묶어서 설명하기 때문에 어떤 약물을 구하기 어려운 경우, 이를 대체할 수 있는 약물을 손쉽게 그 약물의 전후에 서술된 약물에서 찾을 수 있다는 점에서 실용적이라고 할 수 있다.[37]

또 한 가지 큰 차이는 인체가 약물에 대해 보이는 반응의 고려 여부이다. 디오스코리데스의 경우 약물의 효과는 오직 약물 자체에서만 기원하는 것으로 보고 인체와 상호작용이나 관계에 대해서는 관심이 없다. 따라서 그의 이론은 약물이 체내

에 들어가면 생체 전체와 반응하는 것으로 전제되며 인체 내에
서 이루어지는 과정에 대한 기술은 전혀 없다. 반면 갈레노스
는 약물의 성질만이 아니라 인체의 성질도 함께 고려한다. 예
를 들어 차가운 몸을 덥히기 위해 뜨거운 성질의 약을 사용하
는 경우, 인체의 병적 상태를 중화시켜줄 상반된 약물의 성질
이 고려될 뿐 아니라 인체와 약물이 각각 동일한 정도의 세기
를 갖고 있어야 한다.[38] 그뿐 아니라 갈레노스는 체내에 들어
온 약물의 운동 혹은 이동 방식도 설명한다. 각 약물은 자신이
가진 자연적 성질에 따라 체내에서 약이 침투하는 양상을 달
리한다. 예를 들어 뜨겁고 건조한 성질의 약물은 운동성이 좋
으므로 차갑고 습한 성질의 약물보다 침투력이 더욱 좋다. 이
러한 약물의 운동은 아리스토텔레스의 운동론에 많은 부분 영
향을 받았다.[39] 이처럼 갈레노스는 약물학을 자연학과 생리학,
병리학 등 관련 분야의 지식과 연결시키고자 했다. 물론 디오
스코리데스도 약물학을 의학의 일부로 위치시키고자 했으나,
그것은 갈레노스와 비교할 때 다소 원론적 선언에 그친다. 반
면 갈레노스는 약물과 인체를 연결시키는 과정에서 자연스럽
게 인체에 대한 생리학적 지식을 약물학과 연결시켰던 것이다.
실제로 갈레노스는 약물학을 공부하고자 하는 학생들에게 먼
저 생리학과 의학에 대한 자신의 저서를 공부하라고 권고하
였다.[40]

사실 약물학은 의학의 다른 어떤 분야보다도 경험적 성격
이 강한 영역이다. 자연계에 존재하는 수많은 존재가 약물이

될 수 있다. 그러나 이들을 분류하는 것부터가 쉽지 않은 작업이다. 나아가 이들 약물의 작용과 효과를 기록하지만 이를 이론적으로 설명하거나, 약물 전체를 설명할 이론적 틀을 제시하는 것은 더욱 어렵다. 인체의 정상적 기능을 설명하는 생리학이나 질병에 대한 일반 이론인 병리학의 경우 연역적·독단적 이론의 틀을 제시하는 것이 용이하고, 실제로 그렇게 서로 다른 이론적 틀을 제시하는 학파들이 갈레노스 시대에 넘쳐났다. 그런데 이들도 약물학에 대해서는 과감한 이론화를 시도하지 못했다. 약물의 세계는 예외성과 개별성이 지배하기 때문이다. 이러한 와중에 갈레노스는 대표적인 경험적 지식의 영역인 약물학에 '로고스'를 과감하게 도입하였다. 그는 약물의 작용을 의학의 다른 분야와 마찬가지로 일관된 이론으로 설명하고자 하는 야심을 품었던 것이다. 또 실제로 개별 약물에 대한 설명에서는 어느 정도 자신의 학문적 야심을 실현할 수 있었다. 개별 약물에 온냉건습의 자연적 성질과 강도를 부여한 것이 그것이다. 그러나 그의 이러한 이론적 야심은 복합 처방의 설명에서는 무력했다.[41] 갈레노스 이전에도 서양의학에서는 많은 복합 처방을 사용했다. 그러나 경험 이외에는 여러 종류의 약재를 섞어 쓰는 이유를 설명해주는 이론이 없었다. 갈레노스도 대외적으로는 복합 약재에 대한 '로고스'를 제시한다고 하였지만 실제로 복합 약재에 대한 그의 기술은 많은 경우 선배 의학자들의 경험을 인용한 것일 뿐, 실제로 설득력 있는 설명을 제시하지는 못했다. 그러나 그의 이전 의학자·약물학자들이 '어떻게'라는 질문에 그쳤다면, 갈레노스는 과감하게 '왜'라는 질문을 던졌다.[42] 물론 그가 던진 '왜'라는 질문은 그의 당대에 충분히 대답을 들을 수 없었다. 아니 오늘날에도 그가 던진 질문에 대한 답변은 충분히 이루어지지 않고 있다. 그러나 그의 시대에 그가 무모하게 '왜'라는 질문을 던졌기에 오늘날의 약물 지식의 발전이 있었다고 한다면 그것은 과도한 해석일까.

나가며

약물학은 기본적으로 경험적 성격이 강한 지식 영역이다. 그것은 개별 약물에 대한 지식의 축적으로 이루어진다. 그러나 개별 약재에 대한 단순한 지식의 집적만으로는 학문이라고 말하기 어렵다. 또 계통 없이 나열된 지식은 활용도 어렵다. 따라서 이들을 정리하려는 시도와 분류하려는 시도가 나타난다. 이것이 약물학에 도입된 첫 번째 로고스이다. 분류의 기준은 다양하지만 질서를 부여하고자 하는 의도는 동일하다. 동아시아에서는 일찍부터 삼품분류의 체계가 등장하여 상당 기간 지속되었다. 두 번째로 도입된 로고스는 개별 약물에 특성을 부여하려는 시도이다. 이 특성은 보통 자연계를 구성하는 보편적 성질의 하나로 전체 분류체계와는 별개로 존재하는 것이다. 동아시아에서 약물 분류체계는 오행론에 근거한 기미였고, 서양에서는 온냉건습이었다. 동아시아의 경우 본초서에 등장하는 모든 약물은 예외 없이 특정한 기미를 배당받았다. 그러나 특정 약물에 왜 특정한 기미가 배당되었는지에 대한 납득 가능한 설명이 제공되지는 않는다. 그리고 서양에서는 갈레노스부터 약물에 온냉건습 중 하나의 성질을 부여하지만, 실제로 이런 성질이 부여된 것은 전체 약물의 약 1/3에 불과하다. 이처럼 성질을 부여받지 못한 약물이 많은 이유는 아마도 어떤 근거를 갖고 특정 성질을 부여하기가 쉽지 않기 때문이었을 것으로 짐작된다. 그럼에도 불구하고 이러한 시도가 동서양에서 공통적으로 나타난 이유는 개별 약물을 전체 자연의 체계와 연결하려는 로고스적 충동 때문일 것이다.

마지막으로 도입된 로고스는 복합 처방에 대한 설명, 즉 약물 상호 간의 작용 방식을 설명하고자 하는 시도이다. 복합 처방은 동서양에서 모두 일찍부터 사용되었다. 그러나 경험적 근거 이외에 복합 처방의 이론적 근거는 찾기 어렵다. 물론 한의학에서는 군신좌사(君臣佐使)의 개념으로 복합 처방 안에서 각 약물의 역할을 설명하기는 했으나 이것을 복합 처방의 이론적 근거나 약물 간의 상호작용을 설명하는 논리로 보기는 어렵다. 앞서 언급한 바와 같이 갈레노스는 개별 약물만이 아니라 복합 처방의 이론적 근거도 제시하려는 야심은 품었으나 실제로 성공하지는 못했다.

이상에서 본 바와 같이 동서양의 약물학은 그 성립 과정에서 유사한 양상을 보인다. 이는 동서양의 약물학이 공통적으로 수많은 경험적 지식의 정리와 이론화라는 동일한 과제에 직면

했기 때문일 것이다. 물론 그 지식을 분류하고 이론화하는 구체적 방식이나 과정에는 차이가 있으나 의학의 다른 영역에 비하면 약물학은 서로 유사한 모습을 보인다. 그것은 약물학이 인체의 운행이나 질병의 원인과 같이 눈에 보이지 않는 추상적 영역을 대상으로 하는 것이 아니라, 자연 속에 존재하는 약재라는 구체적 물질을 대상으로 하기 때문일 것이다.

2

한국 고대인들이
사용한 약

고조선·백제·신라의 본초

이현숙

들어가며

2004년 충남 부여군 은산면 가중리에서 원삼국시대 집터 바닥에서 탄화된 곡물들이 출토되었는데, 이 가운데 쥐손이풀 씨앗 17개가 발견되었다. 쥐손이풀 씨앗은 노관초(老官草) 또는 현초(玄草, Geranium Herb)라고 불리기도 하는데, 현재도 민간에 서는 이질풀이나 설사풀이라 부르며 지사제로 사용하는 약물 이다.[1] 이는 옛 마한 지역에서 쓰였던 약으로서 오랜 세월 동안 한국인의 경험방으로 자리매김하였던 것으로 보인다. 이처럼 우리 산지에서 나는 토산물 가운데 몇몇이 약용으로 개발되기 시작한 것은 선사시대부터였었을 것이다.

본초(本草)란 동아시아에서 약물과 약물학을 통칭하는 용 어이다. 본초라는 용어에는 약물의 성미, 효능, 채취, 수치 등과 관련된 다양한 내용이 포괄되어 있다.[2] 오늘날의 약물학에 해 당하는 분야를 본초라고 하는 이유는 약물 중 초류(草類)가 가

장 많기 때문이다.[3]

현전하는 한국의 본초서는 13세기에 간행되었던『향약구급방』과 합본되어 있는『방중향약목(方中鄕藥目)』이 가장 오래된 것이라 한국 고대의 본초에 대해 논의하기가 쉽지 않다. 그런데 도홍경(456-536)의『명의별록(名醫別錄)』에는 후한대 및 위진남북조시대 중국에 알려진 한국 고대 약물이 채록되어 있다. 도홍경은 456년 중국 남조의 송나라에서 태어나 536년 양나라에서 죽었다. 그는 어려서 갈홍(283-343)의『신선전』을 읽고 큰 영향을 받았으며, 남조 제나라 고제(高帝) 연간(479-482)에 약관의 나이로 제왕시독(諸王侍讀) 벼슬을 역임하였다. 497년 40세에 관직에서 은퇴하여 모산[茅山, 현 강수성 남서 구용현(句容縣) 부근]에서 은거하면서 화양은거(華陽隱居)라고 하였기 때문에 도은거(陶隱居)라고 불렸다.[4] 그는 의약뿐 아니라 천문·역산(曆算) 분야에도 조예가 깊었다. 또한 불교에 일찍 귀의하여 불교와 도교에 조예가 깊은 불도(佛道) 합일론자로 평가받고 있다.[5] 도홍경은 은퇴 후 영원(永元, 499-501) 초 모산에 3층 누각을 짓고 3층에는 자신이 거주하면서 2층과 1층에는 각각 제자와 빈객이 머무르도록 하였다.[6] 그의 저술활동은 아마도 이 시기부터 본격적으로 시작된 것으로 보이며, 제자들의 조력도 컸을 것이다.

아쉽게도 도홍경의 본초서는 원형 그대로 전하는 것이 아니라 송나라 당신미(唐愼微)가 지은『경사증류비급본초(經史證類備急本草)』에 채록된 상태로 알려져 있다. 659년에 편찬되어 당제국의 국가 약전(藥典)과 같은 역할을 하였던『신수본초』에도 한반도산 약물이 다수 인용되었지만,[7] 대부분『명의별록』의 것을 그대로 수용한 것이다.[8]『신수본초』는 흔히『당본초』라고 하며 이 또한 복원된 상태로 전하고 있다.

그런데 2008년『신수본초』 사본의 단편으로 보이는「돈황문서」가 소개되면서 몇 가지 새로운 사실들이 규명되었다. 첫째, 편찬사업은 장손무기(長孫無忌)에 의해 추진되었으며, 둘째, 약재 징수 시스템에 따라 약재가 공급되었다. 태상시(太尙寺)에 소속된 태의서(太醫署)에서 약재가 필요할 때 채약 규정에 따라 본초서의 채약지를 확인한 뒤, 상서성 호부탁지(戶部度支)에 채약 지시를 의뢰하였다는 점이 밝혀졌다.

554년 백제 성왕이 채약사(採藥師) 시덕(施德) 반량풍(潘量豊)을 왜국으로 파견하였다는 기록이 있는 것으로 보아,[9] 이러한 약재 공급 시스템은 남북조시대에 이미 있었으며 백제 또한 이를 운용하였던 것으로 보인다. 그러나 현전하는『신수본초』는 청대에 수집·복원·정리한 것으로, 고구려산이나 백제산 약물 정보는 있지만 신라산 약물에 대한 정보를 찾아볼 수 없다.

진흥왕대 이후 중국과 교류를 시작하여 무열왕으로 등극하기 이전 김춘추가 직접 당 태종을 만나기까지 하였으나, 신라와 본격적인 의약 교류는 660년 나당연합군으로 한반도에서 함께 전쟁을 치르는 과정에서 시작되었던 것으로 보인다.[10] 신라산 약재가 처음 등장하는 중국 본초서는 진장기(陳藏器, 678?-757)의『본초습유(本草拾遺)』에 이르러서였다.[11]

『중수정화경사증류비용본초(重修政和經史證類備用本草)』는 1058년 송 정부에서 편찬한『도경본초(圖經本草)』와 가우(嘉祐) 연간이던 1061년에 편찬된『가우보주신농본초경(嘉祐補注神農本草經)』을 하나로 묶은 뒤, 불교서적과 도장(道藏)에 나오는 약물학 지식, 그리고『본초습유』와『식료본초』등에 처음 나오는 약물들과 함께 민간의 경험단방까지 수록한 본초서였다.[12] 이후 정화(政和) 연간이던 1116년 송 정부에서 이를『정화신수경사증류비급본초(政和新修經史證類備急本草)』라는 이름으로 재간행하도록 하였으나 이마저도 전해지지 않고, 구종석(寇宗奭)이 편찬한『본초연의』까지 반영하여 남송의 의학자 장존혜(張存惠, 1204-?)가 1249년『중수정화경사증류비용본초』(이하『증류본초』라고 약칭함)라는 이름으로 중간(重刊)한 판본이 전해지고 있다.[13]

후대에 복원된 형태가 아니라 발간 당시의 원형 그대로인 상태로 현존하는 가장 오래된 본초서는 바로『증류본초』이다. 『증류본초』는 비록 12세기 중반에 편찬되었으나, 중국의 술이부작(述而不作) 서술 정신에 입각하여 중국 고대 본초서를 충실하게 인용하고 있다. 따라서 이를 통해 본초서의 발달 과정과 아울러 한국 고대 약물의 발자취를 찾아볼 수 있다.

이 글에서는『증류본초』에 기록된 한국 고대의 약물자료를 살펴볼 것이다. 이를 위해 중국 본초서의 발달 과정을 살펴보고 중국 본초서 속에 남아 있는 한국 고대의 약물을 고찰한 뒤, 한국 고대인의 의약 지식의 결정물이기도 한 한반도산 약물들이 어떻게 중국 본초서에 기록될 수 있었는지, 또 한국 고대의 의약 지식까지 아우른 중국의 본초서들이 다시 수입되어 한국 본초학 발달에 어떠한 영향을 미쳤는지 살펴볼 것이다.

중국 본초서 속의 한국 고대 약물

중국 본초서의 발달과 한국 고대 약물

본초란 용어는 한대부터 사용되기 시작하였다. 한나라 평제 원시(元始) 5년 정월에 명당에 제사를 지낸 뒤 널리 학문을 가르칠 수 있는 교수들을 구하였는데, 여기에는 본초에 능한 자도 포함되어 있었다.[14] 또한『주례』천관·질의(疾醫) 조항에서 "오미(五味)·오곡(五穀)·오약(五藥)으로써 그 병을 치료하고, 오기(五氣)·오성(五聲)·오색(五色)으로써 죽고 사는 것을 볼 수 있다."[15]라고 하였는데, 정현(鄭玄, 127-200)은 "다섯 가지 맛이란 혜(醯)·주(酒)·합밀(飴蜜)·강(薑)·염(鹽)의 따위이고, 다섯 가지 곡식은 마(麻)·서(黍)·직(稷)·맥(麥)·두(豆)이며, 다섯 가지 약은 초(草)·목(木)·충(蟲)·석(石)·곡(穀)이다. 그 수치(修治)하여 합하는 약재는 신농과 자의(子儀)의 술(術)에 있다고 한다."[16]라고 주석을 달았다.[17]

신농이 중국 전설시대의 황제라는 것은 널리 알려져 있지만, 자의가 누구인지 생소하다. 당 고종 연간에『주례소』를 편찬한 가공언(賈公彦)은 정현의 '신농과 자의의 술'이란 주석에 대해 설명을 추가하여, 자의가 주나라 말에 살았던 사람이라고 하였다. 즉 가공언은 편작이 조나라 태자가 혼수상태에 빠졌을 때 제자 자명(子明)의 탕약과 자의의 맥진, 그리고 자술(子術)의 안마로 치료하였다는 유향(劉向)의 기록과 진(晉)대『중경부』에서『자의본초경』1권이 있었다는 것에 근거하여 이러한 주석을 달았다.[18]『중경부』는 진대 비서감 순력이 궁중에 있는 서책 총 9,945권을 경사자집의 4부로 나눈 뒤 다시 갑을병정으로 분류하여 기록한 목록이다.[19]

따라서 한대에는 본초란 말이 이미 보편적으로 쓰이고 있었으나, 진대까지『신농본초경』은 존재하지 않았다는 점을 알 수 있다. 송 인종의 명으로 장우석(掌禹錫)과 임억(林億) 등이 가우 4년(1059)에 편찬한『가우보주신농본초』의「가우보주총서(嘉祐補注總敍)」에서 이미 지적하였듯이,『한서』예문지에는 본초서가 보이지 않는다.[20] 반고(32-92)는『한서』예문지를 작성하면서 의약 관련 서적을 의경(醫經)과 경방(經方)으로 분류하였는데, 본초란 서명을 가진 서적은 여기에서 찾아볼 수 없다. 반고가 정리한 한대 의서류를 정리하여 제시하면 〈표 1〉과 같다.

반고가 경방으로 분류한 의서 가운데『탕액경법(湯液經法)』은 본초서와 관련하여 주목할만하다. 은나라 때 재상이었던 이윤이 지었다고 전해지는『탕액경』이 바로 이를 의미하는 것으로 보인다. 송대에 이미 이윤의『탕액경』이『탕액경법』이라는 인식이 널리 퍼져 있었다는 것을 왕응린(1223-1296)이 서술한『한예문지고증(漢藝文志考證)』에서 알 수 있다. 왕응린은『한서』

〈표 1〉『한서』예문지에 나타난 의약 관련 서적

의경7가	경방11가
황제내경(18권)	오장육부비십이병방(五藏六府痺十二病方, 30권)
외경(?권)	오장육부산십육병방(五藏六府疝十六病方, 40권)
편작내경(9권)	오장육부단십이병방(五藏六府癉十二病方, 40권)
외경(12권)	풍한열십육병방(風寒熱十六病方, 26권)
백씨내경(38권)	태시황제편작유부방(泰始黃帝扁鵲俞拊方, 23권)
외경(36권)	오장상중십일병방(五藏傷中十一病方, 31권)
방편(旁篇, 25권)	객질오장광전병방(客疾五藏狂顚病方, 17권)
	금창종계방(金創瘲瘈方, 30권)
	부인영아방(婦人嬰兒方, 19권)
	탕액경법(湯液經法, 32권)
	신농황제식금(神農黃帝食禁, 7권)

예문지에 나오는『탕액경법』을 고승(高承)의『사물기원』권7 방서 조항에서 "탕액경은 상나라 이윤에게서 나왔다."는 말을 인용하여 동일한 것으로 파악하였다.[21]

황보밀(皇甫謐, 215-282)은『침구갑을경』에서 이윤이『신농본초경』을 보고『탕액경』을 저술하였다고 전하였다.[22] 그러나 『한서』예문지에『신농본초경』은 없고『탕액경법』만 있으며, 진대에 만들어진『증경부』의 서목(書目)에도『신농본초경』이 없는 것으로 보아, 이윤이『신농본초경』을 보고『탕액경』을 만들었다는 이야기는『신농본초경』을 신봉하는 의학가들이 자신들의 의약서가 더 오래되었음을 보여주기 위해 만들었을 가능성이 높다. 다시 말해서 한대에는 약물 정리를 본초가 아니라 탕액이라는 이름으로 한 것이다. 한대 이후 본초학파가 주류를 이루면서 약물은 탕액보다는 본초라는 이름하에 정리되기 시작한 것이다.

본초에 대한 지식은 위진남북조와 수당를 거치면서 더욱 더 풍부해졌다. 오랜 세월을 거쳐 다양한 방식으로 집적되어온 본초학적 지식이 어떻게 정리되었는지 『수서』와 『구당서』의 경적지 및 『신당서』 예문지에 채록된 본초서를 통해 알 수 있다. 수당대에 어떠한 본초서들이 존재하였는지 살펴보기 위해 이를 정리해보면 〈표 2〉와 같다.

〈표 2〉를 통해 『수서』에 24종, 『구당서』에 24종, 『신당서』에 32종의 본초서가 채록되어 있음을 알 수 있다. 진대에 편찬되었던 『중경부』의 서목에서는 『자의본초경』이 본초서로서는 유일하였는데, 남북조시대를 지나면서 본초류에 관한 서적이 풍부해졌던 것이다. 『수서』와 『구당서』의 찬자는 본초서만을 따로 모아 열거하였는데, 그 순서에는 찬자가 본초서에 대해 가지는 중요도 인식이 반영되어 있다고 여겨진다. 무엇보다 세 종류의 사서(史書) 모두 『신농본초경』을 가장 우선에 두었다는 점에서 『신농본초경』이 가진 경전으로서의 위치를 가늠해볼 수 있다.

그런데 시대에 따라 동일한 이름을 가진 본초서가 같은 서적이 아님을 알 수 있는데, 대표적인 사례로 『본초음의(本草音義)』를 들 수 있다. 그 찬자로서 요최(姚最)·은자엄(殷子嚴)·견립언 등이 소개된 것으로 보건대, 찬자가 다른 동일한 서명의 본

〈표 2〉『수서』와『구당서』,『신당서』에 기록된 본초서 종류

『수서』권34 경적 3 의방	『구당서』권47 경적 하	『신당서』권59 예문 3
1. 神農本草經 3권	1. 神農本草 3권	1. 神農本草 3권
2. 本草經 4권(蔡英)	2. 桐君藥錄 3권(桐君)	2. 雷公集
3. 藥目要用 2권	3. 雷公藥對 2권	3. 神農本 4권
4. 本草經略 1권	4. 藥類 2권	4. 吳氏本草因 6권(吳普)
5. 本草 2권(徐太山)	5. 本草用藥要妙 2권	5. 李氏本草 3권
6. 本草經類用 3권	6. 本草病源合藥節度 5권	6. 靈秀本草圖 6권(原平仲)
7. 本草音義 3권(姚最)	7. 本草要術 3권	7. 本草音義 2권(殷子嚴)
8. 本草音義 7권(甄立言)	8. 本草藥性 3권(甄立言)	8. 本草用藥要妙 9권
9. 本草集錄 2권	9. 療癰疽耳眼本草要妙 5권	9. 本草病源合藥節度 5권
10. 本草鈔 4권	10. 種芝經 9권	10. 本草要術 3권
11. 本草雜要決 1권	11. 芝草圖 1권	11. 療癰疽耳眼本草要妙 5권
12. 本草要方 3권(甘濬之)	12. 吳氏本草因 6권(吳普)	12. 桐君藥錄 3권
13. 依本草錄藥性 3권	13. 李氏本草 3권	13. 雷公藥對 2권(徐之才)
14. 錄 1권	14. 名醫別錄 3권	14. 諸藥異名 10권(僧 行智)
15. 靈秀本草圖 6권(原平仲)	15. 藥目要用 2권	15. 藥類 2권
16. 芝草圖 1권	16. 本草集錄 7권(陶弘景)	16. 藥目要用 2권
17. 入林採藥法 2권	17. 靈秀本草圖 6권(原平仲)	17. 四時采取諸藥及合和 4권
18. 太常採藥時月 1권	18. 諸藥異名 10권(釋 行智)	18. 名醫別錄 3권
19. 四時採藥及合目錄 4권	19. 四時採取諸藥及合和 4권	19. 芝草圖 1권
20. 藥錄 2권(李密)	20. 本草圖經 7권(蘇敬)	20. 本草 20권(張鼎)
21. 諸藥異名 8권(沙門 行矩, 본래 10권, 지금 없음)	21. 新修本草 21권(蘇敬)	21. 目錄 1권
22. 諸藥要性 2권	22. 新修本草圖 26권(蘇敬 等)	22. 藥圖 20권
23. 種植藥法 1권	23. 本草音 3권(蘇敬 等)	23. 本草音義 20권(孔誌約)
24. 種神芝 1권	24. 本草音義 2권(殷子嚴)	24. 新脩本草 21권(蘇敬)
		25. 新脩本草圖 26권
		26. 本草音 3권
		27. 本草圖經 7권
		28. 本草音義 7권(甄立言 一作權)
		29. 本草藥性 3권(甄立言)
		30. 食療本草 3권(孟詵)
		31. 新本草 41권(王方慶)
		32. 藥性要訣 5권

* ( ) 안은 저자명이다.

초서들이 존재하였음을 유념할 필요가 있다.

『수서』는 636년, 『구당서』는 941년, 그리고 『신당서』는 1060년에 각각 완성되었기에, 집필되던 무렵의 중국 사회 모습도 각각 반영하고 있다고 파악된다. 〈표 2〉에서 알 수 있듯이 동일한 당나라의 의약서를 정리하였던 『구당서』와 『신당서』에 나타난 본초서의 서명이 완전히 같지 않다. 예컨대 공지약의 『본초음의』 20권이나 장정의 『본초』 20권, 왕방경의 『신본초』 41권, 맹선의 『식료본초』 3권 등은 『구당서』에는 보이지 않는다. 이는 『신당서』 예문지가 『구당서』 경적지보다 충실히 작성되었기 때문이 아닌가 한다.

『신당서』를 찬술하기 이전 3관과 궁중의 비각에 있는 모든 서책과 목록을 조사하여 『숭문총목(崇文總目)』을 간행하였기 때문에 『신당서』 예문지가 충실할 수 있었다. 총 30,669권에 관한 서적 정보를 정리한 『숭문총목』은 『신당서』를 편찬한 구양수와 송기 등에 의해 주도되었다. 이로 인해 『신당서』 예문지가 『구당서』 경적지보다 충실한 정보를 담아낼 수 있었던 것이다.[23]

그러나 예문지에 보이는 대부분의 의약서들이 사라졌기 때문에,[24] 원형을 간직한 채 현전하는 가장 오래된 본초서는 『증류본초』라고 할 수 있다. 이에 다음에서 『증류본초』에 남아 있는 한국 고대 약물을 고조선부터 백제와 신라 순으로 소개하기로 한다.

고조선의 약물

『증류본초』는 비록 송대에 출간된 것이나,『신농본초경』과 『명의별록』의 문장을 충실하게 표시함으로써 어떠한 과정을 통해 자료가 축적되었는지 알 수 있도록 하였다. 예컨대 초부 상품지상의 경우『신농본초경』에서 38종,『명의별록』에서 2종, 당본주에서 1종, 진장기의『본초습유』에서 46종을 취하였다고 밝히고『신농본초경』에서 인용한 것은 특별히 검은 테두리를 씌워 백자(白字)로 표시함으로써 이것이 가장 저본이 되었음을 알 수 있도록 하였다.

『증류본초』는 고조선의 약물로서 토사자와 계란, 노래기 등을 소개하고 있는데, 모두『신농본초경』에서 서술한 약재 였다. 다음 인용문에서 굵게 표시한 부분은 후한시대에 만들어 진『신농본초경』부분을 의미하며, 그렇지 않은 것은 도홍경이 처음 저술한 부분에 해당한다. 본문 아래 각 의가들의 주석은 괄호로 표시하였다.

① 토사자: 맛은 맵고 달며 성질은 평하고 독이 없다. 다쳐서 끊어진 것을 이어주고 허한 것을 보해주며 기력을 좋게 하고 체중을 늘린다. 즙을 내어 먹으면 얼굴의 주근깨가 없어진다. 기육이 보양되며 음기가 세지고 근골 이 든든해진다. 또한 음경이 차가워지면서 정액이 저절로 흐르며 소변을 찔끔찔끔 자주 누는 것과 입이 마르면서 쓰고 피가 차서 적(積)이 생긴 것 등도 치료한다. 장기간 먹으면 눈이 밝아지고 몸이 거뜬해지며 오래 산다. 일명 토로, 토루, 당몽, 옥녀, 적강, 토루라고도 한다. 조선의 개울가나 못

가, 들에서 자라는데 덩굴이 다른 풀이나 나무 위로 뻗어 오른다. 색이 누렇고 가는 것은 적강이고 색이 연하고 큰 것은 토루이다. 9월에 열매를 따서 햇볕에 말린다.【술과 같이 쓰는 것이 더 좋다. 마[薯預]와 송진을 사약(使藥)으로 쓰며 관균(藋菌)과는 서로 싫어하는 약이다. 도은거가 말하기를, '환으로 해야 하며 삶으면 안 된다. 전야(田野)와 촌락 사이에 매우 많은데 모두 쪽잎, 모시, 삼, 쑥 위에서 난다. 옛말에 밑에는 복령이 있고 위로는 토사자가 있다고 하였으나, 지금 반드시 그런 것은 아니다. 만일 줄기를 으깨서 어린 아이를 닦아주면, 열꽃이 난 것을 낫게 해준다. 그 열매는 먼저 반드시 술에 하룻밤 담가놓는다. 『선경(仙經)』에는 속방에서 모두 보약으로 쓴다고 하였다.'】[25]

② 계란: 주로 열을 제거하고 화상과 간질 경련을 치료하는데, 호박 신물(神物)을 만들 수 있다.【신 우석등이 삼가 살펴보건대, 『약대』에서 이르기를 계란은 평하다고 했다.】 …… 계란 속껍질은 오랜 기침과 기가 몰린 것을 치료한다. 마황과 자울(紫菀)과 함께 먹으면 바로 낫는다.

계백두의 비지: 조선의 평지와 못가에서 난다.【도은거가 이르기를, 닭의 사례는 매우 많다. 또 이르기를, 계란으로 호박을 만들 때, 끓은 계란의 노른자위와 흰자위를 섞어 삶아서 만들면 매우 비슷하지만, 쉽게 구할 수 없다. 또한 삶은 계란의 흰자위를 은과 함께 잠깐만 입에 물고 있으면 색이 금빛으로 변한다. 계란은 마늘이나 오얏과 같이 먹으면 안 된다. 오골계는 개의 간이나 개 콩팥과 같이 먹으면 안 된다. 또한 어린 아이가 닭고기를 먹으면 회충이 잘 생긴다. 또한 닭고기를 겨자잎과 같이 쪄서 먹으면 안 된다. 조선은 현도와 낙랑에 있는데 닭에서 나오는 모두가 여기에 맞는

것은 아니다. 지금 이르기를, 백두는 어떤 것인지 알 수 없는데, 아마도 다른 일종인 것 같다.][26]

③ 노래기: 맛은 시고 성질은 따뜻하며 독이 있다. 뱃속이 크게 단단한 증상을 주로 치료하는데, 적취·식육(息肉)·악창·백독(白禿)을 없애고 한열과 윗배가 더부룩하며 아픈 병증과 겨드랑이 아래가 그득한 것을 고친다. 일명 백족 또는 마축이라고도 하며 현도의 내와 골짜기에서 난다.[27]

위 자료 모두 『신농본초경』에 실린 약재인데 이 부분들에는 조선 관련 언급이 없었다는 것을 알 수 있다. 당신미는 토사자를 단주(현 산동성 단주시)의 것으로서 소개하였지만, 도홍경은 조선 지방의 것을 소개하였다. 계란과 노래기의 사례에서도 도홍경은 조선과 현도의 것만 언급하였다. 노래기의 경우 현도의 것만 언급하였지만, 이는 한나라가 조선을 지배하면서 새롭게 알게 되었던 약물 지식을 기록한 것으로 파악된다.

도홍경은 계백두의 비지에 대한 주석에서 조선은 현도와 낙랑에 있다고 함으로써, 한 무제가 공략하였던 조선임을 분명히 하였다. 따라서 위 자료는 한무제 이후 조선의 상황을 보여주는 자료라고 이해해도 무방할 것이다. 이렇게 볼 때, 고조선에 관한 최초의 의약 관련 자료라고 볼 수 있겠다. 즉 당시 고조선인들은 토사자와 노래기를 약물로 사용하고 있었다. 이는 한반도 서남부 부여 지역에서 발견된 현초의 씨앗처럼 오랜 경험에 의해 고조선 지역에서 치료 약물로 전해 내려왔을 것으로 보인다.

도홍경이 말했다[陶弘景云]는 것 역시 그가 처음으로 언급한 것은 그리 많지 않은 듯하다. 예컨대 "계란은 마늘과 오얏과 같이 먹지 말고, 오골계는 개의 간이나 개 콩팥과 같이 먹지 말아야 한다. 또한 어린이들이 닭고기를 먹으면 회충이 잘 생긴다. 또한 닭고기를 겨자잎과 같이 쪄서 먹지 말아야 한다. 조선과 현도 낙랑 지방에 나오는 닭이 모두 있는 것은 아니다. 계백두는 어떤 것인지 알 수 없으니 다른 일종인 것 같다."라는 언급은 이미 그 이전의 본초서에 나오는 것을 다시 채록한 것으로 보인다. 5세기에 살았던 도홍경이 이미 사라져버린 고조선의 약물을 언급할 수 있었던 것은 전해 내려오던 기록 덕분일 것이다.

고조선 지역에 나던 특산 약물들은 어떠한 과정을 통해 채록되었을까? 문헌자료에 따르면 고조선은 늦어도 기원전 4세기 중반에 고대 중국인에게 알려졌으며, 기원전 4세기 말에서 3세기 초 연의 소왕 대에 연과의 전투에서 패하여 서쪽 영역을 상실했다.[28] 『사기』에 따르면, 위만의 손자 우거(右渠) 때에 이르러서는 한나라에서 망명한 자가 많았다고 한다.[29] 따라서 이 시기 위만 조선의 정치구조는 고조선계 집단과 유이민계 집단이 함께 참여하는 형태였다고 파악되고 있다.[30] 이처럼 고조선은 전국시대부터 중국에 알려져 한대에 들어와 한나라 군대와 직접 전쟁을 수행하기도 하였다. 아마도 오랜 기간에 걸친 교역이나 전쟁과 같은 접촉을 통하여 고조선의 약물들이 알려졌을 것으로 보인다.

당시 한나라 군대는 황제의 권력을 유지시켜주는 무력의 원천으로서 군대 내에서 발생하는 질병에 대한 대책이 여러 가지로 발달해 있었다. 특히 빈번한 정복전쟁으로 여러 이민족들과 전투를 수행해야 하는 변경 주둔부대의 경우, 관리뿐 아니라 술졸(戌卒)과 전졸(田卒)을 포함한 일반 병사까지 질병이 발생하면 병졸명부(病卒名簿)를 작성하여 상급기관에 보고하고 치료를 받았다.[31] 1930년대 스웨덴 서북과학조사단의 베르그먼이 중국 감숙성 북부의 에티나 하천 유역에서 발견한 1만여 편에 달하는 거연한간(居延漢簡)에는 흉노의 침입을 막기 위해 설치한 한나라 기지의 공문서가 다수 포함되어 있었는데, 여기에서 군대 내 군사들에 대한 질병 치료 자료도 상당수 발견되었다. 이에 대한 치료는 영내에 비치된 상비약을 복용하거나 의사의 처방을 받아 약을 복용하는 것이었다고 한다.[32]

그런데 군대라는 조직이 분쟁 지역에 주둔할 경우, 적대적인 대치만 하는 것이 아니라 주둔하는 지역의 원주민과 우호적인 교류를 하는 경우도 있다. 주둔 지역의 민심을 얻기 위해 군대 내에 비축한 물자를 나누어준다든가, 군의들이 지역민을 치료해준다든가 하는 경우가 그런 사례일 것이다. 변방에 주둔하였던 한나라의 군대 역시 보급이 원활하지 못하여 영내에서 준비된 약이 다 소진되는 경우를 대비할 필요도 있었을 것이다. 주둔 지역에 대한 각종 정보를 수집하여 본국에 보고하는 것도 중요한 활동이었는데, 여기에는 인근 지역의 특산물, 그리고 약물도 포함되었을 것이다. 고조선에 대한 중국 역사서의 서술은 이러한 정보활동의 결과물도 포함되었을 것이다. 고조선의 약재에 대한 정보는 의약서를 통해 단편적으로 내려오다 도홍경에 의해 정리된 것이 현전하게 된 것으로 여겨진다.

그런데 도홍경은 토사자의 산지로 왜 조선만을 언급했을까? 도홍경의 이러한 서술 태도는 무이(蕪荑)에 대한 서술에서도 찾아볼 수 있다.

> 무이: 도은거가 이르기를, "지금 오직 고구려에서만 나는데 모양은 유협(楡莢: 느릅나무 열매)과 닮았고 기미와 냄새는 신피와 비슷하다. 사람들이 모두 장을 만들어서 먹는데, 벌레를 죽이는 성질이 있어서 물건 가운데 두면 벌레 먹는 것을 방지하나 냄새가 고약하다."라고 하였다. 지금 주(注)하기를, 무이는 하동(河東)과 하서(河西) 지역 곳곳에 있다. 하물며『본초경』에서 진나라 산과 천곡에서 난다고 하였는데, 도홍경이 오직 고구려에서만 난다고 하였으니, 대개 이는 그 원래를 알지 못한 것이다.[33]

도홍경은 무이가 고구려에서만 산출된다고 하였으나, 황하강 유역에 널리 자생하는 약물이었다는 점에서 후대 본초학자들에 의해 비판받고 있다. 이는 도홍경이 남조 사람이며, 대만보다 남쪽에 위치한 나부산에서 은거하였다는 사실을 고려해볼 때, 그의 약물 지식의 한계라고 할 수 있다. 즉 그는 북조의 약물에 대해서는 잘 알지 못하였으며, 고구려 사신단이나 상인에 의해 알려진 정보에 의지한 것도 있었던 것이다. 도홍

경이 언급한 고조선에 대한 약물 역시 오랜 세월에 걸쳐 전해
져 온 정보였던 것이다.

그런데 앞에서 언급한 계란의 경우, 명대 본초학자 이시
진은 이미 '계백두비지' 이하에 탈문이 있다는 것을 지적하
였다.[34] 즉 이시진은 계백두비지에 대한 본초학자들의 다양한
견해를 소개한 뒤,『신농본초경』에 약재의 명칭만 있고 그 효능
에 대한 언급이 없다는 사실을 지적하면서 탈문 가능성을 제기
하였는데 이는 타당한 지적으로 보인다.

도홍경이 조선에 관한 자료를 처음 말한 것처럼 보이지만,
고조선과 한사군 시대에서 몇백 년이 지난 상황을 전하던 그
역시 어떠한 자료를 보고 서술하였을 것이다.『신농본초경』과
『명의별록』모두 원본이 전해지지 않기 때문에 명확하게 밝힐
수는 없지만, 고조선과 관계된 의약 정보는 후한대에 이미 낙
랑과 현도군을 통해 알려졌다고 파악된다.

그렇다면 도홍경은 왜 당시에 존재하지도 않던 조선의 약
이라고 정리하였을까? 이는 후대 명나라 때까지 존재하지도
않던 신라의 약이라고 의약서에 전해지는 것과 동일한 양상이
라고 하겠다. 즉 명나라 때에 편찬되었던『보제방』에는 여러 차
례 신라박하와 신라간삼(揀參) 또는 신라삼, 신라송자유(松子油)
등등이 약재로 제시되고 있다.[35] 또한 17세기 초 조선에서 발간
되었던『동의보감』에서 중국에서 수입한 약을 더 이상 존재하
지 않는 당나라의 약재라는 의미로서 당약이라고 표시하고 있
는 것과 마찬가지라고 할 수 있다. 한번 고유명사화된 것은 시

대가 지나도 대중의 입에 이미 익숙해졌기 때문에 끈질긴 생명력을 가지고 있었던 것이다.

　　요동에 근거하였던 고조선 지역의 대부분은 이후 고구려의 영토가 되었다. 현도와 낙랑을 멸망시킨 것이 고구려였으므로, 이 지역의 의약적 지식은 고구려에 의해 계승되었던 것으로 보인다. 그리고 고조선의 유민들이 진한 산곡에 와서 거주하여 사로 6촌을 이루었다는 기록으로 미루어 볼 때,[36] 고조선 사람들의 약물 지식은 신라에도 전해졌다고 할 수 있다. 또한 최근 충주와 춘천, 그리고 남해의 늑도에서까지 고조선의 지표 유물들이 다수 발견되고 있는 것으로 보아 고조선의 의약 지식은 한반도 전역에 전파되었을 것으로 여겨진다.

　　요컨대 고조선이 중국과 본격적으로 교류하게 되면서 고조선의 특산 약물 몇몇이 한나라에 소개되었으며, 이러한 상황을 중국 본초서에서 찾아볼 수 있었다. 고조선과 부여 고유의 약물 치료법과 경험방은 이후 만주와 한반도 지역을 통치하였던 고구려에 계승되었던 것으로 파악된다.

백제와 신라의 약재

백제의 약재

2000년 한성 백제시대의 풍납토성 경당지구 9호 제사유구에서 운모(雲母: 돌비늘)가 출토되었는데, 이는 도교의학과 밀접한 관련이 있는 것으로 이해되고 있다. 당시 발굴된 것은 5세기대의 특수기종의 토기 수천 점과 12마리 분의 말머리, 말머리 모양의 토우 그리고 다량의 운모, 5개 이상의 매실 등이었다. 특히 운모는 물체질 과정에서 수습되었기 때문에 크기는 작지만 길이 2cm 정도가 되는 것들도 있어 원래는 제법 큰 상태로 묻혔을 것으로 파악되고 있다.[37]

운모는 불로장생의 선약일 뿐 아니라 시체 보전의 효과도 있다고 인식되었는데 중국 북조시대의 묘와 함께 신라 및 일본의 묘에서도 운모가 출토되었다.[38] 운모를 가루 낸 운모분을 위시하여 오석산과 같은 석약(石藥)을 먹는 것이 중국 남북조에서 유행하고 수당대까지 이어지고 있었기에, 남조와 긴밀한 관계를 유지하였던 백제에서도 운모분과 함께 석약을 복용하였을 것으로 보인다.

백제는 남조의 송나라에 11회에 걸쳐 사절단을 파견하였으며, 남제에는 3회, 양나라에는 5회에 걸쳐 사절단을 파견하였다.[39] 백제의 사절단에는 공식적인 외교 관료 이외에도 상인단도 함께 가는 경우가 대부분이었다. 시대가 뒤떨어지기는 하지만, 752년 일본에 파견된 신라왕자 김태렴 일행은 모두 700여 명에 달하는 대규모였다.[40]

이러한 교류를 통해 백제의 약물은 남조에 널리 알려졌고, 도홍경이 『명의별록』을 편찬할 때 채록되었던 것으로 보인다. 중국 본초서에 남아 있는 백제의 약물을 살펴보면 다음과 같다.

① 인삼: 도은거가 말하기를, "상당군은 기주(冀州) 서남쪽에 있으니 지금의 위(魏)나라이다. 바친 바 그 형상은 길고 누런색이니 방풍과 같이 윤기가 많으며 달아 속용(俗用)으로는 입복(入服)하지 않는다. 이에 백제의 것을 중히 여기는데, 가늘고 단단하며 희다. 기운과 맛은 상당의 인삼보다 못하다. 다음으로 고구려의 것을 쓰는데, 고구려는 바로 요동의 것으로 형태가 크고 속이 성기고 부드러운지라, 백제의 인삼만 못하다. 백제는 지금 고구려에 신속(臣屬)되어 있기 때문에 고구려가 바치는 것은 두 종류를 겸하고 있으니 취사선택할 뿐이다. 실제 사용하는 데 있어 둘 다 상당 지역의 인삼만 못하다"고 하였다.[41]

② 관동화: 도은거가 말하기를, "제일 좋은 것은 하북에서 난다. 형태가 펴지지 않은 것이 좋은데, 그 속에 실 같은 것이 있다. 다음으로는 고구려와 백제의 것이 좋은데, 꽃이 큰 국화꽃과 비슷하다."[42]

①에서 도홍경은 남조 양나라의 민간에서는 제일 좋다는 상당 지역의 인삼을 복용하지 않고 백제의 인삼을 최고라고 한다는 사실을 전하고 있다. 당시 중국의 상당 지역은 북조의 관할이라서 약재의 수급이 원활하지 못할 수도 있었겠지만, 상당산 인삼이 백제나 고구려의 인삼(Panax Ginseng)이 아니었다고 한다는 점을 상기해볼 필요가 있다.[43]

도홍경이 언급한 상당산 인삼은 당삼으로서, 인삼의 자생 지역이 중국 산서성 태항산맥 일대가 아니라 한반도와 만주 지역에만 국한되었다.[44] 현전하는 백제산 약물에 대한 기록은 대부분 남조 도홍경의 서술에서 집중적으로 발견된다. 백제 약물에 관해서 당나라에서 편찬되었던 『신수본초』 역시 도홍경의 서술을 그대로 복사하고 있을 뿐이다.[45]

신라의 약재

신라산 약재는 당 현종 개원 27년(739)에 진장기가 편찬한 『본초습유』나 756년(당 숙종 원년) 이순의 『해약본초』에 이르러 처음으로 기재되기 시작하였다. 두 본초서 또한 사라져서 『증류본초』에서 그 잔해를 엿볼 수 있다. 『증류본초』에서 인용된 신라산 약재를 살펴보면 다음과 같다.

① 해조(바닷말): 『진장기본초』에 이르기를 …… 대엽조(大葉藻)는 깊은 바다와 신라에서 나오는데, 잎이 수조와 같이 크다.[46]

② 곤포(다시마): 『진장기본초』에 이르기를 …… 신라에서 나는데, 황흑색이고 잎이 가늘다. 『해약』에서 이르기를 …… 신라에서 나는 것은 황흑색이며 잎이 가늘다.[47]

③ 백부자: 『해약』에서 이르기를 …… 동해 또 신라국에서 난다. 싹은 부자(附子)와 비슷한데, (기미가) 크게 따뜻하며 독이 조금 있다.[48]

④ 남등근(藍藤根): 맛은 시고 따뜻하며, 독이 없다. 기가 치밀어 올라 나오는 해수 기침 치료에 달여서 먹는데, 신라국에서 난다.[49]

⑤ 담라: 맛은 달고 평이한데, 독이 없다. 열기가 사라지는 것을 주로 한다. 곤포와 섞어 국으로 먹으면 기가 몰려 뭉친다. 신라에서 나는 조개 종류로 신라 사람들이 먹는다.[50]

고구려의 특산 약재로 취급되었던 다시마와 백부자는 삼국이 통일된 뒤 이제 신라의 약재가 되었다. 이외에도 개암나무 열매인 진자(榛子: 도토리)나 잣, 즉 해송자 그리고 가자(茄子: 가지) 역시 채록되었다.[51] 또한 『본초도경』에서 신라의 박하가 겨울을 나도 뿌리가 죽지 않으며, 여름과 가을에 줄기와 잎을 채취하여 햇볕에 쬐어 말리는데, 신라 사람들은 차로 만들어 마신다고 소개하였다.[52]

중국의 본초서에 채록된 대부분의 한국 고대의 약물들은 역대로 중국에 수출되던 물품들이다. 수출 약물 중 가장 인기 있던 품목은 역시 인삼이었다. 1525년 명나라 어의를 역임한 진가모(陈嘉谟)가 편찬한 『본초몽전(本草蒙筌)』에 따르면, 백제와 고구려 그리고 신라의 인삼을 다음과 같이 소개하였다.

백조삼(白條參): 민간에서 간각삼(芋角蔘)이라고 부른다. 희고 단단하면서 또 둥근데, 변방의 백제국에서 나온다. (백제는) 지금 고구려에 신하로 복속(服屬)하였다.

황삼(黃參): 요동【변경의 지명】에서 난다. 상당【옛날 군(郡) 이름으로 기주(冀州) 서남쪽에 있다】은 황색으로 윤이 나며 끝이 가늘고 (털이) 길다.

고려삼(高麗參): 민간에서 달삼(韃參)이라고 부르는데 자색에 가깝고 본체가 부실하다.

신라【나라 이름】삼: 옅은 황색으로 맛이 약하다. 모두 날것으로 약을 만들지만 조악한 것과 우량한 것으로 구별된다. 오직 황삼만이 효과가 쉽게 나는데, 인함(人銜: 인삼의 별칭)은 (먹고) 달려도 숨쉬는 것을 고르게 한다. 사람 모습에 가까운 것이 신기한 효험이 있으며, 닭다리[鷄腿]와 같이 생긴 것이 효험이 크다.[53]

위 자료에 따르면, 세 나라의 인삼이 가지는 특징이 마치 다른 것처럼 기술되어 있다. 즉 백제는 백조삼 또는 간각삼이라 불리며 흰색 계통이고, 고구려의 것은 황삼이라 불리며 자색에 가깝고, 신라의 것은 옅은 황색으로 계림이라 불리던 나라 이름처럼 닭다리와 비슷하게 생긴 것이 효험이 크다고 하였다.

고구려와 백제가 망한 지 천 년이 다 되도록 중국 명나라 약재시장에서는 여전히 고려와 백제 그리고 신라의 인삼이라고 분류하고 있었다. 특히 신라의 경우, 명나라 사람들에게 그 이름이 익숙하지 않은 탓인지 굳이 나라 이름이라고 주석까지 첨부하였다. 조선이 이미 건국한 이후에 편찬된 명대의 본초서에서까지 고구려, 백제, 신라의 인삼으로 소개가 되는 것을 보면, 한번 사람들에게 각인된 명칭이 얼마나 생명력이 오래 가는지 잘 보여주고 있다.

인삼은 신라인삼 외에 해동인삼이라고도 불렸다. 당나라 회남절도부에 도통순관으로 근무하던 최치원(857-?)은 해동산 인삼과 천마 그리고 봉래산도와 거문고를 절도사 고변의 생일 선물로 선사하였다. 모두 신라의 특산품이었다.

① "앞의 인삼과 거문고로 말하면, 천연의 형체를 받았고, 풍아한 운치를 머금었습니다. 전체를 구비하였으니 이미 가짜의 몸이 아니요, 재목이 온전하니 헛소리가 나는 것을 면했습니다. 더군다나 이 모두 삼신산 가까이에서 캐어, 먼 곳까지 가져왔으니 더 말할 나위가 있겠습니까. 만약 약 찧는 절구 속에서 공을 세우라고 허락하시면 반드시 한 몸을 버리기를 원할 것이요, 봉호에 들어서 제대로 사용하면 배를 채울 것을 알 수 있습니다. 변변치 않은 물건이라 참으로 부끄럽습니다마는, 오직 장수하시기만을 바라면서 존엄을 모독하려니 갑절이나 더 송구스럽습니다."[54]

② "인삼 3근, 천마 1근 …… 앞의 약물은 일역에서 캐어 천지를 건너온 것입니다. 삼아오섭의 이름에는 들어맞지만, 특이한 재질이 없어서 부끄러운데, 만수천산의 험한 길을 거치면서도, 남은 향기가 있는 것이 귀하게 느껴지기에, 경미함을 헤아리지 않고 문득 받들어 올리게 되었습니다. 바라는 바는 해외의 사람이 바친 약물을 시골 노인이 올린 미나리처럼 여겨주셨으면 하는 것입니다."[55]

①의 인삼은 은으로 장식한 상자에 넣어 선물용으로 만든 것이었다. ②의 인삼은 약재로 사용할 수 있게 건조된 인삼인 것으로 보인다. 최치원의 사례에서 보듯이 약물은 중요한 대외 수출품이었다.

그렇다면 신라산 약재 중 어떠한 것들이 주로 유통되었을까? 신라산 약재로서 중국과 일본의 문헌에 소개된 것은 인삼, 우황, 남등근, 대엽조, 곤포(다시마), 백부자, 토과, 박하, 형개, 국화, 해석류, 해홍화, 가지, 석발, 해송자, 도(桃), 진자, 올눌제(膃肭臍), 위령선(威靈仙), 신라양지(新羅洋脂) 등이 있었다.[56]

특히 752년에 일본 도다이지(東大寺) 본존불의 개안회(開眼會)에 참석한 사절단에게서 일본 귀족이 사고자 하는 품목을 적은 구매문서인 「매신라물해」를 통해 대일 수출 약물의 한 단면을 볼 수 있다. 당시 사절단은 700여 명에 달하는 대규모로서 윤 3월 22일에 도착하여 7월 24일까지 체류하였다. 일본 귀족들이 제출한 구매 약물 목록은 사향(麝香), 아리륵(阿梨勒), 인삼, 계심(桂心), 대황, 우황, 필발, 감초, 육종용, 원지(遠志), 납밀(臘蜜) 등이었다.[57] 사향과 아리륵, 감초 등은 신라에서 나는 약물들이 아니었다. 신라 상인들이 약재 무역을 하면서 외국에서 수입한 온 약재를 일본 귀족에게 판매하는 삼각무역을 하였다는 사실을 잘 보여주고 있다.

756년 6월 21일 일본 쇼무(聖武) 덴노의 49제 때 왕비가 사망한 왕이 사용하던 애용품 및 왕실 물건을 도다이지에 헌납하였는데, 이 가운데 헌납 약물에 관한 기록이 「종종약장(種種藥帳)」이라는 형태로 남아 있다. 여기에는 총 60종의 약이 기록되어 있는데, 최재석에 따르면 이 가운데 약재 16개, 완성약 3개 정도가 신라에서 수입한 것이라고 보았다. 즉 사향, 유핵(蕤核: 둥글제비풀), 한수석(寒水石: 차돌), 원청(元靑: 청갈외), 청상초(靑箱

草: 맨드라미 또는 초결명), 백피(白皮: 白芨의 오기로서 대암풀), 용각(龍角: 사슴뿔), 종유석(鐘乳石), 원지(遠志: 아기풀뿌리), 인삼, 대황(大黃: 장군풀), 밀랍, 감초, 위피(蝟皮: 고슴도치 가죽), 운모, 낭독(狼毒: 오독도기) 등이다. 이외에도 자설(紫雪, 약장 47), 금석능(金石陵, 약장 56), 석수빙(石水氷, 약장 57) 등 조제약은 신라 약전에서 만든 완제품을 수입하였다고 파악하였다.[58]

지금까지 살펴본 일본 내 신라에서 건너온 약물명들은 모두 중국의 본초서에 입각한 것들이다. 752년 신라 사신단과 함께 온 상단이 가져왔던 약물 중에는 신라산 약물뿐 아니라 서역과 중국산까지 아우르고 있다. 「매신라물해」에 기재된 약물 목록을 살펴보면, 8세기 이르러 신라와 일본은 약재무역에 있어 각각의 고유한 신라의 향명(鄕名)이나 일본의 화명(和名)을 사용하지 않고 당명(唐名)을 사용하고 있다. 즉 약물명이 한중일 삼국에서 공유됨에 따라 삼국 간의 약물 무역은 더욱더 활발해질 수 있었던 것이다.

특히 자설의 경우, 한수석, 석고, 활석, 현삼, 영양각, 지각, 침향, 청목향, 정향 등을 1근부터 5냥까지 사용하는 것에 비해 황금은 무려 100냥씩이나 들어가는 조제약이었다.[59] 이렇게 볼 때, 서역이나 중국에서 수입한 약재와 더불어 신라에서 풍부한 금이나 우황을 사용하여 완성약을 조제하여 교역을 하였던 것을 알 수 있다. 신라에서 약을 조제하여 판매할 경우, 단순히 약재만 파는 것보다 더 많은 가격을 받을 수 있었을 것이다. 따라서 약물 무역은 고부가가치 성격을 지니고 있었으며, 신라의

약제산업을 발달시켰을 것으로 보인다. 이러한 약재 무역을 통해 이를 주도하였던 귀족계층은 더욱더 부를 축적할 수 있었을 것이다.

요컨대 삼국 통일 후 인삼을 포함하여 고구려와 백제의 약물은 해동 또는 신라의 명칭으로 변경되었다. 약재는 특히 고부가가치 무역재로서 신라 귀족들에게 각광을 받았다. 이들은 신라와 중국산 약재뿐 아니라 감초나 사향, 아리륵과 같이 서역이나 남방의 약물도 함께 취급하였다.

한국 고대의 본초

지금까지 중국 본초서에 남아 있는 한국 고대의 약물에 대해 살펴보았다. 이를 통해 고조선의 약물 지식은 한나라와의 접촉을 통해 중국에 전해졌으며, 이후 한반도에까지 널리 유포되었던 것을 짐작할 수 있었다. 이처럼 경험방에 따른 약물에 대한 인식은 중국 한의학의 본초학 이론과 조우하면서 체계화되었다. 즉 경험방 수준에 머물던 약의 효능이 그 성질을 판단하는 본초학적 기미 이론으로 분류되었던 것이다. 그렇다면 한국 고대의 본초학은 어떠한 모습이었을까?

백제의 경우, 일찍부터 의약을 담당하던 약부(藥部)가 있었다. 『일본서기』에 의하면, 553년 6월 일본은 백제 성왕(523-554)에게 의박사·역박사(易博士)·역박사(曆博士) 등의 교체를 요구하여, 554년 2월 의박사 나솔 왕유릉타(王有棱陀)와 채약사 시덕 반량풍, 고덕(固德) 정유타(丁有陀) 등이 교체 인원으로 파견되었다고 한다.[60] 이해 7월은 성왕이 관산성전투에서 신라 진흥왕에게 패배하여 살해당한 때이기도 하다.

백제에는 채약사라는 관직이 있었는데, 약재를 채집하고 관리하는 역할을 하였던 것으로 보인다. 당시 왜(倭)라고 불렸던 나라 시기의 일본에 파견된 백제의 채약사는 백제의 채약 시스템을 전수하였을 것이다.

2002년 능산리에서 '지약아식미기(支藥兒食米記)'로 시작되는 4면 목간이 발굴되었다. 목간은 지약아에게 매일 지급하는 식미의 기록으로 보이는데,[61] 지약아는 백제의 사찰 능사에서 약재를 담당하는 하급 실무자 또는 그 직명을 뜻한다고 여겨진다.[62] 채약사와 지약아의 존재를 통해 백제의 의약행정이 다양하게 분화되었음을 알 수 있다. 이 체제하에서『백제신집방』이 편찬되었다. 이외에도 982년 일본의 단바 야스요리(丹波康賴, 912-995)가 편찬한『의심방』에서 인용한『백제신집방』을 통해 다음과 같이 백제 의약의 한 단면을 살펴볼 수 있다.

①『백제신집방』에서 폐옹을 치료하는 처방: 황기 1냥에 물 세 되를 넣고 달여서 한 되를 만들어 두 번에 나누어 복용한다. 이는 갈씨방과 같다.[63]

②『백제신집방』에서 정종의 독기가 이미 심장에 들어가 곤란하여 죽으려고 하는 사람을 치료하는 처방: 국화의 잎과 줄기를 함께 넣고 찧어 비틀

어 짜서 즙 세 되를 취하여 조금씩 이를 복용한다.[64]

『백제신집방』은 백제에서 편찬한 의학서를 의미한다. 전근대 한의학에서 폐에 생긴 나쁜 종기란 의미를 가진 폐옹은 폐가 상하여 드러나는 여러 증상 가운데 하나를 지칭한다. 즉 폐가 상한 사람은 입안이 뻣뻣하고 마른기침이 나는데, 기침을 할 때마다 가슴이 은은히 아프면서 맥이 도리어 활삭(滑數: 맥의 박동이 매끄러우면서 빠른 상태)한 것을 폐옹이라고 하였다.[65] ① 의 폐옹에 대한 처방은 황기를 물에 끓여 먹는 것으로 간단한 것이었다. ①의 처방이 갈씨방과 같다는 것은 중국에서 들여온 『갈씨방』 의학서에서 차용한 것을 보여준다. 현재 『갈씨방』이 전하지 않기 때문에 명확하게 말할 수는 없지만, 갈씨방이란 『포박자』의 저자로 유명한 동진 갈홍이 만든 방서이다.[66]

②의 정종은 정창(丁瘡)과 같은 의미로서 마치 못처럼 딱딱하게 근이 박힌 종기를 말한다. 그런데 여기에는 그 유래가 명시되어 있지 않지만, 『증류본초』 권6의 국화조에 『주후비급방』을 인용하여 "정종으로 죽으려고 할 때 국화잎 한 웅큼을 찧어 즙 1되를 내 먹으면 낫는다."라는 조항을 차용하였다고 한다.[67] 그러나 『주후비급방』에서는 국화잎만을 말하였지만, 『백제신집방』에서는 국화잎과 줄기를 함께 약재로 사용하였다. 따라서 중국 의서의 영향을 받았다고 할 수는 있겠지만, 약재를 사용하는 데 백제 나름대로 변용을 하고 있다는 점을 알 수 있다.

②는 『의심방』을 편찬하였던 단바 야스요리의 증손 단바

마사타다(丹波雅忠)가 『의심방』을 간략하게 만든 『의략초(醫略抄)』라는 책을 편찬하였을 때 정창을 치료하는 처방에도 인용되어 있다.[68] 일본에서 아주 유용하였던 처방이었던 것이다.

『백제신집방』은 백제의 약부에 소속된 의박사 등이 중심이 되어 만들어진 의학서일 것이다.[69] 의학 수준이 일정한 수준에 도달하면, 그 사회에 적합하게 변형된 의학서가 필요하다. 즉 새롭게 수용한 중국 의학은 백제만이 가지는 고유성과 타협할 필요가 있었다. 가장 먼저 산출되는 약재와 약 이름이 중국과 일치하지 않았을 것이며, 중국에서의 주된 질병과 백제에서 문제가 되는 질병이 반드시 같지는 않았을 것이다. 『백제신집방』은 백제 의학이 가지고 있던 고유성이 중국 의학과 만나 융합된 형태로 나타나면서, 동아시아적 보편성을 가지게 된 결과물이었을 것이다. 보편성 가운데 하나는 동일한 약재명, 즉 본초서에 기재된 약재명을 사용하는 것이라고 할 수 있다.

그렇다면 본초서는 어떠한 기능을 하였을까? 약물이 가지고 있는 의학적인 효능을 설명함으로써, 어떠한 증상에 어떠한 약물을 사용해야 하는가에 대한 정보를 제공하는 것이 기본적인 기능이었을 것이지만, 부수적으로 약물의 명칭을 통일하는 기능도 수행하였던 것으로 파악된다.

예컨대 토사자의 경우, 중국 전역에서 다양한 명칭을 가지고 있었다. 즉 토사자는 토로(菟蘆)·토루(菟縷)·당몽(唐蒙)·옥녀(玉女)·적강(赤綱)·토류(菟纍) 등 중국 내에서만 해도 다양하게 불렸다.[70] 본초서는 각 지역마다 다양한 명칭을 가진 약물을 하나의 공식적인 명칭으로 통일하는 역할을 하였던 것이다.

개인이 아니라 국가에서 편찬한 본초서의 경우는 어떠하였을까? 652년 출간되었던 당의 국가 약전격인 『신수본초』를 통해 짐작해볼 수 있다. 『신수본초』의 체제를 보면, 약을 조제하는 법을 서술한 합약분제(合藥分劑)와 어떠한 병에 어떠한 약물을 사용하는지 서술한 제병통용약(諸病通用藥) 두 권을 제외하면 대부분 약물의 성미와 산지에 대해 논의하고 있다. 『신수본초』에서 약재의 산지가 중요해진 것은 세금으로 약재를 거두는 공납을 시행하였기 때문이다.[71] 국가적인 사업으로 본초서를 정리하였던 것은 남북조시기에 발행된 수많은 본초서를 통일할 필요도 있었지만, 국가적 약재 수급을 위한 공납 역시 염두에 두었기 때문이다.

그런데 9세기 후반에 고레무네 나오모토(惟宗直本)에 의해 각종 법령에 대한 주석서로서 편찬된 일본의 『영집해(令集解)』 권5 직원령(職員令)에 따르면, 약과 관련된 직책으로 약원사(藥園師)와 약원생(藥園生) 및 약호(藥戶)가 있다. 그에 대한 각주에 따르면 약호는 모두 75호로서 37명이 역을 담당하였다.[72]

약원사는 약원생을 가르칠 뿐 아니라 약원에 약물을 파종하고 채취할 의무가 있었다. 직접 파종하는 것은 약호의 역부(役夫)가 담당하였겠지만, 이를 총괄하여 때에 맞춰 약재를 생산해야 하였다. 그러나 왕실에서 운영하는 약포를 통해 생산할 수 있는 약재는 지극히 한정적이었을 것이다. 특히 약포에서 생육할 수 없는 약재들은 공납체제를 통해 수급할 수밖에 없었

〈표 3〉 신라·당·일본의 교과 내용 비교

구분		교과 내용
신라		본초경, 갑을경, 소문경, 침경, 맥경, 명당경, 난경
당	공통	본초, 맥결, 명당 / 소문, 황제침경, 갑을, 맥경
	의생	장중경, 소품방, 집험방 등
	침생	유주도(流注圖), 언측도(偃側圖) 등, 적오신침경(赤烏神針經)
일본		본초, 갑을, 소문, 황제침경, 맥경, 명당, 맥결, 소품방, 집험방, 유주도, 언측도, 적오신침경

* 程錦,「唐醫疾令復原硏究」,『天一閣藏明鈔本天聖令校證』下, 中華書局, 2006, 578쪽을 토대로 작성.

을 것으로 보인다. 국가에서 편찬한 본초서는 바로 약재에 대한 지식뿐 아니라 약재 수급을 통괄하는 지식까지 제공하는 것이 그 목적이었을 것으로 여겨진다.

백제에 의학박사가 있었다는 사실은 의학교육이 이루어졌다는 의미이기도 하다. 백제와 고구려의 의료 인력은 삼국통일 후 대부분은 신라에 흡수되었을 것으로 보인다. 신라가 통일 후 692년에 국립의과대학인 의학을 설립할 수 있었던 토대에는 신라에 비해 의료 선진국이었던 고구려와 백제의 의료인력 덕분이기도 하였을 것이다.

신라의 의학교육에서 본초학이 강조되었음을 교과 과정들이 잘 보여준다. 신라의 의학교육은 의질령에 입각하여 시행되었을 것이다. 이는 신라와 함께 당 율령을 수용하였던 일본의 사례를 통해서도 알 수 있다. 특히 동 시기의 당과 일본에서 가르친 교과 내용을 살펴보면 거의 동일하다는 것을 알 수 있다. 한중일 삼국의 교과 내용을 비교해보면 〈표 3〉과 같다.

삼국의 교과 내용이 거의 비슷한 것은 바로 의질령에 입각하여 제반의 교육 과정이 이루어졌기 때문이다. 최근 발견된 천일각본 당 의질령에 따르면,[73] 의생과 침생은 입학해서 가장 먼저 『본초』와 『맥결』, 그리고 『명당』을 읽어야 했다.[74] 즉 "본초라는 것은 곧 약의 형태와 약의 성질을 알게 하는 것"[75]이라고 하였다. 다시 말해서 국가에서 인정하는 의사가 되려는 자가 배워야 했던 공통 기초과목으로서 가장 먼저 알아야 할 과목이 바로 본초였다.

당 의질령에서는 의생이 읽어야 할 전공 필수과목으로 "장중경(상한론), 소품방, 집험방 등"이라고 하였으며, 침생은 "유주도, 언측도 등"이라고 하였다. '등'이라고 굳이 표기한 것은 경우에 따라 다른 방서들이 첨가될 수 있다는 의미였을 것이다.

의질령에서 『본초경』을 가장 먼저 읽어야 할 과목으로 제시한 이유는 이것이 의학을 배우는 첫걸음이라고 생각하였기 때문일 것이다. 신라 의학의 교과 내용은 당이나 일본에 비해 소략한 편이다. 이는 실제 이루어지는 모든 교과목을 적은 것이 아니라 경전만 수록하였음을 보여준다. 한중일 삼국이 동일한 교과서를 가지고 의학교육을 실시하게 됨에 따라 삼국은 서로 소통할 수 있는 의학체계와 의료체계를 가지게 되었다. 특히 지금까지 각 나라마다 달리 불리던 약물명이 『본초경』에 의해 통일될 수 있었던 것이다.

　　신라 '의학' 출신의 어의들이 구사하였던 처방들은 모두 본초서에 입각한 것이었다. 헌덕왕 14년(822) 왕의 아우 상대등 충공(忠恭) 각간이 병이 났을 때, 파견되었던 의료관료가 처방한 용치탕의 용치는 『본초경』에 기재된 약물이다. 포유동물의 치아 화석을 일컫는 용치의 주된 효능은 우울증이나 신경쇠약 등 정신병과 관련되어 있는데, 신경안정과 번열(煩熱), 불안증, 잠에 잘 못 들며 꿈을 많이 꾸는 증상이나 전광(癲狂) 등을 치료하는 데 응용하고 있다.[76] 용치를 이용한 처방은 특히 『천금방』과 『외대비요』 등 당나라 의학서에 다수 게재되어 있다.[77] 당시 당에서 행하여진 치료법이 신라에서도 사용되었던 것이다.

　　신라 통일기 관료의사가 처방하였던 의약의 또 다른 모습은 처방전을 기록한 목간에서 살펴볼 수 있다.[78] 특히 경주의 월성해자에서 출토된 총 20여 점 가운데 167번 목간과 안압지에서 발굴된 198번 목간은 당 의학, 특히 당의 본초학을 수용한 신라 본초학의 모습을 그대로 보여주고 있다.

　　먼저 약재명이 적혀 있는 167번 목간을 살펴보도록 한다.[79] 현재 상단부만 남아 있고, 하단부는 파손되었는데, 8세기 무렵의 것으로 추정되고 있다. 4면체 막대형 목간, 이른바 고(觚: 네모)로서 4면 가득 약재명이 적혀 있는데, 167번 목간에 대한 현재의 판독은 다음과 같다.[80]

[1면] 天雄二兩 蒿 (이하 결실)

[2면] □□子赤 □□□(이하 결실)

[3면] □□二兩 □□ (이하 결실)

[4면] (판독 불능)

안압지에서 발굴된 198번 목간의 최근 판독을 소개하면 다음과 같다.[81]

[전면] 大黃一兩 (黃)□一兩 □(甫)一兩 靑袋一兩 升麻一兩

　　　甘草一兩灸 胡同律一兩 朴消一兩 □□□一兩

[후면] □(精)□□ 靑木香一兩 支子一兩 藍淀三分

이 목간은 의서를 학습할 때 관련 처방을 발췌한 학습 목간 또는 의사의 처방전을 약사가 접수한 후 그에 따라 약을 조제한 뒤에 폐기한 목간으로 추정하기도 한다.[82] 이에 대해 이덕호는 승마와 남전(藍靛)이 전면과 후면의 마지막 약물인데 이들만 추기부호가 없는 이유는 가장 마지막 약재라서 굳이 확인용 부호를 넣을 필요가 없었기 때문이라고 파악하여, 전면과 후면은 각각 별개의 처방이라고 보기도 한다.[83]

위에서 언급된 약재 중 감초와 호동률, 남전은 한반도에 산출되지 않는 수입 약재이다. 특히 서역산 호동률과 남전은 중국에서도 7세기부터 본격적으로 사용되기 시작하였다. 즉 호동률은 659년 당에서 편찬된『당본초』에 처음으로 기재되기 시작하였으며, 분포지가 내몽고 서부, 감숙, 청해, 신강 등지로서 전량 수입에 의존해야 하는 약물이다. 남전은 739년 당나라

진장기의『본초습유』에 처음 등장하는 약물이다.[84]

이처럼 신라 통일기에 관료의사들은 처방전에서 향명을 쓰지 않고 본초경에 입각한 당나라식 약재명을 사용하였다. 그러나 이는 어디까지나 다년간 전문 교육을 이수한 의사와 침사, 그리고 의서를 읽을 수 있는 몇몇 지식인에 국한된 일이었다. 직접 약을 길러야 하는 약호나 산중에서 약을 채취하는 약초꾼들, 시장에서 약을 매매하는 약상(藥商)들은 한문으로 된 어려운 약물명은 알지 못하였을 것이다. 이들에게는 오래전부터 내려오던 고유한 약물명을 사용하였을 것이다. 다음의 자료가 이를 잘 보여준다.

① 당나라 정원(貞元, 785-805) 연간에 숭양자 주군소가 지은『위령선전』에 이르기를, "위령선은 풍을 제거하고 12경맥을 통하게 하여 아침에 먹으면 저녁에 효험을 본다. …… 이전 상주에 사는 어떤 사람이 중병에 걸려 수십 년 동안 걷지 못하였다. 용한 의사들이 온갖 기술을 다 사용하였지만 고치지 못하였다. 그리하여 그는 친히 길가에 나와 앉아 치료해줄 사람을 찾았다. 이때 신라의 한 스님이 이를 보고 '이 병은 한 가지 약이면 고칠 수 있지만, 그 약이 이곳에 있는지 없는지 알지 못하겠다.'고 하였다. 이로 인해 산에 들어가 찾아 얻었는데, 바로 위령선이었다. 달여 먹으니 며칠 만에 걸을 수 있었다."라고 하였다. 그 뒤 산인 등사제(鄧思齊)가 이를 알고 마침내 이 사실을 전하였다.[85]

② 정원 2년(786) 9월 산인 등사제가 위령선초를 바쳤는데, 상주 출신으

로 여러 질병들을 잘 고쳤다. 상께서는 대궐 안에서 약효가 있는지 시험해 본 뒤, 본초에 넣게 하시고, 등사제에게는 태의승 벼슬을 주었다.[86]

③ 중풍으로 대변이 나오지 않는 것을 치료하는 데는 위령선(狗尾草, 일명 能消)을 곱게 갈아 꿀을 넣고 졸여 벽오동 씨만 하게 환을 만든 다음 이른 새벽에 따뜻한 술로 60알을 복용하는데, 다리가 무거워 능히 걸을 수 없는 것도 치료한다. 당나라 상주에서 어떤 사람이 다리에 힘이 없어 걸을 수 없는 병을 십 년 동안 앓고 있다가 길가에 앉아서 낫기를 구하였다. 한 신라 스님이 보고, "이 병은 하나의 약이면 나을 수 있는데, 이 땅에 있는지 알 수가 없다."라고 말하면서 알려주었다. 바로 산에 가서 약을 찾아보니, 위령선이었다. 며칠간 약을 복용하니 능히 걸을 수 있었다(차나 밀가루 음식을 금해야 한다).[87]

위의 자료는 위령선이라는 약이 어떻게 세상에 알려지게 되었는지에 관한 것으로, 적어도 8세기 무렵에 일어난 사실로 보인다. 위령선의 사용법은 중국 당 의학도 알지 못하였던 부분으로서, 대표적인 신라 전통의방 중의 하나라고 하겠다. 당나라에 유학 온 신라승이 오랫동안 걷지 못하고 기어다니던 상주 사람을 고쳐서 걷게 하였다는 소문을 듣고 등사제라는 인물이 위령선초의 약효를 서울 장안에까지 와서 보고하였는데, 그 말의 진위 여부를 파악하기 위해 대궐 안에서 약효 시험을 한 뒤 본초에 이름을 올리도록 하였다는 것이 위의 자료들이 전하는 요지이다.

　　그런데 여기에서 주목할 것은 신라 승려가 위령선초가 당나라에 있는지 알 수 없다고 하였다는 점이다. 즉 신라승은 위령선초의 신라식 이름, 즉 향명만 알고 있었다는 것인데, 이는 바로 신라 승려가 당나라식 의학에 대한 지식이 별로 없었다는 사실을 의미한다. 신라승의 위령선 처방이 불교의학에서 전래된 것이 아니었다는 점은 당시 최고의 의술을 자랑하는 당나라 궁중 어의조차도 위령선의 약효를 몰랐다는 것에서 알 수 있다. 신라에 전래된 불교의학은 이미 중국을 거쳐 온 것인지라, 당 의학에는 인도의 불교의학을 대부분 포괄하고 있었기 때문이다.[88] 즉 위령선이 걷지 못하는 질병에 신통한 효능이 있다는 것을 당나라 어의가 알지 못하였다는 사실을 통해, 이것이 신라 고유의 전통의방이었음을 짐작할 수 있다.[89] ③은 위령선에 대한 『향약구급방』의 설명이다. 즉 으아리라고 불리던 신라산 약물에 대한 의약 지식이 유학승을 통해 당나라에 알려지고, 이것이 위령선이라는 중국 약물명으로 다시 고려에 도입되는 과정을 위의 세 자료가 잘 보여주고 있다.[90]

　　그렇다면 한국 고대 본초학의 원래 모습을 어떠하였을까? 다음의 자료를 통해 그 모습을 짐작해볼 수 있다.

시라기(신라)약 신라□국[缺]진명의 처방

인교 덴노의 왕후, 소도오시노이라츠메[衣通郎女]의 인후에 병이 난 것을 치료하는 약이다.

대화국(大和國) 고시(高市), 가다(加多)의 신사에서 전하는 것이다.

두통과 목 안의 염증으로 아파 음식을 먹을 수 없고 고열이 나면서 땀은 없으나 오한이 들어[괴로운 것에 대한 약] 久壽加豆良, 袁美奈加豆良, 阿保加通良, 支波知寸乃美, 万豆保度, 也左奈支, 比以良支, 波自加民, 8가지를 (이하 결)[91]

위 자료는 일본 의사학계에서 위서 취급을 받기도 하는 『대동유취방(大同類聚方)』에 있는 신라진명방(新羅鎭明方)이다. 808년 헤이제이(平城) 덴노의 시의 이즈모 히루사다(出雲廣貞)와 아베 마사나오(安倍眞直) 등에게 명하여 신사(神社)나 민간에 있는 오래된 명문 집안 내에서 대대로 전해오는 약방문을 모아서 편찬한 것이『대동유취방』이지만, 완성된 지 67년 만에 불에 타 버렸다. 현재 전하는 필사본에는 후대의 사실을 전하는 것들이 있어, 후지카와 유를 비롯한 일본 의학사가들은 가마쿠라 막부의 호죠(北條)시대에 이루어진 위본으로 이해하고 있다.[92] 최근 전약료본이 발견되면서 진본일 가능성이 제기되기도 하였다.[93]

그런데 인교 덴노 후비의 인후염을 치료한 처방 약물에 대한 표기가 생소하다는 점을 주목할 필요가 있다. 즉 약물명이 구수가두랑(久壽加豆良)이나 원미내가두랑(袁美奈加豆良)처럼 중국식 한문으로 번역이 필요한 노리토[詔詞]식 일본 고유의 화명(和名)으로 남아 있다는 점이다.[94] 혹 이것이 위작을 하기 위해 12-13세기 호죠시대 의사가 신을 위한 축문에 사용하는 노리토식 한자어로 발명해 넣었다 하더라도, 당시 이러한 방식으로 약재명을 기재하였던 의학서들이 존재하였기에 가능하였

〈표 4〉 신라진명방에 나오는 약초명 비교

우리말 약초명	『대동유취방』	『향약구급방』	『동의보감』
칡뿌리	久壽加豆良	叱乙根	葛根
궁궁이 뿌리	袁美奈加豆良	窮芎(蛇休草, 蛇避草)	川芎
댕댕이 뿌리	阿保加通良		防己
무궁화 씨	支波知寸乃美		木槿子
솔뿌리 혹	万豆保度	茯苓	茯笭
버들	也左奈支	楊木	楊木
속썩은풀	比以良支	精朽草	黃芩
생강	波自加民		生薑

던 것이다. 『대동유취방』과 고려 후기 『향약구급방』, 그리고 중국 본초서에 나오는 약물명을 파악하기 위해 조선시대 『동의보감』에 사용되었던 약재명을 비교해서 보면 〈표 4〉와 같다.

　『대동유취방』과 『향약구급방』이 사용하는 약재명을 통해 의약의 세계가 같지 않다는 것을 알 수 있다. 『대동유취방』은 중국 의학과는 전혀 다른 지역적 고유성이 매우 강한 의학 세계를 보여준다. 『본초』에 기재된 약명이 표준으로 등장하기 이전, 신라에서 사용하였던 약초명은 『대동유취방』과 마찬가지로 신라식 이두로 기재된 향명이 사용되었을 것이다.[95]

　고려의 『향약구급방』은 당송 의약 명칭을 사용하기도 하였으나, '속썩은풀[黃芩]'을 정휴초(精朽草)라고 하고, '닭의 벼슬'을 계관(鷄冠)이라 표기하지 않고, 계의벽질(鷄矣碧叱)이라고 표기하였다. 즉 경우에 따라 우리 고유의 이름을 한문으로 번역하거나, 고유의 명칭 그대로 한문 차자(借字)로 표기하였다. 중국 당송 의약과 신라의 전통을 이어받은 고려 의약이 혼재된 모습이다. 따라서 통일 뒤 신라의 약물 명칭은 약재명 목간에 나타나는 것처럼『본초』에 입각한 약명과 신라진명방처럼 신라식 향명을 사용하는 이중체제로 운영되었을 것으로 파악된다.

최치원이 중국식으로 해동인삼이라고 부르던 것을 신라와 일본에서는 어떻게 불렀을까? 주지하다시피 인삼은 한국에서 '심'이라고 불렸다. 984년에 편찬된『의심방』에서는 "인삼[所金反]"이라고 하여 발음이 '소'의 앞 발음과 '금'의 뒤 발음을 합한 것이라고 하였다.[96] 즉 삼(參)의 발음이 '솜'인 것을 짐작할 수 있다. 당시 일본에서 부르던 화명은 가내이개구좌(加乃尔介久佐) 또는 이이태(尔已太)라고『의심방』은 설명하였다.[97]

이에 비해 13세기에 발간되었던『방중향약목』에서는 인삼이라고 표기하고 있다. 도라지, 즉 길경(桔梗)의 경우도『의심방』에서는 아리내비포기(阿利乃比布歧) 또는 호가지지기(乎加止止歧)라고 하였고, 고려에서는 도라차(道羅次)라고 하였다. 이처럼 중국 본초서에 입각한 약물명과 민간에 전래되어오던 약물명이 함께 사용되는 이중체제는 한국과 일본에서 지속되었던 것이다.

나가며

지금까지 중국 본초서에 남아 있는 한국 고대의 약물을 살펴보고 이것이 삼국통일 후 어떻게 변화해갔는지 추적해보았다. 고조선시기부터 한반도산 약물은 중국에 소개되었으며, 삼국시대에는 고구려와 백제의 약물들이 알려졌다. 이 시기에는 고구려 또는 백제 고유의 약물명이 있었을 것이다. 일본에서는 약이라는 뜻으로 '쿠스리(くすり)'라는 고유어가 아직도 통용되고 있다. 이에 비해 우리는 약을 의미하는 고유어를 잃어버린 지 오래이다. 삼국통일 이후 수차례에 걸친 한화(漢化) 정책의 산물일 것이다. 신라산 약물은 나당전쟁을 거친 뒤 본격적으로 당나라에 알려졌다.

삼국시기 약재 무역에서 고구려는 우월한 지위를 누렸으나, 삼국통일을 한 뒤 고구려산과 백제산 약물은 신라산 또는 해동산으로 그 명칭이 변경되었다. 이처럼 백제산 인삼, 고구려산 인삼이 신라산 인삼으로 통용되었으며, 중국에서의 이러한 관례는 명대까지 이어졌다는 것을 알 수 있었다. 신라는 영토와 인민만 통일한 것이 아니라 약물명, 즉 언어까지 통일한 것이다.

삼국을 통일한 뒤 신라는 당의 율령체제를 수용하고 692년 의학을 설립함으로써 당의 의료체제와 의학체제를 본격적으로 받아들였다. 일본 역시 당의 율령체제를 받아들여 702년 대보령을 제정함으로써, 8세기 한중일 삼국은 의질령에 입각하여 동일한 교과서로 교육이 이루어졌다. 의사가 되기 위해 가장 먼저 배우는 과목이 『본초경』이었던 것에서 알 수 있듯이 의학교육에서 본초학은 기초가 되었다.

신라에 전래되어오던 약물의 명칭은 중국의 본초서에 입각한 명칭으로 모두 변경되었다. 신라 왕궁에서 발견된 목간에 쓰인 약물명들은 신라가 당 본초학을 수용하였던 것을 보여준다. 신라뿐 아니라 일본 역시 당 의학과 그 의약체제를 적극 수용하였는데, 이에 따라 한중일 삼국이 약물명과 질병명, 그리고 중량 단위를 함께 사용하게 되었다. 이를 통해 보편성과 호환성을 가진 동아시아 의약 세계가 등장함에 따라, 약재무역으로 대표되는 국제적인 의료시장 역시 더욱 활발해졌다.

통일 후 신라는 중국에서 원재료를 수입한 뒤 약전에서 완성약을 만들어 일본에 수출하는 형식의 중계 무역을 행하였다. 신라 말 최치원이 양주(楊州)에서 신라산 인삼과 천마를 구할 수 있었던 것은 신라 말에도 인삼을 위시한 신라산 약재 교역이 번성하였기 때문이다. 그러나 약재를 채취하거나 만드는 일은 계층이 낮은 사람들이 담당하였기 때문에, 약물의 고유한 명칭은 쉽게 사라지지 않았다. 따라서 본초서에 입각한 명칭과 지역성이 강한 향명이 동시에 사용되는 이중체제가 지속될 수밖에 없었다.

3

동북아시아 의학의 지표, 고구려 의학

고구려의 약재와 의약 교류

이현숙

들어가며

고구려는 한국 고대국가 가운데 중국과 지리적으로 가장 인접한 관계로 일찍부터 많은 접촉을 통해 선진적인 문물을 받아들였다. 이러한 선진 문물 속에는 의학도 포함되어 있었다. 고구려 고유의 처방전은 중국의 의학서에 단편적으로 소개되었으며, 중국의 본초서에 고구려산 약재가 기록되어 있어 고구려 의학의 모습을 전하고 있다. 일찍이『한국의학사』를 저술한 김두종은 삼국 가운데 고구려가 지리적으로 중국과 연접하여 한(漢) 문화의 영향을 많이 받았을 것이라고 지적하였다.[1] 1960년대 한국의학에 대해 통사를 저술하였던 미키 사카에와 김두종은 모두 양(梁)나라 도홍경(陶弘景, 456-536)이 편찬한『명의별록』이나『신농본초경집주』에 약재 산지로 고조선과 고구려, 백제 등이 열거되어 있음을 소개한 바 있다.[2] 그러나 고구려의 의학이나 약재 교류에 관해서는 여전히 관련 자료를 소개하

는 수준에 머물고 있는 형편이다.[3]

도홍경이 언급한 고구려의 약재들은 모두 중국과의 의약 교류를 통해 알려졌던 것들이 기록된 것으로 보인다. 약재 무역은 전근대 동아시아 사회에서 중요한 부분이었다. 다른 교역품에 비해 무게가 가볍고 부가가치가 커서 상인들에게 약재는 무역하기 좋은 물품이었기 때문일 것이다. 역대 의방(醫方)에 나오는 다양한 약재를 하나의 나라가 모두 산출할 수 없었으며, 전근대 동아시아 의약의 중심지 역할을 하였던 중국 역시 마찬가지였다. 신라 통일기의 경우, 중국산 약재를 수입해서 신라에 풍부한 금이나 우황 등의 약재를 섞어서 금석릉(金石陵)이나 자설(紫雪)과 같은 완성약을 만들어 일본의 왕공귀족들에게 수출하기도 하였다.[4]

이 글은 기존 고구려사 연구에서 간과했던 의약 관련 자료를 새롭게 살펴봄으로써, 고구려 의학의 한 단면을 고찰하고자 한다. 중국 본초서에 남아 있는 고구려 약재 관련 자료를 통해 고대 동아시아 의약 교류의 한 단면을 복원해볼 수 있을 것이다. 그러나 자료의 한계로 인해 추론에 의지한 부분이 많이 있다. 이는 후속 연구를 통해 보완해나가고자 한다.

고구려의 약재 교역

중국 본초서의 고구려산 약재

고구려산 약재에 대한 기록은 송대 약물학의 집대성이라고 할 수 있는『증류본초』에 도홍경의 언급을 인용하는 방식으로 남아 있다.『증류본초』는 명대 이시진(1518-1593)의『본초강목』이 나오기까지 500여 년 동안 본초학 분야에서 절대적인 권위를 누렸다. 앞 장에서 살펴본 바와 같이『증류본초』에는 전대의 본초서를 바탕으로 이루어졌다. 그 계통을 알기 쉽게 정리해보면 〈그림 1〉과 같다.

『증류본초』는 크게 총론에 해당하는 서례(序例)와 각론에 해당하는 본초 설명으로 구성되어 있다. 본초의 구성을 정리하면 다음 〈표 1〉과 같다.

총 1,558종의 약물은 11개로 분류되었는데, 인체를 약물로 소개하는 부분이 제일 간략하며 그다음으로 날짐승인 금부와 열매류인 과부 등이 약물로 쓰이는 사례가 적은 편이다. 초부는 6개로 분류될 만큼 가장 많이 사용되었으며, 다음으로 옥석부와 목부 및 수부, 충어부, 미곡부, 채부 등에 속하는 약물들이 사용되었다.

『증류본초』에서 인삼을 제외하고 도홍경이 언급한 고구려산 약재를 정리해보면 다음과 같다.[5]

〈그림 1〉『중수정화경사증류비용본초』의 계통

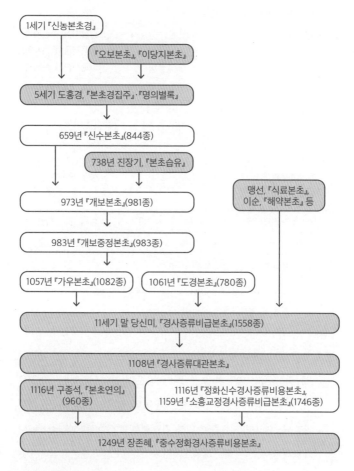

* 색칠된 부분은 개인이 편찬한 것.

〈표 1〉『중수정화경사증류비급본초』의 약물 분류

부(部)		종류	총분류 수	분류
1	옥석부(玉石部)	옥석 및 금속	3	상품, 중품, 하품
2	초부(草部)	풀	6	상품지상, 상품지하, 중품지상, 중품지하, 하품지상, 하품지하
3	목부(木部)	나무	3	상품, 중품, 하품
4	인부(人部)	인체		
5	수부(獸部)	들짐승	3	상품, 중품, 하품
6	금부(禽部)	날짐승		
7	충어부(蟲魚部)	곤충과 물고기	3	상품, 중품, 하품
8	과부(果部)	열매		
9	미곡부(米穀部)	곡식	3	상품, 중품, 하품
10	채부(菜部)	나물	3	상품, 중품, 하품
11	경외초류(經外草類)	본초도경에서만 다룬 약물		

① 금가루: 도은거가 이르기를, "금이 나는 곳은 곳곳에 있지만 양주(梁州)·익주(益州)·영주(寧州) 세 곳에 많이 있다. 물속 모래에서 나는 것으로 가루를 만들어 복용하는데 나쁜 기운을 막지만 독이 있다. 제련을 하지 않고 먹으면 사람이 죽을 수 있다. 건평(建平)과 진안(晉安)에 금사(金砂)가 광석 중에 있다. 돌을 태우고 제련해서 갈아도 불에 충분히 익히지 못하면 반드시 다시 제련해야 한다. 고구려나 부남(扶南), 서역(西域) 등 외국에서는 모두 그릇을 만들어 제련하므로 복용할 수 있다."[6]

② 은가루: 도은거가 이르기를, "은이 나는 곳은 또한 금과 같다. 다만 모두 광석 가운데 나므로, 제련법도 서로 비슷하다. 지금 의방에서는 마음을 진정시키는 데 사용하는데 환으로 복용하며 바로 먹는 것은 불가하다. ……." 『당본초』에 이르기를 "은은 금과 나는 곳이 다른데, 금은 물속에서도 난다. 방가(方家)에서는 은가루를 쓰는데, 당연히 은박으로 만들어 써야 한다. 수은으로 녹여서 바르는데 초석과 소금과 합해 갈아서 가루로 만들어 태우면 수은은 나오고 소금은 제거된다. 가루로 만들어 극세하게 된 것이 사용하기 가장 좋다. 부득이하게 갈아서 은가루로 만드는 것뿐이다. 또 은이 산출되는 곳은 모두 있지만 괵주(虢州)의 것을 최고로 친다. 그 외의 것은 주석이 많아서 질이 떨어진다. 고구려에서 첩(帖)을 만드는 자가 이르기를 은광석에서 나온 것이 아니라서 색이 푸르다고 하였는데, 괵주의 것만 못하다. 또 황은(黃銀)이 있는데, 『본초경』에서 싣지 않았다. 민간에서 이르기를, 그릇으로 만들면 사악한 것을 막는다고 하여 상서로운 물건으로 여긴다고 했다."[7]

③ 세신(細辛: 족두리 풀뿌리): 도은거가 이르기를, "지금 동양(東陽)과 임해(臨海)의 것이 형태가 단단하고 좋지만, 매운맛이 강하기로는 화음(華陰)이나 고구려의 것만 못하다. 이를 사용할 때는 대가리를 따 버린다. 입에서 냄새가 나서 고민인 사람이 이를 머금으면 효과를 많이 본다."[8]

④ 오미자(五味子): 도은거가 이르기를, "지금 고구려에서 나는 것이 제일이니, 살이 많고 새콤달콤하다. 다음은 청주와 기주에서 나는 것인데 많이 시고 그 씨는 모두 돼지 콩팥과 비슷하게 생겼다. 또 건평(建平)에서 나는

것도 있는데, 살은 적고 씨앗은 고구려의 것과 닮지 않았고 맛은 쓰다."[9]

⑤ 곤포(다시마): 도은거가 이르기를, "지금은 오직 고구려에서만 난다. 노끈으로 한 웅큼씩 묶어놓아 마치 삼베를 말아놓은 것 같다. 황흑색으로 부드러워서 먹을 수 있다."[10]

⑥ 관동화: 도은거가 이르기를, "제일 좋은 것은 하북(河北)에서 난다. 형태가 펴지지 않은 것이 좋은데, 그 속에 실 같은 것이 있다. 다음으로는 고구려와 백제의 것이 좋은데, 꽃이 큰 국화꽃과 비슷하다."[11]

⑦ 여여(蘭茹): 도은거가 이르기를, "지금 제일 좋은 것은 고구려에서 난다. 색은 노랗고, 짜면 즙이 나오는데 옻처럼 까매서 칠두(漆頭)라고도 한다."[12]

⑧ 백부자: 도은거가 이르기를, "이 약물은 곧 출예예(出芮芮)를 말하는데 오래도록 없어졌다. 세간에 진품을 복구하지 못했는데 요즘 사람들이 다시 만들어서 헌납하기에 사용한다."고 하였고, 당본주(唐本注)에 이르기를, "이 약물은 본래 고구려에서만 나온다. 지금 서쪽의 주에서 나오는데 모습이 천웅과 비슷하다."[13]

⑨ 무이(蕪黃): 도은거가 이르기를, "지금 오직 고구려에서만 나는데 모양은 유협(楡莢: 느릅나무 열매)과 닮았고 기운과 냄새는 신피와 비슷하다. 사람들이 모두 장을 만들어서 먹는데, 벌레를 죽이는 성질이 있어서 물건 가

운데 두면 벌레 먹는 것을 방지하나 냄새가 고약하다.”[14]

⑩ 오공(蜈蚣: 지네): 지금 다리가 붉은 것은 고구려 산중에 풀이 썩어서 쌓인 것에 많이 난다. 이것을 잡아서 상하지 않도록 볕에 바싹 말린다. 다리가 노란 것은 사용하지 않는다.[15]

인삼을 제외하고 총 10개에 달하는 고구려산 약재는 ⑤ 곤포와 ⑧ 백부자를 제외하고 모두 후한대 편찬된『신농본초경』에 있는 약재들이다. 즉 곤포와 백부자는 중국 남조와의 교류를 통해 알려져 도홍경이 새로 찬집해 넣은 약재였던 것이다. 도홍경이 백부자가 오래도록 없다가 근래 들어 다시 헌납한다고 한 것은 남조가 안정됨에 따라 고구려인에 의해 다시 공급되기 시작하였던 상황을 보여주는 자료가 아닐까 한다.

⑨ 무이는 비록『신농본초경』에 채록되어 있었지만, 도홍경이 오직 고구려에서만 난다고 표현한 것으로 보아 고구려인에 의해 남조에 다시 소개되었던 약재였을 가능성이 크다. 또한 ① 금가루의 경우에서 보듯이, 도홍경 대에까지 금을 제련해서 약재로 만드는 방법은 고구려와 부남, 서역 등지의 외국에서 더 발달되어 있었다. 고구려는 세침술이 매우 발달했던 것으로 알려졌는데, 이는 제강기술과도 밀접한 연관이 있었다.[16] 도홍경이 감탄하였던 고구려의 제련술은 각종 선약을 만드는 연단술의 유행과도 무관하지 않았을 것으로 보인다.[17] ② 은가루에서 소개한 고구려의 작첩자(作帖者)가 구체적으로

어떠한 사람을 의미하는 것인지 확실하지 않지만, 금가루와는 달리 고구려의 은가루에 관해서는 도홍경의 언급이 없다. 이는 도홍경 대에 고구려산 은가루가 남조에 널리 수입되지 않았음을 의미하는 것으로 여겨진다. 아마도 은설은 북조와 수대에 알려져 당 초기의 본초서에 채록되었던 것으로 보인다.

그렇다면 고구려산 약재는 어떠한 과정을 거쳐 『명의별록』에 채록되었던 것일까? 도홍경의 인삼에 대한 서술과 고구려의 인삼 교역을 살펴봄으로써 그 과정을 복원해보기로 하겠다.

인삼과 약재 교역

고구려는 일찍부터 철과 말, 담비가죽 등을 인근 지역에 수출하였으며, 각종 사치품과 문화용품 등을 중국에서 수입하였다고 한다.[18] 그런데 고구려의 수출품 중에 인삼이 중요한 품목이었다는 사실을 도홍경의 기록에서 찾아볼 수 있다.

> 인삼의 맛은 달고 약간 차고 약간 따뜻하며 독이 없다. 주로 오장을 도와주고 정신을 안정시켜주며 놀라는 것을 그치게 해주고 사기(邪氣)를 제거해주며 눈을 밝게 해주고 마음을 트이게 해주며 지력(智力)을 도와주고 위장이 찬 것과 심장이 뛰며 아픈 것, 가슴이 뻐근하며 아픈 것, 토사곽란 등을 조절해주고 소갈을 멈추게 하며 혈맥을 통하게 하고 딱딱하게 쌓인 것을 파괴하고 기억력을 좋게 한다. **오래도록 먹으면 몸이 가벼워지고 오래 산다.** 일명 인함, 귀개, 신초, 인미, 토정, 혈삼이라고 한다. 사람 같은 모습

으로 신기함이 있다. 상당(上黨) 산곡과 요동에서 난다. 2월, 4월, 8월 상순에 뿌리를 채취해서 대나무 칼로 긁은 뒤 햇빛에 말리는데 바람을 쏘이지 말아야 한다.【복령을 사약(使藥)으로 하며, 말발도리[溲疏]를 싫어하고, 여로(藜蘆)와 반대된다. 도은거가 말하기를, "상당군은 기주(冀州) 서남쪽에 있으니 지금의 위(魏)나라이다. 바친 바 그 형상은 길고 누런색이니 방풍과 같이 윤기가 많으며 달아 속용(俗用)으로는 입복(入服)하지 않는다. 이에 백제의 것을 중히 여기는데, 가늘고 단단하며 희다. 기운과 맛은 상당의 인삼보다 못하다. 다음으로 고구려의 것을 쓰는데, 고구려는 바로 요동의 것으로 형태가 크고 속이 성기고 부드러운지라, 백제의 인삼만 못하다. 백제는 지금 고구려에 신속(臣屬)되어 있기 때문에 고구려가 바치는 것은 두 종류를 겸하고 있으니 취사선택할 뿐이다. 실제 사용하는 데 있어 둘 다 상당 지역의 인삼만 못하다"고 하였다.】[19]

위 자료는 북송대 의학자 당신미가 『신농본초경』과 도홍경의 『명의별록』을 인용하여 인삼을 해설한 부분이다. 비록 11세기경에 출간된 것이나, 『신농본초경』의 부분은 백자(白字)로 표기하고, 『명의별록』의 문장은 흑자(黑字)로 표시함으로써 어떠한 과정을 통해 자료가 축적되었는지 알 수 있도록 하였다. 즉 『명의별록』에서 인용하였던 '(인삼의 약성이) 약간 따뜻하며 독이 없다.'라는 점과 '위장이 찬 것과 심장이 뛰며 아픈 것, 가슴이 뻐근하며 아픈 것, 토사곽란 등을 조절해주고 소갈을 멈추게 하며 혈맥을 통하게 하고 딱딱하게 쌓인 것을 파괴하고 기억력을 좋게 한다.'는 효능은 『신농본초경』이 만들어진 후한대 이후 위진남북조시대에 새롭게 첨가된 인삼에 관한 정보임을 의미한다.

인삼은 본초학에서 상약(上藥) 가운데서도 상약으로 취급되어왔다. 당신미는 초부에서 인삼을 황정·창포·국화에 이어 4번째로 소개하였는데, 이는 당시 인삼이 약재로서 가지는 중요성을 간접적으로 보여준다고 생각한다.[20] 도홍경이 '소헌(所獻)'이라고 표현한 사실에서 당시 상당군 지역을 다스렸던 북위(北魏, 386-534)와 교역한 인삼에 관한 기록임을 짐작할 수 있다.

그런데 위 기록에는 몇 가지 의아스러운 점이 있다. 당신미는 인삼의 약성을 '미한(微寒)·미온(微溫)'이라고 정반대되는 표현을 연달아 기록하였다. 과연 인삼의 약성이 차기도 하고 따뜻하기도 한 걸까? 『신농본초경』은 인삼의 약성을 약간 차다고 하였고, 『명의별록』은 약간 따뜻하다고 파악하였는데, 두 가지 이해를 당신미가 모두 기록한 것이다.[21] '술이부작(述而不作)'의 정신을 따른 것이라 여겨진다.[22]

도홍경은 상당 인삼이 최고라고 하면서 민간에서 복용하지 않는다는 모순적인 서술을 하였다. 이는 인삼의 수급과 밀접한 관련이 있다. 즉 한대 들어서 만주와 한반도 간에 각종 정치 경제적 교류가 빈번해지면서 인삼의 존재도 알려졌다. 특히 한사군이 설치된 후 이 두 지역의 문화 및 생산품들의 교류가 확대되면서 만주 및 한반도에서 산출되던 특산물들도 중국 관내로 본격적으로 유입되기 시작하였다.[23] 그런데 만주와 한반도 내에서만 자생하는 인삼에 대한 수요를 감당할 수가 없었기

에 인삼과 비슷한 약효를 갖고 있던 상당산 당삼을 개발했다는 것이다.[24]

실제 북송 정화(政和, 1111-1117) 연간에 의관을 역임하였던 구종석(寇宗奭)은 『본초연의』에서 "인삼으로 지금 사용하는 것은 모두 하북 변경 지역의 괴장(榷場) 호시(互市) 무역에서 오는 것으로 모두 고려에서 나는 것이다."[25]라고 하였다. 즉 당신미와 구종석이 살았던 북송시기에 이미 고려산 인삼이 중국을 평정하였는데도 마치 상당산 인삼이 최고라는 식의 옛 기록이 지속적으로 복제되고 있었다. 고려에 사절단으로 왔던 서긍은 『고려도경』에서 인삼이 "곳곳에 있다(在在有之)."라고 표현하였는데, 인삼이 고려 전역에서 나는 사실에 매우 강렬한 인상을 받았던 것으로 보인다.[26]

만주 및 한반도 내 인삼 수급이 원활하지 않던 시기에 개발된 상당산 인삼은 고구려로부터 인삼이 안정적으로 공급되면서 더 이상 민간에서 복용하지 않았던 것을 도은거의 말에서 알 수 있다. 즉, 5-6세기 무렵 중국 의료계 내에서 고구려와 백제의 인삼이 약효가 뛰어나다는 사실이 확실하게 인지되고 있었던 점을 알 수 있었다. 그런데 도홍경은 백제가 고구려의 속국으로서 인삼 교역의 주도권을 고구려가 가지고 있는 것처럼 기술하였다. 양 무제와 백제 성왕의 친밀한 관계를 생각해 보면 의문이 들기도 한다. 538년 백제 성왕은 사비성으로 도읍을 옮기고 국호를 남부여로 변경한 뒤, 중국 남조 양나라와 적극적으로 통교하여 문물을 수입하였다. 성왕은 541년 양나라로 사신을 보내『열반경』등 각종 불경 서적에 대한 의소(義疏)와 모시(毛詩)와 강례박사(講禮博士)·화사(畫師) 등을 요구하였고, 양 무제는 해당 전문인을 파견해주었다.[27] 이처럼 도홍경이 생존하였을 당시 남조의 양나라와 백제는 긴밀한 외교관계를 맺고 있었는데, 그는 왜 백제를 고구려의 속국이라고 서술하였을까? 이는 도홍경이 5세기에 만들어진 기록을 인용하였기 때문일 것이다. 도홍경의 인삼에 대한 서술은 철저하게 중국 남조 사람의 시각으로 작성되었는데 당시 남북조는 서로 체제경쟁을 하고 있었다는 점을 유의할 필요가 있다. 이로 인해 남북조는 경쟁적으로 고구려와 백제에 유화적인 정책을 실시하기도 하였는데, 대표적인 사례로 남조의 송을 들 수 있다. 송은 새 왕조를 개창한 뒤 420년 고구려 장수왕과 백제 구이신왕을 책봉하였고, 422년 장수왕에게 가호(加號)하였다. 이에 대한 답례로 고구려는 423년과 424년 연이어 송에 사절단을 파견하였다. 고구려는 4세기 초 낙랑과 현도의 영토를 직접 병합하였으며, 남북조와 정식 외교관계를 수립한 것은 4세기에 이르러서였다.[28] 고구려는 남조의 송(420-479)과 총 20여 회(백제 총 11회)에 걸쳐 사절단을 파견하였으며, 제(齊, 479-502)와 총 3회(백제 총 3회), 양(502-557)과 총 9회(백제 총 5회)에 걸쳐 사절단을 파견하였다.[29] 남조와 사절단 교류는 고구려가 백제보다 더 빈번하였음을 알 수 있다.

백제가 고구려에 신속하였다는 표현은 광개토대왕(재위 391-412)과 장수왕(재위 412-491) 대 고구려와 백제 간의 관계에 기인하였다고 보인다. 즉 396년 광개토대왕은 백제에 대한 대대적인 공격를 감행하여 백제의 58개 성과 700여 개의 촌을 점령하였으며, 백제의 수도 한성을 함락하여 백제 아신왕(재위 392-405)은 노객(奴客)이라고 스스로를 칭하는 굴욕을 당하였다. 이후 472년 백제는 북위에 사절을 보내 원병을 요청하기도 하였으며, 475년 고구려 장수왕은 백제의 위례성을 공격하여 개로왕을 살해하였다.[30]

이처럼 4세기 말과 5세기 무렵의 고구려와 백제의 관계에서는 고구려가 우위에 있었다. 백제가 고구려에 신속하여 고구려가 두 가지 인삼을 모두 가지고 온다는 도홍경의 언급은 5세기 남조의 송제(宋齊)시기에 이루어진 인식의 산물이었다. 즉 5세기에는 한반도산 약재 교역에서 고구려가 주도적 역할을 하였던 것이다.

고구려는 빈번한 교섭을 통해 고구려산과 백제산 인삼을 모두 가져왔을 뿐 아니라, 만주와 한반도에 나는 중요한 약재들도 상당수 가져왔을 것으로 보인다. 고구려의 약재 무역에서 인삼의 중요성은 도홍경이 소개하고 있는 '인삼찬'에서도 알 수 있다. 고구려 사람들이 인삼을 칭송하며 불렀다는 이 노래 내용은 다음과 같다.

세 줄기 다섯 잎사귀
해를 등지고 그늘을 좋아하네
나를 얻으려면

가수(椴樹) 아래서 찾으라[31]

인삼찬은 인삼의 형태와 생리적 기능과 인삼 채취법을 일목요연하게 잘 설명하고 있다. 인삼을 노래하는 간단한 시구이지만, 인삼의 형태적 생리적 지식까지를 요령 있게 묘사한 것으로 보아 당시 고구려에 본초학적인 지식이 보편화되어 있었음을 알 수 있다.[32] 인삼찬의 원 노래는 고구려 말로 곡조를 가지고 있었을 것이다.[33] 왜 이러한 노래가 널리 알려졌을까? 약초를 전문적으로 채취하는 이들에게는 굳이 이러한 노래가 필요 없었을 것이다. 이는 지식수준이 낮은 일반인들도 쉽게 인삼을 찾을 수 있도록 인삼에 대한 채취 정보를 널리 알리기 위해 불렸던 노래일 가능성이 높다.

이는 인삼이 고구려의 공납품이었다는 점과도 밀접한 연관이 있는 것으로 보인다. 『한원』 고려조에 따르면, 인삼의 산지에 대해 다음과 같이 언급하였다.

> 『고려기』에 이르기를 "마다산(馬多山)은 고구려의 북쪽 고구려 가운데 있다. 이 산은 가장 큰데 고을과 고을 사이는 오직 말만이 갈 수 있고 구름과 안개가 가득차서 종일토록 흐리다. 그중에 인삼과 백부자·방풍·세신 등이 많이 난다."[34]

고구려 주몽이 부여에서 왔을 때 말이 없었는데, 마다산에 오자 동굴에 말 무리가 있어 말을 이용하게 되었다는 전설에서

마다산이라고 이름을 붙이게 되었다고 하는데,[35] 백두산을 의미하는 것으로 보인다. 백두산에는 아직도 산삼과 여러 약재들이 산출되고 있는데, 인삼과 백부자·방풍·세신 등은 이곳의 특산물이자 공납물이었을 가능성이 높다.

예컨대 고구려에서 은은 일찍부터 공납품목이었다. 안시(安市)에서 동북쪽 백여 리에 은산(銀山)이 있어 그곳에 거주하는 수백 가(家)가 이를 캐서 국용으로 바친다고 하였다.[36] 즉 은을 공납하는 특정 지역이 있었던 것이다. 그런데 은뿐만 아니라 인삼과 담비가죽도 고구려에서는 중요한 재화였다는 사실을 중국 남조인은 기록하고 있다.[37] 이는 중국산 고급 비단이나 사치품 등을 은과 인삼, 담비가죽으로 교역하였던 경험에서 나온 것으로 보인다. 안정적인 공급을 위해 인삼 역시 특정한 지역의 공납품으로 기능하였을 가능성이 높다.[38] 이렇게 볼 때, 인삼찬이라는 고구려 노래가 남조의 도홍경에게까지 알려지게 된 연유를 알 수 있다. 공물품의 액수를 맞추기 위해서는 몇몇 전문 약초꾼만이 아니라 일반인까지도 인삼 채집에 나서야만 하는 상황에서 인삼찬이라는 노래가 널리 불렸던 것이다. 조선시대 세종 대 황해·강원·평안·함길 4도에 부가된 인삼 공납 총액은 천 근 이상으로서, 매해 엄청난 양의 인삼이 채취되고 있었다고 한다.[39] 고구려시기에도 상당량의 인삼-이른바 산삼-이 채취되었던 것으로 보인다.

전술한 바와 같이 백제는 6세기 초부터 남조 양나라와 긴밀한 외교관계를 맺고 있었다. 그럼에도 불구하고 인삼 무역에서 고구려인들이 주도권을 잡고 있었던 것처럼 도홍경이 서술한 것은 실제 만주와 한반도 내에서 나는 약재 무역의 주도권이 상당 기간 동안 고구려인에게 있었기 때문일 것이다. 그러나 양나라에 와서 백제가 남조와 매우 긴밀한 관계를 형성하였기 때문에, 백제산 약재 무역의 주도권은 점차 백제에게 넘어갔을 것으로 여겨진다.[40] 6세기 초 양 무제 대에 백제 사신이 동양[東陽, 현 강소성 상주(常州)] 태수였던 소자운(蕭子雲, 487-549)의 서화를 구입하기 위해 동양군까지 왔다는 사실은 바로 백제 상단이 양나라에 와서 서화까지 수입해갔다는 사실을 보여준다.[41] 제방에서부터 굽실거리며 와서 금화 수백만을 내고 글씨 30장을 구입하였다는 일화는 이들이 백제의 정식 사절단과 동행하였던 상단이었음을 알려준다. 이처럼 외교를 위한 사절단에 상단이 함께 동행하는 것이 당시 의례적인 일이었다는 사실을 752년 일본 도다이지 대불 개안식에 참여한 신라 사절단 사례에서도 알 수 있다.[42] 고구려 사절단 역시 함께 동행하였던 상단들이 서화를 비롯한 남조의 각종 사치품과 함께 중국산 약재와 각종 위세품을 교역하였을 것이다.

요컨대 고구려는 남조 왕조가 안정을 찾으면서 남조에 사절단을 자주 파견하였는데, 여기에는 대규모 상단도 포함되었다. 고구려는 중국산 사치품과 위세품을 수입하고, 은과 인삼, 담비가죽 등을 수출하였다. 비록 남아 있는 자료가 없어서 확언할 수 없으나, 이러한 약재 교역은 남조뿐 아니라 북조와도 이루어졌을 것이다. 도홍경의 본초서와 당 초기에 편찬된

『신수본초』에 소개된 고구려산 약재는 당시 고구려인을 통해 이루어진 약재 교역의 결과이기도 하였다.

고구려의 의약 교류

지금까지 중국 본초서에 남아 있는 고구려 약물 기록을 통해 인삼을 위시한 고구려의 약재 교역을 살펴보았다. 그렇다면 고구려의 의학 수준은 어떠하였을까? 불교의 수용이 고구려에서 가장 먼저 이루어졌듯이, 중국 의학도 고구려가 가장 먼저 받아들였을 것으로 보인다. 고구려 초창기에는 전래의 경험방과 더불어 무당이 치료를 전담하였지만, 중국과 교류가 활발해지면서 중국 의학의 영향이 점차 커졌던 것을 다음의 자료를 통해 알 수 있다.

> (유리왕) 19년 가을 8월 하늘에 제사 지낼 멧돼지가 달아나므로, 유리왕이 탁리(託利)와 사비(斯卑)로 하여금 뒤쫓게 하였다. 이들은 장옥택(長屋澤) 가운데 이르러 멧돼지를 발견하고 칼로 다리의 힘줄을 끊었다. 왕이 이를 듣고서 노하여, "하늘에 제사 지낼 희생을 어찌 상하게 할 수가 있느냐." 하고 두 사람을 갱 속에 넣어 죽였다. 9월 왕이 편치 못하자 무당이 말하기를, 탁리와 사비가 준 병이라 하였다. 왕이 (무당을) 시켜 사과하니, 곧 병이 나았다.[43]

왕의 질병 역시 무당이 치료하였던 고구려에 중국 의학이 본격적으로 소개되었던 시기는 불교의 수용과 함께였을 것이다. 불교에는 인도 의학에 영향을 받은 불교식 의학체계가 있었기에 불교의 수용과 함께 불교의학도 전해졌던 것으로 이해하고 있다.[44] 372년(소수림왕 2) 전진(前秦)의 부견(符堅)이 사신 및 승려 순도(順道)를 파견하여 불상과 불경을 보냈고, 또 374년에는 아도(阿道)가 진(晉)에서 왔다. 375년 2월에 순도를 위해 초문사를 건립하고, 이불란사를 세워 아도를 주지로 삼았다. 고구려는 동 시기에 남북조에서 불교를 수용한 것이다.[45] 따라서 불교의학 역시 남북조의 것이 함께 수용되었던 것으로 여겨진다. 그러나 중국을 통해 들어온 불교의학은 중국 한의학(漢醫學)과 상당히 혼재되어 있기도 하였다. 고구려에 수용된 불교의학 역시 인도와 중국 한의학이 혼재되어 있었던 것으로 보인다. 고구려의 승려 아도법사가 신라에 불교를 전래할 때 성국공주를 치료하였다는 설화에서 보듯이, 불교의학은 불교 포교에 중요한 역할을 하였다. 이처럼 고구려 의학의 한 축을 담당하였던 것은 승려였다.

고구려 불교의학의 편린을 엿볼 수 있는 것으로 당나라 의학서『외대비요』에 인용되어 있는『고려노사방』이 있다.『외대비요』는 752년 당의 왕도가 편찬한 것인데, 그 가운데 '각기충심방'에『고려노사방』이 다음과 같이 인용되어 있다.

또 만약 독기가 심을 치면 수족경맥의 기운이 끊어지니 이 또한 구제하기 어렵다. 어쩔 수 없이 이 탕을 지으니, 10명을 치료한다면 7-8명은 낫게 하는 처방이다. 『천금방』에는 '각기가 배로 들어간 것으로 말미암아 괴로워 죽을 것 같고 배가 부른 증상을 치료하는 처방이다.'라고 하였다. 오수유 6승, 모과 2개(쪼갤 것) 이 약 두 가지를 물 1두 3승으로 달여 약물을 3승 취하여 3차례 나누어 먹으면 토하든가 땀이 나든가 설사를 하든가 소변을 보면서 살아난다. 소공은 '약을 먹으면 살아나기가 아주 쉽다. 단 잠시 동안 열이 나서 갑갑할 뿐이다.'라고 하였다. 이 처방은 죽을 것 같은 자를 살려내는 것이며 『고려노사방』과 『서왕방』과 비슷하고 효과가 신묘하여 위급한 것을 대비하기가 천금과 같다. 소공방과 서왕방에서 만약에 모과가 없다면 오수유 하나만 구하여 달여 먹어도 된다고 했다. 소공방과 서왕방에서는 또 다른 처방이 있는데 (앞의 처방에다) 청목향 3냥과 서각 2냥(가루로 낸다)을 넣었다. 역시 소공과 서왕이 이 탕약은 죽을 것 같은 자를 살려낸다고 하였다.[46]

고려 노사란 고구려 승려를 의미한다.[47] 『고려노사방』과 『서왕방』이 매우 비슷한데도 왕도가 굳이 『고려노사방』을 소개한 것은 중국에서 나온 처방들이 『고려노사방』에서 기인한다고 여겼기 때문으로 보인다. 659년에 편찬된 『신수본초』의 저자 소경(蘇敬 또는 蘇恭, 599-674)의 말에 따르면, 중국 진나라 이전에는 '각기'라는 명칭이 없었고 대신 '완풍(緩風)'이라 하였다고 한다.[48] 즉 각기를 치료하는 오수유와 모과를 이용하는 고구려 노사의 간단한 처방이 중국에 소개되면서 북제 무성제(武成帝, 537-569)의 어의였던 서지재(徐之材)가 찬술한 『서왕방』이나 당 고종의 어의였던 소공의 처방으로 전환되었다고 파악된다. 앞의 자료는 원 처방에 청목향이나 서각 등의 약재가 더해지거나 모과가 빠지거나 하는 변용이 일어나는 과정을 잘 보여주고 있다. 중국 한의학이 고구려에 수용되면서 고구려 고유의 경험방이 중국에 영향을 미쳤다는 사실을 짐작할 수 있다. 그러나 중국은 이미 한의학의 이론이 만들어졌기에, 고구려의 경험방들은 중국 한의학의 한 편린으로 존재하게 된 과정을 앞의 자료가 잘 보여준다.

한편 고구려 승려 변사(辯師)의 정신치료법도 눈여겨볼 필요가 있다. 천태종의 개조(開祖) 지의(智顗, 538-597)가 소개한 가상치료법 가운데 고구려의 변사가 목의 혹을 치료하는 과정을 소개하고 있다. 즉 고구려의 변사는 환자의 몸에 난 혹을 혹이라고 생각하지 않고 벌집에서 새끼벌이 다 날아가서 구멍투성이가 된 집이라고 가상하라고 지시하여 이를 따른 환자의 고름이 흘러 내려서 혹이 빈 벌집같이 된 상황을 상상해서 치료하였다는 이야기이다.[49] 이는 바로 최면이나 정신요법과 밀접한 관계가 있는 것처럼 보인다.[50] 천태 지의는 제자들에게 가상에 관해 설명하면서 고구려 승려의 가상치료법에 관해 언급하였다. 이는 고구려 불교의학이 역으로 중국에까지 영향을 미쳤다고도 할 수 있다. 앞의 두 자료는 고구려가 의약 교류를 통해 역으로 중국 의학에 영향을 주었다는 사실을 보여주는 좋은 사례이다. 당시 불교 승려는 지식인으로서 불법 전파를 위해 의술까지 겸비하는 경우가 종종 있었다.

고구려 출신 의료인은 중국뿐 아니라 백제와 신라의 의학에도 상당한 영향을 미쳤을 것으로 보인다. 실제 459년 일본이 백제에 실력이 좋은 양의(良醫)를 구하자, 백제 개로왕은 고구려 출신 의사 덕래(德來)를 파견하였다. 그는 일본 난파(難波: 현 오사카)에 거주하면서 난파약사(難波藥使)라는 칭호를 얻었으며, 일본 의가(醫家)의 시조가 되었다고 한다.[51] 백제에서 고구려 출신 의사가 활동하고 있었다는 사실은 고구려의 의술이 우월하였다는 뜻이기도 하다. 또한 562년(고구려 평원왕 3, 일본 긴메이 덴노 13) 중국 오[吳, 현 강소성 소주(蘇州)]에서 온 지총(知聰)이 내외전(內外典)과 약서(藥書), 명당도(明堂圖) 등의 의학서적을 가지고 고구려를 거쳐 일본에 귀화하였다고 한다.[52] 그러나 이에 관해 명확한 근거를 밝히지 않아 815년에 편찬된 일본『신찬성씨록(新撰姓氏錄)』의 모호한 자료에 근거한 믿을 수 없는 사실로 비판받고 있다.[53]

그런데『신찬성씨록』에는 고구려 출신 후부약사주(後部藥使主)라는 성씨가 기록되어 있다.[54] 5세기 중엽 고구려 출신 의사가 백제에서 활약하다가 일본으로 이주한 난파 가문 이외에도 고구려 출신 대형(大兄) 억덕(憶德)의 자손 후부약사주는 고구려 출신 의료인이 일본 고대 의학에서 중추적 역할을 담당하였다는 사실을 보여준다. 또한 650년(보장왕 9)에 일본으로 건너가 고토쿠 덴노(孝德天皇, 596-654)의 개원의식에 참석한 고구려 시의 모치(毛治)의 존재를 통해 고구려 의학의 수준이 매우 높았음을 알 수 있다.

고구려 의학에서 간과할 수 없는 것이 바로 침술이다. 중국을 북부, 중부, 남부로 나눌 때, 북부 지방은 기후와 풍토 때문에 약이 되는 식물이 적어 침뜸이 발전하였다고 한다.[55] 그런데 중국뿐 아니라 한국 역시 북방 지역에서 침술이 발달하여 고구려 침술로 귀결되었다. 1929년 함경북도 웅기면 송평동에서 발견된 선사시대 유물에 석침과 골침 등이 발견된 것에서 알 수 있듯이, 한반도 북부 지방에서 침을 사용하는 기술이 발달한 연원이 매우 오래되었음을 짐작할 수 있다. 특히 기원전 10세기경의 것으로 추정되는 중국 연길(延吉) 지역 소영자(小營子)유적에서 발굴된 옥저의 침과 침통은 고구려 지역에서 질병 치료를 위한 침술의 발달사를 보여주는 귀중한 증거라고 할 수 있다.[56] 추운 겨울이 긴 북방의 고구려 지역에서 침술이 특히 발달하였는데,[57] 이러한 전통은 고구려의 침술이 동아시아에서 일찍부터 뛰어났다는 사실로 증명되었다. 고구려의 침술과 관련하여 당나라 단성식(段成式, ?-863)이 쓴 『유양잡조(酉陽雜俎)』에 다음과 같이 고구려 객의 일화가 있다.

> 위나라 때 고구려 객이 침을 잘 놓았다. 1촌 되는 머리카락을 10여 토막으로 끊어 이를 침으로 꿰어 연결시켰다. 그는 머리카락 가운데가 비었다고 하였는데, 이처럼 재주가 신묘하였다.[58]

위나라에 온 고구려 객이 침을 잘 놓았는데, 머리카락 내부에 빈 공간이 있다는 점을 알고 있었다. 그는 가느다란 머리카락을 침으로 연결시킬 정도로 세침기술이 뛰어났다. 세침을 제작하기 위해서는 고도의 제강기술이 있어야 하는데, 고구려는 이러한 제강기술과 더불어 고구려 고유의 침술법 역시 매우 뛰어났다는 것을 보여주는 일화라고 하겠다.

이와 같이 뛰어난 고구려의 침술법을 배우기 위하여 고구려에 유학 온 경우도 있었다. 『일본서기』에 따르면, 백제계 도래인으로 추정되는 안작득지(鞍作得志)는 고구려에 유학하여 침술을 포함하여 각종 기술을 배우다 기술 유출을 우려한 고구려인들에 의해 살해당하였다. 다음의 자료가 그 내용을 전하고 있다.

> 고구려 학문승들이 말하기를, "동학(同學) 안작득지는 호랑이를 친구로 하여, 그 변신의 술을 배웠다. 혹은 마른 산을 바꿔 푸른 산으로 하고, 황토를 바꾸어 흰 돌로 만든다. 각종 기술을 다하여 무궁하다. 또 호랑이가 바늘을 주면서 신중히 사람이 모르게 하여야 한다. 이로써 다스리면 낫지 않는 병이 없었다고 하였다. 과연 말하는 바와 같아서 다스려서 낫지 않는 병이 없었다. 득지는 그 바늘을 기둥 속에 감추어 두었다. 후에 호랑이가 그 기둥을 부러뜨리고, 바늘을 가지고 도망갔다. 고구려국에서는 득지가 귀국하려는 것을 알고, 독을 주어 죽였다."라고 말하였다.[59]

설화의 분석은 허황한 이야기 속에서 전하려고 하는 핵심을 찾는 것에서 시작한다. 위의 자료는 비록 설화적인 요소가 많지만, 일본에 온 고구려 학문승은 고구려에 있을 때 일본 유학생 안작득지와 함께 공부하였는데, 안작득지가 고구려에서 배운 각종 술수와 침술이 너무 뛰어나자 살해당하였다는 것을 전하였다. 고구려 승려가 안작득지를 동학이라고 한 것으로 보아, 고구려의 사찰에서 함께 생활하며 공부한 것으로 보인다. 고구려에서는 자신들의 침술이 해외로 유출되는 것을 꺼려 했다는 것을 보여주는 일화이다.

7세기 초 일본에는 고구려 승려들의 활약이 많았다. 호류지(法隆寺) 금당벽화를 그린 담징(曇徵, 579-631)이 그 대표적인 예인데, 일본에 고구려 불법을 포교하기 위해 수많은 고구려 승려들이 왕래하고 있었다. 위나라에 가서 머리카락을 꿸 정도로 뛰어난 침술을 보여주었던 고구려의 침객이나 안작득지에게 침술을 가르쳐준 호랑이라는 이름의 고구려 사람은 고구려 침술 수준이 동아시아 사회에서 차지한 위치를 잘 보여주는 사례라고 할 수 있다.

그런데 고구려 의학의 영향을 받은 신라 역시 침술이 발달하여 키카와헨키마루(紀河邊幾男麿)가 신라에 유학하여 침술을 배워 642년(선덕여왕 11) 일본에 돌아와 침박사가 되었다는 일본 침가의 전설이 있다고 한다.[60] 즉 640년을 전후하여 일본은 침술을 도입하기 위해 고구려와 신라에 유학생을 파견하였던 것이다. 백제에 유학생을 보낸 기록이 없는 것은 백제에서 일본으로 직접 의학 관련 교수들이 파견되어 의생을 양성하였기 때문일 것이다.

당나라 의서 『외대비요』에서는 "침법은 예부터 심오하였기에 지금 사람들은 마침내 이해하지 못하였다. 경에 이르기를 침은 산 사람을 죽일 수 있지만 죽은 사람을 살릴 수는 없다고 하였다. 만일 (침법을) 기록하였다가 생명을 상하게 할까 두렵다."고 하여,[61] 침법을 수록하지 않고 뜸뜨는 구법(灸法)만 실었다. 따라서 당시 중국에서는 침보다는 뜸을 임상에서 선호하였는데, 침의 재료가 개선되고 침이 보다 가늘어지면서 침의 이론이 발달한 송대 이후에 비로소 침이 유행하기 시작하였다. 이렇게 볼 때, 중국의 침법이 발달하는 데 고구려의 침법이 상당한 영향을 미쳤다고 할 수 있다.

고구려 의료인의 수준은 매우 높은 편이어서 이들은 백제와 일본까지 파견되어 활약하였으며, 때로는 귀화하여 동북아시아 의학 발전에 상당한 영향을 미쳤던 것이다. 고구려는 금속을 다루는 제련기술이 발달하여 금을 일찍부터 약물로 이용하였고, 세침을 만들어내고 세침술이 발달하였다. 불교와 함께 불교의학이 고구려에 수용되면서 승려는 주요한 치료자로 등장하였다. 『고려노사방』의 사례에서 보듯이 고구려 고유의 경험방은 중국에 역수입되어 중국 의방으로 변모하기도 하였다.

나가며

지금까지 남아 있는 한정된 자료를 통해 고구려와 인근 국가 사이의 의약 교류를 살펴보았다. 현전하는 고구려산 약물에 대한 대부분의 기록은 모두 남조의 도홍경이 만든 본초서에서 집중적으로 발견된다. 이는 후한 어느 시기에 만들어졌던『신농본초경』이후의 약물 정보들이 총결집된 것이므로, 반드시 남조와의 교류를 통해서만 알려진 것은 아니다. 오랜 기간 동안 고구려와 중국은 다양한 형태-전쟁, 교빙(交聘), 교역 등-의 교류를 하였는데 중국에 널리 알려진 고구려의 약물들은 도홍경 대에 와서 일제히 정리되었다.

중국 본초서에 남아 있는 고구려산 약물 분석을 통해, 고구려 공식 사절단뿐만 아니라 상단의 약재 무역을 짐작해볼 수 있었다. 이들은 한때 고구려산 약재뿐 아니라 백제의 것까지 아울러 취급함으로써, 만주와 한반도 내에서 산출되는 약재의 상당 부분을 다루었던 것으로 여겨진다. 인삼이 그 대표적인 약재였다. 고구려는 은과 인삼, 담비가죽을 수출한 대금으로 중국 남북조에서 비단과 서화 등등의 사치품과 위세품, 약재를 위시한 각종 생활용품들도 수입하였던 것으로 보인다.

고구려 의학은 선사시대 이래 만주 및 한반도의 북방 지역에서 내려오던 전통의학을 토대로 중국 한의학과 교류를 통해 스스로의 전통을 만들어갔다. 최고의 의학 수준을 자랑하는 중국도 금을 약재로 사용하는 법에 있어서는 고구려에 뒤지기도 하였다. 고구려의 침술은 오랜 전통과 명성을 가지고 있었으며 백제와 신라, 그리고 일본에까지 영향을 미쳤음을 알 수 있었다.

고구려는 삼국 가운데 가장 먼저 의학이 발전하였던 지역이었다. 그러나 고구려 의학은 백제와 신라의 의학과 마찬가지로, 의학 전체를 아우르는 이론을 만들어내지 못하고 고구려에서 편찬한 의서가 전해지지 않기 때문에 단편적인 경험방으로 남아 중국 의학의 한 모습으로 전해지고 있다. 고구려산 약재는 고구려 멸망 이후 중국 본초서에 신라산 약재로 소개되었다. 당 의학이 당 율령체제와 함께 신라와 일본에 수용되어 동아시아 의학의 준거 틀이 되기 이전, 고구려 의학은 신라와 백제, 그리고 일본에서 의학이 발달하는 데 큰 영향을 끼쳤으며 동북아시아 의학의 근간이 되었다고 할 수 있다.

4

중국 약재가 아닌
우리 약재를 사용하라

조선 전기 향약정책과 『향약집성방』의 편찬

김성수

들어가며

고려 말에서부터 조선 전기에 이르는 시기, 의약계의 가장 큰 과제는 선진 의학의 수용과 함께 자국 약재 사용을 통한 의료의 전국적 시행이었다. 그리고 이들 문제는 적극적 향약(鄕藥)정책에 의하여 점차 해소되어갔으며, 특히 세종 대의『향약집성방(鄕藥集成方)』과『의방유취(醫方類聚)』편찬을 통해서 정책의 방향이 보다 구체화되었다.[1] 물론 두 의서를 통해서 조선 전기 의료계의 당면한 문제가 모두 해결되었다고 볼 수 없지만, 향약정책을 입안하고 실행에 옮기기 위한 최소한의 학문적 검토가 마련되었다는 점에서 의의가 있었다. 그러나 의서의 편찬만으로는 현실의 의료 상황을 전부 극복하는 것은 사실 불가능했다. 현실에서 이론을 적용하여 실천하는 데에는 또 다른 장애 요소들이 있었기 때문이었다.

향약의 이용이라는 측면에서 치료에 이용할 수 있는 향약의 범위를 확대시키려는 노력이 먼저 선행되었고, 외국산 약재, 그 가운데에서도 중국의 약재인 당약재(唐藥材)의 향약화(鄕藥化)와 함께 향약재의 발굴과 보급이 진행되었다. 그러나 향약화가 모든 의약품에 있어서 전면적으로 가능한지, 당약을 기준으로 저술된 중국 의서의 처방에서 단순히 당약과 향약을 일대일 대응관계로 대체하는 것이 적절한지 등의 여러 가지 문제가 제기될 수 있었다. 즉 향약 이용과 관련하여, 향약으로 대체 가능하며 안전한 처방의 확보를 위해서는 역대 의서의 학문적 검토 이외에 임상적인 측면에서도 체계적으로 정리되어야 했다.

그렇다면 조선 전기 의료를 담당했거나 관련 정책을 수립했던 위정자들은 이러한 문제를 어떠한 방식으로 해결하려고 의도했는가? 단순히 당약재와 향약재를 일대일 대응관계로 대치함으로써 해결할 수 있다고 여겼는가? 그간의 향약과 관련한 많은 연구에도 불구하고, 향약 보급과 향약서의 출간이 이루어지는 과정이 전체 의학정책, 그리고 실제 의학·의료의 운용과 밀접하게 연관되어 규명되지 못한 측면들이 보인다.[2]

이 글에서는 세종 대의 향약정책과 의서 편찬이 세종 집권기의 특징이면서도 동시에 조선 초기부터 제기되어왔던 향약확대 정책의 일부이며 결과임을 밝히고자 한다. 그 가운데『향약제생집성방(鄕藥濟生集成方)』에서『향약집성방』으로 나아가는 의서 편찬의 과정에서 세종의 역할이 드러날 것이다. 또한『향약제생집성방』과의 비교를 통해『향약집성방』이 갖고 있는 특징을 밝힘으로써, 조선 전기 향약론이 의서 편찬으로 구체화되는 양상을 확인하고자 한다.

향약의 국가적 장려 정책

향약 이용 확대와 제생원 설치

조선을 새로이 건국한 태조 이성계(李成桂)는 건국의 당위성을 강조하는 한편 고려와의 차별성을 분명히 할 필요가 있었다. 그 결과로 즉위 10일 후에 관료기구의 대대적인 개편을 통하여 제도적인 근간을 마련하고자 꾀하였다. 이날의 개편에서 조선 전기 의료제의 기본 관제가 마련되었는데, 기본적으로는 전의감(典醫監)을 중심으로 국가 의료가 운영되도록 하는 방안이었다. 물론 이날의 기사에서는 의료기구의 하나로서 혜민국(惠民局)도 등장하지만, 전의감과 비교해본다면 부차적이라고 할 수밖에 없었다.

기록을 그대로 인용하자면, "전의감은 진찰[診視]과 제약[和劑] 등의 일을 관장하는데, 판사(判事)가 2명으로 정3품이고, 감(監)이 2명으로 종3품이며, 소감(少監)은 2명에 정4품이고, 승(丞) 2명과 겸승(兼丞)은 2명에 종5품이고, 주부(注簿) 2명과 겸주부(兼注簿) 2명은 종6품이며, 직장(直長) 2명은 종7품이고, 박사(博士) 2명은 종8품이고, 검약(檢藥) 4명은 정9품이고, 조교(助敎) 2명은 종9품"이라고 하였다.[3] 전의감의 관원이 총 24명에 달하였던 것과는 다르게 혜민국의 경우 판관(判官) 4명뿐이었다. 아울러 의료와 관련된 업무를 담당하였던 양현고(養賢庫)는 판관 2명, 동서대비원(東西大悲院)은 부사(副使) 1명, 녹사(錄事) 2명이었다는 점을 감안하면, 조선 초의 의료제도 정비는 철저히 전의감 중심체제였다고 할 수 있다. 따라서 전의감은 전반적인 의료행정을 담당하였고, 박사와 검약 등의 직제(職制)가 마련된 점에서 교육과 약재 관련 업무도 소관하였던 것으로 보인다.

혜민국이 대민의료, 그중에서도 약재의 판매를 위주로 하였다는 점에서 많은 관원이 필요하지는 않았다. 그 사실은 태조가 3년이 지나 7품의 령(令) 2인과 8품의 승 2인을 두도록 한 조치도 증설이 아닌 기존의 판관 4명을 개정하도록 한 데서 확인된다.[4] 그런데 다시 2년 후 대민의료를 담당할 제생원(濟生院)을 설치하고, 향약재를 받아서 사용하도록 조치가 내려진다.[5] 제생원 설립의 구체적 이유가 밝혀져 있지 않지만, 혜민국의 정원을 늘려서 기구를 확대하는 방법이 가능함에도 굳이 별도로 관청을 설립한 데에는 특별한 이유가 있었다고 생각한다.[6] 후대의 기록이지만, 세종 대의 제생원 제조가 제생원의 설치 연혁을 설명하는 가운데 그 연유의 일단을 살펴볼 수 있다.

> 태조 6년에 태조 대왕께서 하늘과 땅 같으신 마음과 살리기를 좋아하시는 덕으로 따로 제생원을 설립하시고, 이어서 인제도(仁濟徒)라고 이름을 붙이고 그 글을 친히 쓰셨습니다. 쌀과 베를 수납하여 보(寶)를 만들고, 원본을 두고 이자[利息]만을 받아서 약을 사들이는 자금으로 하게 하였습니다.

약간의 노비를 예속시켜서 사환으로 쓰기에 넉넉하였으며, 또 약 캐는 인부를 쓰기도 하였습니다. 또 각 도의 주·군에서 생산되는 약의 재료를 채취하여 바치게도 하였습니다.[7]

그에 따르면 제생원에서는 약재를 직접 관리하고, 나아가 각 지역에서 바치는 향약을 적극적으로 사용한다는 점에서 특색이 있었다. 그럼에도 제생원과 혜민국의 뚜렷한 차이점은 드러나지 않아서, 기본적으로 병자의 요청에 따라 왕진하는 것은 동일하였다. 태종 9년, 제생원과 혜민국에 의업 출신의 인원을 별좌(別坐)로 삼아 근무하게 할 때의 기본 구상은 그러하였다. 별좌로 임명하고는 "매일 관사에 출사시켜 일을 익히게 하여, 존비(尊卑)의 구별이 없이 병든 집에서 부르거나 청하면, 곧 가서 치료하게 할 것"이며, 그 성적에 따라 등용하도록 고안하고 있었다.[8]

물론 혜민국은 약재 판매에 강조점이 있었고,[9] 제생원에서는 치료 이외에도 빈자(貧者)나 고아 등의 구료를 담당하고, 의녀를 교육하기도 했다는 점에서 차이가 있었다.[10] 그렇다고는 하지만 제생원의 설립 의도가 질병 치료에 있었기 때문에 실제 운영상에서 혜민국과 제생원은 병칭되기 마련이었다. 이러한 이유로 세조가 의정부와 육조의 참판 이상에게 관료의 수를 줄이도록 명령하자,[11] 이조에서는 제생원을 혜민국에 합칠 것을 건의하여 그대로 시행되었다.[12]

이처럼 상당한 기간 제생원이 혜민국과 병설·유지되었던

데에는 특별한 이유가 있었다고 할 수 있다. 앞서 세종 대 제생원 제조의 언급에서 약재를 캐는 사람을 두고 각지에서 약재를 수납하도록 하였다는 점이 단서로 보인다. 이와 관련해서 성종 대에 예조에서 향약 이용의 확대를 건의하면서 제생원이 담당하고 있었던 역할의 일부가 드러난다.

> 예조에서 아뢰었다. …… 이전에는 왕실에서 쓰는 약재를 전의감에서 담당하고, 약재를 판매하는 것은 혜민서에서 담당하고, 여러 조관(朝官)에게 약재를 제공하는 것은 제생원에서 담당하여 각각 맡은 바가 있었는데, 제생원을 없애고부터는 향약을 개발하여 쓰지 않았습니다. …… 청컨대 혜민서에서 담당하던 모든 일은 전의감에 이속(移屬)시키고, 혜민서는 제생서(濟生署)라 하여 전례에 따라서 향약 공급을 전담하게 하소서.[13]

제생원이 폐치된 이후로 향약의 개발과 이용이 부진해졌다고 언급하였으므로, 제생원이 향약과 매우 밀접한 관계가 있었음을 알려준다. 혜민국에서도 향약을 공급받아서 사용하기는 하였지만, 제생원 제조의 말대로 약재 판매가 중심이었다. 그와 다르게 향약의 이용과 보급의 전면에는 제생원이 큰 역할을 한 것이다. 그리고 제생원에서 향약재를 집중적으로 사용한 결과는 정종 원년(1399)의 『향약제생집성방』 편찬으로 나타났다.[14] 권근(權近)이 지은 발문(跋文)에서는 그 사정을 두고 다음과 같이 말하고 있었다.

제생원의『향약집성방』은 백성에게 혜택을 주기 위하여 지은 것이다. 처음에 평양백(平壤伯)이며 좌정승(左政丞)인 조준(趙浚)과 상락백(上洛伯)이며 우정승(右政丞)인 김사형(金士衡)이 국사를 다스리던 여가에, 곤궁한 백성들이 병이 들어도 치료하지 못함을 불쌍하게 여겨 널리 구제하고자, 동지중추(同知中樞)인 김희선(金希善)과 협력하여 제생원을 설치하고 약제를 모아놓고 치료를 하였으며, 또 예천백(醴泉伯)인 권중화(權仲和)와 더불어 그가 전에 저술한『향약방(鄉藥方)』을 토대로 다시 더 수집하여 전서(全書)를 만들어서 중외에 반포하고 영원히 전하여, 보는 자로 하여금 모두 지역에 따라 약을 구할 수 있고 병에 따라 치료할 수 있음을 알게 하였다.[15]

『향약제생집성방』은 서명에서 드러나듯이 제생원에서 편찬한 향약방으로, 고려 말에 편찬된『향약혜민경험방(鄉藥惠民經驗方)』이 혜민국에 의해서 이루어진 것과 비슷한 양상이라고 할 수 있다. 권근은「서문」에서 제생원의 역할에 대해, "(김희선이) 권중화와 함께 특별히 관약국(官藥局)의 관원에게 모든 방문을 다시 상고하고, 또 우리나라 사람들이 경험한 방문을 채집하여 부문(部門)으로 분류 편집하도록 하였다."고 전하고 있다.[16]

이때 거론된 관약국은 바로 제생원이었으며, 소속 의관들이 중점적으로 검토한 방문은 권중화가 이전에 서찬(徐贊) 등과 함께 편찬한『향약간이방(鄉藥簡易方)』이었다. 또한『향약제생집성방』의 편찬에 참여했던 김희선이 태조 2년에 전라도 안렴사(按廉使)로서 지방에 의원을 설치함과 동시에 『향약혜민경험방』으로 생도를 교육하자고 건의했던 점을 고려한다면,[17] 『향약혜민경험방』 역시 검토의 대상이었을 가능성이 높다. 이처럼 제생원에서는 향약의 이용을 확대하기 위해서 과거에 편찬된 의서를 검토하는 한편 향약방을 계속 추가하면서 새로운 향약서를 편찬하고 있었다. 그런데 관원이 충분히 갖추어진 전의감에서 이를 담당하지 않고 제생원에서 한 까닭은 무엇일까? 이는 애초에 제생원이 향약을 이용하여 백성을 치료하려는 목적으로 설립되었으며, 당약으로 불리는 중국산 약재의 수입이 점차 확대되는 속에서도 향약 이용이라는 설립 의도가 계속 유지되었기 때문이었다.

물론 세종 5년 호조에서 전의감·혜민국과 함께 제생원의 의견에 따라 당약재의 무역을 요청한 것처럼, 때로는 제생원에서도 당약재를 사용한 흔적이 보이기도 하지만 이는 매우 드문 사례였다.[18] 오히려 제생원에서 약재를 확보하는 과정과 병가(病家)에 약재를 제공하는 측면에서 주로 향약재를 전용하였다고 볼 수 있는 근거는 상당히 많다. 전자의 사례로 세종 7년 평안도의 공납(貢納)에서 발생하는 민폐 제거를 논의하는 자리에서 제생원에 바치는 약재만이 언급된 것을 보면 약재 공납을 주관하는 기관이 제생원이었음을 알 수 있다.[19] 또한 제생원에 노비를 지급한 이유가 여러 향약재를 재배하거나 채취하기 위해서였음도 지적된다.[20]

한편 세종 22년 청심원·소합원·보명단과 같은 약이 많이 유통되면서 발생하는 문제를 비판하면서 승정원에서 이들 약의 제조와 판매를 제한하자고 건의한 사실은 후자의 사례 였다.[21] 이때 언급된 약들에는 중국이나 일본에서 수입한 고가 의 약재들이 들어가야 했는데, 전의감·혜민서와 함께 의정부 및 육조에 설치된 약방까지 거론됨에도 제생원이 언급되지 않는 사실을 본다면 제생원에서는 우선적으로 당재를 사용하지 않았을 가능성이 매우 높다.

즉 태조가 제생원을 설치하였던 이유는 향약을 적극적으로 이용하기 위한 조치였으며, 이후 향약을 전담함으로써 결과 적으로 향약 이용에 필요한 많은 자료를 축적할 수 있었을 것 이다. 그것은 고래의 의서를 통한 학문적인 접근과 함께 실제 임상에서 향약의 약효가 어떠한 방식으로 드러나는지에 대한 임상적 경험의 축적으로 이어졌다고 생각한다. 제생원의 설치 이후 불과 1년여 만에 『향약제생집성방』이 편찬되었지만, 앞서 권근이 언급한 바와 같이 『향약간이방』을 토대로 처방을 수집 하는 과정에서 처방의 유효성과 함께 향약재의 기초 정보가 상 당수 축적·반영되었을 가능성이 높다.[22]

세종 대의 향약 검증

조선 초기 의학계의 최대 과제가 향약 이용의 확대였고, 그것은 제생원을 설치하여 향약을 전담하는 한편 향약방을 널 리 수집하여 『향약제생집성방』과 같은 의서를 출간하는 방식 으로 전개되었다. 그 가운데 무엇보다 중요했던 문제는 향약의 검증 과정이었는데, 즉 중국 의서에 나온 약재와 비교했을 때 효능이 동일한가의 여부를 확인하는 일이었다. 물론 기존에 이용되던 향약재의 검증과 함께 대체할 수 있는 새로운 향약재를 찾아내는 것 역시 필수적이었다.

중국 약재와 국내에서 생산되는 향약재를 비교·검토하기 위한 조치는 중국에 파견되는 사신 일행에 의원을 동행시켜서 중국의 의원들과 직접 논의하도록 하는 일이었고, 잘 알려진 바와 같이 세종 대에 두 차례에 걸쳐 진행되었다. 적어도 기록에 나온 바에 따르면 두 차례인데, 그렇다면 그 이전에는 그와 같은 노력이 없었으며 세종 대에만 특별하게 취해진 조처였던 것일까? 태종 7년의 기록에서 그와 같은 의문을 풀 수 있는 단서를 발견할 수 있다.

태종 7년 가을에 다음 해의 하정사(賀正使)와 그 행렬에 참여할 인원을 결정하였는데, 특별히 세자가 진표사(進表使)로 정사가 되었고 의관 중에 판전의감사(判典醫監事)인 양홍달(楊弘達)이 참여하도록 계획되었다.[23] 주목할 사실은 사절단의 의관으로 양홍달이 배정된 점이다. 양홍달은 태상왕(太上王)이었던 태조의 총애를 받는 의원이었고, 당시 전의감의 최고 자리에 있을 정도로 조선 초기 의학계의 핵심 인물이었다.[24] 그런 그가 하정사 일행에 참여하게 된 사정은 무엇보다 정사가 세자였다는 이유겠지만, 당시에 태조의 건강이 좋지 않았음을 고려할 때 상당히 의외의 처사라고 할 수 있다. 실제로 다음 해 초 태조의 건강이 갑자기 나빠지자, 귀국을 서두르고 있던 양홍달에게

역마(驛馬)를 보내어 급히 불러들이는 일도 발생하였다.[25] 따라서 양홍달이 사절단의 일원으로 참여하는 데에는 특별한 사정이 있었다고 밖에 할 수 없다.

그런데 몇 년 뒤에 태종이 당시 조선의 의사들은 의서에 밝지 못하여 양홍달과 같은 인물마저도 마찬가지라고 평가하는 가운데, 약재의 진위 파악이 제대로 되지 못하고 있음을 개탄하는 기사가 나온다. 그리고 의학을 학습하는 데에 있어서 본초학, 즉 약물학이 먼저 공부해야 하는 과목임에도 불구하고 잘못 알고 있는 부분이 많다고 지적한다.

> 임금이 또 좌우에 일렀다. "오늘날 의사[醫家]들은 의서[方書]에 밝지 못하다. 양홍달과 조청(曹聽) 같은 사람도 또한 그러하다. …… 약재의 진위(眞僞) 역시 알기 어려운데, 예전에는 도벽지(塗壁紙)를 파고지(破古紙)라고 하였으니 무척이나 가소롭다. 대체로 의학을 하려면 반드시 본초를 먼저 배워서 약성(藥性)과 한열(寒熱)을 알아야만 착오가 없을 것이다. 일찍이 본초를 시험하도록 명하였는데, 의학에서는 한 권의 책이라도 매우 긴요하고 절실하다."[26]

그리하여 태종 15년부터 본격적으로 의학을 진흥하기 위한 일련의 조치들이 취해지는데, 십학(十學)의 하나인 의학의 제조와 논의하면서 가장 먼저 익혀야 하는 것이 『본초』이므로 취재(取才) 시에도 첫 번째로 시험하도록 정하고 있었다.[27] 이외에도 천추절(千秋節)에 중국으로 보내는 사신을 통해서 동인(銅

人)을 얻고자 했으며,[28] 해를 넘겨 태종 17년에는 유순도(庾順道)를 파견하여 의서를 북경에서 배우고 책을 구매해 오도록 명령을 내리기도 하였고,[29] 다음 해에는 사은사로 다녀온 연사종(延嗣宗) 등이 약재 이외에 의서를 구매해 왔다.[30]

태종 대에 있었던 일련의 정책이 중요한 의미를 갖는 것은 세종 대에 있었던 향약재 검증과도 밀접한 관련이 있기 때문이다. 향약재 검증은 잘 알려진 바와 같이 세종 5년 노중례(盧重禮)가 처음으로 중국에 파견되어 조선에서 생산된 약재에 대해서 질의한 것에서부터 시작되었다. 그런데 이에 앞서 세종 3년 태상왕이었던 태종은 황자후(黃子厚)를 북경으로 보내면서, 그가 약의 이치에 정통하기에 파견하니 본국에서 생산되지 않는 약재를 많이 구해오도록 말한다.[31] 당시는 태종이 세종에게 전위하고 군국(軍國)의 일을 제외하고 대부분의 정사는 세종에게 독자적으로 운영하도록 한 시기였다. 그런데 중요한 군국의 일이라고 할 수 없는 약재의 확보에 태종은 매우 깊은 관심을 기울이고 있었다. 바로 이러한 태종의 태도가 세종 5년의 약재 검증의 밑바탕이 되었다고 보는 것이 적절할 것이다.

다시 7년이 지난 세종 12년에는 역시 노중례가 사신의 일행으로 참여해서 태의원의 의원과 논의한 끝에 검증한 향약재 중에 10종은 동일하며, 나머지 10종은 분명하지 않다는 견해를 받아온다. 약 7~8년에 걸치는 시간적 공백이 있는데, 그 사이에도 향약재 조사가 다시 시행되었을 가능성이 매우 크다.[32] 세종 5년에 확인되지 않은 약재를 세종 12년에 다시 검토하고 있는 사실에서 그와 같은 정황을 짐작하게 한다. 이와 관련해서 세종 5년과 12년의 기사를 상세히 살펴볼 필요가 있다.

먼저 세종 5년에는 사재감 부정의 직함을 띠고 있었던 노중례가 당시 통역관으로 활약하였던 김을현(金乙玄)과 함께 조선에서 생산된 약재를 갖고 가서 검토하였다. 이때 논의된 약재는 향약재 62종 가운데 중국산과 일치하지 않는 14종이었다. 그 결과 누로(漏蘆)·시호(柴胡)·목통(木通)·위령선(葳靈仙)·백렴(白歛)·고본(藁本) 등 6종의 약재는 일치하며, 나머지 8종은 일치하지 않는다는 판정을 받는다.

> 대호군(大護軍)인 김을현과 사재부정(司宰副正)인 노중례, 전교수관(前教授官)인 박연(朴堧) 등이 중국 조정에 들어가 본국에서 생산되는 약재 62종 가운데 중국산과 같지 않은 것을 질의하였다. 단삼(丹蔘)·누로·시호·방기(防己)·목통·자완(紫莞)·위령선·백렴·후박(厚朴)·궁궁(芎藭)·통초(通草)·고본·독활(獨活)·경삼릉(京三陵) 등 14종을 중국 약재와 비교하여 새롭게 진짜로 판명된 것이 6종이었다. 중국에서 생산되는 것과 같지 않은 향약인 단삼·방기·후박·자완·궁궁·통초·독활·경삼릉은 지금부터 쓰지 못하게 명령하였다.[33]

이를 통해서 보건대, 세종 5년까지 조선에서 생산되면서 일반적으로 사용되던 약재가 대략 60여 종에 달하였음을 알 수 있다. 그런데 여기서 주목할 것은 중국산과 다르다고 구체적으로 언급된 8종의 약재인데, 단삼이나 방기 등은 『향약제생집성방』에서 처방으로 이용되고 있었다.[34] 따라서 이들 약재는 세종 5년의 검증 전까지 일반적으로 통용되었던 것인데, 세종은 『향약 제생집성방』과 같은 향약서에서 향약의 일부로 포함하고 있던 약재들까지 진위 여부의 대상으로 삼았던 치밀함으로 보여준다.

이처럼 세종은 통용되던 향약들까지도 포함한 향약재의 검증을 일회적으로 그치지 않고 연속적으로 전개해나갔다. 세종 대 취해진 향약의 확대 정책은 의서의 재정리와 처방의 수집을 뛰어넘는 수준에서 이루어지고 있었으며,[35] 그 성취를 위해서는 단시간이 아니라 장시간에 걸친 노력이 필요하였다. 그래서 세종 9년 약재의 재검토를 준비하였다. 세자를 조견(朝見)의 정사로 삼아 다음 해 파견될 사신 일행을 정하는 가운데, 세종 5년에 파견되었던 노중례를 다시 사신 일행에 포함시켰다.[36] 그리고 더욱 주목할 것은 사신단을 정하기 보름 정도 전에 전국에서 생산되는 약재를 중앙에 보내도록 지방관에 명령을 내렸다는 사실이다.

각도에 "각 고을에서 생산되는 약재를 교유(敎諭)로 하여금 꽃과 잎사귀, 줄기 및 뿌리를 상하지 않게 캐어 보내게 하라."고 전지하였다.[37]

약효가 있는 줄기 혹은 뿌리 같은 일부분이 아니라 약재 전체를 온전히 보내도록 명령을 내렸다는 점에서 이것은 일반적인 약재의 공납, 진상(進上)과는 다른 의도가 내포되어 있었음을 알 수 있다. 즉 다음 해로 계획된 사신 파견을 통해서 이들 약재를 중국으로 가져가 다시 검정하려는 의도였다고밖에 말할 수 없다. 그러나 세자의 사신 파견은 이루어지지 않았고 노중례 역시 중국에 가지 못했다. 그런 이유 때문인지 약재를 보내도록 한 조치의 결과도 나타나지 않는다.

이후 약재 검증은 노중례가 사신의 일원으로 파견된 세종 12년에 이루어졌다. 노중례는 태의원 의원의 자문을 거쳐, 향약재 10종이 중국의 약재와 동일하다는 사실을 새롭게 확인하였다. 그렇지만 나머지 10종은 여전히 분명하지 않은 상태로 남게 되었다.

> 절일사압물(節日使押物)인 노중례가 돌아와서 아뢰기를, "신 등이 예부에 글을 올리기를, '우리나라가 바닷가 모퉁이에 있어 본시 좋은 의원은 없으나, 다행스럽게도 몇 가지 약초가 나오는데 그것의 진위를 알지 못합니다. 이제 본국에서 나는 약재 가운데 (중국의 약재와) 이름이 비슷한 것을 가지고 와서 발기를 벌여 적어서 갖추 올리니, 자세히 살피시어 (약초에) 밝은 의원으로 하여금 진위를 가려 증험하여 주시기를 바랍니다.'고 하였더니, 예부에서 위에 아뢰어 보낸 태의원(太醫院) 의사인 주영중(周永中)과 고문중(高文中) 등이 관(館)에 이르러 변험(辨驗)한 결과 합격된 약재 열 가지는 적석지(赤石脂)·후박·독활·백부(百部)·향유(香薷)·전호(前胡)·사향(麝香)·백화사(百花蛇)·오사(烏蛇)·해마(海馬)이고, 알 수 없는 약재 열 가지는 왕불류행(王不留行)·단삼·자완·지각(枳殼)·연자(練子)·복분자(覆盆子)·식수유(食茱萸)·경천(景天)·비해(萆薢)·안식향(安息香)입니다." 하였다.[38]

이처럼 세종 5년에서부터 12년에 이르는 시기까지 약재의 검증은 노중례라는 의원을 중심으로 철저히 전개되었다. 검증 과정에서 완벽함을 추구하는 자세는『향약혜민경험방』에서 향약으로 인정된 약재를 재확인하고, 5년에 이어 재차 동일한 품목의 약재를 재검정하는 모습에서 찾아볼 수 있다. 그렇다면 최초의 기사 이후 약 7~8년에 걸치는 시간 동안 계속해서 국내에서 조사가 진행되었을 것이며, 그러한 측면이 세종 9년 노중례를 사신단에 포함시키고 약재를 온전히 상납시키는 조치에서 드러난다.

이러한 과정을 거쳐서 검증에 통과한 향약재는 세종 5년에 확인된 54종과 세종 12년에 판명된 10종으로 대략 64종 정도라고 할 수 있으며, 10여 종은 불명확한 상태로 남게 되었다. 그렇다면 이때 확인된 향약재는『향약집성방』편찬에서 어떻게 이용되고 있었는지 검토할 필요가 있다. 세종 12년 약재 검증의 결과에 따라 약재로 이용할 수 있다는 기준을 통과한 약재 10종 가운데 대부분은 세종 15년에 편찬이 완료된『향약집성방』에서 높은 빈도로 언급된다.

반면 검증에 통과하지 못한 경우라 하더라도, 지각은 170차례 이상, 연자·복분자는 20차례 이상『향약집성방』내에서 소개된다. 경천이나 비해는 한두 가지의 처방에서만 확인되며, 자완의 경우『향약집성방』에는 없지만『향약채취월령(鄕藥採取月令)』에서 확인된다. 이외에 왕불류행은 향명이 장고초(長鼓草)이며, 식수유의 향명은 보리수라고 밝히고 있다. 자완과 마찬가지로 복분자는 『향약채취월령』에서도 파악되는 사실을 보아 세종 12년의 검증 이후 세종 13년 『향약채취월령』의 편찬 과정에서도 상당수의 약재 검증이 이루어졌을 가능성이 매우 크다.

즉 세종 12년 이후 대규모의 약재 검증이 진행되지는 못했지만, 추가적인 조사가 이루어졌다고 보는 편이 타당하다. 즉 『향약채취월령』의 발문에서 윤회(尹淮)는 중국에서 약재를 주어서 진위를 구별할 수 있도록 했다고 말하는데,[39] 이때 중국에서 받아온 약재를 근거로 이후로도 비교·검토가 이루어진 것으로 보인다. 그리고 이를 근거로 세종 13년부터 본격적으로 진행되는 『향약집성방』의 편찬에 이들 약재가 이용될 수 있는 계기가 마련되었다.

『향약집성방』 편찬 과정과 특징

의서 편찬의 기획

세종 15년 6월 집현전 직제학 유효통(兪孝通), 전의 노중례 등을 중심으로 『향약집성방』의 편찬이 완료되었다. 편찬 완료와 함께 작성된 서문에 따르면, 본격적인 편찬은 2년 전인 세종 13년부터라고 기술하고 있다. 그러나 편찬의 명령을 내렸던 세종은 오래전부터 이를 기획하고 있었는데, 서문에서 지적한 바와 같이 "의관(醫官)을 골라서 항상 사신을 따라 북경에 가서 방서를 널리 구하게 하고, 또 황제에게 신주(申奏)하여 태의원에 나아가 약명의 그릇된 것을 바로잡는"[40] 노력을 하고 있었다. 그 중심인물이 바로 노중례였는데, 『향약집성방』이 편찬 완료되기 2년 전인 세종 13년에도 유효통, 박윤덕과 함께 『향약채취월령』을 편찬·간행하였었다.[41]

즉 세종은 『향약제생집성방』을 뛰어넘는 향약 의서를 편찬해야겠다는 의지를 전부터 갖고 있었던 것인데, 핵심은 단순히 잘못된 약재의 명칭을 바로잡는 것에 그치지 않고 나아가 올바른 약재를 규명하는 일이었다. 이를 위해 수차례 사신의 일원으로 중국에 파견되어 약명의 오류를 교정하고 검증하는 일을 담당하였던 인물이 노중례였으며, 때문에 그는 『향약집성방』을 편찬하는 일에도 중추적인 역할을 맡았다. 수차례 약재 검정은 결국 『향약집성방』을 편찬하기 위한 기획의 일부분이었다고 할 수 있다.

그런데 여기서 주목할 사실 하나는 편찬의 책임을 함께 맡았던 인물인 유효통이 집현전의 직제학이었다는 점이다. 이는 『의방유취』의 편찬에서 집현전의 학사들인 김예몽(金禮蒙)·유성원(柳誠源)·민보화(閔普和)·김문(金汶)·신석조(辛碩祖)·이예(李芮)·김수온(金守溫) 등이 참여하고 있는 것처럼 세종 대 의서 편찬 과정의 특징이었다.[42] 학문적으로 치밀한 검토가 필요했기 때문이기도 하였지만 한편으로 국왕의 의지를 철저히 반영하기 위한 조치였을 것으로 보인다.

이처럼 『향약집성방』의 편찬은 세종의 주도적인 기획 아

래에서 중국의 의학과 향약 의학이 일정 수준에서 서로 병립
하면서 정리되었음을 의미하지만, 여기에는 약간의 의문이 남
는다. 바로『향약집성방』의 편찬이 완료되기 열흘 전에 황자후
가 세종에게 올린 글이다. 매우 길지만 사정을 정확하게 이해
하기 위해서 전문을 옮기면 다음과 같다.

> 이제 전하께서 찬집을 명령하신『향약방』(『향약집성방』-필자)은 모두 옛
> 사람의 처방이므로, 사용하기에 충분합니다. 그러나 신은 미진한 점이
> 있다고 생각합니다. 이에 앞서 집성했던『향약방』(『향약제생집성방』-필
> 자)은 너무 복잡하고 약이 맞지 않는 것이 많으며, 또 약독(藥毒)의 유무를
> 분별하지 않았습니다. 또 대인과 소아, 늙거나 허약한 병자에 대한 복약의
> 많고 적음을 분별하지 않고서, 모두 아무 병에는 몇 알[치], 몇 사발을 복용
> 한다고 하였습니다. 옛 사람의 말에, '병이 사람을 해치는 것이 아니라 약
> 이 사람을 해친다.'고 하였으니, 이 말은 참말입니다. 대개『향약방』은 당
> 약(唐藥)을 사용하지 않아서, 오로지 지방에서 방서(方書)를 배우지 아니
> 한 사람이 쓰기 위한 것입니다. (그런데도) 이번에 찬집(撰集)한 권수가 전
> 보다 갑절이나 많고, 또 노소(老少)와 강약(强弱)에 대한 복약 양의 많고
> 적음을 분별하지 아니하였으니, 무지한 사람들이 만일 박절한 일을 당하
> 면 무슨 약을 써야 옳을지 알지 못할 것이니, 병을 고치기가 더욱 어렵습
> 니다. 옛 사람이 말하는『백일선방(百一選方)』, 또는『이간방(易簡方)』, 혹
> 은『촬요(撮要)』, 혹은『경험양방(經驗良方)』이라 하는 것이 있으니, 신은
> 이『향약방』안에 있는 제병(諸病)의 증론(證論)을 전대로 두어 삭제하지
> 말고, 경험한 좋은 약을 정밀하게 뽑고 간략하게 모아서, 각각 그 방문(方

文) 밑에 약의 우리말 이름과 독의 유무, 노소의 복용법 등을 각주(脚註)하여, 어리석은 백성으로 하여금 쉽게 알게 하면, 약을 맞게 쓰고 병을 쉽게 고칠 수 있습니다.[43]

여기서 황자후는 편찬이 완료되기 직전에 『향약집성방』이 지향해야 할 방향에 대해서 새삼 언급하면서, 분량의 방대함과 복약법의 불명확함을 들어서 미진한 점이 많다고 지적하고 있다. 그것은 이전에 여러 차례 편찬·간행되었던 향약 의서들에 대한 비판적 입장을 근거로 하고 있었다.

비판의 첫 번째 내용은 번거로움이었다. 『향약집성방』에 앞서 편찬되었던 향약 의서를 검토했을 때 대부분이 체제가 제대로 이루어지지 않았다고 평가한다. 그가 말하는 『향약방』은 아마도 『향약제생집성방』으로 보이는데, 거기서 나타난 문제가 이번에 편찬되는 『향약집성방』에서도 여전히 고쳐지지 않았다고 여겼다. 두 번째로 복약의 세밀한 구분이 없다는 점이었다. 성인과 소아, 노인과 병약자 등에게서는 당연히 같은 약이라고 할지라도 복약의 양이 달라질 터인데, 이에 대한 배려가 전혀 없다는 점은 옳은 지적이다. 그리고 이들 문제에 대한 해결책으로 황자후는 『향약집성방』의 증론은 그대로 둔 채 처방을 보다 추리고, 처방에 들어가는 약재 밑에 복용법 등을 자세히 기록하자고 건의했다.[44]

그러나 열흘 후에 『향약집성방』의 편찬 완료의 기사가 보인다는 점에서 그의 의견이 충분히 반영되었을 가능성은 매우 희박하다. 그런데『향약집성방』의 편찬을 담당하였던 의관은 전의였던 노중례와 부정이었던 박윤덕 등이었고, 그에 대한 비판을 제기한 황자후는 전의감 제조였다는 사실에서 의문점이 발생한다. 즉 전의감을 담당하는 최고의 관료인 황자후와 전의감 내에서 가장 높은 의원의 직급에 있었던 노중례, 그 둘 사이에 의서 편찬을 두고서 최소한의 의견 교환이 이루어지지 않았던 것처럼 보이기 때문이다. 이러한 불협화음은 어디에서 근거하는 것일까?

세종 22년, 78세로 죽은 황자후의 졸기에 따르면, 그는 의약에 밝아서 항상 전의감 제조로 있었다고 전한다.[45] 그런 이유로 세종 3년에는 사신을 따라 중국에 갈 때에도 태종이 직접 그에게 약의 이치에 정통하여 북경에 다시 보내니 조선에서 생산되지 않는 약재들을 많이 구해오라는 별도의 명령을 내리기도 하였다.[46] 그런가 하면 '고독의 술법[蠱毒之術]'을 물었던 세종에게는 자신이 직접 중독되도록 시험해보았더니, 그런 것은 존재하지 않는다는 것을 알았다고 대답한 적도 있었다.[47] 무엇보다 세종 16년 약재의 진상을 논의하는 자리에서 숙지황(熟地黃) 등의 수치법(修治法)을 자세하게 건의하고 있는 점을 보면, 그가 본초학 지식에 대해서 상세하게 알고 있음을 볼 수 있다.[48] 그리고『향약집성방』이 편찬되고 난 이후에도 여전히 전의감 제조를 맡고 있으면서, 제주에서 나는 영릉향(零陵香) 이용을 위한 방책을 내기도 하였다.[49]

이처럼 황자후의 본초학 지식이 상당하였음에도 불구하

고『향약집성방』편찬 과정에서 배제된 듯한 분위기가 있다. 물론 이 책의 편찬을 시작할 당시 그의 나이가 70세 전후였다는 점을 감안한다면 편찬에 직접 참여하기는 어렵겠지만, 그렇다고 하더라도 전의감 제조였다는 점에서 의서 편찬의 기본 방향 설정이나 내용들에 대해 많은 정보 교환이 있었을 것이다. 그러나 황자후는 의서의 편찬 과정에 주도적으로 참여하지 못하였고, 반면에 노중례는 10여 년 전부터 중국에 파견되어 당재(唐材)와 향재(鄕材)를 비교·검토하는 업무를 맡았을 뿐만 아니라 이어서 의서 편찬의 핵심에 자리한 모습과 매우 대조적이다. 이는 단순히 황자후와 노중례라는 개별적 구도를 넘어, 황자후가 추구했던 의약론(醫藥論)과 노중례로 나타난 세종의 의약론이 갖는 차이점에서 나타난 현상이었다.

태종이 약물에 박식하다고 하여 총애하였던 황자후가 갖고 있었던 의약론의 일면을 보여주는 것으로『향약구급방(鄕藥救急方)』을 인쇄하여 외방에 나누어 주도록 청했다는 세종 9년의 짧은 기사가 있다.[50] 이미 이 시기는『향약구급방』보다 상세한 내용을 갖춘『향약제생집성방』이 권중화에서 의해서 편찬된 후였음에도 그는『향약구급방』을 추천하였다. 뿐만 아니라『향약제생집성방』에 대해서 강한 비판을 가하고, 동시에 편찬이 완료되어가던『향약집성방』에 대해서도 이전의 문제를 해결하지 못했다고 혹평을 가한다. 그 가운데 나타나는 그의 견해를 정리해보면, 황자후는 환자의 상태나 나이 등을 고려하여 복약의 양을 조절해야 한다고 말할 정도로 안정성이라는 측면을 중시하였다. 그러면서도 현실에서 필요하고 효율적으로 사용할 수 있는 처방을 강구하는 데 초점을 맞추었다. 즉 황자후는 임상에서 사용이 간편하며 효과가 입증된 처방을 선호했으며, 그런 점에서 구급방류의 의서에 주목했던 것으로 보인다. 그 바탕에는 향약 의서란 지방의 하층민이 이용하는 것으로 이해하였던 그의 인식도 일부 작용하고 있었다.[51]

　　반면 노중례와 유효통 등의『향약집성방』편찬에서 드러난 세종의 입장은 사뭇 달랐다. 황자후가 비판한 것처럼『향약집성방』에서는 오히려 이전의 의서들보다 많은 수의 병증론을 상세하게 싣고 있었으며, 그 체계 또한 일상에 필요한 내용만을 중심으로 편제하는 것도 아니었다. 가급적이면 보다 많은 내용-의학 이론과 처방-을 담고자 했으며, 이는『향약집성방』의 편제가 송대에 편찬되어 가장 많은 증론을 담고 있는『태평성혜방(太平聖惠方)』과『성제총록(聖濟總錄)』의 편제를 기본으로 하고 있었다는 점에서도 드러난다.[52]

　　『향약집성방』과 그에 대한 비판은 그저 특정 의서에 대한 찬반이 아니라, 기본적으로 의학 지식을 축적해나가는 방식과 그것을 현실에 적용시키는 방법에 대한 입장의 차이가 드러난 모습이었다. 황자후는 현실의 필요에 부응하는 최소한의 지식을 중심으로 안정적이면서 검증된 내용만을 집중적으로 조명하는 방식을 취하였다면, 세종은 보다 많은 지식을 축적한 바탕에 계속된 연구를 통하여 차츰 정리해나가고자 하는 태도를 가졌다고 생각한다.『향약집성방』의 편찬이 완료된 이후 얼마

지나지 않아서『의방유취』를 기획했던 이유 역시도 그와 같은 지적 태도에서 기인한다고 보인다.[53]

세종에 의한 의서 편찬 기획은 그런 이유로 자신의 의지를 실현하기 위한 방식으로 친위 학술기관이라고 할 집현전 학자들의 참여 속에서 철저히 계획적으로 이루어졌다.[54] 그 계획에서는 당장의 의료 현실 내에서 효용성도 중요하였지만 의학 지식의 확대가 갖고 있는 앞으로의 발전 및 전개 가능성에 보다 무게중심이 있었다고 할 수 있다. 구체적으로 세종이 기획한 향약론의 정리가 어느 수준까지였는지는 확인하기 어렵지만, 적어도『향약집성방』으로 완결되었다고 말하기보다는 이를 통해 비로소 시작되었다고 규정하는 편이 적절할 것이다.

『성제총록』에서『태평성혜방』으로

정종 원년에 간행된『향약제생집성방』과 세종 15년에 편찬된『향약집성방』은 조선 초기의 대표적인 향약 의서라고 할 수 있다. 따라서 향약과 관련한 정책이 어떠한 방향으로 전개되었는지를 고찰하기 위해서는 이들 의서에 대한 분석이 필요하다.『향약제생집성방』은 30권 전체가 아니라 4, 5, 6권만 남아 있음에도 불구하고,[55] 이전에 간행된 향약 관련 의서들—일례로『향약구급방(鄕藥救急方)』—에 비해서 그 내용이 훨씬 풍부해졌다. 그런데 30여 년이 지나지 않아서 이번에는 85권에 달하는 방대한 양의『향약집성방』편찬이 이루어졌다. 또한 앞서 자세히 살펴본 바와 같이 황자후의 비판에도 불구하고『향약집성방』의 편찬이 강행된 데에는, 새로운 의서에 대한 사회적·의학적 요구가 팽배해졌기 때문이었다.

그 사이 조선에서는 향약의 이용을 제고하기 위하여 향약을 개발하는 노력을 지속하였고, 한편으로 중국으로부터 전파·수용된 선진 의학을 대거 포함하려고 애썼다.[56] 결과적으로 향약을 이용한 처방이 급격히 확대되었으며, 그 사정은 권채(權採)가 작성한 『향약집성방』 서문에서 상세하게 서술된 바와 같았다.

> 구증(舊證)은 338개인데 이제 959개가 되었고, 구방(舊方)은 2,803개인데 이제 10,706개가 되었으며, 또 침구법(針灸法) 1,476조문과 향약본초(鄕藥本草) 및 포제법(炮製法)을 붙여서 합해 85권을 만들어 올리니, 이름을 '향약집성방'이라 하였다.[57]

권채는 『향약제생집성방』과 비교하여 『향약집성방』에 나열된 증상이 338개에서 959개로 늘어났고, 처방 역시 2,803개에서 10,706개로 확대되었다고 설명한다. 그의 표현대로라면 증상은 대략 3배, 처방은 4배 가까이 늘어난 셈이다. 그 실상을 정확하게 파악하기 위해서는 여러 가지 비교가 이루어져야 하지만, 무엇보다 권채가 질병 범위의 확대와 처방의 증가를 자랑으로 여겼음은 주목할 필요가 있다. 즉 이 시기 『향약집성방』 편찬의 동기가 이 두 가지 사항에 있었음을 보여주기 때문이다.

그런데 보다 많은 질병을 다루고, 그에 해당하는 처방을 기록하기 위해서는 더 많은 의서를 참고로 할 필요가 있었다.
이와 같은 사실은 권채의 서문에서도 명확하게 드러났다.

> 예전에 판문하(判門下)인 권중화가 (여러 책을) 뽑아 모아서 『향약간이방』
> 을 짓고, 그 뒤에 또 평양백인 조준 등과 더불어 약국 관원에게 명하여 다
> 시 여러 책을 상고하고, 또 동인(東人)의 경험을 취하여 분류 편찬하고 목
> 판으로 간행하니, 이로부터 약을 구하기 쉽고 병을 치료하기 쉬우므로, 사
> 람들이 모두 편하게 여겼다. 그러나 방서가 중국에서 나온 것이 아직 적
> 고, 약명이 중국과 다른 것이 많은 까닭에, 의술을 업으로 하는 자도 미비
> 하다는 탄식을 면치 못하였다.[58]

　권중화와 조준 등이 간행한 『향약제생집성방』은 구하기
쉬운 향약을 다루었기 때문에 약이 필요했던 의사나 환자들이
약을 구하기가 매우 편해졌다고 한다. 그럼에도 전거가 되는
중국 '방서'가 적으며 약재의 명칭이 중국과 달라서 어려움이
있다는 문제점이 제기되었다. 약재의 검증에 대해서는 앞에서
다루었으므로, 여기에서는 중국에서 나온 '방서'가 적었다는
지적을 중심으로 살펴보도록 하자. 전체가 아닌 세 권만 남아
있는 『향약제생집성방』에 인용된 중국 의서는 46종이며, 향약
의서는 5종이다.[59] 남아 있는 부분이 전체에서 10분의 1에 해당
하는 분량이지만 한의서의 특성상 대다수가 종합 의서라는 점
을 감안한다면, 전체적으로 인용 서적은 50-60여 종을 크게 벗
어나기 어려울 것으로 보인다. 송대 후반 이후로 전문화된 소

아과와 산부인과의 경우에도 대표적인 몇몇 의서들 이외에 그 수가 많지 않으며, 또한 산부인과의 대표 의서인『부인대전양방(婦人大全良方)』도 인용되고 있음을 감안하면 이러한 가정은 타당하다.

그런데『향약집성방』에서는 대폭 확대되어 200여 종의 의서가 망라되어 있다. 정확하게 말하자면『향약집성방』에서 234종의 의서가 언급되지만, 이름만 다른 동일 의서를 감안한다면 200여 종으로 파악된다.[60] 그렇다면『향약집성방』편찬에서 의도한 대로 질병·처방 범위의 확대를 위해서 다양한 의서를 참고하려는 목적은 충실히 수행되었다고 평가할 수 있다. 다만 그 과정에서 몇 가지 특징이 나타났다.

먼저 사용된 향약의 종류가 늘어났고, 그만큼 처방의 종류 역시 다양해졌다. 심복통(心腹痛)을 중심으로,『향약구급방』,『향약제생집성방』,『향약집성방』을 비교한 연구에서 그 차이가 확연히 드러난다. 특히 여기서 주목하는『향약제생집성방』과『향약집성방』의 경우에는 '심복통'과 '흉비(胸痺)' 항목이 비교되어 있는데, 그 변화상이 뚜렷하다. 즉『향약제생집성방』 권4에 '심복통'과 '흉비'의 항목에 각각 21종과 12종의 처방이 있으며, 사용된 약재는 총 27종에 달한다. 한편『향약집성방』 권23 전체에서는 '일체심통(一切心痛)', '심복통', '기분(氣分)', '흉협통(胸脇痛)', '흉비'로 항목이 증가하였으며, 처방은 각각 61종·51종·1종·5종·16종이고, 이용된 약재는 총 114종으로 급격하게 늘어났다.[61] 그리고 늘어난 약재들 전부가『향약집

〈표 1〉『향약제생집성방』과『향약집성방』의 열거 증상

구분	『향약제생집성방』	『향약집성방』
해수 및 기병	**咳嗽論**, 上喘中滿, **咳逆**, 咳嗽短**氣**, 一切涎嗽, 一切涎嗽(附嗽分六氣毋拘以寒)	(咳嗽門)**咳嗽論**, 久咳嗽, 卒咳嗽, 咳嗽喘急, 咳嗽上氣, 咳嗽痰唾稠粘, 咳嗽喉中作呀呷聲 (嘔吐門)**欬逆** (諸氣門)上氣, **短氣**
구토 및 충혈	咯血膿血, **翻胃**(附嘔吐五噎五膈), **吐血**, 嘔血, **唾血**, 吐血後虛熱胸中痞口燥, **血汗**, **鼻衄**, **久衄**, **大衄**, **衄衊**	(嘔吐門)**嘔吐**, 乾嘔, **反胃** (噎膈門)**五膈氣**, **五噎** (鼻衄門)**鼻衄**, 鼻衄不止, **鼻久衄**, **鼻大衄**, **血汗**, 九竅四肢指歧間出血, **吐血**, 虛勞吐血, 吐血衄血, **唾血**, 吐血口乾, 舌上出血
안병	**眼赤爛**, 目積年赤, **目飛血赤脉**, **目血灌瞳入**, **目珠子突出**, 白睛腫脹, 目暴腫, 目風腫, **目睛疼痛**, **目澁痛**, **目痒急**及赤痛, 五藏風熱眼, 目偏視風牽, 目風眼寒, **目赤腫痛**, **目風淚出**, **丹石毒上攻目**, 時氣後患目, **目暈**, **目昏暗**, 眼眈眈, 眼眉骨及頭痛, **目眵矇**, **眯目**, 鍼眼, 熨烙, 熨烙法	(眼門)眼論, 赤眼, **眼赤爛**, 眼胎赤, **眼赤腫痛**, **丹石毒上攻眼目**, 眼生努肉, **眼風淚**, **眼澁痛**, **目痒急**, 眼內障, 眼靑盲, 眼雀目, 眼卒生翳膜, **眼血灌瞳入**, **目飛血**, **目珠子突出**, 眼偏視, 墜睛, 眼膿漏, 斑豆瘡入眼, **眼眈眈**, 眼見黑花, **眼昏暗**, 眼被物撞打着, **眯目**, **眼睛疼痛**, **目暈**, **目眵矇**(莫結反目赤), 眼鉤割針鎌法

성방』권76부터 권85까지 나와 있는「향약본초」에서 제시한 향약에 해당하였다. 처방의 확대에도 불구하고 애초에 의도했던 향약으로 구성된 처방을 채용한다는 원칙을 위배하지 않은 것이다. 이러한 사실은 '심복통'과 '흉비'라는 두 항목 이외에 다

른 항목을 검토해도 마찬가지이다.[62]

두 번째로, 처방의 종류가 다양해지는 것뿐만 아니라 질병에 대한 이해 역시 심화·변화되는 양상을 보여준다. 〈표 1〉은 『향약제생집성방』 권4와 권5의 분량에서 절반 정도를 차지하고 있는 세 가지 질병군, 즉 해수(咳嗽)와 혈병(血病), 안병(眼病)을 대상으로 『향약집성방』 내에서 해당하는 병증과 비교한 것이다. 굵게 표시한 부분은 두 의서에서 공통적으로 언급된 항목인데, 『향약집성방』에서 증상을 보다 상세하게 나누어 서술하고 있음을 먼저 알 수 있다.

즉 해수나 혈병의 증상별로 나열한 『향약제생집성방』과는 다르게 『향약집성방』은 아예 해수·구토(嘔吐)·제기(諸氣)나 구토·열격(噎膈)·비뉵(鼻衄) 등으로 분문(分門)하여 재배치한 이후에 서술한 것이다. 이는 질병 혹은 증상을 이해하는 방식이 단순한 나열이 아니라, 원인이나 중요 증상을 근거로 계층화시켜 파악하려는 시도로 변화되었음을 보여준다. 뿐만 아니라 안질환과 관련해서는 두 의서 간에 주목하고 있는 질병이 상당히 다르다. 기본적으로 목종(目腫)을 주요하게 다루고 있지만, 『향약집성방』에서는 그 이외에 노육(努肉), 청맹(靑盲), 내장(內障) 등의 증상을 새로이 언급하고 두창(痘瘡)으로 인한 후유증도 다루고 있다. 아마도 고려 후기에 사회적·의학적 요구가 증대하고 있었던 질병을 새롭게 다루고자 하는 시도의 일환이었을 것으로 보인다.[63]

그런데 두 의서의 검토에서 나타나는 세 번째 특징은 상당히 이례적이다.『향약제생집성방』에서 가장 많이 인용하고 있는 의서는 송대에 편찬된『성제총록』이라고 한다.[64] 물론 현전하는『향약제생집성방』의 일부분만을 검토한 결과이기 때문에 전체 상황을 반영한다고 단정하기는 어렵다. 그러나『향약집성방』의 인용문헌을 분석한 연구에 따르면 가장 많이 인용되고 있는 의서가『태평성혜방』이며, 그 다음이『성제총록』이라는 사실과 비교한다면 이는 특이한 현상이다.[65]

잘 알려진 바와 같이『태평성혜방』은 북송시대인 992년 한림의관(翰林醫官)인 왕회은(王懷隱) 등에 의해서 100권으로 편찬되었고,『성제총록』은 1111-1117년 사이에 간행된 200권 분량의 의서이다. 대략 100여 년의 시간 차이를 두고 등장한 두 의서는 송나라 정부의 정책적 기획 아래에서 이루어진 대규모 편찬사업이었다는 점에서 동일하였고, 그 안에 담겨진 의학의 경향성 역시 많은 부분이 유사하였던 것으로 보인다.[66] 즉 중국 의학사에서 평가하는 것과 같이 송대 의학의 경향은 의서에서 제시된 이론과 처방을 수집하여 정리하는 방식에 치중되어 있었고, 새로운 이론화를 꾀함으로써 획기적인 전환점을 맞이했던 것은 금원시기에 가서 가능했으므로『태평성혜방』과『성제총록』은 비슷한 성격의 의서라고 할 것이다.[67] 이러한 중국의학사의 전개 과정과는 상관없이,『향약집성방』에서는 그나마 최신의 의서인『성제총록』이 아니라 시간을 거슬러『태평성혜방』을 위주로 의서를 구성하고 있다.

그리고 의서의 인용 빈도에만 그치지 않고, 의서에서 다

〈표 2〉『향약제생집성방』·『향약집성방』과 『성제총록』·『태평성혜방』 병증 항목 비교

『향약제생집성방』	『향약집성방』
(권4) 咯血膿血, 翻胃(附嘔吐五噎五膈), 吐血, 嘔血, 唾血, 吐血後虛熱胸中痁口燥, 血汗, 鼻衄, 久衄, 大衄, 衄衊	(권26, 嘔吐門) 嘔吐, 乾嘔, 反胃 (권26, 噎膈門) 五膈氣, 五噎 (권28·권29, 鼻衄門) 鼻衄, 鼻衄不止, 鼻久衄, 鼻大衄, 血汗, 九竅四肢指歧間出血, 吐血, 虛勞吐血, 吐血衄血, 唾血, 吐血口乾, 舌上出血

『성제총록』	『태평성혜방』
(권68·권69, 吐血門) 吐血統論, 吐血, 吐血不止, 嘔血, 唾血, 吐血後虛熱胸中痁口燥, 舌上出血, 汗血 (권70, 鼻衄門) 鼻衄統論, 鼻衄, 衄不止, 大衄, 久衄, 衄衊	(권37) 鼻衄論, 鼻衄, 鼻衄不止, 鼻久衄, 鼻大衄, 鼻塞氣息不通, 鼻癰, 鼻中生瘡, 鼻中生息肉, 鼻痛, 鼻流清涕, 鼻干無涕, 吐血論, 吐血, 卒吐血, 吐血不止, 嘔血, 吐血衄血, 唾血, 吐血口乾, 舌上出血, 九竅四肢指歧間出血, 小便出血, 大便下血

· 굵게 표시한 부분은 비교에서 동일하게 나타난 항목을 말한다. 비교는 『향약제생집성방』과 『성제총록』, 『향약집성방』과 『태평성혜방』으로 설정하였다.

· 『향약집성방』은 주로 권28과 권29의 내용이 검토 대상이며, 권26은 『향약제생집성방』과의 비교를 위해 제시하였다.

· 『태평성혜방』에서는 '治鼻衄諸方' 등으로 표현되어 있지만, 지면상 '鼻衄'으로만 표기한다.

루고 있는 증상의 항목에서도 이러한 유사성이 드러난다. 이를 살펴보기 위해서 『태평성혜방』과 『성제총록』, 그리고 『향약제생집성방』과 『향약집성방』을 각각 살펴볼 필요가 있다. 편의를 위하여 앞서 〈표 1〉에서 제시된 항목 가운데, 토혈(吐血)과 비뉵에 관한 부분만을 대조해보면 〈표 2〉와 같다.

그 결과 인용 빈도와 마찬가지로 증상의 항목이 『향약제생집성방』은 『성제총록』과 상당히 유사하고, 『향약집성방』의 항목들은 『태평성혜방』과 유사하게 나타난다. 게다가 처방과 관련해서 더 주목할 부분이 있는데, 위의 항목 가운데 『향약집성방』의 '토혈'에 대한 처방을 중심으로 살펴보자.

『향약제생집성방』에서는 치료법으로 『경험양방(經驗良方)』의 흑신산(黑神散)·묵은 쑥·형개(荊芥), 『인재직지방(仁齋直指方)』의 나복자(蘿葍子)·혈여산(血餘散)·인삼탕(人蔘湯), 『백일선방(百一選方)』의 송연묵(松烟墨), 『산거사요(山居四要)』의 측백엽(側栢葉), 『성제총록』의 청금산(靑金散), 『세의득효방(世醫得效方)』의 연심산(蓮心散), 『여거사간이방(黎居士簡易方)』의 측백산(側栢散)과 백초상(百草霜)·백지(白芷) 합방, 『부인대전양방』의 사생원(四生圓), 『천금방(千金方)』의 생지황(生地黃)·대황(大黃)의 합방과 복룡간(伏龍肝)을 제시하고 있다.[68] 『향약집성방』은 이 처방들을 그대로 인용할 뿐만 아니라, 『발수방(拔粹方)』, 『위생십전방(衛生十全方)』, 『수진방(袖珍方)』, 『담료방(澹療方)』 등 총 14개의 의서를 추가적으로 인용하고 있다.[69] 앞서 권채가 말한 대로 이용하는 방서의 폭이 한층 넓어진 것이었다.

그런데 『향약집성방』은 『태평성혜방』을 인용하여 다수의 단방을 소개하고 있으며, 이는 다른 의서들에서 나온 처방과 비교하면 압도적으로 다수를 차지한다. 즉 애엽산(艾葉散)처럼 이름이 붙은 처방과 함께 단방을 포함하여 총 20개의 처방을 소개하는 반면, 그 나머지 의서에서는 30여 개의 처방이 나온다.

특히 『태평성혜방』에서 다수인 것은 단방 내지는 두 개의 약물로 구성된 처방이었다. 『향약집성방』의 토혈에 해당하는 부분은 『태평성혜방』의 '치토혈제방(治吐血諸方)', '치졸토혈제방(治卒吐血諸方)', '치토혈불지방(治吐血不止諸方)', '치구혈제방(治嘔血諸方)'인데, 단방 혹은 두 개의 약물로 구성된 처방이 각각 9개, 9개, 3개, 3개로 총 24개에 이른다. 반면 『성제총록』은 총 70여 개의 처방 가운데 단방이 9개, 두 개의 약물이 들어가는 처방이 9개로 도합 18개이며, 이는 커다란 차이라고 보기 어렵다.

게다가 『성제총록』에서 단방으로 소개한 만상엽(晚桑葉), 인삼(人參), 곡엽(槲葉), 벽려(薜荔), 하엽(荷葉), 괄루(栝樓), 애(艾), 사탈(蛇蛻), 천남성(天南星)은 『향약집성방』에서 향약으로 소개되어 있었는데도, 『향약집성방』의 '토혈' 항목에서는 찾아볼 수가 없다. 반면에 『태평성혜방』을 근거로 생갈근(生葛根)·오적어골(烏賊魚骨)·자계(刺薊) 등을 단방으로 소개한다. 뿐만 아니라 『태평성혜방』의 '토혈부지(吐血不止)' 처방인 '영양각산(羚羊角散)'을 소개하면서, 『성제총록』의 '영양각탕(羚羊角湯)'은 언급하지 않는다. 전자는 영양각(羚羊角)·대계근(大薊根)·복룡간(伏龍肝)·숙애(熟艾)·계소엽(鷄蘇葉)·지유(地楡)·우슬(牛膝)·목단(牡丹)·생건지황(生乾地黃)·백엽(柏葉)·백작약(白芍藥)·제조(蠐螬)로 구성되며, 후자는 생건지황과 제조를 빼고 아교(阿膠)만 첨가될 뿐이어서 구성 약재나 수치(修治)의 과정상 차이가 거의 없다.

그럼에도 이처럼 『향약집성방』이 『성제총록』보다 『태평

『성혜방』을 주로 이용하였던 이유를 의학적인 견해 차이에서 살펴보기는 매우 어려워 보인다. 오히려 그보다는 이들 의서가 조선에서 활용될 수 있는 상황이었는지, 즉 조선에 널리 유통되고 있었는지가 중요하게 작용하였다고 볼 수 있다. 세종 12년 상정소(詳定所)에서 의학의 취재 과목을 정하는 가운데 많은 의서들이 언급되는데, 그중『성제총록』이 포함되어 있었다는 사실을 주목할 필요가 있다.[70] 즉『향약집성방』을 편찬하는 시점에『성제총록』이 조선에서 필독서로 이해되고 있었음이 분명하다.

그럼에도 불구하고 15년 후에 여러 도의 감사에게『성제총록』을 구하도록 지시하고 있었음을 보면,[71] 사실상『성제총록』의 선본이 조선에 존재하지 않았을 가능성이 매우 높다. 게다가 단종 3년의 기사에서는 예조가 발의하여 의서의 무역을 요청하였는데,『성제총록』은 언급되지 않은 채로『태평성혜방』을 비롯한 몇몇 의서 이외에는 판본이 없다고 상황을 설명한다.[72] 즉『향약집성방』을 편찬할 당시 조선에는『태평성혜방』이 보급되었지만『성제총록』은 구하기 어려운 상황이었던 것이다. 이와 같은 사정 때문에『향약집성방』의 편찬자들은『태평성혜방』을 위주로 참고하였고,『성제총록』은『향약제생집성방』을 통하여 간접적으로 이용하였던 것으로 보인다.

나가며

조선의 개국 과정에서 의료행정 전반을 맡은 것은 전의감이었으며, 약재의 매매는 혜민국에서 담당하고 있었다. 그와 별도로 태조 6년 제생원의 설치는 향약 이용의 발전을 위한 중요한 전기가 되었다. 제생원에서 향약을 이용하여 치료하는 과정에서 향약재의 발굴과 함께 약효에 대한 검토가 차츰 진행되었고, 이를 바탕으로『향약제생집성방』이 편찬될 수 있었다. 그러나 향약재의 본격적인 검토를 위해서는 보다 적극적인 정책이 필요하였다. 세종이 두 차례에 걸쳐 노중례로 하여금 사신을 동행하여 중국의 의원에게 약재를 문의하도록 한 조치가 바로 그것이었다.

세종 대에 이루어진 향약의 적극적 이용책과『향약채취월령』,『향약집성방』의 편찬은 조선 초기부터 마련된 제도적 기반과 그 이후 태종 대의 적극적 의학 장려책의 연속에서 이루어졌다. 그러나 향약을 전문으로 하는 의서를 확대 편찬하는 일은 쉽지 않은 일이었다. 무엇보다 인명을 다루는 의학에 있어서 약물을 새롭게 사용하는 것은 신중하게 처리해야 할 문제였기 때문이다. 이로 인하여『향약집성방』의 편찬 과정에서 세종의 의도와는 다르게 보수적인 입장을 견지하는 황자후와 대립하였지만 세종의 기획은 관철되었다.

세종의 의지에 따라『향약집성방』은『향약제생집성방』보다 많은 질병문과 해당 처방을 담을 수 있었고, 그 과정에서 조선의 의학자들은 다양한 중국의 의서를 섭렵해야 했다. 아울러 시대적으로 요청되고 있는 새로운 질병군(疾病群)을 포함하는 한편 그것들이 향약으로 충당될 수 있도록 세심한 주의를 기울여야 했다. 이때 재발견된 의서가 바로『태평성혜방』이었다.『향약제생집성방』에서 주로『성제총록』을 이용한 것과는 다르게 오히려 100여 년 이전에 편찬된『태평성혜방』이 주목받았다. 이는 의학의 선진성을 추구하였던 조선 초기 의학계의 여망과는 다르게 의서의 보급이 충분하지 않았던 결과로 보인다. 그렇지만『태평성혜방』을 적극 이용하면서 향약 확대는 어느 정도의 성과를 거두었고, 무엇보다『태평성혜방』과 같은 거대한 관찬 의서를 대하면서『의방유취』의 편찬을 기획하는 데 새로운 혜안을 얻었을 것이다.

5

우황청심원에서
인삼으로

조선시대 의약 문화의 변화

김성수

들어가며

조선시대(1392-1910) 한국인의 평균 수명은 35세 정도라고 한다. 유아 사
망률이 워낙 높아서 장수는 복(福) 중의 복이었다. 조선 왕들의 평균 수명
은 이보다 훨씬 길어 47세 정도로 추정되지만, 환갑을 넘긴 왕은 6명밖
에 안 된다. 가장 오래 산 왕은 영조다. 영조는 83세로 세상을 뜰 때까지
52년간 재위했다. 본래 병약했으나 건강관리를 철저히 해서 장수했다. 늘
그막의 영조는 보약으로 인삼을 애용했는데, 59세부터 73세까지 100근
이상 먹었다고 한다.[1]

한국의 여름은 매우 습하고 무더워서 사람들은 땀을 많이
흘리고 동시에 체력적 소모를 심하게 느낀다. 그런 이유로 한
국인은 여름철 건강관리를 위해 습관적으로 보양식을 찾는다.
보양식 가운데 가장 대표적인 것이 닭에 인삼과 황기 등의 한
약재를 함께 넣어 삶아서 먹는 삼계탕(蔘鷄湯)이다. 닭고기의

높은 단백질 함량도 중요하지만, 무엇보다 인삼과 같은 한약재의 효능 때문에 인기 높은 보양식이다.

인삼이 갖는 의약적 효과에 대해서는 굳이 설명할 필요가 없을 정도이다. 그런데 과연 한국의 역사에서 인삼이 이토록 애용되기 시작한 것은 언제부터이며, 그 배경은 무엇일까? 앞서 인용한 바와 같이 조선 후기 18세기 영조는 장수한 인물로 유명하며, 장수의 비결은 인삼이었다고 전해진다. 그 이전에는 인삼으로 대표되는 보양의 문화, 혹은 보약(補藥)의 이용이 흔한 현상은 아니었다. 질병이 발생하기 전에 건강을 유지하기 위하여 보양의 방법을 채택하고 보약을 널리 사용하기 시작한 것은 18세기 의약 사용에서 나타난 문화적 현상이다.

조선 후기 보약으로 대표되는 의약 문화는 조선 초기부터 진행된 의학의 발전과 의료환경의 변화 등이 맞물려 형성되었다. 이 글은 조선왕조가 지속한 시기, 그중에서도 15세기에서 18세기까지를 중심으로, 약의 이용에서 나타나는 문화적 현상을 살피려는 목적에서 시작되었다. 이 시기는 조선에 서양의학이 본격적으로 전해지기 100여 년 전으로, 이때 조선에서는 고유의 전통의학이 주도적인 위치를 차지하면서 발전하고 있었다.

조선 건국 직후부터 의료정책을 입안한 지배층은 중국의 선진 의학을 계속해서 수용하면서, 고대에서부터 경험적으로 축적된 조선만의 의학을 접목하려 노력하였다.[2] 이와 함께 국가가 직접 백성의 의료를 담당해야 한다는 정책적인 목표를 세우고, 의료에 관련된 제도의 정비에 나섰다. 의사를 교육하는 시스템을 만들고, 국가에서 약재를 적극적으로 관리하는 방법을 마련하였다.[3] 그러나 전근대시기의 여타 국가들처럼 조선 역시 농업경제력이 항상 불안정했고, 그에 따른 재정 불안 문제로 국가가 주도하는 의료정책은 기대한 만큼 효과를 거두기는 어려웠다.[4]

당시 의료계에서 대두된 가장 큰 문제는 양질의 의사를 확보하는 일이었다. 의사를 교육하는 제도가 있었지만, 이를 통해 조선의 전체 지역을 담당할 수 있는 의사를 육성하기에는 한계가 있었다.[5] 훌륭한 의사를 접하기 힘든 상황에서 하나의 신화(神話)가 형성되었다. 다양한 효과가 있는 약을 만병통치약(萬病通治藥)처럼 여기는 과도한 믿음이었다. 15세기에서 16세기까지 조선의 의약 문화에서 주목할 것은 만병통치와 유사한 효과를 보이는 약들이 선호되었다는 사실이다.[6]

국가의 의료제도가 안정적으로 운영되고 16세기를 거치면서 의학의 학문적 발전이 이루어지는 가운데, 1613년 조선 의학계를 주도할 『동의보감(東醫寶鑑)』이 간행되면서 약에 대한 인식이 점차 변화되기 시작한다. 『동의보감』은 이전까지 주로 일부의 양반 사대부들이 주목했던 도가(道家)의 양생사상(養生思想)을 적극적으로 의학에 접목하였다.[7] 그럼으로써 중국 고대 이래 의학의 경전(經典)에서 강조하였던 '병에 걸리기 전의 치료(未病之治)'에 주목하였고, 보약의 문화가 형성될 수 있는 계기를 마련하여 18세기 전반기에 이르러서는 왕실을 비롯하여

조선 사회에 널리 퍼지게 되었다.[8]

이 글에서는 조선의 대표적인 약(약재)인 우황청심원(牛黃淸心元)과 인삼을 통해 조선시대 약용의 변화를 살펴보기로 한다. 우황청심원은 조선 전기부터 다양한 증상의 치료를 위해 널리 사용되었으며, 인삼은 조선 후기의 대표적인 보약으로 선호되었다. 이러한 약에 대한 선호 현상의 구체적인 모습을 파악하는 한편 단순히 약의 효과나 의학 이론의 변화만이 아니라 국가 통제를 중심으로 한 제한된 의료체제에서 의료시장이 변화하고, 그에 따라 약에 대한 이해가 변화하였음을 밝히고자 한다.

조선 전기 의학의 조건

의료정책의 한계

600여 년을 지속한 조선시대를 일률적으로 말하기 어렵지만, 의료환경 측면에서 현재와 비교한다면 매우 낯선 풍경이었다. 무엇보다 가장 큰 차이점은 서양의 근대의학이 20세기 이후 본격적으로 조선에 도입되었기 때문에, 조선시대 내내 전통의학이 주류 의학이었다는 것이다. 치료를 위해서 환자와 의사 사이에 작용하는 사회의 시스템도 다르게 구성되었고, 의학 이론이나 치료의 방법에 앞서 무엇보다 조선시대 사람들이 경험하였던 질병의 양상이 전혀 달랐다. 당시 사람들은 현재 존재하는 질병들뿐만 아니라, 이제는 사라져서 찾아보기 힘든 다양한 질병에 노출되어 있었다. 즉 위생 상태의 발전, 의식주 생활의 개선으로 인해서 지금은 찾아보기 어려운 성홍열(猩紅熱)과 같은 전염병이나 생활 질병 등이 만연하고 있었다. 그것은 조선 사회의 상위 계층이었던 양반들도 마찬가지였다.

가령 16세기 중반 경상도 성주(星州)로 유배된 이문건(李文楗)이 남긴 일기인 『묵재일기(默齋日記)』를 살펴보면, 근대적 관점에서의 위생이라는 관념은 거의 전무했던 것으로 보인다. 일기에 따르면 일 년 중 목욕을 하는 것은 한두 차례에 불과하고, 발을 씻는 것도 한 달에 몇 번 되지 않았다. 목욕물을 끓이기 위한 연료가 풍족하지 않은 상황에서 당연한 일이었다.[9] 글의 서두에서 이러한 사실을 굳이 지적하는 것은 조선시대의 질병이 우리가 생각하는 것보다 훨씬 다양하게 나타날 수 있다는 점을 짚고 넘어가기 위해서이다. 이러한 이유로 조선시대 사람들은 정말로 다양한 질병에 시달렸으며, 『묵재일기』에서는 그와 같은 양상이 잘 묘사되어 있다.[10]

그런데 특이한 점은 일기를 기록한 이문건이 자신과 주변인의 질병을 단순히 기록한 정도에서 끝나지 않고, 자신이 직접 진찰하고 처방하는 등의 실제 의료에 참여하고 있었다는 사실이다. 그는 자신의 건강을 유지하기 위하여 매일매일 약재를 복용하고 있었고, 심한 감기나 이질(痢疾), 전염병 등을 치료하기 위해 그가 알고 있던 모든 지식을 동원하였다. 그리고 필요한 약을 충당하기 위해서 백방으로 수소문하고, 때로는 직접 채취하거나 아니면 지방에서 의료관리의 역할을 담당하였던 심약(審藥)이나 의생(醫生) 등에게서 구하였다.[11]

이문건과 같이 흡사 의사처럼 활동하는 유의(儒醫)의 등장은 개인적 자구책이었지만, 동시에 조선시대 의료환경으로 인해서 생겨난 중요한 현상이었다. 조선시대 의료에서 항상 문제가 되었던 것은 수요에 비해서 의료인의 공급이 턱없이 부족했다는 사실이다. 즉 치료를 담당하는 의사와 그들을 조직하는 기관, 그리고 치료에 필요한 의약품은 언제나 모자랐다.[12] 이문건이 살았던 지방뿐만 아니라, 정치·경제·문화의 중심이었던 수도 한양에서도 마찬가지 상황이었다.

조선이 건국된 직후 전라도를 총괄하였던 김희선(金希善)은 지방에서의 의료 확대를 사회적 현안으로 제기하였다. 한양에는 건국 직후 일반 백성을 대상으로 진료와 의약의 판매를 담당하는 혜민국(惠民局)을 설치하도록 하여 제도적 정비가 이루어졌지만,[13] 지방에서는 그와 같은 조치가 이루어지지 않았기 때문이었다.

전라도 안렴사(按廉使) 김희선이 도평의사사(都評議使司)에 보고하였다. "지방에는 의약을 잘 아는 사람이 없으니, 각도에 의학교수(醫學敎授) 한 사람을 보내어 계수관(界首官)마다 하나의 의원(醫院)을 설치하고, 양반의 자제들을 선발하여 생도(生徒)로 삼고, 지식이 있으면서 조심스럽고 온후한 사람을 뽑아 교도(敎導)로 정한다. 그들에게 『향약혜민경험방(鄕藥惠民經驗方)』을 익히게 하고, 교수관(敎授官)은 두루 다니면서 권장한다.

약을 채취하는 정부(丁夫)를 (의원에) 속하게 하고, 때에 맞춰서 약재를 채
취하여 처방에 따라 제조하도록 하여서, 병에 걸린 사람이 있으면 즉시 구
료(救療)하게 하소서."[14]

김희선은 국가 의료제도의 하나로 지방에 의원을 설치
하여, 의생을 교육하고 치료 및 약재 조달의 거점으로 삼아야
한다고 주장하였다. 그런데 주의할 점은 의사가 부족한 상황은
지방에서만이 아니라, 도성인 한양도 마찬가지였다. 김희선이
보고한 지 4년 후에, 태조의 질병 치료에 바로 참여하지 않았던
전의감(典醫監)의 의원 오경우(吳慶祐)·양홍달(楊弘達)을 유배시
킨 사건이 벌어졌다.[15] 그런데 얼마 지나지 않아 국정운영의 핵
심 인물이었던 정도전(鄭道傳)은 한양에 의원이 많지 않다는 이
유로 이들의 석방을 건의하였고, 왕은 그 건의를 받아들였다.[16]
주목할 것은 국왕의 질병 치료에 소극적이었던 의원을 처벌하
려던 방침을 바꾸게 한 계기이다. 한양에서도 의원의 부족이
심각한 문제였다.

이러한 사정은 국가의 제도적 정비를 통해서 점차 개선되
어가고 있었다. 그 정책은 의원의 양성과 의학교육 강화를 위
한 제도 마련, 그리고 유학을 공부한 지식인 계층인 양반들을
선발하여 의서를 학습하게 하는 의서습독관(醫書習讀官) 등의
제도 창설로 이어졌다.[17] 그렇다고 해서 이러한 정책들이 의사
의 양적·질적 확대로 곧바로 이어지지는 않았다. 세종 대의 다
음 기사를 살펴보자.

이조에서 "의학을 공부하는 자들이 다만 처방을 적은 책만 읽고 시험을 치러서 진급하는 데만 힘을 쓰고, 병을 고치는 데에는 마음을 쓰지 않습니다. 그러니 지금부터는 치료의 성적을 함께 참고하여 채용하게 하소서." 라고 보고 하니, 왕이 그대로 따랐다.[18]

예조에서 전의감의 보고를 근거로 왕에게 말하였다. "근래에 왕명을 받들어 전의감 내 임시직[權知]을 의학 전공자 가운데에서 뽑았습니다. 약을 짓는 일은 많지만, 3년마다 아홉 사람만을 뽑아서 전의감과 혜민국, 제생원(濟生院)에 나누어 보내기 때문에 의원의 숫자가 적습니다. 또 의술은 반드시 정밀하고 익숙하여야 하는데, 지방의 의생들은 의학만을 공부하지 못합니다. 그러므로 의생 출신이라 할지라도 약을 짓는 일과 병을 치료하는 데 모두 익숙하지 못하오니 진실로 불편합니다. 이제부터는 사역원의 사례처럼, 삼사(三司: 전의감, 혜민국, 제생원)에 각각 공부방[醫生房]을 마련하여 약 짓는 일을 익히고 방서(方書)를 읽게 하여, 의술을 통달한 이후에 시험 치를 자격을 부여하십시오." 하였더니, 왕이 그대로 따랐다.[19]

이때 국가에서 마련한 제도에 따라 의학교육을 받는 인원은 전국적으로 계산할 때 많은 수가 아니었다. 한양에 있는 전의감과 혜민국에서 교육하는 의생이 각각 50명과 30명이고, 지방에서는 행정구역의 크기에 따라 8명에서 14명까지였다. 이를 전부 더한다고 하더라도 몇백 명에 지나지 않을 뿐이었으며,[20] 국가에 등용되어 지속해서 활동할 수 있는 인원은 1년에 3명 정도였다.[21] 그러나 국가의 시험을 통과하여 의관이 되는 기회를 얻지 못하는 의생들이 필시 의원으로 개별적인 활동을 하였을 터이니, 나름의 성과도 있었을 것이다.

그렇다면 문제가 되는 것은 의원 육성을 위한 교육이 얼마나 효율적으로 운영되었는가 하는 점인데, 여러 기록을 통해 살펴볼 때 긍정적으로 평가하기는 어렵다. 위의 세종 대 기록에 따르면 국가의 의료기관에서 일할 의관을 육성하기 위해서 교육을 진행하고 있지만, 교육 과정에서 많은 어려움이 나타나고 있음을 알 수 있다. 무엇보다 시험에 의존하는 교육 방침으로 인해서 임상 능력의 배양이 제대로 이루어지지 못하고 있음이 지적된다.

의학교육을 비롯한 국가의 의료체계가 상당히 정비된 이후 백여 년이 지난 기록인 이문건의『묵재일기』에 의하면, 지방의 의생들은 의학교육에 전념하지 못하고 있었다. 지방의 관청에서는 그들에게 잡다한 관청의 일을 맡겼고, 충분한 교육은 이루어지지 못하고 있었다. 그런 이유로 이문건은 지역 주민들의 진료와 치료를 위한 자문을 하고 있었고, 때로는 의생들에게 약간의 조언을 건네는 상황도 연출되었다.[22] 이처럼 의사가 부족한 의료환경 속에서 새로운 약에 대한 필요성이 제기되었는데, 그 수요를 충족시킨 것은 의원에 의존하지 않아도 되는 약으로써 통치약(通治藥)[23]이었다. 그리고 더 많은 질병을 치료할 수 있으면서 동시에 부작용 또한 적은 이상적인 약으로써 만병통치약이 등장하게 되었다.

우황청심원의 남용

환자가 의지할 수 있는 의사의 부족은 조선 전반기 의료 제도의 두드러진 문제였으며, 그것은 약-그 가운데에서도 만병통치약-에 대한 맹목적인 신뢰로 나타났다. 조선시대에 통용되던 만병통치약이 따로 있지 않았지만, 여러 가지 정황들을 고려해보면 몇 가지의 약이 주로 사용되었음을 알 수 있다. 그 중에서도 가장 대표적인 것이 바로 우황청심원으로, 대개 중풍(中風) 관련 질환 등에 사용하였던 이 약은 그 외에도 다양한 용도로 사용되었다.[24] 국왕이 사망하기 직전과 같이 다급한 상황에서 주로 사용되었을 뿐만 아니라, 본래의 치료와 관련 없는 경우에도 이용되었다.

> (평주의 온천에서 왕이) 궁으로 돌아왔다. 왕의 가마가 금교(金郊)의 북쪽 언덕에 이르자, 여러 왕자에게 잔치를 베풀고 서원부원군(西原府院君) 이거이(李居易)에게 말 1필을 주었다. 서보통(西普通)에 이르러 길에서 말에 차여 상한 사람을 보고, 왕이 가마를 멈췄다. 전의감의 소감(少監)인 평원해(平原海)를 시켜 진찰하게 하고, 청심원을 하사하였다.[25]

태종이 온천에 갔다가 돌아오는 길에 말에 차여서 다친 사람에게 청심원을 하사하였다는 내용이다. 환자는 분명히 타박상을 입었을 것이며, 또한 그 충격으로 인하여 정신이 혼미할지도 모르는 상태에서 준 약이 바로 청심원이다. 왕의 행차에 동행하였던 의원이 소지한 의약이 청심원뿐이었는지, 아니면 정신이 혼미했기 때문에 주었는지 이유는 분명하지 않다. 그러나 상처를 치료한 것이 아닌 청심원을 주었다는 사실에 의미가 있다.

이와 같은 점을 분명히 지적하는 사례가 세종 대 기록에서 나타난다. 다음 기사는 당시 사람들이 청심원이나 혹은 청심원으로 대표되는 응급 의약을 만병통치약으로 이해하고 있었다는 점에서 주목할만하다.

> 승정원(承政院)에서 보고하였다. "대체로 약을 써서 병을 다스리는 법은 증상에 따라 투약(投藥)하여야 그 효과를 얻는 것입니다. 그런데 세상 사람들이 병의 근원은 살피지 아니하고, 만일에 급한 병을 앓게 되면 모두가 청심원을 사용합니다. 약을 이용하는 방법에서 어긋남이 있고, 또 청심원은 오로지 풍증(風證)을 주로 하는데 구급(救急)에 쓰니 오래 복용하는 것은 적당하지 않습니다."[26]

승정원에서는 올바른 진단과 그에 따른 처방을 이용하는 것이야말로 의학의 본령임을 강조한다. 그런데 이 원칙을 무시하고, 병의 근원을 살피지 않고 급한 병이 있으면 무조건 청심원을 사용하고 있다고 당시의 세태를 묘사하였다. 풍증과 같이 구급에 주로 쓰는 약인 청심원을 장기간 복용하는 것은 위험한데도, 이를 전혀 고려하지 않는다고 비판한다. 청심원에는 현재 사용이 금지된 광물성 약재들이 포함되어 있다는 점에서, 오래 복용하면 부작용을 초래할 수도 있다. 승정원에서 청심원의 남용을 언급할 정도로 이는 사회적인 문제였다.

만병통치약으로서 청심원의 과다 사용은 다른 부작용도 낳고 있었다. 세종 22년 11월 22일 승정원에서는 청심원의 불법 제조를 근원적으로 막을 방도를 건의하였는데, 문제의 핵심은 수요가 매우 컸던 반면에 공급은 제한적이라는 사실이었다. 즉 청심원에는 국내에서 생산되지 않는 약재들이 상당수 포함되어 있었으므로, 구하기도 힘들었을 뿐만 아니라 가격도 만만치 않았다. 이를 구하려면 인맥을 동원해야 했고, 인맥이 없거나 약값을 지불할 능력이 없으면 불법으로 제조되는 불량한 청심원을 이용해야 했다. 이미 청심원의 인기를 목격한 사람들은 사사로이 청심원을 제조해서 판매하고 있었던 상황이었고, 심지어 전의감이나 혜민서 같은 의료기관이 아닌 다른 국가기관도 동참할 정도였다.

그런데 이날 승정원에서 거론한 약은 청심원 이외에도 소합원(蘇合元)과 보명단(保命丹)이 있었다. 소합원과 보명단 역시 청심원처럼 다양한 증상에 사용할 수 있다는 장점과 그에 따른 경제적 이익이 컸다. 그러나 약의 전매를 고수하였던 국가의 정책에서 청심원 등의 불법적 제조는 묵인할 사항은 아니었기에, 승정원에서는 이들의 제조·판매를 금지시키는 조치를 강하게 취해야 한다고 주장하였다. 이에 따라서 우선 청심원 등을 국가에서 설립한 의료기관 이외에서 함부로 만드는 것을 금지하였다. 그리고 이러한 금지에 따라 발생할 수 있는 문제와 청심원 남용을 막기 위한 장단기의 정책이 마련되었다.

청심원 사제 금지로 공급이 부족해지면 가격이 급격히 상승할 우려가 있었기 때문에, 이를 막기 위하여 약의 가격을 적당한 선에서 재조정하는 것이 단기 정책이었다고 할 수 있다.[27] 한편 국가적인 차원에서 장기적이면서도 근본적인 방법으로 신뢰할 수 있는 의사를 육성하기 위해서 노력하였다. 그들에 의해 올바른 진단과 치료가 이루어진다면 청심원 같은 만병통치약의 남용 현상을 막을 수 있기 때문이었다. 국왕과 정책입안자들은 이를 잘 알고 있었지만, 풀기 쉬운 문제가 아니었음을 다음과 같이 토로하고 있었다.

> 국왕이 말하였다. "의술은 사람의 목숨을 치료하므로 매우 중요하지만, 그 심오(深奧)하고 정밀한 이치를 아는 사람이 적다. 판사(判事)인 노중례(盧重禮)의 뒤를 계승할 사람이 없을까 염려된다. 나이 젊고 총명한 사람을 뽑아서 처방(醫方)을 전하여 익히게 하라."[28]

> 국왕이 예조에 명령하였다. "우리나라의 의원은 의술을 정밀하게 알지 못한다. 사람의 병을 진찰할 때 방서를 고찰하지 않고, 함부로 자기의 뜻대로 판단하여 해(害)가 없다고 하면서 목숨을 상하게 한다. 이제부터는 진찰한 뒤에 해로움이 없다고 가볍게 말하지 말고 방서를 자세히 참고하여 치료를 조심하게 하라."[29]

세종은 의약 진흥책을 여러 차례 실시하였음에도 기대와 달리 유능하고 신중한 의사는 적고, 세종이 총애하였던 노중례를 이어 의학을 발전시킬 만한 인물도 뚜렷이 보이지 않음을 한탄한다. 그래서 젊고 유능한 사람을 선발하여 의사로 양성하고, 의학서적을 충분히 배우게 하여 자질을 키우도록 명령하였다. 청심원과 같은 약에 대한 과도한 신뢰로 나타난 오남용의 문제를 해결하는 근본적인 방법은 신뢰의 대상을 약에서 의사로 전환하는 일이었다고 할 수 있다. 세종 대의 의원 육성책의 기저는 바로 신뢰의 대상을 효과가 증명된 의서, 그리고 의서를 운용하는 의원으로 전환하려는 정책이었다고 할 수 있다.

이후 세조, 성종 대를 거치면서 육성책들이 계속해서 논의·시행되고 있었지만,[30] 그 의도와는 다르게 새로운 만병통치약이 나타나고 있었다. 16세기 이종준(李宗準)은 만병통치약으로서 자금단(紫金丹)이 갖는 뛰어난 효과를 알리고자『신선태을자금단방(神仙太乙紫金丹方)』을 저술하여, 이를 간행하여 보급하기도 하였다.[31] 이는 조선의 의료 상황이 정책의 기본 방향과는 전혀 다르게 진행되고 있었음을 보여주며, 약의 신화가 상당한 기간 계속될 것임을 보여주는 조짐이기도 하였다.

약의 근본적 한계

그렇다면 만병통치약이 생겨났던 근본적인 이유가 무엇이었는지 확인해보자. 앞서 말한 바와 같이 의학, 혹은 의술의 상징인 의사가 부족한 사회적 환경이 가장 큰 이유였겠지만, 그것만으로 충분하지 않다. 의사에 대한 신뢰가 충족되지 못한 상태에서 환자들이 약에 대해 갖고 있었던 과도한 신뢰도 영향을 주었다. 그리고 근본적으로 만병통치 개념의 발생은 질병과 그것을 극복하는 방식에 대한 전통의학의 근본 사상에도 원인이 있었다.

전통의학에서는 기본적으로 질병의 원인을 두 가지로 이해한다. 첫째는 인체 외부의 환경적 요인, 즉 풍한서습조화(風寒暑濕燥火)의 육기(六氣)가 인체에 들어와 질병을 일으킨다는 외감(外感)의 관점이었다. 둘째는 인체의 생리작용이나 오장육부 사이의 균형과 조화가 깨짐으로써 질병이 나타난다는 내상(內傷)의 견해였다. 의학의 이론으로서 병리론이 본격적으로 정비되기 시작하는『황제내경(黃帝內經)』에서는 내상을 위주로 외감을 함께 다루었으며,『상한론(傷寒論)』에서는 외감에 치중한 의학론을 전개하였다. 내상과 외감의 두 가지 범주를 통한 질병의 원인 분석은 이미 고대부터 이루어졌으며, 이후 송대에 이르러『삼인방(三因方)』에 의해서 질병은 내상, 외감, 내외상으로 분류되었다.[32]

외감의 질병에도 원인이 육기 가운데 하나일 수도 있고 혹은 그 이상일 수도 있었으며, 내상의 경우에는 오장육부와 정·기·신·혈 등의 부조화가 복합적으로 작용할 수 있었다. 그렇지만 그중에서도 근본 원인이 있기 마련이고, 의사의 진단 과정에서 가장 중요한 과제는 바로 근본적인 병인을 어떻게 찾아낼 것인가의 문제였다. 진단의 과정에서 병증(病證)의 음양(陰陽), 한열(寒熱), 표리(表裏), 허실(虛實)을 변별하는 변증이 중요하게 된 이유였으며, 의학적 치료를 위한 기초로써 당연히 살펴야 하는 요소였다. 이때 자연과 인체, 그리고 질병을 이해하는 방식은 음양과 오행이라는 범주를 정하고 그들 사이에서의 상관관계를 고려하는 방식으로 진행되었다.

그런데 범주화된 질병과 치료약과의 관계에 있어서, 한 가지의 약물이 특정 원인에 기인하는 하나의 증상을 치료할 수 있다는 인식이 존재하였다. 단방(單方), 즉 한 가지의 약물로 질병을 치료할 수 있다는 관념이었으며, 그러한 사례를 세종 대에 편찬된『향약집성방(鄕藥集成方)』에서 만날 수 있다.

> 『향약집성방』이 완성되었다. 권채(權採)에게 명하여 서문(序文)을 짓게 하였다. "신농(神農)과 황제(黃帝) 이후 대대로 의관(醫官)을 두어 만백성의 병을 맡아 보게 하였다. …… 민간의 옛 늙은이가 한 가지 약초로 한 병을 치료하여 신통한 효력을 보는 것은, 그 땅의 성질에 적당한 약과 병이 서로 맞아서 그런 것이 아니겠는가?"[33]

『향약집성방』의 서문에서는 조선에서 산출되는 약재인 향약의 이용을 높이기 위해서 '지역성'을 언급하면서, 동시에 한 가지 약초로 한 가지 질병을 치료하는 사례가 있음을 언급하고 있다.[34] 이때 질병이 구체적으로 무엇인지가 중요한 것이 아니라, 약재 하나로 질병 하나를 고친다고 이해하였다는 데에 중점이 있다.

따라서 복수의 증상을 보이는 질병을 치료할 때에 근본적인 원인의 치료 이외에도 각각의 증상에 부합하는 약재들을 복합적으로 사용함으로써 효과를 기대할 수 있다는 논의로 확장될 수 있다. 다양한 약재를 이용하는 처방인 복방(複方)이 성립하기 위한 이론적인 근거이지만, 여기에는 하나의 가정이 따른다. 여러 가지 약재를 사용할 때에는 약재 상호 간의 작용을 충분히 고려해야 한다는 점이다.

한 가지 약으로 한 가지 증세를 치료한다는 이해와 복방을 이용함으로써 여러 증상이 동시에 나타나는 질병을 치료한다는 설명, 그리고 복방을 이용하기 위해서는 약재 선택을 신중해야 한다는 인식은 다음의 자료에서 잘 나타났다.

> (성종이) 승정원에 전교하기를, "내가 의서(醫書)를 보니, 무릇 약은 한 가지 병을 주로 다스릴 뿐 여러 가지 병을 겸해 다스리는 약이 없는데, 대개 사람이 혹은 음식에 상하거나, 혹은 가슴, 혹은 배, 혹은 옆구리가 아파서 여러 증세가 발할 적에 만약 한 가지 약만 먹으면 한 가지 병만 치료할 뿐이다. 만약 사람들 가운데 이 여러 증세가 있는 자가 여러 증세에 적합한 약을 합해 지어 먹으면 반드시 빠른 효과를 볼 것이다. 그러나 만약 상극(相克)하는 약이면 가감(加減)하는 것이 좋겠다. 내가 이런 약을 지어서 사람에게 시험하고자 한다." 하고, 인하여 병 증세를 내어 보여서 서하군(西河君) 임원준(任元濬)과 공조판서(工曹判書) 권찬(權攢)에게 약성(藥性)을 참고하여 각각 세 제(劑)씩 지어서 올리도록 하였다.[35]

15세기 후반 성종이 이와 같은 의학적 견해를 갖고 있었다는 점이 무척 놀랍기도 하지만, 앞서 언급한 질병과 의약과의 관계에 대한 이해가 상당히 일반적이었음을 알 수 있다. 그런데 성종 대에는 의원의 교육 강화 및 약재 확보 방안 강구를 비롯한 다수의 의약 진흥책을 내놓고 있었던 시기였다.[36] 의사의 육성 등이 의료 확대를 위한 근본적인 해결책이었다고 한다면, 성종이 시도한 약의 개발은 현실의 문제를 빠르게 해결하려는 조치로 이해할 수 있다. 즉 성종은 다양한 약재를 이용하여 여러 증상에 통용해서 사용할 수 있는 약을 개발함으로써 의사의 부족을 어느 정도 완화하려고 시도한 것이다.

성종이 개발하려던 약이 구체적으로 무엇인지는 알 수 없지만, 아마도 만병통치약과 같은 것이 아니었을까? 실제로 조선시대에는 만병통치약과 비슷한 약들이 많이 이용되었으며, 앞에서 소개한 우황청심원이 가장 대표적이었다. 이외에도 소합원, 지보단(至寶丹) 등은 구급약이면서도 여러 증상에 두루 이용된 대표적인 약들이었다. 그러나 이들 약이 갖는 큰 문제는 많은 약재가 들어갈 뿐만 아니라 때로는 수입에만 의존해야 하는 약재도 포함되어 고가였다는 점이었다.[37]

한편 약은 치료약이면서도 동시에 독약이라는 사실은 중국 고대에 편찬되었으며 약재에 대한 동아시아 전통의학의 기본적인 지식을 형성한『신농본초경』이래로 통설이었다.[38] 그리고 조선시대의 인물들도『신농본초경』에서 제시한 약재의 삼분류(三分類)를 통해 이를 잘 알고 있었다. 단종에게 이선제(李先齊)가 건의한 글에서 그와 같은 사정이 잘 나타나고 있다.

경창부윤(慶昌府尹) 이선제가 글을 올렸다. "제가 올해 봄에 천식(喘息)이 심하여 춘추관(春秋館)과 서연빈객(書筵賓客)을 그만두고, 여름을 지냈습니다. 『신농본초』를 읽었더니, 약에는 상품(上品)·중품(中品)·하품(下品)의 삼품이 있다고 합니다. 상약(上藥) 1백 20종은 군주격(君主格)으로 사람의 목숨을 기르며, 하늘에 해당하여 독성이 없습니다. 많이 또 오래 복용하여도 사람을 상하게 하지 않으며, 몸을 가볍게 하고 기운을 더하게 하여 늙지 않고 오래 살게끔 합니다. 중약(中藥) 1백 20종은 신하격으로 사람의 성품을 기르는데, 사람에 해당합니다. 각기 마땅한 것을 사용하여서 병을 막고, 허약(虛弱)함을 보충하게 합니다. 하약(下藥) 1백 25종은 좌사격(佐使格)으로 병을 치료하는데, 땅에 해당하여 독이 많아서 오래 복용할 수 없습니다. 한열(寒熱)과 나쁜 기운을 제거하여 질병을 고치게 합니다."[39]

그는 이상과 같이 약재의 분류법을 설명하고서 당나라의 명의인 손사막(孫思邈)을 인용하여 천문동(天門冬)이 장생불사(長生不死)의 영약(靈藥)임을 강조한다. 『신농본초경』에서 천문동은 상품에 속한다고 했기 때문이며, 오래 복용하여도 사람에게 해가 없고 기력을 보충해주는 까닭에 나중에는 신선까지 될 수 있다고도 설명하였다.

이선제가 이렇게 말한 데에는 약간의 사정이 있었다. 정확한 원인은 알 수 없지만, 당시에 단종은 부자이중탕(附子理中湯)을 복용하고 있었다. 계절이 겨울이었고 탕제의 효능을 고려하면, 아마도 단종에게 상한의 질병이 있었던 것으로 보인다. 이

선제는 부자이중탕의 사용을 매우 반대하였는데, 부자이중탕
에 사용되는 약재가『신농본초경』의 분류에 따르면 중·하품의
약재로 이루어져 있기 때문이었다.

> 제가 들으니, 전의감에서 부자이중탕을 조제하여 올린다고 합니다. 부자
> (附子)는 맛이 쓰고, 약의 기운이 따뜻하며 열을 많이 내게 하고 큰 독이
> 있습니다. 건강(乾薑)도 맛이 쓰고, 약의 기운이 따뜻하며 열을 많이 냅
> 니다. 대개 이 두 약은 모두『본초』에 있어서 중·하품이며, 열이 나게 하며
> 독이 있습니다. 50세 이후의 기력이 쇠한 사람은 복용할만하지만, 국왕께
> 서는 청년에 혈기도 왕성해지는 시기입니다. 만약 이 약을 〈오래〉 복용하
> 면 오장육부가 건조해지고 12경맥(經脈)이 흐르지 않아서 3백 60마디 골
> 절이 막힐 염려가 있으니, 삼가지 않을 수 있겠습니까?[40]

이선제가 약의 이용에 신중함을 기해야 함을 강조한 데에
는 치료약일지라도 기본적으로 독약이라는 인식이 있었기 때
문이었다. 따라서 만병통치약인 경우에도 질병 치료를 위해서
잠시 사용할 뿐이지, 병세가 심하지 않음에도 남용하는 것은
옳지 않은 일이었다. 실제로 만병통치약으로 이해된 약들에는
약성도 있지만 동시에 독성이 강한 광물질 등이 소량이라도 포
함된 경우가 많았다. 그러므로 이를 장기간 복용하는 것은 위
험한 일이었는데도, 세속에서는 청심원 등의 약을 남용하는 상
황이었다.

물론 천문동과 같은 상품의 약을 이용한다면 좋겠지만, 오

랫동안 복용해야 하는 단점이 있었다. 약재의 가격 역시 고려해야 했는데 그런 점에서 장기 복용이 모든 계층에게 가능한 일은 아니었다. 그러나 동아시아 전통의학에서 제시한 질병이 발생하기 이전에 치료한다는 예방의 원칙에는 적절하게 부합하는 견해였다. 이러한 이유로 인체의 기력을 충분하게 함으로써 질병을 예방하자는 양생의 논리가 의약 이론에 또 다른 축을 형성할 수 있었다. 이제 조선 전기에 유행하였던 만병통치라는 담론을 변화시킬 계기가 점차 다가왔다.

'미병지치'와 보약

수양론의 확대

치료에는 질병이라는 전제 조건이 있다. 즉 질병에 걸리지 않으면 치료가 필요 없다는 말인데, 건강을 유지함으로써 질병의 우려를 없애려는 시도라고 할 양생론과 수양론이 일찍부터 등장하였다. 그것은 『노자』를 필두로 하는 도가 계열과 『황제내경』의 정통을 잇는 의가 계열로 크게 구분되어 서로 영향을 주고받으며 발전하였다. 의학적 전통에 따른 수양론은 조선 초기부터 나타났지만 본격적으로 전개되기 시작한 것은 16세기 전반부였다. 초기에는 주로 양생론의 간단한 원칙을 소개하는 정도에 그쳤지만, 16세기 이후로는 의학서에 의존하여 논의가 구체화되었다.

조선 초기인 태종 15년(1415)과 세종 3년(1421) 당시 재상 가운데 한 사람이었던 변계량(卞季良)은 국왕에게 양생의 원칙을 정리하여 보고하였다. 그는 한·당에서 유행하였던 외단(外丹)으로써 금석(金石)의 복용을 매우 경계하면서, 이붕비(李鵬飛)의『연수서(延壽書)』, 손진인(孫眞人)의 양생명(養生銘) 등을 유념하라고 권장하였다.[41] 그가 주장한 양생의 방법은 마음[心]의 수련을 위주로 하는 것인데, 중국 금원대(金元代) 의가(醫家)들의 견해와 이를 따르는 양생서들이 조선 초기부터 널리 알려져 있었기 때문에 가능한 일이었다.

그 내용을 크게 구분하면, 이고(李杲)는『비위론(脾胃論)』및『내외상변혹론(內外傷辨惑論)』에서 내상을 유발하는 요인으로서 섭양(攝養)에 주의해야 한다고 하였으며, 주진형(朱震亨)은 음부족론(陰不足論)을 주장하여 신장(腎臟)의 부족한 음기(陰氣)를 유지하기 위하여 욕구를 절제하는 수양이 필요하다고 말하였다.[42] 조선 초기에 소개된『연수서』는 이러한 입장들을 충실히 반영한 의서였으며, 변계량은 주정(主靜), 조존(操存) 등으로 표현되는 성리학적 수양의 방법이 동시에 의학적 양생론의 핵심이라고 하여 강조하였다.

이후 조선 전기 양생론에서 가장 중요한 텍스트는『활인심방(活人心方)』이었다. 주권(朱權)이 저술한 이 책에서는 특히 마음을 다스리는 것을 양생의 핵심으로 이해하였고, 그 때문에 조선의 유학자들도 선호하였다. 홍귀달(洪貴達)이 태화탕(太和湯)을 언급하거나, 이황이『활인심방』을 베껴서 소장한 것은 이러한 사실을 잘 보여준다.[43] 하지만 이는 의학의 한 부분으로서 양생의 개념을 수용했다기보다 성리학적 수양론에 가까운 것이었다.

　16세기 전반에 이르러 성리학적 수양론에 의학적 양생론을 결합하는 시도가 나타났다. 그 대표적인 사례가 바로 정유인(鄭惟仁)이 1543년 지은 『이생록(頤生錄)』이었다. 그는 조선에 소개된 대표적인 양생서인 『양생유찬(養生類纂)』, 『삼원참찬연수서(三元參贊延壽書)』, 『수친양로신서(壽親養老新書)』 등과 유학의 경전, 『자경편(自警篇)』 등을 정리하여, 양심신(養心神)-양정원(養精元)-양비위(養脾胃)로 정리되는 양생론을 구성하였다. 그가 『삼원참찬연수서』 등에 의해 영향을 많이 받은 것은 사실이었으나, 이전의 양생서와 다르게 인체의 생리작용과 장부(臟腑)를 중심으로 양생론을 본격적으로 전개하고 있었다. 특히 이고와 주진형, 두 의학 사상가의 견해를 하나의 체계로 통합하여 자신만의 양생론을 구축하고자 시도한 것이라고 할 수 있다.[44]

　양생론 혹은 수양론의 전개는 의약의 사용에 새로운 인식을 가져왔다. 양생론은 이른바 만병통치약을 복용해도 기대하기 어려운 건강 유지의 욕구를 충족시키는 논리였을 뿐만 아니라, 의학의 중심 사상을 '병이 난 이후에 치료하는 것(已病之治)'에서 '병이 나기 전에 치료하는 것(未病之治)'을 중시하는 방향으로 변화시켰다. 물론 여기에는 약으로 해결할 수 없는 문제, 삶과 죽음 그리고 질병 발생에 대한 인식이 있었다. 16세기 초반 연산군은 어느 날 신하들에게 다음과 같은 명령을 내린다.

국왕이 명령하였다. "옛말에 '송백(松柏)은 날씨가 추워도 변하지 않는다.' 하였지만, 송백도 또한 반드시 오래 살지 못한다. 하물며 사람은 나면 반드시 죽음이 있는 것인데 어찌 약으로써 피하겠는가? 약이 이미 사람을 살리지 못할 바에는 납약(臘藥)이 무슨 소용이 있겠는가? 그러므로 납약 또한 올리지 말게 하라."[45]

연산군의 말대로 아무리 질병을 치료한다고 한들 삶과 죽음에 있어서는 근본적인 해결책일 수 없었다. 게다가 연산군은 약에 대한 비판으로, 조선 전기에 만병통치약처럼 여겨졌던 납약에 대한 부정적 인식을 보여주었다. 이제 근본적인 해결책은 태어날 때부터 하늘로부터 주어진 수명을 어떻게 하면 유지할 것인가로 전환되었으며, 그 해결책은 양생론의 전개로 이어졌다.

16세기 후반 선조 때의 의원들이 국왕의 진료를 마치고, 처방을 내리는 가운데 다음과 같이 말하는 데서 그 사정을 엿볼 수 있다.

약방(藥房)의 의관이 진료를 마치고 말하였다. "…… 이는 비위(脾胃)가 허약하여 위는 덥고 아래는 차가우며 자양(滋養)은 부족한데 노동은 지나쳐 허열(虛熱)이 위로 올라서 그런 것입니다. 반드시 맛있는 음식을 계속 드시어 서둘러 원기를 보충하여 원기가 떨어지지 않게 하시고 노동을 하지 말고 안정을 취하여 열이 나는 것을 막아야 합니다. 만약 지금 잠시라도 조섭(調攝)을 소홀히 하신다면 후일의 근심이 더욱 깊어질 것입니다. 삼선고(三仙糕)와 꿀물을 함께 드시고 열이 오르거나 피곤하실 때는 생맥산

(生脈散)에 사당(砂糖)을 가미(加味)하여 차(茶)처럼 마시고, 또 우유는 기혈을 보양하여 열과 갈증을 없애며 생서여죽(生薯蕷粥)은 원기를 돕는 것이니 이를 모두 자주 드십시오."[46]

의원은 양생의 방법으로 지나친 노동을 삼가면서 안정을 취하고 원기(元氣)를 보충하기 위한 처방을 내린다. 삼선고와 생맥산 등의 약들도 처방하였지만, 음식을 이용한 체력의 보충과 일상생활의 조절도 포함되었다.

내의원(內醫院)의 의원들은 국왕의 신체에서 나타나는 미세한 변화를 읽으면서 오장육부에 잠재하고 있을지 모르는 병인(病因)을 파악하고자 노력한다. 그리고 질병으로 발현하기 이전에 음식과 적절한 안정을 통해서 치료를 기획한다. 의약을 이용하는 경향에 있어서 조선 전기와는 차이를 보이는 지점이다. 진료의 대상이 국왕이라는 점에서 일반 백성들의 경우와는 다르겠지만, 의원들은 질병으로 확연히 드러나기 이전에 치료를 강구하기 시작하였다.

이는 고대 의학 경전에서 병들기 이전에 치료한다는 원칙이 강화된 결과라고 할 수 있다. 그와 같은 변화에는 양생론의 이념이 조선 전기에 널리 퍼지면서 건강과 질병에 대한 이해가 약간은 달라졌다는 점도 영향을 미쳤다. 아울러 조선 전기에 계속된 의원의 육성책을 통해서, 미세한 변화를 읽어내고 병인을 사유할 수 있을 정도로 의원의 자질이 향상되었기 때문에 가능한 일이었다.

양생론과 의학의 결합은 『동의보감』의 편찬을 통해서 가장 극적으로 나타났다. 그 배경에는 선조로 대표되는 당시 지식계층의 양생론 선호가 자리하고 있었다. 그 사정은 『동의보감』을 편찬한 허준(許浚)이 직접 서술한 집례(集例)에서 다음과 같이 설명되고 있다.

> 병신(丙申)년(1596)에 (선조 임금께서) 태의(太醫) 허준을 불러 다음과 같이 명령하였다. "요즈음 중국의 의학서적들을 보니 모두 조잡한 것들만 모아서 볼만한 것이 아니다. 여러 의서를 모아 한 책으로 만드는 것이 좋겠다. 또 사람의 질병은 모두 조섭을 잘못하는 데서 생기므로 수양(修養)이 우선이고, 약물과 침구는 다음이다. 그런데 여러 의서로 번잡하니, 그 요점을 힘써 가려야 한다."[47]

『동의보감』의 특징으로 도가의 양생사상을 적극적으로 수용하였음은 학계의 통설이지만, 한편으로 양생사상의 수용을 지시한 사람이 선조였음은 주목할만한 점이다. 원래 선조는 왕위 계승권자가 아니었기 때문에 통치술을 주로 교육받는 세자와 달리 다양한 학문을 접할 기회가 많았다. 그렇지만 의학과 양생사상의 접합은 16세기 후반 지성계의 커다란 흐름의 반영이었다고 보는 편이 올바르다.[48]

국왕의 지시가 있었다고는 하지만 『동의보감』은 분명 의서였으며, 그런 이유로 수양만을 다룰 수는 없었다. 결국 수양을 통해서 얻고자 했던 목표를 의학적으로 설명해야 했다. 『동의보감』은 그 해결책으로서 정기(精氣)의 보양(保養)에 대해 다른 의서들과 다르게 많은 지면을 할애하였다. 16세기 전반 정유인에 의해서 시도된 주진형과 이고의 의학론 통합을 기초로, 자음(滋陰)과 양위(養胃)의 방책을 자신이 세운 정기신(精氣神)의 구도 아래서 구현하고자 하였다.『동의보감』의 가장 첫 편인 「신형(身形)」에서 허준은 건강하고 오래 살게 하는 약들을 구체적으로 적시하였는데, 현재에도 널리 이용되는 경옥고(瓊玉膏)를 필두로 해서 삼정환(三精丸), 연년익수불노단(延年益壽不老丹) 등이 거론되었다. 이들은 모두 보정(補精)하는 효과가 있는 약들이었다.[49]

인삼의 유행

『동의보감』에서 제시된 보양의 논리는 조선 후기에 크게 영향을 미쳤는데, '미병지치'가 가장 훌륭한 치료라는『황제내경』의 의학 이론에도 부합하였기 때문이었다. 특히 국왕을 비롯한 왕실의 치료에서 그와 같은 경향은 두드러지게 나타났다. 국왕이라는 특수한 지위가 작용했다는 점도 고려할 필요가 있지만, 의학의 중심 논의는 질병의 치료에서 질병이 발생하기 이전의 치료로 옮아가고 있었으며 약의 사용도 변화하였다.

조선 후기의 국왕들을 중심으로 점차 보약이 유행하기 시작한 것이다. 선조는 감기를 치료하는 가운데 원기 부족을 이유로 보약을 복용하였으며, 현종은 보약으로 황기인삼차(黃芪人蔘茶)와 보중익기탕(補中益氣湯)을 사용하였다. 경종은 녹용과 당사향(唐麝香)이 들어간 공진단(供辰丹)을 계속해서 복용하라는 내의원의 권고를 들어야 했다. 특히 영조는 인삼을 오랫동안 복용한 것으로 유명한데, 59세부터 73세까지 복용한 인삼의 양이 100근이 넘을 정도였다고 한다. 특히 72세 때에는 1년간 20여 근의 인삼을 복용할 만큼 인삼 애호가였다.[50]

보약을 선호하는 경향은 18세기에 더욱 두드러졌다. 18세기 후반 정조 말년에 벌어진 정조와 의원들과의 의견 대립에서 그 경향이 잘 나타난다. 정조의 종기가 악화되고 열이 심해지자, 당시의 의원들은 경옥고나 생맥산같이 인삼이 들어간 보약을 권하였지만 반대로 정조는 차가운 약을 고집하였다.

이시수(李時秀)가 말하였다. "…… 이제 양제(涼劑)를 드시는 일은 이미 말할 수 있는 상황이 아니고 반드시 먼저 원기를 보충하셔야 하니, 그런 뒤에야 허열 또한 사라지는 효과가 있을 것입니다. 수의(首醫)와 여러 의관의 말이 다 이와 같았기 때문에, 조금 전에 그들과 의논하여 약을 정하였습니다." 정조가 말하였다. "그대들은 나의 체질을 몰라서 그렇다. 나는 본디 온제(溫劑)를 복용하지 못하는데 음산하고 궂은날에는 그와 같은 약들을 더욱 먹지 못하니, 그 해로움이 틀림없이 일어난다. 오늘과 같은 날씨에 어찌 이러한 약을 복용할 것인가. 궁중에 여러 해를 출입한 각신(閣臣)은 반드시 나의 체질을 알 것이다. 체질로 헤아려보고 사리로 참작할 때 오늘은 결코 복용할 수 없다."[51]

의원들은 차가운 약을 사용하는 것은 절대로 옳지 않다고

주장하면서, 보약인 경옥고를 넘어서 사물탕(四物湯)이나 육군
자탕(六君子湯), 혹은 팔물탕(八物湯) 등 기혈을 보(補)하는 약제들
을 계속해서 추천하였다. 그러나 정조는 자신의 체질에는 온제
가 맞지 않는다고 하여 끝내 거부하였다. 정조는 어렸을 적에 열
병이 많아서 열을 내리기 위해 의원이 권한 고암심신환(古庵心
腎丸)을 1년 정도 복용하기도 하였고, 우황고(牛黃膏)를 만들어서
여러 차례 복용한 적도 있었지만 열이 내리지 않았다고 한다.[52]
그렇다면 의원보다는 정조의 의견이 타당하지 않았을까?

　　의원들과 국왕의 대립은 순전히 의학적 견해에서 발생한
것은 아니라고 보인다. 조선에서 국왕에게 변고가 생기면 의원
들에게 가장 먼저 책임을 물었고, 심한 경우 사형을 당하는 일
도 흔했다는 점에서 의원들로서는 적극적인 치료를 하는 것이
매우 부담스러울 수밖에 없었다. 실제로 정조가 가장 총애하는
의원이었던 강명길(康命吉)은 정조가 죽자 그 책임으로 결국 죽
임을 당했다.[53] 그렇다고 하더라도 질병에 대처하는 관점, 약을
이용하는 경향성에서 차이점이 분명히 나타난다.

　　보약의 선호 경향은 국왕만이 아니라 일반인들에게서도
나타났는데, 앞서 언급한대로 『동의보감』에서 보양제를 제시
한 것을 필두로 명대 온보학파(溫補學派)의 도입도 영향을 미친
것으로 보인다. 그것은 앞서 영조가 인삼을 애용한 것과 마찬
가지로 18세기에 인삼이 매우 널리 사용되는 상황으로 전개되
었다. 18세기 후반 한양에 살았던 유만주(兪晚柱)는 자신의 일
기인 『흠영(欽英)』에서 다음과 같이 말하고 있다.

50-60년 전에는 병을 치료할 때에 모두 대황(大黃)이나 망초(芒硝)를 사용하는 것이 일반적이었고, 부자(附子)나 육계(桂)를 사용하는 것은 매우 드물었다. 근래에는 인삼·녹용(鹿茸)·부자·육계가 상용되고 시호(柴胡)나 황금(黃芩)은 매우 드물다.[54]

유만주는 일기를 작성한 시점인 1778년에서 50-60년 전, 즉 18세기 초반과 비교해볼 때 의약을 이용하는 경향이 크게 변하였다고 지적하고 있다. 그 변화상은 대황이나 망초처럼 차가운 약을 주로 사용하다가, 인삼·녹용 같은 보약이나 부자·육계처럼 따뜻한 약물이 애용된다는 것이다. 이미 유행처럼 되어, 인삼 등을 사용하지 않으면 사람들이 약으로 생각하지 않았다고도 말한다.[55]

특히 인삼의 경우 이러한 경향이 더욱 심하였다. 유만주는 다음과 같이 설명한다.

인삼은 우리나라의 금세기 제일의 보배이다. 대개 지금 세상에서는 인삼의 사용이 지극히 분에 넘쳐서 그 가격이 지극히 비싸다. 숙종 말년에는 인삼 한 냥은 돈 3, 4냥과 같았는데, 영조 초기에 이르면 인삼이 한 돈에 3, 4냥이었는데도 비싸다고 하지 않았다. 영조 임금께서 인삼을 드신 이후로 어용(御用)인 나삼(羅蔘)은 한 돈에 50-60냥이었고, 지방이나 사대부가에서 사용하는 약간 품질이 떨어지는 인삼은 한 돈에 16-17냥이었다. 한미하고 가난한 사람들은 제외하고, 비록 여항에 사는 사람일지라도 거의 먹지 않는 사람이 없으니, 세상이 변했음을 알 수 있다.[56]

인삼이 크게 선호되면서 18세기 초반 10여 년 사이에 인삼의 가격이 보통 10배 이상, 최상품의 경우에는 200배 정도 오르는 현상이 벌어졌다.[57] 수요가 증가하자 인삼의 품귀 현상도 나타나, 정조가 채제공에게 인삼을 내리면서 "요즘 인삼이 귀해져 외국(外局)에는 아예 진품이 없고 내국(內局)에 보관된 것이라 해도 모두 하품을 면치 못한다."고 말할 정도였다.[58]

수요의 증가와 높은 가격은 인삼의 새로운 산지를 찾기 위한 노력으로 이어져, 상인들은 울릉도와 같이 육지에서 멀리 떨어진 섬을 탐방할 정도였다.[59] 이런 상황에서 인삼의 사용을 증가시킨 결정적 계기인 인삼의 재배, 즉 가삼(家蔘)이 널리 퍼지게 되었다. 유득공(柳得恭)은 약방에서 가삼을 많이 파는데, 효과는 산삼에 비해 미치지 못하지만, 가격이 2/3나 싸기 때문에 사람들이 많이 사용한다고 말하였다.[60]

가삼의 재배는 농민들에게도 큰 이익이 되었다. 인삼보다는 약효가 덜하지만, 수요가 컸기 때문에 판로는 전혀 문제가 되지 않았기 때문이다. 그로 인해 다른 어떤 농작물보다 이익이 커서, 정약용은 서도(西道)의 연초(煙草), 북도의 삼[麻], 한산(韓山)의 모시, 전주(全州)의 생강, 강진(康津)의 고구마, 황주(黃州)의 지황(地黃) 등이 일반 농사의 소득에 비해 10배 정도이지만, 인삼을 심으면 남는 것이 '천만(千萬)'이라고 표현될 정도로 크다고 하였다.[61] 그래서 정약용은 "근년엔 생활의 큰 계책이 인삼 심는 데 있어 …… 어찌 조석(朝夕)의 급한 걱정만 해소할 뿐이리오, 자자손손 세업(世業)으로 전하여도 무방하리라." 하

고, 시를 남기기도 하였다.[62]

인삼의 수요가 확대되는 가운데 가삼 재배 역시 늘어나면서, 인삼의 이용은 더욱 증가하였다. 윤기(尹愭, 1741-1826)가 지적한 대로, "의원들이 병을 진찰하면 환자의 재력은 묻지 않고 툭하면 '삼을 쓰지 않으면 안 된다.' 말하고, 환자의 집에서도 마음속으로 쉽게 여겨 반드시 쓰고자 한다."는 상황이 된 것이다.[63] 과거 비싼 가격 때문에 의사가 쉽게 권할 수도 없고 환자도 쉽게 구하지 못하였지만, 가삼의 등장으로 인삼은 무엇보다 먼저 권해지는 진짜 '신초(神草)'가 되었다.[64]

의사와 환자의 선택

윤기가 지적한 대로, 순양(純陽)의 기운을 받아서 자란 인삼을 먹으면 원기를 돕고 질병을 고칠 수 있다. 그래서 세상에서 모두 신선의 단약(丹藥)처럼 보배로 삼아 약롱(藥籠) 속의 가장 요긴한 물건으로 여길 정도로,[65] 환자와 의사의 인삼 선호가 조선 후기 의약 사용에서 나타난 일반적 현상이었다. 18세기 중반 내의원에서 일한 이수기(李壽祺)가 환자를 치료한 후 쓴 『역시만필(歷試漫筆)』에서 이러한 경향은 더욱 두드러진다. 각종 질병을 치료한 150여 건의 사례에서 이수기는 인삼이 포함된 처방을 매우 많이 사용하였으며, 치료 이후 원기를 회복하기 위해서도 인삼을 주로 이용하였다. 75건의 사례에서 인삼을 포함한 처방을 권하였으며,[66] 또한 천연두(또는 홍역) 치료에서 통상적으로 처방하는 찬 성질의 약 대신에 인삼을 사용하기도 했다.[67]

이처럼 인삼을 선호하는 경향은 환자들도 마찬가지였다. 인삼이나 녹용을 포함하지 않은 처방은 인정되지 못할 정도였다. 유만주는 '유행[時体]'이라는 용어를 사용하여 이러한 현상을 비판했다.

> 근래 의원들의 약은 반드시 인삼·녹용·육계·부자를 쓴다. 이것이야말로 유행을 따르는 의사이며 유행하는 약이다. 이것이 아니면 병자나 곁에서 보는 사람들이 모두 약으로 여기지를 않는다. 그러나 의학의 이치나 약의 이치가 일찍이 이와 같은 적이 있었던가? 인삼·녹용·육계·부자를 마땅히 사용해야 하는 병도 있지만 사용해서는 안 되는 병도 있는데, 하나같이 함부로 사용하니 어떻게 약이 될 수 있겠는가?[68]

이제 인삼을 포함한 유행 약물에 대한 선호는 의사뿐만 아니라 환자에게도 그대로 적용되었다. 그가 말했듯이 적절한 치료를 위해서는 적절한 약을 사용해야 하고, 상황에 따라 찬 성질을 가진 재료도 처방해야 한다. 그러나 의사가 아닌 유만주에게도 인삼 의존은 심각해 보였다.

온보학파가 유행했던 명나라 말의 의사들은 따뜻한 약물의 처방을 선호했고, 그 도입이 이러한 인삼 선호 경향에 영향을 준 부분도 있을 것이다. 그렇지만 무엇보다 보수적인 약품 사용의 결과가 가장 큰 이유라고 할 수 있다. 숙련된 의사와 치료를 받고자 하는 환자들은 강한 약을 주저하고, 치료가 실패하지 않도록 인삼과 녹용을 주로 사용하는 치료를 선호한 것은 아닐까? 실제로 유만주 역시 인삼의 '유행'을 비판하면서도, 반대로 인삼이 주재료인 보약에 큰 기대를 보이기도 했다.[69] 『죽석관유집』에 실린 이야기처럼 어쩌면 인삼이 아니면 어머니의 병을 치료할 수 없다고 생각한 김씨 성을 가진 효자의 모습은 조선 후기 의약 소비자의 일반적인 모습이었을 것이다.[70]

그러나 공급자인 의사나 수요자인 환자가 온건한 치료가 아닌 빠른 치료를 원하는 때도 있었다. 가령 의료시장에 새로 진출한 의사들은 효과가 빠른 약을 사용하여 자신의 재능을 보여주려 했으며,[71] 재력이 부족하거나 질병의 상태가 긴급한 환자인 경우에도 빠르게 치료받기 원하였다. 그러나 이런 치료에는 심각한 위험을 초래할 가능성도 있었기 때문에, 의료정보를 자주 접하고 많은 의사와 접촉하는 유만주 같은 사람들은 강한 약을 쓰는 의사들을 조심했다.[72]

18세기 조선, 특히 한양에는 많은 의사가 활동하고 있었다. 도시의 확장과 주민의 증가에 따라서 의료의 수요가 증가했으며, 역으로 의료시장의 확대는 의료활동에 참여하려는 의사를 증가시켜서 의사들 사이의 경쟁은 불가피했다. 대개 지역에 정착한 의사들은 나중에 등장하는 의사들에 비해 안전한 치료를 선호했을 것이며, 늦게 진출한 의사들은 빠른 치료를 통해서 자신의 입지를 갖춰야 했을 것이다. 18세기 후반 정종로(鄭宗魯)가 비판했던, 검증된 안전한 처방이 아닌 서슴없이 위험한 치료를 선택하는 의사가 바로 그들이었다.[73]

위급한 상황일지라도 잘못된 약물을 처방한 의사의 실수

는 환자의 생명과 직결되었다. 이익(李瀷)이 알고 지냈다는 명의는 "좋은 약이 사람을 살릴 수 없을 뿐만 아니라, 함부로 쓰는 약이어도 사람을 죽일 수 없다. 용렬한 의원들이 보잘것없는 방법으로 허실(虛實)을 잘못 진단하여, 인삼·부자로 열(熱)을 치료하고, 망초·대황으로 냉(冷)을 치료하는 것을 흔히 볼 수 있으나, 반드시 다 죽지 않는다."라고 말하였지만, 환자의 입장은 그렇지 않았다. 유만주는 어린 아들이 사망한 이유가, 의원이 처방한 대황, 석고, 월경수(月經水) 등의 찬 성질의 약 때문이라고 생각하였다.[74]

　　의원이나 환자들이 보약을 찾고, 그중에서도 인삼을 애용하게 된 이유는 분명하였다. 즉 인삼은 환자의 원기를 보호하여 기력을 증진시키며, 되도록 환자에게 큰 부작용을 주지 않았기 때문에 부작용의 두려움도 크지 않았다. 앞서 윤기의 "의원들이 병을 진찰하면 환자의 재력은 묻지 않고 툭하면 인삼을 쓰지 않으면 안 된다고 말하고, 환자의 집에서도 마음속으로 쉽게 여겨 반드시 쓰고자 한다."는 언급은 상투적인 표현이 아니었다.

　　그러나 인삼이 아무리 영약(靈藥)이더라도 증세에 맞게 투약하지 않으면, 그 해로움을 피할 수는 없었다. 문제는 치료의 효과가 인삼을 적절하게 사용하는가에 달려 있음에도 불구하고, 인삼을 올바르게 진단하고 투약하는 것이 아니라는 데에 있었다. 인삼을 쓰지 않으면 병을 모르는 무식한 의원이라는 평판을 받는 상황에서, 의원들은 소아의 천연두나 홍역처럼 열을 주의해야 할 때마저도 인삼을 함부로 사용하는 지경에 이르렀다.[75] 이익은 이러한 의료계의 현실에 대해 다음과 같이 말했다.

> 지금은 의술에 종사하는 자가 요사(夭死)하는 자를 구제하는 일에는 마음을 쓰지 아니하고 오로지 벌이하는 것만을 엿보아, 반드시 먼저 인삼·부자 따위의 대단히 더운 약으로 시험을 하며, 효험이 나지 아니하면 다시 망초·대황 같은 극히 찬 물건을 집어넣어서, 그 사람이 살아나면 자기의 능력을 과시하고 죽더라도 그것을 죄로 여기지 않으며, 운명이란 어찌할 도리가 없다고 말하여 이로써 함부로 사람 목숨만을 해치니, 약이(藥餌)가 사람을 살리는 일은 적고 사람을 죽이는 일이 오히려 많다.[76]

결론적으로 인삼의 인기는 18세기 이후 급속히 성장한 의료인 간의 경쟁 속에서 안전한 치료를 선호하는 병자들과 안정적인 경영을 추구하는 의사들의 요구가 맞닿은 접점이었다. 즉 인삼을 투여했다가 효과가 없으면 대황을 투여하는 상황은 진단을 적절하게 하지 못하는 의원이 자초하는 잘못된 치료라고 할 수 있다. 따라서 환자들로서는 그나마 안전함을 위해 인삼을 찾을 수밖에 없었다. 그리고 이렇게 인삼이 널리 유통될 수 있었던 가장 큰 이유는 상업 물품으로서 인삼의 거래가 활발해지고, 그에 앞서 인삼을 재배하는 기술이 보급되었기 때문이었다. 이처럼 조선 후기 인삼의 유행은 환자와 의사의 선택에 좌우되었지만, 그 역사적 배경에는 의약의 상업화와 인삼 재배

기술의 등장도 큰 역할을 하고 있었다.

나가며

인체와 질병에 대한 인식이 변화하면 치료의 방식도 달라지게 마련이다. 전근대사회에 서양의 의학이 들어오면서 그와 같은 변화 양상은 현저했으며, 그 이후로 과학적 합리주의에 근거한 서구의학이 지배하며 지금은 의학의 대표로서 우월한 지위를 차지하고 있다. 치료의 방식이 결국 삶의 형태를 규정한다는 질병과 치료의 문화적 맥락에서, 현재 한국인의 삶의 모습 역시 합리주의에 따른 서양화가 대세를 이루었다. 그러면서 동시에 전근대 의학과 사회에 대한 인상은 정체로 이해되었고, 의학의 분야에서도 이와 같은 선입견은 더욱 공고했다.

그러나 변화가 두드러지지 않는 것처럼 보이는 전근대의 의학에서도 다양한 시도와 함께 변화하는 주도적 흐름이 존재하였다. 약에 대한 사람들의 인식, 즉 만병통치약에서 보약으로의 전환에서 드러나는 질병과 치료에 대한 달라진 대처 양상이 있었다. 조선 초기 의학 지식의 보급이 부족한 상황에서 사람들은 이른바 만병통치약에 관심을 두면서 질병에 대처하였다. 그러나 양생론이 점차 보급되는 동시에 조선 내에서 의학이 발전되고 의원들이 육성되면서 차츰 변화의 모습이 나타났다. 질병에 대응한 치료와 함께 건강을 유지하고 미세한 변화를 읽어내어 미연에 치료하려는 경향이 부상하였다. 조선 후기에는 인삼으로 대표되는 보약이 널리 성행한 것이다.

물론 이러한 의약 사용의 변화는 사회의 상층계층에 주로 한정되었다. 애초부터 의약을 이용할 수 있는 계층은 극소수일 수밖에 없었기 때문이다. 조선 후기 보약이 유행했어도, 약을 접하기 어려웠던 계층에서는 여전히 만병통치약의 신화가 존재하였다. 그래서 보약에서 추구한 온건하면서도 부작용이 적은 치료가 유행하였지만, 가급적 비용을 적게 들이면서도 빨리 병을 고치는 방법이 한편에서 이용되고 있었다.[77]

의료 접근 가능성에 따른 사회적 요인과 사상적, 문화적 이해에 기초해서 의학은 끊임없이 새로운 모습으로 등장하였고, 그러면서도 다양성에 기초한 의학의 여러 양상이 존재했다. 특히 건강 유지라는 개념으로서의 양생과 질병 치료로서의 의학이 결합하면서, 조선 후기 의학계는 보약 선호라는 경향성을 만들어냈으며 현재 한국 전통의학계의 한 특징으로 여전히 영향을 미치고 있다. 그러나 보약이라는 이름은 건강과 결부되어 긍정적 이미지를 쌓아갔지만, 그와 동시에 치료라고 하는 의학의 본질을 약화시키는 결과도 가져왔다. 즉 무분별한 보약의 등장은 의학의 본령이라고 할 진단과 치료에 전념하지 못하게 한 것이다. 또 만병통치약이건 인삼이건, 약에 대한 신념에도 불구하고 약을 중심에 놓는 분석적 의학이 등장하지 못함으로써, 전통 의약 문화는 많은 발전의 가능성을 놓쳐버렸다.

6

개항 이후 들어온 일본 매약의 영향

일본 매약의 수입과
근대 한국의 의약 광고의 형성

김영수

들어가며

현재 한국에서 흔히 접할 수 있는 박카스, 아로나민, 은단, 정로환 등의 의약품과 거의 유사한 상품이 일본에도 존재한다. 한국에서 판매하는 이러한 약품의 일부는 일본 제약회사에서 제조한 약을 수입한 것이다. 혹은 한국에서 일본의 것과 유사한 성분을 가진 제품으로 만든 것도 있다. 이와 같은 약품 제조의 유사성은 같은 동아시아 문화권 중에서도 한국과 중국보다는 한국과 일본에서 더욱 두드러진다. 이는 종종 한국과 일본의 지형, 기후의 유사성에 따른 질병 구조의 유사성으로 설명되기도 한다. 또한 문화적인 측면에서 상품의 소비 형태가 유사하다는 점도 언급된다. 일부 제품은 상품 디자인의 유사성 문제 때문에 표절 시비에 휩싸이기도 했지만, 이는 한국과 일본 사이에 공유되는 문화가 있음을 나타내는 지표이기도 하다. 한편 다른 문화권에서도 비슷한 약이 등장하고, 판로를 용이하게 형성할 수 있는 이유는 인류가 보편적으로 안고 있는 문제, 즉 질병 치료를 위한 해결책이 바로 약이기 때문이다.

구한말 조선은 개항을 통해 본격적인 근대경제체제에 들어가기 시작하면서 다양한 상품을 거래하였고, 이때 약품은 주요 수입품 중의 하나였다. 조선 정부는 전염병의 확산을 염려하여 급성전염병 대책을 세웠고, 그 과정에서 전염병 치료와 예방에 효능이 있는 약들을 본격적으로 수입하였다. 금계랍(퀴닌), 석탄산 등이 그것으로, 전통적인 약재에는 없는 효과를 보여주어 서양의약에 대한 신뢰도를 높여주었다. 이처럼 전염병 치료 및 예방을 위한 약품들이 수입되기도 했지만, 이와 동시에 개항 이후 조선에 거주하던 일본인들의 건강 유지를 위해 일반적인 질병 치료에 필요한 약품(일본의 매약)들의 수입도 증가하게 되었다.

같은 시기 조선의 약시장은 매약을 중심으로 확대되어가는 추세에 있었다. 일본 매약이 수입되던 시기에 조선에서도 대형 약방을 중심으로 새로운 형태의 매약이 등장하기 시작한 것이다. 이는 전염병의 유행이 빈번해지면서 한약의 치료 효능에 대한 기대감보다는 전염병 치료 등에 즉시 효과가 나타나는 근대 약에 대한 관심이 커진 결과였다.[1]

구한말 매약의 형태로 등장하여 질병 치료에 사용된 약의 종류와 효능을 보면, 당시 수입되던 일본 매약과 매우 흡사한 양상을 띠고 있음을 확인할 수 있다. 또한 매약을 홍보하기 위해 만든 광고를 비교해 보더라도 일본 매약의 광고와 유사성이 확인된다. 구한말의 약의 종류, 효능, 광고 등을 살펴보면 약의 제조와 소비는 일본의 그것과 관련성을 띠며 성장해가는 모습을 보인다.

특히 개항의 여파로 조선에 거주하는 일본인 인구가 증가하면서 일본에서 제조된 매약의 수입과 판매는 가시적으로 증가하는 추세를 보였다. 이러한 의약품들은 당시 일본에서 매약 점포를 운영하던 상회가 조선에 지점을 두거나, 아라이상회(新井商會) 및 아라이회생약방(新井回生藥房), 야마기시천우당약점(山岸天佑堂藥店) 등이 독점적으로 일본 매약을 취급·판매하면서 그 영향력을 확대했던 것이다.

그렇다면 근대 한국의 매약시장이 대형 약방의 등장, 신문 광고를 통한 홍보 등으로 확대되어가는 가운데 발견되는 일본의 그것과의 유사성은 어디에서 기인하는 것인가? 이 글에서는 그 유사성이 어디에서 기인하는 것인지를 살펴보기 위하여 동 시기 매약시장이 크게 성장하고 있던 일본에서 제정된 약에 관한 규칙을 검토해보고자 한다. 그 내용은 약의 제조와 판매에 대한 것으로 주로 매약을 재정의하고 규제하는 내용이었다. 기존에 판매되던 매약이 금지되고 새로운 매약이 등장하는 과정에서 매약 규제책은 강력히 실시되었던 것이다. 그 결과 근대화정책에 따른 시장 확대에 따라 규제를 통과한 매약은 신문 광고를 통해 판매가 촉진되었다.

이러한 매약은 개항장을 통해 조선에 유입되었는데, 러일 전쟁 이후에는 일본인의 수가 급격히 늘어나 일본 매약의 영향력이 급속도로 커지게 되었다. 이 시기는 한국의 매약시장이 활성화되고 확대되는 시기와 맞물려 있고, 동시에 근대적 신문의 발행을 기점으로 신문광고가 매약 홍보의 주요한 통로로 작용하던 때였다. 매약업의 성장 과정에서 신문광고를 통한 홍보, 그중에서도 어떠한 내용을 어떻게 담아낼 것인가의 문제는 매약산업이 확대되어가는 가운데 중요한 사안이었고, 이윤 창출에 직접적으로 영향을 끼치는 것이었다.

약에 관한 대표적인 연구는 홍현오의 『한국약업사』(1972)를 들 수 있다. 그리고 제약회사들의 사사(社史)를 통해 구한말의 약업의 상황과 상업화되는 약방의 모습을 확인할 수 있다.[2] 그러나 이들의 연구와 역사 정리는 대부분 한국이 식민지화된 이후의 내용을 구체적으로 담고 있다. 그리고 구한말 약업시장이 형성되기 시작할 때와 관련된 서술은 당시 약방을 운영하던 인물에 초점이 맞춰져 있다.[3]

기존의 연구는 조선시대부터 이어져 내려오는 한약 전통의 변화, 한약업자, 한약 취급의 변화 등에 주목하면서, 한의사나 한약업자 등이 전통적 매약을 어떻게 새로운 시대에 대응시키는지를 살펴보고 있다. 이에 비해 이 글은 한약, 혹은 한약과 양약을 혼합하여 제조한 '근대'를 표방하는 약[4]들이 근대적인 의약체제 속에 자리 잡고 소비되는 과정에서 일본에서 수입된 매약과 어떠한 관련성을 가지고 있는지를 매약의 소비 형식에 주목하여 고찰하려고 한다.

이 글에서는 먼저 19세기 중반 메이지 정부 성립 전후 일본의 매약시장의 상황과 규제의 모습을 매약의 상업화와 규제 책의 적용이라는 측면에서 다루도록 하겠다. 이것은 일본에서 매약의 기준이 마련된 이후 조선으로 유입되는 일본 매약의 홍보 형식이 조선의 매약시장의 광고 형식에 끼치는 영향과 관련이 있기 때문이다. 매약의 종류는 매우 다양하여 모든 매약을 살펴볼 수는 없으므로 대표적으로 두 가지 매약의 예를 통해 구한말 급속도로 매약의 상업화가 이루어지는 과정에서 법규를 대신하여 어떤 사회문화적 요소가 실제 사회에서 작동하는지를 살펴보도록 하겠다.

19세기 중반 일본 매약의 상업화와 규제

일본 매약시장의 형성

일본에서는 근세로 불리는 에도시기부터 매약 판매가 활발해진 것으로 알려져 있다. 매약 판매가 활성화될 수 있었던 주요한 이유는 에도시대에 화폐제도가 확립되면서, 행상의 형태가 아닌 점포를 마련하여 약재와 매약을 판매하기 시작하여 이전 시기보다 안정적인 판로를 확보하였기 때문이다.[5] 에도 시기에 약재와 매약을 판매하는 점포가 처음 등장한 것은 아니다. 1590년 오다와라(小田原)의 약종상 마스다(益田友嘉)가 안약오령향(眼藥五靈香)이라는 매약을 판매하기 위해 에도(현 도쿄)에 연 약점(藥店)[6]이 에도의 첫 약방[藥店]으로 알려져 있다.

이후 에도막부가 들어서면서 이 약방이 있던 에도 혼초(本町) 일대를 약종도매상의 거리로 지정하면서 에도에는 대표적인 약방거리가 형성되었다.[7] 또한 17세기 중엽에 108명의 약종상이 거주하며 약을 취급한 오사카의 도쇼마치(道修町)가 약의 취급과 생산의 중심지로 부상하였고, 현재도 다나베 미쓰비시(田邊三菱)제약, 시오노기(鹽野義)제약 등 일본 유수의 제약회사의 본사가 이곳에 자리 잡고 있어, 약의 거리로서의 명성을 이어오고 있다.

이와 더불어 에도시대는 상업과 출판문화가 같이 번성하면서 상점 안내기, 구매 안내기와 같은 상품 가이드북 형태의 책자들이 출판되어 상업을 더욱 촉진시켰다. 이러한 안내기류에서 소개하는 상품 중에 큰 비중을 차지하였던 것이 바로 약이었고, 약을 소개하는 것은 약을 취급하는 가게들을 소개하는 것으로 이루어졌다. 19세기 초에 발행된 『상인매물독안내(商人賣物獨案內)』(大阪之部, 1824)에는 오사카에서 매약을 취급하는 17곳의 도매상[問屋]을 포함하여 178개의 가게를 소개하고 있다.[8] 이들을 소개하는 과정에서 약방의 기본 정보와 이들이 취급하는 약에 대한 정보도 얻을 수 있는데, 대다수가 매약의 형태였다.

에도시대 매약은 시약(施藥)으로 배부되다가 점차 매약으로 변형된 경우, 각 가문[醫家]에 이어져 내려오는 비방이나 처방을 매약으로 만든 경우, 사원 및 약재를 취급하는 가게에서 매약을 만드는 경우, 행상에 의해 판매되는 경우 등이 있었다.[9]

이처럼 매약 제조의 주체와 판매처가 다양하다 보니 상업의 활성화에 따라 더욱 확대 양상을 보였다. 그러나 공식적으로 매약의 제조와 판매를 단속할 수 있는 막부 측의 규제책은 마련되어 있지 않았다. 다만 막부의 지원을 받아 약재를 취급하는 약종상들이 구미(組)나 나카마(仲間)를 조직하여 약의 품질을 유지하고, 약의 제조와 유통을 통제하는 방법을 취하여 일정 정도 매약의 제조와 판매 질서가 유지되기는 하였다. 그러나 각 번(藩)마다 매약을 규제하는 형태가 달랐기 때문에 중앙에서 전국의 매약시장을 통제하는 것은 거의 불가능했다.[10] 이러한 특징은 공적 규제를 어렵게 만드는 요인으로 작용했다. 1874년에 제정된 의제에서 처음으로 의사의 역할이 명확하게 제시되었는데, 그 과정에서 의사는 약을 판매할 수 없다는 조항이 마련되었다. 그때까지 약종상과 의사의 역할은 혼재되어 있었기 때문에, 약의 제조 및 판매를 규제하는 것이 쉽지 않았음을 확인할 수 있다.

메이지 정부의 의약품 단속

에도시대에 시중에서 구매할 수 있던 매약은 다양한 층위가 존재했고, 효과가 있는 것도 있었지만 이름뿐인 약들도 다수 존재했다. 에도 말기로 갈수록 매약은 더 다양한 형태로 등장했고, 이에 대한 단속이 절실해졌다. 에도막부를 타도하고 등장한 메이지 정부가 표방했던 것은 근대 국가였고, 국가가 구성원의 건강을 책임지는 것을 표방하였기 때문에 그 일환으로 곧바로 의약품 단속을 실시하였다. 의약품 단속은 다른 의료 및 위생문제와 관련한 규칙보다 우선적으로 실시되었다. 그 이유는 기존의 한방, 난방(蘭方)을 활용한 매약이 성행하고 있었던 데다가, 개항 이후 서양 약품들의 수입도 점차 증가하고 있었기 때문이다. 에도시대에 실시되던 의약품 제조 및 판매질서 단속과는 다른 정부 주도의 의약품 관련 규칙을 시급히 확립할 필요성이 대두되었다.

의약품의 단속은 매약 단속에서부터 시작되었다. 이는 매약이 일정한 규칙에 적용받지 않고, 제조 및 판매가 용이하여 대중에게 빨리 확산될 수 있었기 때문이다. 매약 단속은 대학동교(大學東校, 현재의 도쿄대학 의학부)가 담당하였고, 1870년 12월 「매약취체규칙(賣藥取締規則)」을 포달하는 것으로부터 시작하였다.[11] 이 규칙이 반포되면서 기존에 다수 판매되던 매약 즉, 가문에서 전해 내려오는 비전(祕傳), 비방(祕方)을 내세운 매약의 제조와 판매는 일체 금지되었다.[12] 또한 칙허(勅許), 어면(御免) 등의 문자를 넣어 과대하게 해당 매약의 권위를 내세우며 효능을 과시하는 것 역시 금지되었다. 또한 1873년에는 대학동교의 독일인 교사에게 약품취체에 필요한 조항을 자문하고, 약업자의 자격을 단속하기 위해 「약제취조방법(藥劑取調ノ方法)」을 반포하였다.[13] 즉, 메이지 정부는 우선적으로 사적 공인에 근거한 약 제조 금지, 무허가 공인 단속 등의 기준을 마련하여 무분별하게 시장에 확산되고 있던 매약을 통제하기 시작했다.

그 이후 1874년 의제를 제정하여 의료위생행정 전반에 대한 재구축을 꾀하는 과정에서 의학교육제도의 정비와 함께 의약품에 대한 단속을 우선적으로 실시하였다. 의제의 총 76개의 조항 중에 실제로 9개의 조항만이 실시되었는데, 실시 조항 중 제71조부터 제74조에 매약 및 매약업자의 단속과 매약 검사, 판매에 관한 규정이 포함되어 있었던 것으로 보아 메이지 정부가 매약 단속을 시급한 사안으로 취급하고 있었음을 짐작할 수 있다.[14]

메이지 정부는 공인되지 않은 매약의 제조와 판매를 금지시키고 나서 근대 약에 대한 기준을 마련하기 시작하였다. 정부가 처음으로 제정한 규칙은 1876년에 반포한「제약면허수속(製藥免許手續)」으로, 제약 허가를 얻은 자는 관허(官許)라고 표시하고, 상표에 약품 및 제조원의 주소 및 씨명을 붙여 판매해야 했다. 일본어로 된 매약명을 기본으로 하였으며, 외국어 표기의 매약인 경우, 가나를 병기하도록 하였다.[15] 1870년대 중반에 근대 일본의 매약의 기준이 새롭게 정해지면서 기존의 무분별한 매약은 정리되었고, 새로운 기준에 부합하는 매약은 정부로부터 공신력을 획득하였다.

이듬해인 1877년에 메이지 정부는「매약규칙(賣藥規則)」을 제정하여 매약영업자에 대한 면허감찰, 행상에 대한 행상감찰, 매약영업자에 대한 면허 기간의 설정, 독극약의 불허, 세금 및 수수료 등에 관한 항목을 설정하여 매약에 관한 체계적인 규제를 가하였다. 이는 근대 일본의 최초의 매약단속규칙으로 평가된다.[16] 이 규칙은 1914년「매약법(賣藥法)」이 제정될 때까지 매약에 관련된 기준을 제공하였다. 1880년대까지「제약면 허수속」(1882),「약포 및 약종상 취체규칙(藥鋪竝藥種商取締規則)」 (1883) 등 관련 규정이 정비되면서 매약의 단속과 면허 및 허가 제의 실시는 순차적으로 적용되어갔다.[17]

1889년에는「약품영업 및 약품취체규칙(藥品營業竝藥品取 締規則)」이 제정되었는데, 이 규칙은 제약품들이 갖추어야 할 필수 기재사항 등의 형식적인 측면을 규정한 것이었다. 약품 용기나 포장지에 가나나 한자로 약품명 기재, 외국어의 병기, 제조자의 주소 및 이름, 수입 약인 경우에는 취급점의 주소, 씨 명 등을 표기하도록 규정하여 이후 판매되는 약품들은 이 규칙 에 적용받아 형식적인 통일성을 갖추게 되었다.[18]

이와 같이 1870년대부터 1880년대를 거치면서 일본에서 매약을 포함한 약품 전반에 대한 법적 규제가 마련되면서 동 규칙이 적용된 매약이 제조·판매되기 시작하였고, 조선의 개 항 이후 일본 약업자들이 건너오면서 이 약품들을 한반도에서 판매하기 시작했던 것이다.

한국에 수입된 일본 매약과 그 특징

수입 매약의 규제와 종류

개항기부터 1910년을 전후한 시기에 다양한 일본의 약품 들이 한국으로 들어왔다. 이 글에서는 1883년 개항하여 1894년

청일전쟁, 그리고 1905년 러일전쟁을 겪으면서 조선의 제2의 무역항으로 약진한 인천에서 발행된『조선신문』[19]의 광고를 중심으로 일본에서 수입된 매약의 종류를 알아보고, 이들이 공통적으로 갖는 특징을 매약에 관련된 규칙의 적용이라는 측면에서 고찰해보고자 한다.『조선신문』은 인천에서 발행된 민간 경제지이기는 하나, 같은 시기 수도에서 발행된 민족신문인『독립신문』,『황성신문』등에『조선신문』의 기사 전문이나 축약본이 번역되어 게재되기도 하는 등 경제지 이상의 역할을 담당하기도 하여 지역신문 이상의 파급력을 가지고 있었다.[20]『조선신문』은 그 전신인『조선신보』를 포함하여 동 시기 발행된 신문 가운데 대부분의 호수가 남아 있어, 신문에 게재된 약 광고를 연속적으로 확인할 수 있는 신문자료라고 할 수 있다.

인천의 경우 러일전쟁 이후 인천에 정주하는 일본인 인구가 급증하였는데, 이에 따라 일본 의약품의 수요 및 일본인 약업자의 수 역시 급격히 늘어났다. 1908년에는 인천 지역에서 매약업을 주도하던 기타지마(北島)를 조장(組長)으로 하는 인천 약업조합이 결성되기도 하였다.[21] 러일전쟁은 재조일본인 인구가 증가하는 계기가 되었을 뿐만 아니라, 조선에서 약업에 종사하는 일본인 약업자의 증가에도 큰 영향을 끼쳤다.[22] 이러한 변화는 약과 병원 광고가 빈번히 등장하는 신문광고에서도 확인할 수 있다.

개항기 이후부터 20세기 초를 기점으로 일본에서 생산된 약은 본격적으로 조선에 들어왔다. 조선에 진출하고자 한 일본인 약업자들은 일본 매약을 조선으로 수입하기 위하여 일본 정부에 약업허가에 대한 청원을 냈다. 1880년대 중반 그들은 조선에서는 약을 제조할 수 없었고, 일본에서 마련된 규칙에 의거하여 일본에서 약을 들여와 판매하는 것만이 허가되었기 때문이다.[23] 이러한 규제는 약성분 배합의 문제, 제조위생의 문제 등 약과 관련된 문제가 발생할 여러 가능성을 배제하기 위함이었으며, 환언하면 이러한 제재는 조선으로 수출되는 약에 대해서도 일본과 동일한 법령을 적용하였음을 의미하는 것이었다.

조선에서 활동한 일본인 약종상들은 일본에서 제정된 법령과 규칙의 제한을 받았으며, 조선총독부는 메이지 정부의 「약사규칙」을 조선에도 적용시키는 동시에 수입 매약에 대한 단속을 시행하였다. 그것은 정가 표시에 대한 조항이었다. 이 조항은 일본에서는 의무사항이 아니었으나, 조선에서는 매약 허가의 중요한 조건으로 작용하였다. 매약을 수입하려고 하는 자는 경찰서에 허가서를 제출해야 했고, 매약의 성분이나 제조자, 판매처 등 기본적인 정보에 더하여 정가도 표기해야만 했다. 정가 표시는 약값과 원재료 가격의 관계를 면밀하게 보여주는 지표로 작용하여, 내규에 적합하지 않으면 '부적절'이라는 평가를 받아 수입 허가를 거부당하기도 하였다. 즉, 매약 허가를 내줄 때 정가 표시를 의무화한 것은 당국이 매약을 단속할 수 있는 큰 권력으로 작용하였다. 매약업자들의 입장에서는 다른 행정적인 절차보다 정가 표시를 근거로 매약의 수입 허가를 받지 못하는 것이 매약 판매의 큰 걸림돌로 작용했다.

그러나 조선에 진출하려고 당국에 허가서를 제출한 업자들의 대부분은 도매상이었고, 한 도매상이 '매약수입허가신청서'를 작성하여 무사히 통과하면 다른 도매상이 이를 그대로 베껴 쓰는 형태로 신청서를 작성했기 때문에 점차 정가 표시에 대한 불만을 토로하는 자들은 감소하였지만, 조선에 진출한 일본인 약업자 사이에서는 이 단속이 그들의 판로 확장을 저지할 수 있을 정도의 엄격한 잣대로 평가되었다.[24] 이와 같은 규제 때문에 본격적으로 신약을 조제, 처방하는 것은 제1차 세계대전 이후에나 가능했다.[25]

　　일본인 약업자들에게도 조선에서의 매약의 판매와 판로 확장은 쉽지 않은 작업이었다. 그렇다면 이러한 절차를 거쳐 일본에서 조선으로 수입된 약들은 어떠한 것들이 있었을까? 수입된 약을 살펴보면 대부분 매약이었고, 특약점을 통해 판매되는 형태를 띠었다. 대부분의 약들의 특약점은 아라이상회 및 아라이회생약방이었다.[26] 『조선신문』에 등장하는 주요한 일본 매약은 조선의 한의학적 전통 속에서 제조된 매약과 마찬가지로 환(丸), 산(散), 단(丹)의 형태를 띤 것으로, 형태상 조선의 그것과 크게 다르지 않았고, 그 종류는 다음과 같았다. 1910년도를 전후한 시기에 신문에 등장하는 수입 매약은 건뇌환(健腦丸), 독소환(毒掃丸), 태전위산(太田胃散), 크리모라(クリモラ), 청쾌환(淸快丸), 미창환(黴瘡丸), 인단(仁丹), 중장탕(中將湯), 유경환(流徑丸), 모생액(毛生液), 크로다인(コロダイン), 목약일점수(目藥一点水), 심장환(心臟丸), 차아린(次亞燐), 육신환(六神丸), 지노약(ぢの

藥), 실모산(實母散), 위활(胃活), 제무(ゼム), 임병환(淋病丸), 자궁환(子宮丸), 페인키라(ペインキラー) 등이었다.[27]

각 매약의 이름을 보면, 대다수의 매약들은 신체의 특정부위와 기관, 해당 약을 필요로 하는 주체를 상품명에 기재하여 약의 효능을 쉽게 확인할 수 있게 하였다. 단, 가타카나 표기로 된 약 중에는 제무(ゼム)와 같이 약의 효능을 전혀 예상할 수 없는 것도 포함된 것도 있어, 매약의 이름을 통해 약의 효능이 파악되는 것과 그렇지 않은 것이 혼재되어 광고에 나타나고 있음을 볼 수 있다. 당시에는 신문, 잡지, 혹은 점포의 가두광고 등의 수단이 아니면 약을 홍보할 수 없었기 때문에, 약 광고에는 약의 정보를 자세하게 설명할 수밖에 없었다. 따라서 어떠한 경우에도 약의 효능과 복용법, 그리고 제조원, 판매원의 정보는 기재하고 있다. 이는 1889년 일본에서 제정된「약품영업 및 약품취체규칙」에서 규정한 필수 기재항목에 해당하는 것이다. 『조선신문』에 등장하는 매약 광고를 보면 크게 여성질환, 매독, 위장기능장애, 자양강장제, 진통제, 안약 등이 중점적으로 수입된 것으로 파악할 수 있다. 이 중에서 특징적인 매약 상품의 소개 및 판매, 용법 등 광고의 형식 측면에 중점을 두면서 매약 광고에 대해 살펴보도록 하자.

수입 매약의 정보 제공 형태의 특징

수입 매약 중에 대별되는 두 가지의 예를 제시하고자 한다. 하나는 새롭게 주목받기 시작한 질병에 대한 매약이고 다른 하나는 전통적인 질병에 대한 매약이다. 전자는 새롭게 중요한 질병으로 인식되기 시작한 머리, 뇌에 관한 치료제, 일반적으로 두통약이라고 불렸던 건뇌환(健腦丸)이고, 후자는 전통적으로 사회의 골칫거리로 취급되던 매독 치료제인 독소환(毒掃丸), 독멸(毒滅)이다.

첫 번째 수입 매약의 사례는 건뇌환이다. 건뇌환은 상품명을 통해 뇌, 머리의 증상에 대한 치료약이라고 추측해볼 수 있다. 그러나 동시에 상품명 그대로 해석해보면, '건강한 뇌'를 만들기 위한 치료는 여러 가지라서 어떤 증상에 작용하는 약인지는 쉽게 파악할 수 없다.

1906년 『조선신보』[28]에 등장하는 건뇌환의 광고는 머리카락이 없는 사람의 옆얼굴에 건뇌환이라는 글자가 새겨져 있는 등록상표를 광고의 정중앙에 배치하고, 효능을 자세히 기록한다. '뇌병의 신약'이며, 신경을 안정시켜주고, 피가 몰리는 증상[逆上]을 완화해준다고 쓰여 있다. 뇌출혈, 신경통, 두통, 뇌막염, 안면신경통, 히스테리, 이명, 전간, 불면증, 중풍, 뇌졸중 등 각종 머리와 뇌, 피의 순환과 관련된 대부분의 증상을 열거하고 있어, 얼굴과 머리에 나타나는 대부분의 증상에 효능이 있음을 나타내고 있다. 이는 소비자에게 뇌와 머리에 관련된 문제를 가지고 있으면 이 약을 사용해보면 효과를 얻을 것이라는 의미로 다가갈 수 있다. 그 이외에 약의 효능과 함께 이 약품을 제조한 일본의 상점명과 약값이 기재되어 있다.[29]

『조선신보』에 등장한 건뇌환의 광고와 일본에서의 광고

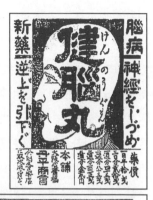

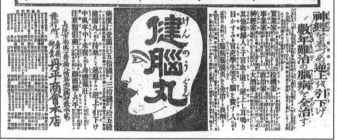

건뇌환 광고, 『조선신보』, 1906.10.11(위)
건뇌환 광고, 『아사히신문』, 1901.11.2(아래)

형식은 동일하나, 내용에는 약간의 차이가 있다. 「매약규칙」에 정해진 것과 같이 광고의 형식, 즉 상표와 약값, 제조원, 그리고 판매원의 정보 등은 공통적인 부분이다. 다만 일본에서 발행된 신문에 등장하는 건뇌환의 광고에는 신경을 완화시켜 '수년간 치료하기 힘들었던 뇌병을 완전히 치료한다'는 것으로 그 효능을 알리고 있다.[30] 또한 특기할 점은 건뇌환이 필요한 소비자층까지 특정하고 있다는 점이다. 메이지 후기, 즉 1900년대를 전후한 시기에 일본의 근대화에 진력하던 사람들 사이에 피로감이 쌓이고, 이에 지식계층들 사이에 두통, 뇌병, 신경증, 신경쇠약 등이 유행하였다. 이에 건뇌환의 광고에는 사업가, 애주가, 신경가(神經家), 여성 이외에도 '관리(官吏) 및 학생'을 포함시켜 뇌를 소비하는 모든 사람들에게 최적의 약이라는 문구를 추가하였다.[31] 이는 약의 효능과 정보뿐만 아니라 약을 필요로 하는 소비자층을 특정하는 형태였다. 메이지 정부가 추구하던 문명화와 근대화 정책으로 인해 피로한 사람들을 대상으로 더 많은 소비자에게 접근하려는 것으로, 당시 일본의 시대상을 반영하고 이를 강조하는 형태로 소비자를 확대시켜갔음을 보여준다. 그 결과 건뇌환은 메이지 10대 히트 매약 중의 하나가 되었다.

1920년대가 되면 이와 같이 약의 소비자층을 특정하고, 시대상을 반영하는 광고가 『조선신문』에도 등장하게 된다.[32] 건뇌환은 이제 신약이 아닌 양약(良藥)으로 표기되었고, 광고에는 약에 대한 기본적인 정보 이외에, 공부가 안 되거나, 일이 손에 안 잡히거나, 사색이 끊이질 않고 금방 번민하는 자 등 약을 필요로 하는 대상을 특정하여 기재하였다. 이외에 뇌충혈,[33] 신경통, 두통, 뇌막염, 뇌빈혈, 이명, 역상증(逆上症), 졸중, 중풍, 변비, 건망증, 어지러움증 등에 주요한 효능이 있음과 변통(便通)을 좋게 하고 중풍졸중을 예방하는 효과가 있다는 특징도 같이 실었다. 조선에서도 약의 소비 대상을 두통이나 특정 증상을 앓고 있는 사람들, 즉 병자 혹은 환자로 한정한 것이 아니라, 공부나 일을 제대로 수행하지 못한다고 '느끼는 자', 사색 및 번민을 하는 자 등으로 확대시켜갔음을 확인할 수 있다. 또한 광고의 형식과 문구도 일본의 것을 그대로 답습하고 있음을 확인할 수 있다.

두 번째 수입 매약의 사례로 매독약을 들 수 있다. 신문에는 매독약이 '독(毒)'을 없애주는[掃, 滅] 약으로 등장했다. 신문에 빈번히 등장하는 매독약에는 독소환, 독멸 등이 있었고, 광고에서 얻을 수 있는 정보는 다음과 같다.

먼저 독소환의 제조판매원은 야마자키 데이코쿠도(山崎帝國堂)이고, 제독(諸毒)을 빼내는 데에 효과가 있다는 점을 크게 알렸다. 매독, 태독 또는 역상(逆上, のぼせ), 두통, 손발이 붓는 증상으로 곤란한 사람이라면 하루빨리 사용하도록 권하고 있다. 또한 경증이라면 2주일간, 중증이라면 한 달간 복용하면 완전히 낫는다는 문구를 넣어 대략적인 약의 복용 기간을 알려주고 있다.

독멸의 경우에는 모리시타 히로시 약방(森下博藥房, 전 森下南陽堂)에서 발매한 것으로, 독일의 철의 재상으로 불리던 비스

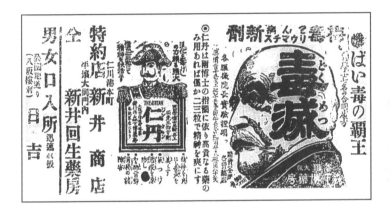

독멸(毒滅) 광고, 『조선신보』, 1906.11.8.

마르크의 이미지를 광고의 전면에 등장시켜 이 약은 서양의 근대 의학 지식을 이용하여 제조된 것이라는 내용과, 약을 사용했을 때 얻을 수 있는 효능을 시각적으로 강조하고 있다. 동시에 매독의 패왕(霸王), 매독, 임병(淋病), 류마티스의 신제(新劑)라는 표제들을 삽입하여 이 특효약이 매독을 깨끗이 치료할 수 있다는 점을 강조하고 있다. 단순히 이미지를 통한 효능의 부각뿐만이 아니라 의학사 7명이 합동으로 처방하고, 공립 구미원장(驅黴院長)이 실험하고 설명한 것으로, 약에 권위를 부여하고 있다.

실제 독멸의 주요 성분은 살사근(Sarsa parilla)으로, 식물 뿌리 엑기스 성분이었다. 이는 관절통증, 피부가려움증, 박테리아를 없애는 데 사용되는 약초로, 박테리아를 없애는 효능이 있기 때문에 매독에도 어느 정도 효과를 보였을 것이다. 다만 전통적으로 사용되는 약재가 주성분이었음에도 광고에 비스마르크를 차용함으로써 당시 서양의학, 독일 의학의 권위를 그대로 가져와 소비자들에게 양약, 근대 약이라는 이미지를 강력하게 심어주었다. 동시에 '실험', '증명' 등 근대 의학 및 과학의 기법을 도입하여 약의 효과를 증대시키는 방식을 취했다. 이처럼 근대적 이미지를 강조하기는 하였지만, 전통사회에서 매독을 지칭하던 히에(ひゑ), 시쓰(しつ) 등의 용어를 광고문구에 삽입하여 친숙함을 더하기도 하였다. 매독은 이미 많은 사람들이 알고 있었던 질병이었기 때문에, 증상에 대한 자세한 설명보다는 얼마간 복용해야만 하는지에 대한 정보를 구체적으로 제공하고 있다.

독소환, 독멸 등 생약을 사용한 매독약은 페니실린이 나올 때까지 꾸준한 인기를 누렸다.[34] 1920년대에 등장하는 매독약 광고에는 매독, 태독, 린독, 남녀요도염, 냉증(ひゑ), 피부독이 검게 올라오는 것 등에 잘 듣고, 순환이 안 좋은 체내의 각종 독을 빼내주어 육체를 정화하고, 정신을 미화한다는 내용 등으로 약의 효능을 설명한다. 또한 고민하지 말고 한번 사용해보면 놀랄만한 효과가 있다고 하면서 약의 사용을 부추긴다. 약이 매독, 태독 등 각종 독에 효과가 있다고 설명하고 있지만, 광고의 맨 마지막에는 '동양 제일의 정평이 나 있는 매독약'이라는 수식어를 덧붙이고 있어, 여전히 매독약으로 사용되고 있음을 확인할 수 있다.[35]

일본에서 수입된 약들은 일반적으로 조선에 거주하는 일본인을 위한 것이었다고 하지만, 매독약은 식민지 조선 사회에서도 꾸준히 판매되는 스테디셀러가 되었다. 독소환 광고는 『동아일보』에도 실렸다.[36] 광고의 형식은 약의 효능과 그에 대한 설명, 약값, 제조원, 등록상표 혹은 매약을 대표하는 이미지로 구성되어 있어, 『조선신문』에 실린 그것과 크게 다르지 않다. 다만, 『조선신문』과 달리 『동아일보』 광고문구에서는 매독이라는 용어 대신 화류병이라는 용어를 사용하고, 『조선신문』과 다른 이미지 캐릭터를 등장시키고, 구매 가능한 약 분량을 다르게 제시하는 점 등에서 차이점이 보이기도 한다.[37] 이렇게 광고의 문구와 이미지 등은 시기에 따라 변화되는 모습을

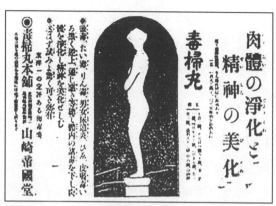

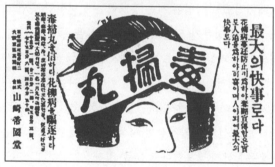

독소환 광고, 『조선신문』, 1924.3.15(위)
독소환 광고, 『동아일보』, 1922.11.22(아래)

보이지만, 20세기 초 신문광고에서 소비자에게 제공하는 정보의 형식은 공통적이었음을 확인할 수 있다.

이처럼 광고의 정보 제공 형식은 일치된 형태로 나타나게 되는데, 그중에서 소비자의 입장에서 중요한 정보는 제조원, 판매처 등보다도 처음 접하는 매약의 효능이 무엇인지였다. 즉 매약의 효능을 제대로 확인하는 것이 매약 선택의 가장 큰 요건으로 작용하였다. 위의 광고 내용에서도 확인하였듯이, 각 매약은 효능을 설명하는 데에 지면의 대부분을 할애하고, 효과적으로 효능을 드러내는 데 주력하고 있다. 이렇게 매약의 효과가 대대적으로 설명된 것은 홍보라는 전략적인 측면도 있었지만, 메이지 정부가 일반의약과 차별성을 두기 위하여 매약을 정의하는 과정에서 '효능'을 제시할 것을 강조했기 때문이었다.[38] 즉, 매약을 제조, 판매하기 위해서 다른 정보를 제시하는 것보다도 효능을 제시하는 것이 가장 중요했고, 이러한 규제 형태는 조선의 매약시장이 형성되는 가운데 매약의 홍보와 판매에 유효하게 작용했다고 볼 수 있다.

한국에서 생산된 근대적 매약과 그 특징

개항 이후 조선에 양약이 수입되고 이것은 한약을 보완 및 대체할 수 있는 약으로 기대되었다. 제중원에서 말라리아 치료제인 금계랍을 사용하여 그 효능이 널리 입증되면서, 지금까지 소비해온 약과는 다른 근대 약에 대한 수요는 증가하게 되었다. 반면에 기존 한약의 치료 효과에 대한 기대감은 거의 없는 상태였다.[39] 그러한 과정에서 등장한 것이 바로 매약이다.

매약은 19세기 말부터 한약과 양약을 혼합하여 제조, 판매되었다. 대표적 매약으로 1897년 민병호가 만들어 판매한 인소환(引蘇丸)을 들 수 있다. 이 매약은 소화기 계열에 듣는 약으로, 당시 제중원에서 사용하기 시작한 알코올과 클로로포름 등 서양의 약물과 한약재를 혼합하여 만든 환약이었다.[40]

이후 이경봉이 운영하던 제생당대약방(濟生堂大藥房)에서 판매한 청심보명단이 크게 히트를 쳤고, 이응선은 화평당약방(和平堂藥房)을 운영하며 일본 매약업자들과 경쟁관계를 형성하였다. 이응선이 내놓은 약은 팔보단(八寶丹), 자양환(滋養丸), 태양조경환(胎養調經丸), 회생수(回生水), 소생단(蘇生丹), 하리산(下痢散), 급체쾌통산(急滯快通散) 등 40여 종의 가정상비매약이었다.[41]

제생당대약방, 화평당약방 등의 대형 약방들이 생겼다는 것은 조선의 매약시장이 점차 성장했고, 그만큼 매약에 대한 수요도 증가했다는 사실을 반증한다.[42] 이러한 경향은 개항기 이후 일본에 의해 식민지화가 될 때까지 지속되면서 의약품시장은 확대일로를 걸었다. 이러한 경향성은 근대국민국가의 역할로 국민의 건강이 강조되고, 이를 유지하기 위한 의료혜택의 확대가 중요해지고, 개개인들 역시 건강에 대한 관심과 통제가 증가했던 데에 기인한다. 그러나 이에 상응하는 의료환경 조성

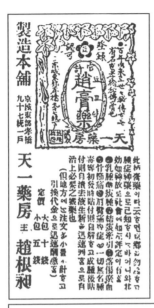

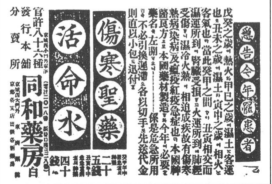

조고약 광고, 『매일신보』, 1913.12.17(위)

활명수 광고, 『매일신보』, 1941.1.29(아래)

이 재빨리 마련되지 못하는 상황이 지속되었다. 그러한 가운데 한의사, 한약업자, 약종상 등이 제조, 판매하는 매약은 큰 인기를 끌 수밖에 없었다.

20세기를 전후하여 조선에서 제조, 판매된 매약의 종류는 당시 일본에서 수입되던 매약과 크게 다르지 않다.[43] 조선에 수입된 일본 매약의 대부분이 당시 일본에서도 인기리에 소비되던 매약이었던 탓에 매약의 판매와 유통에서 조선과 일본 사이의 시간차가 거의 발생하지 않았다는 특징이 있다. 단, 조선의 경우 소화기질환을 제외한 매독, 안질환과 같은 특정 질병을 치료하는 약보다는 자양강장제류가 다수를 차지하고 있었다. 조선에서도 신문이 발행되면서 매약 광고가 신문에 실리게 되는데, 조선의 매약 광고도 점차 일본의 매약 광고와 같은 형태를 띠어 가는 것을 확인할 수 있다. 유명한 매약인 조고약(趙膏藥), 활명수(活命水) 등도 제품명, 약효, 특징, 약값, 제조원, 판매원을 표기하는 형식으로 광고를 꾸렸다.[44] 즉, 수입 매약의 광고에서 보이는 형식적인 측면의 공통성이 발견되는 것이다.

당시 조선에서도 매약과 관련된 규칙이 반포되지 않은 것은 아니다. 대한제국 수립 이후 행정 각 분야와 관련된 규칙이 마련되고 반포되는 과정을 거쳤다. 대한제국 정부는 1900년에 「의사규칙」, 「약제사규칙」, 「약종상규칙」[45]을 제정하고, 「의약조사」, 「칙시의약」, 「의약시재」 등을 순차적으로 반포하여 국가 및 정부가 약품 판매를 인허하는 형태로 의약시장을 정리하기는 했다.[46] 그러나 개항 이후 부산, 인천 등 주요 무역항을 중심으로 일본의 매약이 수입되어 그 영향이 커지고, 조선에서도 각종 매약이 제조, 판매되어 매약시장이 확대되는 상황에서 이를 관리할 수 있는 적절한 법적 규제가 시행되었다고 보기는 어렵다. 일본 정부는 대한제국 정부가 제정한 규칙에 대하여 일본의 「의사면허규칙」 및 「약품영업 및 약품취급규칙」에서 일부를 발췌하여 번역한 것에 지나지 않는다고 비판적으로 평가하면서, 일본인 매약상은 조약상 대한제국의 규칙을 따를 의무는 없다고 하였다.[47] 즉, 대한제국이 근대적인 법령을 실시하여 일본인 약업자 단속을 강화하는 등의 정책을 펼치려고는 했으나, 실효성을 갖기는 어려운 상황이 지속되었다. 동시에 한국의 매약은 기존의 한약업자들이 성장하기 위한 방법으로 채택한 것으로 제조 및 판매시장을 확장해가는 쪽에 초점이 맞추어져 있었는데, 정부의 정책은 한약이나 약종상을 단속하는 규칙에 머물고 있어 효과적인 실시가 어려웠던 것이다.

통감부시대에 접어들면서 약업 관련 법령을 정비하기 위하여 다양한 노력을 기울이지만, 실제로 법령을 마련하는 데까지는 미치지 못했다. 관련 법령이 마련된 것은 1912년에 들어서였다. 조선총독부는 「약품급약품영업취체령」과 「약품급약품영업취체시행규칙」을 통해 매약과 매약업자 관리를 위해 다음과 같은 규정을 두는 것으로 관련 규칙을 적용해갔다고 볼 수 있다. 우선 매약업자를 매약을 조제, 이입 또는 수입하여 판매하는 자로 규정하고, 경찰관서의 허가를 받아 매약업을 할 수 있도록 했다. 또한 매약업자는 제조하려는 매약의 이름, 원료,

분량, 제조 방법, 용법, 복용량, 효능, 정가를 쓴 서면과 매약 견본을 첨부하여야만 하였다.[48]

이로써 일본에서 1870-1880년대에 정비된 「약품 및 약품 영업취체규칙」에 해당하는 규칙이 식민지 조선에도 마련되어, 이 규칙에 따라 매약과 약업자에 대한 본격적인 규제가 시작되었다고 할 수 있다. 이 규칙 역시 일본 메이지 정부에 의해 제정된 법령에 근거한 것이었고, 이에 따라 약 광고에 기본적으로 들어가야 될 정보 형식의 통일이 이루어졌다고 할 수 있다.

나가며

개항 이후 조선이 근대체제로 편입되는 과정에서 정치, 경제적인 이유로 다수의 일본인이 한반도에 정주하기 시작하였고, 개항장을 중심으로 일본인 인구는 증가하였다. 러일전쟁을 계기로 재조일본인 수는 급격하게 증가했고, 이와 더불어 이들의 건강을 유지시킬 매약이 본격적으로 한반도로 유입되기 시작했다.

이 당시 일본에서 한반도로 수입된 매약은 메이지 정부가 약업규칙의 제정을 서두르며 매약의 성분 및 판매, 광고의 형식적 통일을 실시한 이후의 것들이었다. 1870-1880년대에 반포되는 일련의 의약규칙은 에도 말기의 혼란한 매약시장을 정비하여 매약을 단속하는 한편 새로운 매약 기준을 마련하는 데에도 중점이 놓여 있었다. 한반도로 수입된 매약은 메이지 정부가 마련한 규칙에 근거하여 에도 말기에 횡행한 과대광고 등이 배제되어 신문지상에 노출되었으며, 제공해야 하는 정보의 형식을 갖춘 형태로 제시되었다. 이는 같은 시기 가정상비약을 중심으로 발매되기 시작하던 구한말 한국의 매약시장에도 영향을 끼쳤다.

일본 매약의 수입과 그 정보 제공 형태가 구한말 매약시장에 영향을 끼칠 수 있었던 요인은 법 제정과 법 시행의 간극에서 사회의 변화라는 동인(動因)이 자리 잡고 있었기 때문이다. 대한제국시기에 매약에 관한 법령이 마련되었지만, 법령을 시행하고 통제할 수 있는 기초가 마련되어 있지 않았던 상태에서 법령은 실효성을 갖기 어려웠다. 그런 상황에서 『조선신문』 등 일본인을 주된 대상으로 하여 발행되던 신문의 매약 광고는 1880년대까지 일본에서 제정된 규제 법령에 따라 새롭게 등장한, 혹은 새로운 기준에 부합하는 매약에 관한 광고였고, 관련 규칙 제정에 따라 정해진 정보를 제공할 필요가 있었다. 1870년대 메이지 정부에서 반포한 규칙에 따라 일본에서 판매되는 약에는 상품명, 상표, 제조원, 약값, 효능 설명 등이 반드시 기재되어야 했고, 이것이 조선으로 수입되어 판매되는 약 광고에도 그대로 반영되었다. 이것이 일본에서 하나의 통일된 매약 광고의 형태로 자리 잡게 되었고, 조선에서 발행된 신문에 실린 일본 매약의 광고에도 동일한 형식이 취해짐으로써 약뿐만 아니라 약을 홍보, 광고하는 형식 역시도 유입되었다고 볼 수 있다. 수입 매약의 판매 확대에 따라 이와 같은 형식이 조선의 매약시장에도 영향을 주고, 조선의 매약 광고에도 차용되었다. 이후 식민화가 시작되어 각종 관련 법령이 마련되는 과정에서 식민지 조선의 매약에도 동일한 형태가 정착되어갔다고 볼 수 있다. 즉, 약의 성분 및 제조판매원 등을 포함하는 약의 제조 및 정보 표기에 대한 본격적인 법적 규제가 실시되기 이전에 일본에서 수입된 매약과 그 광고는 당시 성장해가던 한국 매약시장과 그 홍보 형식의 형태적인 측면에 영향을 끼쳤다고 볼 수 있다.

7

양약을 받아들여
신약을 만들다

한말 일제 초 대형 약방의 신약 발매와
한약의 변화

박윤재

들어가며

1910년대 중반 한 신문은 당시 대표적인 한약거리인 구리 개에서 일어난 변화를 다음과 같이 소개하였다.

경성 동현에 미약듀식회사가 챵립흔 후에 히사원들이 고심열성으로 약지 를 정틱ᄒ며 제법을 기량ᄒ야 모든 약제를 시로 의결ᄒ엿더라.[1]

약재의 선택이나 조제법의 시행에서 개량과 발전이 이루 어지고 있다는 소개였다. 이 기사에서는 이러한 변화를 '한약 계의 대혁명'이라고 표현하였다. 대한제국이 멸망하고 식민 지 배가 본격적으로 시작되는 시기에 전통의학의 주요 부분인 한 약은 국가권력의 성쇠와 무관하게 긍정적인 변화가 일어나고 있다는 평가였다.

이 변화의 배경에 서양의학이 있었다. 외과술은 낯설지만

경이적인 효과를 보였듯이, 양약 역시 비슷한 결과를 낳고 있었다. 한국 최초의 서양식 병원인 제중원은 개원 초기 석탄산, 요도포름, 퀴닌, 황산구리용액, 클로로포름 등 기존에 사용되지 않던 서양의 약재를 치료에 활용하였다.[2] 개항장을 중심으로 한국에 진출하기 시작한 일본인들도 그 활용에 한몫을 담당하고 있었다. 일본인들이 약을 취급한다는 사실을 자주 접하게 된 "한국인들은 일본인을 볼 때마다 약품을 가지고 있다고 믿고 약을 구걸했다."[3] 한국인들은 자기 동네를 찾아오는 일본인들을 당연히 매약상으로 간주했던 것이다. 양약의 효과가 분명했던 만큼 그 장점은 한약계에서도 수용되고 있었다.

한약계의 새로운 변화를 소개하는 신문이 그 추동 주체로 '주식회사'를 지목한 점에서 알 수 있듯이 이 시기 한약계에는 규모가 큰 대형 약방들이 출현하고 있었다.[4] 1900년을 전후로 하여 출범한 대형 약방, 즉 동화약방(同化藥房), 제생당(濟生堂), 화평당(和平堂), 자혜약방(慈惠藥房), 천일약방(天一藥房) 등이 그들이다. 이들은 규모와 판매 약에서 기존의 약방들과 차이를 보이고 있었다. 기존의 약방들이 자가 생산의 약을 직접 방문자를 대상으로 소규모로 판매한 데 비해 이들은 주문에 따라 대량 판매하고 있었다. 나아가 자신들이 판매하는 약의 내용과 형식에 변화를 주고 있었다. 그 변화의 중심에 양약이 있었다. 비록 환(丸), 단(丹), 산(散), 수(水) 등 전통적인 이름이 붙었지만, 이들이 판매하는 약은 전통적인 한약이 아니라 양약을 이용하여 개량한 약, 즉 신약이었다. 대형 약방들은 한말 일제 초 양약의 수용을 통한 한약의 변화를 보여주는 주요 주체라고 할 수 있다. 이 글은 대형 약방들이 양약을 수용하고, 나아가 이를 활용하면서 보여준 변화를 살펴보는 데 목적이 있다. 특히 이들이 발매한 신약에 주목하였다.

한말 일제 초 한약업계에서 일어난 변화에 대해서는 많지 않지만 몇몇 연구들이 제출되어 있다. 본격적인 연구는 아니지만 개항 이후 약업계의 변화를 개략적으로 서술한 책은 당시 상황을 알려주는 귀중한 자료의 역할을 하고 있다.[5] 본격적인 연구는 2000년대 접어들면서 제출되었는데, 대형 약방 사이에서 소화제의 발매를 둘러싸고 전개된 논쟁을 분석한 연구와 이 글과 유사한 주제라고 할 수 있는 한말 일제 초 한약업자를 둘러싼 환경과 그에 대한 대응을 분석한 연구이다. 이외에 초점은 서양의사에게 있지만, 이들 의사를 활용한 '양약국'과 '약방 부속 진료소'를 분석한 연구가 제출되었다.[6] 이 연구들을 통해 새롭게 부상하던 권력인 서양의학과 식민 권력에 대형 약방들이 어떻게 대응하였고, 나아가 판로의 확대를 위해 그들을 어떻게 활용하였는지 알 수 있게 되었다.

하지만 기존 연구들에서 정작 '약' 그 자체에 대한 분석은 충분히 이루어지지 않았다. 예를 들어, 양약이 기존의 한약을 어떻게 변화시켰는지에 대한 분석이 이루어지지 않았다. 양약의 무엇이 수용되었고, 한약이 어떻게 변했으며, 그 결과 어떤 약이 만들어졌는지에 대한 구체적인 분석은 이루어지지 않았다. 따라서 이 글은 대형 약방의 신약이 보여준 내외적 변화를 분석하고자 한다. 구체적으로, 양약의 수입이 동서양 약의 장점 절충이라는 방식으로 수렴되는 과정을 서술하고, 다음으로 서양 약재의 활용 등 내적인 변화와 대량 판매를 가능하게 했던 외적인 요인에 대해 서술하고자 한다.[7]

양약의 수용과 한약 평가

개항 이후 각 항구를 중심으로 외국인들이 진출하기 시작하였고, 그 선두에 일본인들이 있었다. 개항장을 중심으로 거류지가 조성되었고, 그곳을 거점으로 일본인들은 진출 범위를 넓혀나가기 시작하였다. 양약은 그들이 휴대하는 필수품 중의 하나였다. 당시 전국 각지에 일본인 "약제사 혹은 매약자가 들어가지 않은 곳이 없"었다. 1890년대 후반 평안도 지역을 왕래하던 일본인들은 모두 9명이었는데, 이들은 모두 매약상이었다.[8] 일본공사관은 일본인 매약상들이 보단(寶丹), 천금단(千金丹), 퀴닌 등을 판매하고 있으며, 이들 약을 통해 한국인들의 신용을 얻고 있다고 긍정적으로 판단하고 있었다.[9]

서양 의료선교사들 역시 양약 사용을 통해 자신의 활동 기반을 확대해나갔다. 1885년 설립된 제중원의 경우 처음에는 조제약에 가격을 매겼지만 빈민 환자의 사정을 고려하여 무료로 전환하였다. 하지만 예외가 있었다. 퀴닌이었다.[10] 제중원의 치료 환자 중 가장 많은 수가 말라리아 환자였던 점을 고려하면, 퀴닌에 대한 수요가 높았음은 충분히 예상할 수 있다. 나아가 퀴닌이 일반적인 해열제로서 다른 질병에도 사용되었던 점을 고려하면, 다른 약품과 달리 가격이 매겨진 이유를 짐작할 수 있다. 어느 경우이든, 퀴닌에 대한 인기를 말해준다.

제중원이 장로회에서 파견한 선교사에 의해 설립되었다면, 시병원(施病院)은 감리회에서 파견한 선교사에 의해 설립되었다. 교파는 달랐지만, 병원 진료에서 양약이 중요한 역할을 담당하기는 시병원도 마찬가지였다. 미국에서 의약품과 의료기구가 도착하자, 시병원에서는 "남녀노소를 막론하고 병 있는 사람은 빈 병을 가지고 와서 미국 의원에게 보이시오."라는 간판을 내걸었다.[11] 양약을 무료로 배포한다는 선전이었다. 퀴닌으로 대표되는 양약은 서양 의료선교사들이 낯선 한국에 정착하는 데 중요한 역할을 담당해나갔다.

양약이 한국인들 사이에서 확산될 수 있었던 배경에는 서양의학이 한의학에 비해 기술이나 학문에서 우월하다는 인식이 작용하였다. 서양의학은 "편리흔 긔계와 더 학문 잇는 약"을 가지고 있다는 인식이었다.[12] 양약이 개항 이후 변화된 한국의 환경 때문에 필요하다는 주장도 있었다. 국교가 확대되면서 무역이 증가하고 있었고, 그 결과 그동안 접하지 못했던 새로운 질병이 침입하고 있었다. 양약은 그 질병을 치료할 수 있는 약으로 기대를 받았다. 구약(舊藥), 즉 기존의 한약은 효과가 없었다.[13] 특히 방역 분야에서 한약에 대한 불신은 깊었다. 1909년 콜레라가 유행하자 당시 방역을 책임지고 있던 한성방

역본부는 일반 경찰서에 한약의 사용을 불허한다는 방침을 전달하였다.[14]

하지만 양약의 인기를 높였던 가장 중요한 요소는 기존의 한약이 주지 못했던 치료 효과였다. 일본인 매약상들은 효력이 분명한 약들을 중심으로 판매에 나섰다. 양약 전체라기보다는 효과 있는 양약이 수입, 판매되고 있었던 것이다. 그 결과 한국인들 사이에서 "즉효가 있는 모르핀, 키리네, 산토린 등은 안심하고 사는 풍습"이 형성되었다.[15] 한국인들이 가지고 있던 전통적인 관습도 효과가 높은 약을 판매하게 되는 배경 중 하나였을 것이다. 한국인들 중에는 완치가 되지 않으면 치료비를 주지 않은 사람들이 있었기 때문이다.[16]

양약의 수입이 확대되면서 한의계 내에서 양약을 사용하는 경향이 나타나기 시작하였다. 한의계 종사자 중 한 명은 자신의 동료들이 양약을 이용하는 상황을 지적하며 "신제품으로만 위주ㅎ야 물리적 화학적으로 된 신출 약종이 일익(日益) 번창"하고 있다고 표현하였다.[17] 양약의 효과가 확인되면서 양약에 대한 요구는 점차 확대되어갔다. 대형 약방 중 하나인 화평당은 경제적 이익뿐 아니라 한국 의료계의 발전을 도모한다는 명분을 내걸고, 당시 세계에서 가장 높은 수준을 자랑하던 독일에서 약을 직수입할 계획을 세우고 있었다.[18] 양약은 기존의 주류 의학이었던 한의학의 영역으로 확산되고 있었다.

양약의 효과가 긍정적으로 평가되는 가운데, 동시에 한약이 가지고 있던 단점들이 지적되었다. 가장 강력한 비판은 식민 권력에 의해 제기되었다. 총독부 당국자는 한약의 문제점으로 유효 성분이 불분명하고, 함량이 불완전하며, 용법이 복잡하다는 점을 지적하였다. 따라서 "한약 중에서 어떤 물건에 포함된 성분인지, 그것으로부터 유효 성분만을 적출하거나 혹은 유독 성분을 제거하거나, 용량의 확정, 개략적인 용법 등 완전한 연구를 진행"할 필요가 있었다.[19]

단순히 성분이나 조제 방법을 넘어 한약 조제의 기본이 되는 한의학 이론에 대한 비판이 제기되기도 하였다. 음양오행생극의 원리를 기본으로 한 한약의 이론은 "지리부회(支離附會)," 즉 불분명하였고, 성분을 형(形), 색, 미(味), 질(質) 등으로 분류하는 방식 역시 이해하기 힘들었다. 약재가 맛, 색깔 등에 따라 각기 다른 신체의 기관에 흡수된다는 설명은 서양의 화학에 무지해서 생긴 결론이었다. 그 결과 한약의 조제 원리인 한의학 원리는 일종의 미신이라는 결론까지 제시되었다.[20]

한약에 대한 극단적인 비판이 제기되기도 하였지만, 한약을 옹호하는 의견 역시 적지 않았다. 한국이 서양과 다른 환경을 가지고 있다는 풍토론은 한약을 지지하는 유력한 의견이었다. "지(地)의 풍토가 부동(不同)흐고 인(人)의 장부가 역(亦) 부동흐니 전혀 서약(西藥)으로 백병을 구료흔다 위(謂)키 난(難)흔즉 불가불 구의약을 병용"해야 한다는 의견이었다.[21] 이에 대한 반론도 있었다. 약이 가지는 치료의 보편성을 강조하는 주장이었다. "의가(醫家)의 치병 방법은 원래 기(其) 학술의 여하에 재(在)흔 거시오 단(但)히 용약(用藥)의 신구(新舊)에 부재(不在)"한다는 주장이었다.[22] 하지만 풍토론과 그 연장이라고 할 수 있는 체질론은 한약, 나아가 한의학을 옹호하는 주요 논리로 지속되었다.[23]

한약이 주로 식물성 약재를 사용하므로 효과가 좋다는 주장도 있었다. 식물과 대비되는 대상은 광물이었다. 양약에서 광물을 사용함에 반해 한약은 식물을 사용함에 따라 인체에 더 적합하다는 주장이었다.[24] 식물과 광물이라는 대비는 한약이 양약과 다른 효과를 가지고 있다는 주장과 연결되었다. 양약이 공치(攻治), 즉 공격적인 치료를 주로 한다면, 한약은 보완을 주로 하는 보제(補劑)이며, 따라서 양자는 서로 전문 분야가 다르다는 주장이었다.[25] 한약도 광물을 사용한다는 점에서 쉽게 반박될 수 있는 주장이었지만, 한약의 특성을 찾아나가는 과정에서 제기된 주장임은 분명했다.

양약이 분명한 치료 효과와 장점을 가지고 있지만, 동시에 한약도 한국인에게 적합하며 양약이 가지지 못한 장점을 가지고 있다는 주장은 양한약 병용 주장으로 연결될 수 있었다. 환자가 전염병에 걸려 피병원으로 이송될 경우 "한약으로 치료하고 양약으로 소독"하자는 주장이 대표적이었다.[26] 대형 약방들이 신약을 발매하던 대한제국시기 한약에 대한 평가와 양약의 수용은 동시에 병존하고 있었다. 서로의 장점을 인정하고, 절충할 수 있는 부분이 있으면 시도를 해보자는 수준의 동서 절충이 일반적이었던 것이다.[27] 이런 상황에서 기존의 한약에 양약이 가지고 있던 장점을 수용하는 모습이 나타났고, 대형 약방 역시 예외는 아니었다.

신약의 개발과 개량

서양 약재의 활용

서양의학이 긍정적으로 평가받고 양약에 대한 인기가 높아지면서 양약의 장점을 수용하기 위한 노력이 시작되었다. 대형 약방들은 자신들이 새롭게 출시한 약이 그런 노력의 결과임을 선전하였다. 각 약방이 자랑하던 대표 약들은 예외 없이 양약의 장점을 수용하고 있었다. 양약의 이용은 신약의 발매를 낳는 계기였다.

동화약방은 기존 한약의 재료를 기본으로 하면서 양제(洋製)와 신법(新法)을 혼합한 약을 판매하기 시작하였다. 구체적으로, 인소환(引蘇丸), 백응고(百應膏), 활명수(活命水), 개안수(開眼水) 등이 그 예였다.[28] 이 중 활명수는 동화약방의 대표 약이었다. "우리 조선의 서양약종상 중에는 반다시 원조가 되겟도다."라는 평가를 받을 정도로 양약 사용에서 전통을 인정받고 있던 화평당 역시 마찬가지였다.[29] 화평당의 대표 약이라 할 수 있는 부인약 태양조경환(胎養調經丸)은 "십오 년을 니외국 고명의소의 실험방을 틱션"하였다는 광고문구에서 알 수 있듯이 양약을 활용하였다.[30] 또 화평당에서 발매한 마약치료제 아연단인환(阿烟斷引丸)의 경우 "영국 비방을 투득(透得)하야 아편 단인(斷引)에 대효(大效)가 잇는 신약을 제조 방매"한다는 기사처럼 영국의 제약법이 이용되었다.[31] 신약 제조에 양약이 활용되고 있다는 점은 분명했다. 문제는 양약의 무엇이 활용되고 있었는가였다.

1907년 홍석후(洪錫厚)가 발행한『서약편방(西藥便方)』은 양약의 활용과 관련하여 정보를 제공해준다. 이 책은 관립의학교와 제중원의학교를 연이어 졸업한 홍석후가 역술(譯述)하고, 관립의학교 제1회 졸업생이자 졸업 후 모교의 교관으로 임용된 유병필(劉秉珌)이 교정한 책이다.『서약편방』과 관련하여 가장 관심이 가는 대상은 발행인인 이관화(李觀化), 발매소인 자혜약방(慈惠藥房)이다. 자혜약방은 이 글의 소재인 대형 약방 중 하나이고, 이관화는 그 약방의 설립자이다. 홍석후와 자혜약방의 관계는 긴밀했다. "대한의학교 졸업 졔중원의학 졸업 의학박ㅅ 홍셕후씨가 미일 오전에는 졔즁원 ㅅ무를 보고 오후 흔시브러 ㅈ혜의원에 와셔 진찰"한다는 광고가 알려주듯이 홍석후는 제중원에서 오전 진료를, 자혜의원에서 설치한 진료소에서 오후 진료를 담당하고 있었다.[32]

당시 대형 약방이 양약에 대한 권위를 부여하기 위해 서양 의사를 고용하는 모습은 낯설지 않았다. 대형 약방 중 하나인 화평당에서도 진찰소를 설치하였는데, 이곳에 고용된 의사는 육군 군의이자 의학교 교관인 김달식(金達植)이었다.[33] 직접 진료에 참가하지 않았지만, 제생당의 경우 소화제인 청심보명단을 발매하면서 육군 군의 김수현(金守鉉)의 실험방제, 육군 군의 장기무(張基茂)의 유효증명을 강조하였다.[34] 신약에 공신력을 부여하고자 하는 의도였다. 나아가 대한제국 후기에 접어들면서 신약의 개발, 조제에서 검사 통과, 상표권과 특허권 획득에 서양의학을 습득한 전문가가 필요하게 되었고, 제중원의학교와 관립의학교 등 국내 의학교에서 배출한 의사들이 그 역할을 담당하였다.[35] 결국『서약편방』은 서양의학의 권위를 빌리고자 했던 자혜약방 주인 이관화와 대표적인 서양의학 교육기관 두 곳을 졸업한 홍석후 사이에서 이루어진 일종의 계약, 혹은 친교의 결과라고 할 수 있다. 따라서 대형 약방의 신약 제조에 활용된 양약 지식이 무엇인지 알려주는 자료가 될 수 있다.

『서약편방』은 "병명이 현저하여 진단키 이(易)흔 자를 취집"하였다는, 즉 쉽게 진단이 가능한 62개의 병을 대체로 원인, 증상 및 진단, 예후, 치료법으로 나누어 서술하고 있다. 그중 양약 활용과 관련하여 주목되는 것은 치료법이다. 한 광고에 따르면, 자혜약방은 거담(去痰), 소화, 지사(止瀉)에 효과가 있는 평위환(平胃丸), 청신보명단(淸神保命丹)을 대표 약으로 제시하고 있다.[36]

『서약편방』에는 두 약품이 제시한 효능 중 지사와 관련된 항목이 있다. 구체적으로 소아 토사(吐瀉)와 관련된 항목이 있다. 이 항목에 따르면, 아이가 토하거나 설사를 할 경우 먼저 안정을 취하고 음식을 삼가며 관장을 행하는 동시에, 지사제나 소화제를 복용해야 했다. 복용할 약으로는 세 가지를 제시하고 있는데, 사용된 성분은 기존 한의학에서 사용하던 것과 새롭게 도입된 약재, 즉 서양 약재가 혼용되어 있었다. 기존 약재인 계피와 유석탄산(硫石炭酸), 단령산(單寧酸) 등 새로운 약재를 동시에 사용하고 있었던 것이다.[37] 홍석후도 번역에 참여한 제중원의학교 교과서에 따르면, 유석탄산은 술포카르볼라스(Sulpho-carbolas),

단령산은 탄닌산(tannic acid)을 가리킨다.[38] 이런 조제법을 미루어 본다면, 신약은 서양의학, 구체적으로 양약에 사용하던 약재를 전통 약재에 혼합하는 방식으로 이루어졌다.

동서 약재의 혼합은 동화약방의 활명수에서도 확인된다. 『동화약품백년사(1897-1997)』에 따르면, 활명수의 제조 방식은 다음과 같았다.

> 먼저 큼직한 가마솥에 위장약 계통 각종 한약 건재를 넣은 다음 물을 붓고 한참 달이면 생약의 약물이 우러나와 진한 팅크로 변한다. 이것이 복방방 향팅크(複方芳香丁幾) 추출, 다음은 이 팅크를 솜을 놓은 고운 체로 걸러 내는 여과 과정, 그런 뒤 곱게 빻아낸 손질 약재 아선약(阿仙藥)과 정향(丁 香) 가루를 타고 당시 새로 들어온 클로로포름과 멘톨(박하)을 묘미 있게 배합한다.[39]

전통적인 약재인 한약재에 더해 서양의학에서 사용하던 새로운 약재를 혼합한 결과가 신약 소화제인 활명수라는 설명 이다. 특히 서양 약재는 결정적인 역할을 하였다. "마지막 과정 인 클로로포름과 멘톨의 배합율에 독특한 맛과 효능의 비결이 숨어 있었"기 때문이다. 따라서 다른 공정은 공개하더라도 "마 지막 과정인 클로로포름과 멘톨 첨가만은 반드시 책임자가 돌 아앉아 몰래 하였다."[40] 전통 약재와 새로운 서양 약재의 혼합 은 신약 개발의 핵심이었다.

신약에 대한 기대는 컸던 것으로 생각된다. 대형 약방에서 발매하기 시작한 신약은 새로운 질병인 콜레라에도 효과를 지 닌다고 알려졌다. 1909년은 콜레라가 창궐한 대표적인 해 중의 하나인데, 이때 대형 약방의 신약에 대한 기대를 접할 수 있다. 화평당은 콜레라가 발병하자 신약으로 회생수(回生水)와 소생 단(蘇生丹)을 제조, 판매하기 시작하였다. 언론의 평가에 따르면 "효(效)가 속(速)"하였다.[41] 효과가 빨랐다는 평가였다.

제생당의 대표 약인 청심보명단도 예외는 아니었다. 관립 의학교장이었던 지석영의 발명품인 지설수(止泄水)와 함께 청 심보명단은 "시역(時疫)에 함구(含口)하면 병기(病氣) 불염(不染) ᄒᆞ는 효능이 유(有)"하였다.[42] 전염병 예방에 효과가 있다는 기사 였다. 청심보명단의 효과에 대한 기사는 한 차례로 끝나지 않 았다. 콜레라가 유행할 때 "효(效)가 저대(著大)흠으로 인개패복 (人皆佩服)흔다더라."라는 기사, "금년 괴질에도 또 신효를 만히 보왓네."라는 광고는 모두 신약의 효과에 대한 평가 혹은 선 전이었다.[43] 언론에 게재된 약 기사 중에서 광고를 방불하게 하 는 것들이 있어 의심스럽기도 하지만, 신약에 대한 기대가 그 만큼 컸다는 반증이다.

화학의 활용

서양 약재의 활용을 통한 신약 개발이 기대만을 낳은 것은 아니었다. 서양의학에 대한 체계적인 학습이 없는 선별적 수용 은 오히려 의학의 목적인 치료와 동떨어진 결과를 낳을 수 있 었다. 『독립신문』은 서양의학이 수용되던 초창기 이미 그런 비판을 제기하고 있었다.

> 화학을 모론즉 약이 엇지 효험이 잇는지 약을 쓰면 그 약이 엇더케 사름의
> 몸에 관계가 되눈지 도모지 모로고 덥허 노코 약을 주며[44]

화학에 대해 무지한 까닭에 약의 기능이나 효과에 대한 이
해가 있을 수 없고, 따라서 분별없이 처방한 약이 오히려 피해
를 줄 수 있다는 비판이었다. 그 비판은 대형 약방이 출범하던
시기에도 반복되었다. 홍석후의 제중원의학교 동창생이었던
김필순(金弼淳)의 경우 『약물학』을 번역하면서 그 우려를 다음
과 같이 표시하였다.

> 셔양과 갓치 신톄를 히부ᄒ고 검사ᄒ눈 일이 업슴으로써 집증에 붉지 못ᄒ
> 고 화학을 아지 못흠으로써 약지를 정밀히 제조치 못ᄒ며 그 성질을 확실
> 이 ᄭ닷지 못ᄒ여 오늘날ᄭ지 위험흔 일도 불쇼ᄒ고 불힝흔 일도 적지 아니
> ᄒ다[45]

해부학을 학습하지 않았으므로 진단에 부족함이 있고,
화학을 공부하지 않은 까닭에 약재 조제에 부족함이 있고, 그
결과 병자에게 해를 입히는 불행한 결과를 낳고 있다는 우려
였다. 무절제한 양약 사용에 대한 비판은 식민 지배가 시작되
면서 총독부에 의해 가장 강하게 제기되었다. 비판의 대상은
한의사들이었다. 서양의학에 대한 지식이 넓거나 깊지 않은 한

의사들이 함부로 양약을 이용하고 있다는 비판이었다. 한의사 중에는 "함부로 양약을 쓰거나 조포(粗暴)한 위험 요법을 가하여 인명을 손상시키는 자"가 종종 있었다.[46]

서양의사들을 중심으로 양약의 사용에 대한 우려를 제기하고 있었지만, 식민지시기에 접어들어서도 기존의 한약과 서양의학 지식을 합쳐 신약을 만드는 경향은 약화되지 않았다. 무엇보다 식민 권력이 기존 한의학에 대해 이중적인 태도를 취했기 때문이다. 총독부는 식민 지배를 시작하면서 서양의학 중심의 의료정책 실시를 천명하였다. 하지만 서양의학 일원화는 이상적인 목표일 뿐이었다. 현실적으로 서양의사를 비롯한 의료 인력을 단기간에 육성할 수는 없었기 때문이다. 대안은 한의사의 활용이었다.[47]

총독부는 한의사들에게 양약을 포함한 서양의학을 교육하기 시작하였다. 『의방강요(醫方綱要)』의 보급은 그 수단 중 하나였다. 『의방강요』에는 해부학, 생리학과 같은 서양의학의 기초 지식이 수록되어 있었는데, 무엇보다 총독부나 한의사 모두에게 관심의 대상이 된 분야는 약물학이었다. 총독부가 이 책을 통해 양약 오남용의 위험성을 줄이려 하였다면, 한의사들은 양약의 약효에 대한 정보를 얻고자 하였다.[48] 한의계의 인사 중한 명은 "구의학의 지식으로는 의계에 영구흔 입각(立脚)을 희망치 못흘지니 부득불 신의학의 연구사상이 개개 팽창홈은 생존경쟁의 대세 소추(所趨)"라고 판단하였다.[49] 한의학이 무시되는 상황에서 서양의학 습득은 생존을 위한 불가피한 선택이라는 판단이었다.

한의사들이 서양의학을 강제적으로 습득하면서 서양의학 지식을 한약 조제에 사용할 가능성은 더욱 높아졌다. 다음 글은 한의계에서 양약 활용에 대한 요구 수준이 단순한 약재 첨가를 넘어섰음을 보여준다.

약재응용이니 개(盖) 서술(西術)의 의가는 화학의 사용으로 초목의 질을 분석 혹 연단(煉煅)ᄒ야 기 사재(渣滓)를 거(袪)ᄒ고 기 정액(精液)을 취ᄒ야 위로위상(爲露爲霜)흠으로 전비(煎沸)의 우(虞)가 무흘 뿐 아니라 분량이 미소ᄒ야 임복(臨服)의 고구(苦口)의 염(厭)이 불생(不生)ᄒ고 휴장(携藏)의 편이의 익(益)이 자유(自有)ᄒ거놀 한방 약재는 목피초근을 도규□절(刀圭□切)ᄒ야 이전이오(以煎以熬)에 병(幷) 주기사재고(榨其渣滓故)로 종(終) 불약(不若) 취로취상지정(取露取霜之精)ᄒ고 차(且) 분량이 과다ᄒ야 약(若) 소아 즉 초불긍복(初不肯服)ᄒ고 수(雖) 대인이라도 역 막능순하(莫能順下)ᄒᄂ니 차는 불가불 개량ᄒ야 이편조복자야(以便調服者也)[50]

한약의 핵심 성분을 이용할 경우 소비자들이 약재를 달이고 끓이던 기존의 불편함이 없을 뿐 아니라 용량이 적어 복용에 편리하다는 주장이었다. 보관의 편리함은 말할 필요도 없었다. 복용의 편이를 위한 개량은 낯선 주장이 아니었다. 화평당이 첫 신약으로 한약을 원료로 한 소화제를 개발하되 환제 형태를 취한 이유는 일반인들에게 쉽게 보급할만하다는 점과 동시에 용법이 간편하다는 점에 있었다.[51] 신약이 단이나 환의 형태를 취한 이유였다.

보관 문제 역시 한약의 개량과 관련하여 자주 지적되고 있었다. 한약 재료가 비위생적으로 보관되고 있었기 때문이다. 한의사인 "의생은 부패흔 약재를 사용치 말"자고 한 제언은 그 문제를 지적하고 있다.[52] 보관이 제대로 이루어지지 않아 약이 부패되는 문제가 중요하게 부각되고 있었던 것이다. 보다 종합적인 지적도 있었다.

혹 시법(施法)이 고월(高越)흔 자가 유(有)흘지라도 기(其) 설비가 불완전흐야 여두소옥(如斗小屋)에 약낭(藥囊)도 차(此)에 치(置)흐고 병인(病人)도 차(此)에 접하고 음식도 차(此)에 공(供)흐고 연초 급(及) 방익(放溺) 기타 오예(汚穢) 등 물(物)을 기내(其內)에 치(置)흐니 자연 약품의 불청결의 혹(惑)이 유(有)흘지며 우(又) 진진구약(陳陳舊藥)을 망의수용(妄意隨用)흐야 도규(刀圭)의 허능(虛能)을 전실(全失)케흐니 차배(此輩)의 의(醫)는 반(反) 히 무(無)흘만 불여(不如)흐도다[53]

아무리 의술이 우수하다 해도 약재의 보관 장소가 비위생적일 경우 재료가 변질될 가능성이 높고 그 효과는 의심스러울 수밖에 없다는 지적이었다. 효과가 없거나 오히려 부작용이 생길 경우 처방을 받지 않느니만 못하다는 비판은 당연했다. 이런 비판이 제기되자 "중열품(中劣品) 약재는 영위불용(永爲不用)", 즉 일정한 기준 이하의 약재는 사용하지 않겠다고 선언하는 약재상이 나오기도 하였다. 나아가 서양의학에서 사용하는

약의 제법이나 보관 방법을 적극적으로 사용하고자 하는 노력
이 이어졌다. 한약의 제조나 보관법이 불완전하기에 "각종 약
품을 서양법으로 제조 급 저치(貯置)"하는 노력이었다.[54]

그러나 한약의 개량과 관련하여 가장 주목되는 점은 화학
의 활용을 통한 약재 분석과 주성분 추출에 대한 관심이었다.
"한약을 일층 개량ᄒ야 써 기 성분을 정취(精取)ᄒ야 간명ᄒᆫ 약
종으로 개량"하자는 주장이 그 예이다.[55] 유효 성분의 추출을
통해 복용과 보관에 간편한 약품으로 개량하자는 주장은 서양
화학의 이용을 통해 한약에 포함된 핵심 성분을 활용하자는 주
장으로 나아가고 있었다. 화학에 대한 관심은 화학구조를 기초
로 이루어진 약물학에 대한 관심과 연결되었다.[56] 대형 약방들
의 신약 개발 노력은 화학 활용으로 나아갈 수 있었다.

한약의 성분을 이용하자는 주장은 1910년대부터 총독부가
추진하고자 했던 한약의 성분 추출을 통한 신약 개발과 연계될
수 있었다. 총독부는 지배 초기부터 한약을 활용하고 개량하는
방법으로 주성분 추출을 시도하고 있었다.[57] 예를 들면, 1920년
대 한의학에서 활용하던 황정(黃精)이 결핵 치료에 효과가 있다
는 사실이 확인되자 경성제국대학에서는 그 분석 실험에 착수하
였다.[58] 하지만 총독부가 기존 대형 약방들이 개발한 신약에 대
해 호의적인 평가를 내리고 있었다는 자료는 없다. 오히려 한의
학에 비판적이었던 총독부가 한의학의 전통에서 출발한 대형 약
방들에 대해서 비판적일 가능성이 높다.

그러나 대형 약방들의 신약 개발 시도는 실제 화학 활용으

로 나아가고 있었다. 조고약으로 유명한 천일약방은 약학 교육 기관인 경성약학전문학교의 한국인 교수 도봉섭(都逢燮)을 초빙하여 계농생약연구소(桂農生藥研究所)를 설립하였다. "전국의 생약 산지 분포를 조사하고 성분을 규명하는 등 연구개발"을 진행하기 위해서였다.[59] 평화당(平和堂)에서 판매하던 백보환(百補丸)도 그 예가 될 수 있다. 제조자에 따르면, 백보환은 "경성 각 병원 의학박사가 협의해서 신약 광물질과 화학과 초약을 절충"하는 방식으로 제조되었다.[60] 새로운 지식을 활용하기 위해 서양의사와 협의를 하는 가운데 전통적인 한약재와 함께 양약에 사용되는 광물질 그리고 화학 지식을 이용하였던 것이다. 계농생약연구소, 백보환이 보여주듯이, 한말 대형 약방에서 시도한 양약의 활용은 식민지시기에 접어들면서 서양 약재의 추가를 넘어 성분 분석과 추출을 통한 약품 제조로까지 폭을 넓히고 있었다.

대량 판매 기반의 확보

지점의 설치

대형 약방에서 발매하던 신약은 기본적으로 대량 판매를 목적으로 하였다. 따라서 한의사들이 개별적으로 조제하는 한약과 다른 방식으로 제조, 판매될 필요가 있었다. 표준화는 그 방식 중 하나였다. 한약이 수세에 놓이게 된 이유 중 하나가

"부초진근(腐草陳根)을 임의 조제ᄒ야 통일 검인(檢認)의 규정이 무(無)ᄒ흔 소이(所以)", 즉 판매에 기준이 없다는 점에 있었다면,[61] 그 기준을 정할 필요가 있었다.

표준화를 위한 노력 중 하나는 정가제였다. 가격이 유동적인 것은 한약을 사용할 때 겪는 대표적인 불편함 중의 하나였다.[62] 1909년 제생당의 이경봉(李庚鳳)이 조직한 약업총합소에서 약값을 자율적으로 규제하자고 주장한 이유도 약가 규제가 약업의 진흥에 중요하다는 인식에 있었다.[63] 중량에 대한 표준화도 필요했다. 약업총합소는 불량한 약재의 미사용을 천명하는 동시에 무게를 통일하는 조치를 시행하였다.[64]

그러나 무엇보다 판매 방식이 변화되어야 했다. 대량 판매가 가능한 방식으로의 변화였다. 우선 대형 약방들은 국내외에 판매망을 구축하기 시작하였다. 지점의 설치였다. 독점적인 판매권을 가진 지점을 설치하고, 그 지점을 통해 약의 판로를 확대하였던 것이다. 동화약방의 경우 처음에는 각 지역을 담당하는 책임자를 두는 식으로 지점을 설치하였다. 평양, 해주, 창원 등이 초기 지점들이었다.[65] 하지만 판로가 확대되면서 판매량에 따라 지점과 출장소를 구분하였다. 주요 지역에 지점을 설치하고, 행정구역에 따라 그 아래에 출장소를 부속시키는 방식이었다.

십 환 수입 이상은 오(五) 할인으로 약을 출급ᄒ야 출장소라 칭ᄒ고 천 환 이상은 군 지점이라 칭ᄒ고 만 환 이상은 도 지점이라 칭ᄒ고 지점 설립흔

지방에는 편(便) 불허 타인ᄒ고 해 출장소가 지점에 청구[66]

판매량을 십 환, 천 환, 만 환으로 구분하고, 그 기준에 따라 출장소, 군, 도 지점을 지정하였던 것이다. 경우에 따라서는 일괄적으로 보증금을 받고 지점을 설치하기도 하였다. 서울 종로에 있던 공애당약방(共愛堂藥房)의 경우 "각 지방에 지점을 설치ᄒ야 해지점의 보증금 오십 원을 손질ᄒ고 약재를 다수 지급"하고 있었다.[67] 지점이 확대되는 과정에서 한 지점에서 여러 약방의 약을 동시에 판매하는 경우도 나타났다. 화평당, 제생당, 동화약방 등 주요 약방의 지점을 겸하는 경우였다.[68]

1900년대 접어들면서 본격적으로 부설되기 시작한 철도는 각 지점에 약을 신속하게 우송할 수 있는 수단으로 활용되었다. 동화약방의 경우 판매액 10환에 1환, 100환에 5환의 비율로 운송 비용을 책정하였다. 이때 비용은 철도 요금이었다.[69] 출장소, 지점을 서울의 본포(本舖)와 연결하는 수단으로 철도가 활용되고 있었던 것이다.

지점은 국내에 한정되지 않았다. 미국, 러시아 등 한국인이 거주하는 지역을 중심으로 대형 약방에서 발매하는 약들이 판매되고 있었다. 우편을 통한 우송이 가능했기 때문이다.[70] 화평당에서 제조한 팔보단(八寶丹)의 경우 미국의 판매소에서 구입할 수 있었고, 제생당이 제조한 약의 경우 블라디보스토크에서 구입이 가능하였다.[71] 1910년 당시 동화약방의 출장소는 수백 곳에 이른다는 평가를 받고 있었다.[72] 1930년대 후반 기사에 따르면, 천일약방의 경우 서울 등 주요 도시에 큰 지점, 50여 개소의 대리점, 1,400여 개소의 특약점, 나아가 대표 약인 조고약을 소매하는 곳은 약 1만여 곳에 이르렀다.[73] 새로운 교통과 통신시설의 발달에 힘입어 각 약방의 지점들이 급속도로 확대되고 있었던 것이다.

광고의 활용

대형 약방들이 대량 판매를 위해 고안한 방법 중 핵심은 광고였다. 제생당의 이경봉은 1899년 부설된 경인열차 안에서 능란한 언변으로 신약이었던 청심보명단을 선전, 판매하였다. "그 당시의 사람들은 기차도 신기하였지만 양복 입은 사람도 신기하였고 약도 신기한 것이었다." 직접적인 대면 광고였다. 하지만 개인이 구두로 하는 광고는 입소문이 난다 해도 확산에 한계가 있었다. 다른 방법이 필요했다. 북과 꽹과리를 치는 사람들 뒤로 청심보명단이라고 쓰인 깃발을 뒤따르게 한 것은 제생당이 시도한 새로운 광고 방법이었다. 화평당의 이응선도 광고의 효과에 일찍 눈뜬 이 중 한 명이었다. 그는 "약업 경영에 있어서 선전이 무엇보다도 중요하다는 것을 딴 업자보다도 일찍 깨닫고 영업비의 태반을 선전비로 활용"하였다.[74] 그가 쓴 방법 중 하나는 광고판이었다. 그는 곳곳에 약 광고판을 설치함으로써 판매를 촉진하였다.[75]

약방들이 직접 발간한 소식지도 약을 광고하는 주요 방법이었다. 1907년 관립의학교 졸업생 장기무가 최초의 약 관련

소식지로 『중외의약신보(中外醫藥新報)』를 발간한 이래 소식지는, 특히 식민지시기에 접어들면서 급증하였다. 약방들은 소식지를 자신들이 취급하는 약품과 가격을 알리는 광고지로 활용하였다.[76] 하지만 『중외의약신보』에 약업과 관련된 법과 지식 등 약업자를 위한 정보가 게재된 점에서 알 수 있듯이 소식지는 단순한 광고지를 넘어 의료인과 소비자들에게 유용한 약 관련 지식을 제공하는 정보지로도 활용되고 있었다.[77]

그러나 대형 약방들이 가장 전력을 기울인 광고 공간은 소식지가 아니라 한말부터 발간되기 시작한 신문이었다. 약 광고는 신문과 잡지 등 대중 언론매체가 등장하면서 동반 성장하였다. 약방들은 언론의 지면을 적극적으로 활용하였다. 한말 발간된 신문에서 약 광고를 찾는 일은 어렵지 않다. 약을 선전하는 광고의 비율은 점차 높아져 1930년대에 이르면 신문과 잡지의 광고 중 80-90%를 차지할 만큼 확대되어갔다.[78]

한편 대형 약방들이 광고에 관심을 가지기 시작하면서 당시 신문에는 판매 광고인지 사실을 전달하는 기사인지를 구별하기 힘든 내용들이 게재되기 시작하였다. 예를 들면, 1899년 『황성신문』은 위생관(衛生館)이라는 곳에서 이일학(二日瘧), 즉 말라리아에 효과가 있는 보화단(補和丹)을 판매한다는 광고를 게재하였다. 두 주일 후 같은 신문은 그 약이 과견신효(果見神效)라는, 즉 효과가 높다는 기사를 게재하였다.[79] 객관적인 사실을 전달하였다고 추정할 수도 있지만, 광고와 기사 사이의 게재 간격을 고려하면 기사를 가장한 광고라는 의심도 가능하다.

과장이나 허위 광고도 있었다. 화평당의 제품인 태양조경환의 경우 부인의 냉병(冷病), 적병(積病), 월경부조(月經不調)를 치료함으로써 "잉태치 못하는더 신효약"이라고 광고되었다.[80] 전통 사회에서 부인들의 가장 큰 고민이었던 임신 문제를 해결해줄 수 있다는 광고였다. 과장이자 허위 광고였다. 하지만 화평당은 태양조경환을 먹고 오랫동안 아이를 갖지 못하던 부인이 임신을 한 사실이 있다며 "진실로 뎐하 령약이라"는 광고를 이어갔다. 광고의 효과는 분명했다. "이것을 복용하면 옥동자를 낳는다고 선전되어 삼천리 방방곡곡 이 약을 쓰지 않은 부인이 없다시피 하였다."[81]

그러나 제품 안내와 판매 촉진을 위해 도입된 광고는 과도함으로 인해 도리어 부작용을 낳기도 하였다. 광고에 대한 불신이 커진 것이었다. 효능과 다른 광고가 범람하다 보니 "모든 세상 사람은 매약이란 한가지도 신용할 수 없다."고 생각한다는 비판이 제기되었다.[82] 전문가들은 광고에 대한 당국의 단속을 요청하였다. 총독부도 대응에 나섰다. 피임이나 낙태를 암시하는 내용, 의사 등이 효능을 보증하는 내용을 광고하지 말것을 권고하였다.[83] 전문가들은 동시에 소비자들의 주의를 요청하였다. 지나치게 "과장 광고를 하는 매약은 신용할 가치가 업습니다."라는 주의였다.[84]

광고는 소비자들의 불신이라는 역효과와 함께 약방들에게 비용 면에서 부담을 주었다. 과도한 광고비가 주는 부담이었다. 동화약방이 약품 판매에 미치는 긍정적인 효과를 알면서도 광고에 대해 "자가 몰락의 필연적 운명을 내포하고 있는 경쟁적 상업수단"이라고 비판한 이유가 거기에 있었다.[85]

그러나 광고는 쉽게 사라질 수 없었다. 당시 언론은 그 사정을 다음과 같이 설명하였다. "아모리 전문가와 의원이 매약의 무가치를 폭로하고 맹목적 복용의 위험을 지적하드래도 매약이 세민의 의원인 것은 부정할 수가 업다."[86] 전문 의료인들이 아무리 효과를 비판하고 부작용을 경고해도 가난한 서민들에게 각 약방에서 판매하는 약들은 부득이하게 선택할 수밖에 없는 진료 행위였던 것이다. 그 선택을 지속시키고 확대하기 위해 광고는 필요했다. 나아가 약은 다른 상품에 비해 이익이 높았다. 이미 1906년 한 언론은 개점한 가게 중에 약방이 "상업 중 최(最) 다수히 개설"[87]하였다는, 즉 가장 성황을 이루고 있다는 기사를 게재하고 있었다. 이익을 보장하고 확대하기 위한 방법으로 광고는 약방들이 쉽게 떨쳐버릴 수 없는 유혹이었을 것이다.

나가며

1900년을 전후로 설립된 대형 약방들은 전통 한의학의 핵심이라고 할 수 있는 한약을 변화시킨 대표적인 주체들이었다. 그들은 이전의 약방들과 달리 대량 제조, 대량 판매를 특징으로 하였는데, 지점의 설치를 통한 판매망의 확대, 신문 광고를 통한 선전은 대량화를 가능하게 한 변화였다. 전통적인 약의 판매를 둘러싼 외적 변화가 일어나고 있었던 것이다. 동시에 대형 약방들은 전통 한약과 다른 신약을 제조하기 시작하였다. 19세기 말부터 수용되기 시작한 서양의학은 신약 제조를 가능하게 한 요소였다.

서양의학, 구체적으로 양약의 수용은 서양 약재의 활용이라는 방식으로 이루어졌다. 대형 약방들은 기존의 한약재에 새로운 약재, 즉 양약에서 이용하던 약재를 추가한 신약을 개발하였다. 신약에는 환, 단, 산, 수 등 전통적인 이름이 붙었지만, 성분에서는 달랐다. 한약에서 내적인 변화가 일어나고 있었던 것이다. 제중원의학교, 관립의학교 등 서양의학 교육기관에서 배출된 서양의사들은 대형 약방과 결합하여 이 변화를 보조하고 있었다.

한의학의 서양의학 수용, 구체적으로 양약의 활용이라는 추세는 식민지시기에도 지속되었다. 표면적으로는 서양의학 일원화 정책을 추진하면서도 현실에서는 한의사를 활용할 수밖에 없었던 총독부의 의료정책은 그 추세를 지속시킨 배경이었다. 한의사들은 강제적으로 서양의학에 대한 지식, 구체적으로 약물학 지식을 습득하였고, 서양의학에 대한 지식을 한약 조제에 사용하였을 가능성은 더욱 높아졌다. 그 결과는 서양 약재의 추가를 넘어 화학의 활용을 통한 약재 분석과 주성분 추출로 나아가고 있었다.

문제는 화학의 활용을 통한 한약 분석 작업이 식민 권력에 의해 동시에 진행되고 있었다는 점이다. 오히려 한약 분석을 주도적으로 진행한 주체는 식민 권력이었다. 이른바 한약의 과학화였다. 「의생규칙」의 반포에서 단적으로 나타나듯이 총독부는 한의학에 대해 부정적, 적어도 차별적 인식을 가지고 있었다. 이런 총독부가 한약을 과학화한다는 명분 아래 약재 분석과 주성분 추출 작업을 진행할 때, 그 작업에 대한 한의학의 시선은 긍정적일 수 없었다. 화학 활용이라는 학문적·기술적 시도를 식민 지배라는 정치적 목적과 연결시켜 바라볼 가능성은 높았다. 그 가능성의 정도에 따라 서양의학의 활용이라는 한의학 내부의 흐름은 분기될 수 있었다.

8

식민지 조선에서의
약의 향연

<탁류>에 나타난 약의 의미

이병훈

들어가며

근대 이전에 약이 없었던 것은 아니다. 하지만 근대 의약은 획기적인 치료 효과와 대중적 파급력으로 인간의 삶을 판이하게 바꿔놓았다. 인간은 이런 치료제 덕에 질병에 대한 절대적 공포로부터 벗어나기 시작했다. 특히 치사율이 높은 페스트, 콜레라, 결핵, 말라리아 등과 같은 전염병과 매독 등 성병을 효과적으로 예방, 치료함으로써 근대 의약은 안정적인 근대사회의 토대를 구축하는 데 크게 기여하였다.[1]

문학작품에 자주 등장하는 매독과 그 치료제를 예로 들어보자. 매독의 원인균이 최초로 발견된 것은 1905년 F. R. 쇼딘과 P. E. 호프먼에 의해서이다. 그리고 1906년과 1907년 사이에 매독검사법이 개발되었다. 1909년 파울 에를리히는 매독에 효과적인 '전신 멸균제'를 개발하는 데 성공했다. '전신 멸균제'를 혈관에 주사하면 인체 조직에 해를 주지 않으면서 박테리아를 죽일 수 있었다. 이것이 바로 유명한 '606'이다. '살바르산'이라는 이름으로 처방된 이 약은 매독 치료제로서 광범위하게 사용되었으나 때로 심각한 부작용을 낳아서 제1차 세계대전 직전에 네오살바르산으로 교체되었다. 이런 비소제제들은 전쟁 등과 같은 특수한 상황에서 성병이 만연할 때 큰 역할을 했다.[2]

근대사회의 이런 변화는 자연스럽게 문학 속에 반영되었다. '약'이 문학의 소재로 자주 등장하게 된 것이다. 하지만 문학의 특성상 '약'은 질병보다 낮은 지위를 차지할 수밖에 없었다. 질병이 문학적 서사의 매력적인 출발점인 반면 '약'은 일반적으로 그것의 '과학적인' 치료제라는 이유로 문학적 서사에서 기피되었기 때문이다. 다시 말해 질병은 다양한 문학적 비유나 상징의 의미를 지니고 있어서 문학적 서사에서 활용도가 높지만 '약'은 그렇지 못한 것이다. 만약 질병의 형상으로 표현된 문학적 비유와 상징이 어떤 특정한 '약'으로 치유된다면 문학적 서사의 재미와 긴장성은 현저하게 떨어질 것이다. 이것은 문학의 세계를 과학으로 대체하는 꼴이 되고 만다. 그러므로 약이 문학적 의미를 획득하기 위해서는 무엇보다 그것이 치료제 이상의 의미를 지니고 있어야 한다.[3]

이런 이유로 우리 근대문학에서 '약'이 작품의 주제, 소재, 모티프, 상징으로 등장하는 경우가 드물고, 그에 대한 연구 또한 찾아보기 힘들다. 약은 많은 작품에서 언급되지만 특별한 문학적 의미나 역할을 지니고 있지 않은 경우가 대부분이다. 이런 점에서 보면 약을 중요한 문학적 장치로 활용한 이상(李箱)

의 작품은 아주 예외적인 경우에 속한다고 할 수 있다. 이상은 일제 식민지시기 근대인의 분열된 내면을 근대 의약의 상징체계를 통해 잘 표현한 대표적인 작가 중 하나이다. 이상의 작품에 나오는 근대적인 약들이 단순한 치료제 이상의 의미를 지니고 있다고 지적한 이경훈의 논문은 그래서 흥미롭다. 그는 이상이 근대 의약을 통해 근대인의 근본적인 질병을 암시하고 있다고 주장한다. "아달린은 결코 아스피린을 배반하지 않는다는 점, 즉 그 본질에서 아스피린과 아달린이 전혀 대립적이지 않다는 사실이다. 해열제이건 최면제이건 간에 이 둘은 모두 약품이기 때문이다. 요컨대 아스피린과 아달린은 자연에 인위적 작용을 가하는 근대적 '처방'이라는 면에서 통일된다."[4] 이에 따르면 이상에게 근대성은 인위성과 동의어가 된다. 즉 이상은 근대 의약의 인위적 작용을 통해 자연적 상태에 대한 관리와 통제를 일삼는 근대인의 질병을 암시하고 있다는 것이다.

하지만 이상과 같이 약을 근대인의 질병과 접목시킨 경우를 제외하면 근대 의약은 여전히 문학적 서사에서 소외되어 있는 것이 사실이다. 최근 소수의 연구자들이 식민지시기의 잡지나 신문에 실린 약(치료제) 광고나 질병 담론을 연구하는 것도 이런 사정과 무관하지 않을 것이다. 당시 수많은 약들이 판매되고 사용되었음에도 불구하고 유독 문학작품에서 그런 기록을 찾기는 쉽지 않기 때문이다. 문학작품에서 그런 흔적을 찾기 힘들기 때문에 다른 기록에서 약(치료제)의 의미와 역할을 찾으려는 것은 자연스러운 일이다.

권보드래, 김은정의 논문에서 보듯이 신문, 광고에 실린 약 광고와 질병 담론에 대한 연구는 한국 근대사를 이해하는 데 중요한 연구 키워드라고 할 수 있다. 일종의 생활사 혹은 풍속사 연구라고 할 수 있는 위의 연구들은 근대적 삶의 풍경을 복원하는 데 매우 설득력 있는 시각을 제시하고 있다. 먼저, 권보드래는 일본 모리시타 난요도(森下南陽堂)에서 발매한 인단(仁丹)이라는 약품이 식민지 조선에서 자주 사용하던 일상용품이었다고 지적하고, 그것이 군사적 강권과 유교적 인의를 결합한 이상적이고 허구적인 일본 제국주의의 표상을 전파했다고 주장하고 있다. 저자는 식민지시기 다양한 매체에 실린 인단의 광고 내용을 분석하면서 이 약품이 "일본의 군국주의적 침략을 상징하는 기호"이면서 동시에 "일본의 제국주의적 확장을 노골적으로 지지한 상품"[5]이라고 결론짓고 있다. 권보드래가 인단 광고를 분석하면서 이 약품의 상징성에 주목했다면 김은정은 1920-1940년대 잡지에 실린 화류병(성병) 치료제 광고에 초점을 맞추고 있다. 저자는 다양한 화류병 치료제와 광고 내용을 소개하면서 화류병 치료제 광고가 일본 제국주의 위생담론 확산의 첨병 역할을 했다고 지적하고 있다.[6]

하지만 '약'도 근대문학의 중요한 서사적 모티프 중 하나인 것만은 틀림없다. 우리는 이런 대표적인 예를 채만식의 소설 〈탁류(濁流)〉에서 찾아볼 수 있다. 〈탁류〉는 우리 근대문학에서 '약'을 가장 다양하고 깊이 있게 다룬 작품이다. 〈탁류〉에는 전근대적 약뿐만 아니라 다양한 근대적 약들이 등장한다. 그리고 이런 약들은 작품에서 중요한 문학적 상징과 장치로서 사용되고 있다.

이 글에서는 근대 의약이라는 상징체계를 중심으로 채만식의 〈탁류〉를 살펴보고자 한다. 이것은 두 가지 목적을 가지고 있다. 첫째는 〈탁류〉에 나타난 근대 의약제도의 구체적인 모습과 그 제도의 구조적 문제들, 근대 의약의 다양한 의미 등을 살피는 것이다. 이것은 〈탁류〉에 대한 새로운 주제적 접근일 뿐만 아니라 동시에 일제 식민지시기 한국의약사의 복원 작업이기도 하다.

둘째로 〈탁류〉에 나타난 '약'이라는 상징의 서사적 쓰임을 규명하는 것이다. 질병의 관점에서 〈탁류〉를 분석한 이재선의 연구에 따르면 작품 속에서 매독은 일제 식민지 침탈과 타락한 사회상을 비판하는 은유적 수사학의 대상이다. 즉 채만식은 매독이라는 추악한 '질병' 그 자체보다도 등장인물들에 의해 '탐욕'이 전염병처럼 확산되는 병리적 현상을 문제 삼고 있다. '매독은 기표이며, 그 기의는 탐욕의 전파와 확산'[7]이라는 말에는 이런 문제의식이 함축되어 있다. 〈탁류〉에 등장하는 '약'이 매독 치료제뿐만 아니라 독약과 낙태약 등 다양한 종류로 나타난 것에는 이와 같은 병리적 현상에 대한 인식이 전제되어 있다. 이런 점에서 이 글은 서사적 모티브로서의 '약'이라는 상징을 중심으로 〈탁류〉를 분석하는 최초의 시도라는 의미가 있다. 먼저 〈탁류〉에 나타난 근대 의약제도의 구체적인 모습을 살펴보도록 하자.

근대적 공간으로서 양약국 '제중당'

〈탁류〉는 초봉이라는 비극적인 여인의 삶을 통해 탁류에 휩쓸려 파멸해가는 식민지 조선의 어두운 모습을 적나라하게 파헤치고 있는 장편소설이다. 이 작품은 1937년 10월 12일부터 1938년 5월 17일까지 198회에 걸쳐 『조선일보』에 연재되었고, 이듬해 1939년 단행본으로 출판되었다. 1930년대 후반기를 시대적 배경으로 삼고 있는 〈탁류〉는 일제에 의한 조선의 근대화 풍경을 잘 반영하고 있다. 그 대표적인 것이 미곡 투기장인 미두장(米豆場), 은행, 양약국 제중당(濟衆堂), 신식 병원 등이다.

채만식은 미두장과 은행을 통해 당시 식민지 자본주의의 모습을 상세히 그리고 있다. 이것은 특히 작품 초반부의 주요 인물인 정주사를 통해 잘 드러난다. 땅 팔고 군산 와서 몇 해 동안에 완전히 영락한 정주사가 미두장에 나와서 돈도 한 푼 없이 '하바'를 하다가 욕을 보고는 돌아가는 길에 항구에 나온 모습은 망해가는 식민지 한국인의 한 전형이다. 그리고 군산의 심장부를 이루는 일인 시가지의 은행과 미두 취인소의 운집한 모습과 정주사가 사는 동네가 대조적으로 묘사되는 것도 같은 맥락으로 이해할 수 있다. 일제의 자본주의가 침입하여 미곡 수출(약탈)의 해항으로 면모가 바뀌었던 군산은 근대화된 식민지 도시의 이중적 구조를 상징적으로 보여주는 대표적 사례인 것이다.[8]

이와 더불어 제중당과 신식 병원은 식민지 조선의 근대적인 의료와 위생체계를 상징한다. 이 중에서 특히 제중당은 〈탁류〉에 나타난 식민지 조선의 근대적인 의료체계를 이해하는 데 중요한 키워드를 제공하고 있다. 〈탁류〉에 양약국이 등장하는 것이 중요한 이유는 그곳이 주요 등장인물 중 한 명인 약제사 박제호가 운영하는 약국이자, 주인공 초봉이의 일터이기 때문이다. 그런데 왜 하필 한약방이 아닌 양약방일까? 이것은 근대 양약이 이미 조선민중의 생활과 불가분의 관계에 있었다는 채만식의 사회인식과 깊은 관계가 있을 것이다.

이런 점에서 〈탁류〉에는 1930년대 말 식민지 조선의 근대적 제약업의 모습이 잘 반영되어 있다. 식민지시대 호남지방에서 가장 큰 약업자가 있었던 곳은 작품의 공간적 배경인 군산이며 가미바야시(神林藥店)가 그것이다. 그리고 전라북도에서 최초로 약국이 생긴 곳도 군산이다. 1929년 조선약학교를 나온 박지선이 전북에서 처음으로 군산에 약국을 개업하였다. 두 번째는 이용희가 1934년 전주에 세운 '전주약국'이고, 김석호가 이듬해 역시 전주에 세운 '제일약국'이 세 번째이다. 군산에서 유명한 약사로는 이민희가 있었다. 그는 1938년 경성약전을 졸업하고 군산 도립병원 약국과 전북도 위생과에 근무한 바 있는 약제사였다. 그리고 군산에서 유명한 약종상으로는 옥산당(玉山堂)을 운영한 육재곤과 심약방(沈藥房)을 운영한 심학윤이 있다. 이들이 운영한 약방은 1929-1930년 사이에 개설된 것이다.[9]

일제 지배하에서 조선은 근대 의약품, 약학, 의약행정 모두를 일본을 통해 받아들일 수밖에 없었다. 수천 년간 사용해 온 한약재나 아니면 이 한약을 매약화(賣藥化)한 것이 초창기 조선의 약업(藥業)이었고, 양약의 공급은 전적으로 일본인의 몫이었다. 조선인의 손으로 치료약다운 양약이 비로소 도입된 것은 1920년대에 들어서면서부터다.[10] 세브란스병원의 약품부와 유한양행이 일본인의 손을 거치지 않고 외국 제약사와 직접 계약하여 양약을 들여왔다. 하지만 이것은 완제품이었고, 매약의 원료약품이나 조제용 약은 일본 판매업자에 의존해야 했다.[11]

식민지 조선에서 제약업이 본격적으로 태동된 것은 1930년대부터이다. 이때부터 약업계에서 매약의 비중이 점점 줄어들고, 그 대신 주사약과 신약 치료제 등의 시장이 커지기 시작했다. 1935년 유한양행이 최초로 화학합성을 시도하여 살바르산을 생산했고 1939년 신흥제약소와 경성신약이 설립되어 각종 주사제를 생산, 판매하였다.[12] 이런 변화에 발맞추어 군산뿐만 아니라 조선팔도에 양약국이 본격적으로 등장했다. 소설 속 허구의 공간이기는 하지만 양약국 제중당도 그중 하나이다. 당시 양약국은 식민지 조선의 근대화의 상징 중 하나였고, 이런 이유로 대도시나 소도시에서 없어서는 안 될 공간이었다. 이런 사실을 잘 알고 있었던 채만식은 제중당을 군산 바닥에서 만만찮은 공간으로 그리고 있다.

정거장에서 들어오자면 영정(榮町)으로 갈려드는 세거리 바른편 귀퉁이에 있는 제중당(濟衆堂)이라는 양약국이다. 차려놓은 품새야 대처면 아무

데고 흔히 있는 평범한 양약국이요, 규모도 그다지 크지는 못하다. 그러나 제중당이라는 간판은, 주인이요 약제사요 촌사람의 웬만한 병론(病論)이면 척척 의사질까지 해내는, 박제호(朴濟浩)의 그 말대가리같이 기다란 얼굴과, 삼십부터 대머리가 훌러덩 벗어져서 가뜩이나 긴 얼굴을 겁나게 길어보이게 하는 대머리와, 데데데데하기는 해도 입담이 좋은 구변과, 그 데데거리는 말끝마다 빠뜨리지 않는 군가락 '제기할 것!' 소리와, 팥을 가지고 앉아서라도 콩이라고 남을 삶아 넘기는 떡심과 …… 이러한 것들로 더불어 십 년 이짝 이 군산 바닥에는 사람의 얼굴로 치면 마치 큼직한 점이 박혔다든가, 핼끔한 애꾸눈이라든가처럼 특수하게 인상이 박히고 선전이 되고 한, 만만찮은 가게다.[13]

제중당은 승재가 의사 조수로 근무하고 있는 "금호의원에 약품을 대는"(159) 양약국이다. 이것은 병원에서 필요한 전문적이고 다양한 약을 제중당에서 공급했을 거라고 추측할 수 있는 대목이다. 실제로 승재는 성병에 걸린 태수가 찾아왔을 때 간호사에게 제중당에 주사액을 주문하라고 시키면서 "만일 제중당에 없다거든 다른 데라도 물어보아서 가져오게 하라고"(173) 간호사에게 이른다. 그리고 제중당 안에는 의사의 처방에 따라 약을 조제하는 '제약실'(32)이 따로 있고, 일반 약품을 보관하는 '약장'(29)과 빙초산이나 ××(청산)가리 약병을 보관하는 "'극약 독약'이라고 쓴 약장"(145)[14]이 구분되어 있었다.

하지만 〈탁류〉 속 양약국 제중당은 약만 판매한 곳은 아니었다. 제중당은 위에서 언급한 전문적인 약과 더불어 '옥도

정기'(29), '인단'(29), '로지농 칼슘'(39) 같은 근대 의약품을 판매하고 "화장품 장사까지 겸하는 양약국"(28)이고, 가루우유, 타올, 포마드 등 다양한 상품을 판매한 잡화점이기도 했다. 제중당이 잡화점을 겸하고 있었다는 것은 '생활 제1과(生活 第一課)'라는 제목이 붙은 〈탁류〉의 2장과 '…… 생애(生涯)는 방안지(方眼紙)라!'라는 제목의 4장에 잘 나타나 있다. 2장의 여러 대목을 인용해보자. "올 이 월, 초봉이가 이 가게에 나와 있으면서부터 보통 약도 약이려니와 젊은 서방님네가 사지 않아도 괜찮은 것이면서 항용 살 수 있는 화장품이며, 인단, 카올, 이런 것은 전보다 삼 곱 사 곱이나 더 팔렸다"(28-29). 양약국 점원인 초봉이는 화장품뿐만 아니라 인단과 카올도 판매했다.[15] 그리고 제중당의 단골인 기생 행화는 처음 가게에 나오던 때부터 정해놓고 며칠만큼씩 가루우유를 사가고, 가끔 화장품도 사가고 전화도 빌어 쓰고 했다고 기록되어 있다(30). 초봉이와 사기 결혼을 하는 은행원 태수는 어떠한가. 그는 제중당에 전화를 걸어 초봉이에게 향수를 주문한다. 헤리오도로푸[16]라는 향수이다. 제중당에서 판매한 또 다른 물건은 4장에서 태수의 생각을 빌려 독자에게 전달된다. "바로 어제 들려서 인단이야 포마드야를 더 금더금 사왔는데, 오늘 또 체신머리 없이 가고 보면 초봉이라도 속을 들여다보고 추근추근하다고 불쾌하게 여길 듯싶어 재미가 덜할 것 같았다"(86). 양약국에서 남성용 머릿기름까지 취급했다는 말이다. 이렇게 보면 1930년대 말 군산의 제중당은 현재의 서양식 약국(drugstore)과 크게 다르지 않았음을 알 수 있다.[17]

　제중당이 근대적 공간으로서의 면모를 지니고 있다는 점은 또 그 내부 구조가 현대를 사는 우리에게 매우 친숙한 모습이라는 사실에서도 확인된다. 제중당의 내부 풍경은 〈탁류〉의 2장과 4장에 간간이 묘사되는데, 디테일을 나열하면 다음과 같다.

① 초봉이가 혼자 테이블을 타고 앉아서 낡은 부인잡지를 들여다보고 있다.(27)

② 기둥에 걸린 둥근 괘종이 네 시를 친다.(28)

③ 초봉이는 사뿐 일어서서 진열장 뒤로 다가 나온다.(28)

④ 초봉이는 도로 테이블 앞으로 가서 잡지장을 뒤지기도 내키지 않고 해서, 뒤 약장에 등을 기대고 우두커니 바깥을 내다본다.(29)

⑤ 마침 제약실에서 안으로 난 문이 열리더니(32)

⑥ 초봉이는 …… 헤리오드로푸 한 병 있는 것을 진열장에서 꺼내다가 싸개지로 싸고(34)

⑦ 윤희는 …… 제약실로 해서 안채로 들어가 버린다.(37)

⑧ 제호는 …… 테이블 위에 놓인 손금고를 방울소리를 울리면서 찰크당 열어젖힌다.(45)

⑨ 제호는 …… 제약실로 들어가 앉아서 …… 서류를 뒤적거린다.(46)

⑩ 제호는 서류를 …… 챙겨서 제약실 안에 있는 금고를 열고 소중하게 건사를 한 뒤에 도로 마루로 나온다.(47)

⑪ 제호는 테이블 앞 의자에 가 걸터앉았더니 (47)

⑫ 제호는 …… 약병을 집어 들고서 '극약 독약'이라고 쓴 약장 앞으로 가고 만다.(145)

위 디테일들을 종합해서 제중당의 모습을 그리면 다음과 같다. 약국에 들어서면 눈에 잘 띄게 기둥에 둥근 괘종시계가 걸려 있다. 시간은 오후 네 시를 가리키고 있다. 테이블 위에는 낡은 부인잡지와 작은 손금고가 놓여 있다. 테이블 뒤쪽 벽면에는 약장이 세워져 있는데, 이 중에는 '극약 독약'이라고 쓴 약장도 보인다. 그리고 테이블 앞쪽에는 여러 의약품과 물건이 전시되어 있는 진열장이 있다. 약을 조제하는 제약실은 독립된 공간으로 별도의 문이 달려 있다. 마루와 닿아 있는 문을 열고 제약실로 들어가면 소중한 것을 따로 보관하는 금고가 있다. 이 제약실은 안채와 바로 연결되어 있다. 1930년 말 지방도시에 위치한 제중당의 내부는 대충 이런 모습을 하고 있었다. 이것은 아직도 서울 변두리 혹은 지방 소도시에서 흔히 볼 수 있는 약국의 모습과 매우 닮은 것이다.

제중당이 근대적 공간이었다는 것은 그 주인인 박제호의 직업이 약제사였다는 사실과도 밀접한 연관이 있다. 약제사라는 직업은 근대 이전의 조선에는 없었던 것이다. 이것은 일제시대에 형성된 근대적 의약제도의 산물이었다. 식민지 조선의 의약행정은 1912년 조선총독부가 「약품(藥品) 및 약품영업취체령(藥品營業取締令)」을 제정, 공포하면서 근대적 모습을 갖추기 시작했다. 이 법령은 1953년까지 이어져 우리 근대 의약제도의 근간이 되었다. 이 법령은 약을 취급하는 다양한 직종을 제도화하고, 독·극약의 판매를 엄격히 제한하고 있다. 조선총독부령 제22호로 발표된 이 법령의 제1조는 다음과 같다.

본령(本令)에서 약제사(藥劑師)라 함은 의사의 처방전에 의하여 약제(藥劑)를 조합(調合)하는 자를 말하고, 약종상(藥種商)이라 함은 약품을 판매하는 자를 말하고, 제약자(製藥者)라 함은 약품을 제조하여 판매하는 자를 말하고, 매약업자(賣藥業者)라 함은 매약(賣藥)을 조제(調製), 이입(移入) 또는 수입(輸入)하여 판매하는 자를 말한다. 약제사는 약품의 제조 및 판매를 하고 의사는 진료를 위하여 환자에 약품을 판매, 투여할 수 있다.[18]

이 법령이 발효되면서 식민지 조선에 다양한 약업자들이 등장했다. 여기서 주목할 것은 약제사와 매약업자이다. 약제사는 조선총독이 발행한 약제사면허증이나 또는 내부대신이 발행한 약제사 면장을 가진 자를 말한다. 이에 대해서는 같은 해 발표된 시행규칙(施行規則) 제1조에 상세히 명시되어 있다. 이에 따르면 "약제사면허증을 받고자 하는 자는 나이 만 20세 이상으로 조선총독이 정하는 약제사 시험에 급제한 자에 한한다."[19]고 규정하고 있다. 하지만 약제사가 되기 위해 시험을 반드시 치러야 하는 것은 아니었다. 의과대학 약학과, 관립·공립의학전문학교 약학과 또는 고등중학교 의학부 약학과를 졸업한 자는 그 졸업증서로서 약제사면허증을 교부받을 수 있었다.

그 외에 약종상, 제약자 또는 매약업자는 경찰관서의 허가를 받아야만 했다. 시행규칙 제5조는 이에 대해 다음과 같이 명시하고 있다. "약종상, 제약자 또는 매약업자의 허가를 받고자 하는 자는 다음 사항을 구비하여 경무부장(警務部長)에 원출

(願出)할 것. 다만 2개소 이상의 영업소를 설치하고자 할 때는 그 영업소마다 허가를 받을 것. 1. 본적, 주소, 성명, 생년월일, 2. 영업의 장소, 3. 약품 취급에 관한 이력서, 타인으로 하여금 제약 또는 매약 제조를 하고자 하는 자의 임무, 이력서 또는 면허증의 사본."[20] 여기에 매약업자는 조제, 이입 또는 수입에 관계되는 매약의 방명(方名), 원료, 분량, 제조방법, 용법, 복양(服量), 효능, 정가를 쓴 서면 및 매약의 견본을 첨부해야 했고, 경무부장이 이를 심사하여 허가증을 교부했다.[21]

〈탁류〉에는 박제호가 어떻게 약제사가 되었는지에 대한 구체적인 설명이 없다. 분명한 것은 박제호가 업으로 삼고 있는 약제사라는 직업이 1912년 공포된 「약품 및 약품영업취체령」과 시행규칙 이후에 생긴 것이라는 점이다. 그리고 제중당에 별도의 제약실이 있는 것을 보면 박제호가 여기서 의사의 처방에 따라 약을 조제한 것이 분명하다. 근대 의약은 바로 이런 양약국과 박제호 같은 약제사를 통해 민중에게 전파된 것이다.

제중당은 우리 문학에 등장하는 근대적 공간 중 매우 각별한 곳이다. 그것은 이 시기 한국문학에서 양약국에 대한 구체적인 언급을 거의 찾아보기 어렵다는 희소성에서 기인하는 바크다. 특히 근대 의약이 민중에게 심대한 영향을 끼쳤다는 사실을 상기한다면 채만식이 〈탁류〉에서 그리고 있는 양약국의 모습은 소중한 문학사적 가치를 지니고 있다고 할 수 있다.

식민지 조선과 '약'의 생태계

채만식은 1930년 잡지 『별건곤(別乾坤)』에 여러 종류의 기사를 발표한 적이 있는데, 1930년 9월호에 실린 「폭리대취체(暴利大取締)-약가(藥價)와 치료비(治療費)」란 글을 보면 그가 당시 병원에서 폭리를 취하고 있는 약값의 유통구조를 상세히 취재하고, 이에 대해 전문적인 지식을 가지고 있었음을 알 수 있다. 이렇게 매약업체와 병원의 행태에 관한 취재 경험은 〈탁류〉의 창작에 직접적으로 도움이 된 것으로 보인다.[22] 『별건곤』의 기사 중 한 대목을 인용해보자.

> 또 속칭에 606이라고 하고 약명은 살바르산-이것을 모르는 이는 별로 없을 것입니다. 그런데 이 606주사는 병의 경중을 따라 1호부터 6호까지 분별하여 맞습니다. 원가는 42전부터 2원까지입니다. 이것을 놓아주고 병원에서 받기는 5원부터 30원까지 받습니다. 이것도 요즈음 내려서 그렇지, 처음 시절에는 한 대에 6, 70도 받았다나요.[23]

약값 폭리는 병원에서만 일어난 것이 아니다. 해방 이전 의약품 도매업은 대부분 일본인이 장악하고 있었다. 당시 도매상들은 엄청난 도매 마진으로 폭리를 취하고 있었다. 의약품 판매가격은 소매, 도매, 생산자가격으로 구분되어 있었는데, 이윤만 해도 도매 마진이 평균 10%이고 소매 마진은 평균 30-40%나 되었다고 한다.[24] 이런 사정은 〈탁류〉에도 그대로 반영되었다. 군산의 양약국을 때려치우고 서울에 올라가 제약회사를 차릴 심산인 박제호가 초봉이를 앞에 놓고 새로운 사업을 시작하겠다고 떠벌이는 장면이 대표적이다. 이 장면에서 박제호는 제약회사가 얼마나 많은 이문을 남겨먹는지 적나라하게 폭로한다.

> 제약회사야 제약회사. 이거 봐요, 내가 몇해 전버텀두 그걸 하나 해볼 양으루 별렀던 말이야. 그거 참 하기만 하면 도무지 어수룩하기가 뭐 짝이 없거든. 글쎄 삼십 전이나 오십 전 딜여서 약을 맨들어 가지군 뭐, 어쩌구 어쩌구 하다구 풍을 쳐서 커다랗게 신문에다 광고를 내면 말이야, 헐라치면 십 원씩 내구 사다 먹어요! 십 원씩을. 제깐놈들이 뭐 약이 어쩐지 아나 뭐. 그래 열 곱 스무 곱 남아요. 십 년 안에 삼십만 원 이상 벌어놀 테니 보라구, 삼십만 원 …… 삼사십 전짜리 약을 맨들어서 광고를 크게 내면, 저희가 광고 요금꺼정 약값에다가 껴서 내구 좋다구 사다 먹질 않나, 그러나 장사해먹는 이놈이 손복할 지경이지. 생각하면 벼락을 맞을 일이야. 허허 허허, 제기할 것.(48)

〈탁류〉는 근대 식민지 조선에서 '약'이 개인과 개인 혹은 인간 집단 간 힘의 불균형에 따라 제각기 작용하고 있는 현실을 잘 그리고 있다. 약도 다른 상품과 매한가지여서 근대 자본주의 사회의 시장원리에 따라 유통되고 소비되었다. 약은 구매 능력이 있는 소비자에게 매력적인 상품이지만 그럴 능력이 없는 소외계층들에게는 그림의 떡인 것이다. 자본주의 사회에서 약은 질병을 치유하고 생명을 구하는 본래의 목적을 망각한 지 오래이다. 이런 사정은 식민지 조선에서도 마찬가지였다.

〈탁류〉에서 '약'의 불평등한 생태계는 주로 승재가 현실을 깨달아가는 과정을 통해 잘 드러난다. 승재는 돈이 없어서 병을 치료하지 못하는 사람을 보고 현실에 대해 새로운 눈을 뜨기 시작한다. 사실 그는 병이라는 것이 인간 개개인의 큰 불행이라는 것만을 알았지, 그것이 인간사회에서 어떻게 복잡하게 얽혀 있는지에 대해서는 관심이 없었다. 그러다가 군산에 내려와 치료비가 없어 병을 고치지 못하는 환자들을 보고 통분한다 (117). 그 후 승재는 먹곰보네 아낙의 아기를 진찰하러 갔다가 이런 현실을 뼈저리게 깨닫는다.

> 이 사람들도 자식을 위해 애쓰는 정성은 매일반이다. 결과야 물론 자식을 죽이고 살리고 하는 것을 좌우하게 되지마는, 그야 무지한 탓이지, 범연해서 그런 것은 아니다.
>
> 그러고 보니 가난과 한가지로 무지도 그 사람들을 불행하게 하는 큰 원인이요, 그래서 그 사람들에게는 양식과 동시에 지식도 적절히 필요하다.(116)

승재는 병이 있어도 약을 쓰지 못하는 인간의 불행이 가난과 무지에서 비롯되었다고 믿지만, 위의 인용문을 보면 그중에서 무지의 폐해에 더 큰 관심을 두고 있다. 하지만 그는 초봉이의 비극적 운명을 보고도 무관심한 정주사의 행태를 보고 자신의 '교양론'에 대해 환멸을 느낀다. "가난한 사람은 교양이 있어도 그것이 그네들을 선량하게 해주는 것이 못되고, 도리어 교양의 지혜를 이용하여 무지한 사람들보다도 더하게 간악한 짓을"(355) 한다는 생각에 도달하게 되는 것이다. 그렇지만 승재의 생각은 사회적 불평등의 근본적인 원인을 이해하는 시각에는 아직 이르지 못한 것이다.

> 그는 겨우 그 양(量)으로 눈이 갔을 뿐이지, 질(質)을 알아낼 시각(視角)엔 이르질 못했다. 따라서, 가난과 병과 무지로 해서 불행한 사람이 많은 줄 까지는 알았어도, 사람이 어째서 가난하고 무지하고 병에 지고 하느냐는 것은 아직도 알지를 못한다.(366)

채만식은 승재의 이런 생각을 '소박한 휴머니즘'이라고 명명한다. 부조리한 현실에 울분을 느끼지만 그것이 어떤 근본적인 원인에서 기인하는 것인지를 깨닫지 못하고 있다는 말이다. 식민지 현실에 대한 승재의 이런 인식은 서울에 올라와 계봉이를 다시 만나면서 새로운 국면을 맞는다. 승재 앞에서 계봉이는 '분배론'을 제시하고 나선다.

> "부자로 사는 건 몰라두 시방 가난한 사람네가 그닥지 가난하던 않을텐데 분배가 공평털 않어서 그렇다우."
> "분배? 분배가 공평털 않다구? ……"
> 승재는 그 말의 촉감이 선뜻 그럴싸하니 감칠맛이 있어서 연신 고개를 까

웃까웃 입으로 거푸 뇐다. 그러나 지금의 승재로는 책을 표제만 보는 것 같아 그놈이 가진 매력에 구미는 잔뜩 당겨도 읽지 않은 책인지라 그 표제에 알맞은 내용을 오붓이 한입에 삼키기 좋도록 알아내는 수는 없었다.

사전에서 떨어져나온 몇 장의 책장처럼 두서도 없고 빈약한 계봉이의 '분배론'은 승재를 입맛이나 나게 했지 머리로 들어간 것은 없고 혼란만 했다.(419-420)

약의 불평등한 생태계와 인간의 불행에 대한 승재의 탐구는 여기서 멈춘다. 그는 더 이상 식민지 현실에 육박하지 못한다. 하지만 승재가 현실을 인식해가는 과정은 일제 식민지시대 약의 불평등한 생태계를 드러내는 데 모자람이 없다.

승재가 약과 가난, 무지, 분배의 관계, 즉 추상적이고 원론적인 문제에 관심이 있다면 박제호는 실제 현실 속에서 약의 생태계가 얼마나 무질서하고 혼탁한지를 보여준다. 앞에서도 언급했듯이 약제사인 박제호는 초봉이에게 제약회사를 하겠다는 포부를 밝히면서 식민지 조선의 근대 의약시장과 제도에 대해 일침을 놓는다. 그리고 초봉이가 약을 먹고 사경을 헤맬 때 친구이자 개업의인 S를 불러놓고 서로 타박을 하는데, 이 장면에서 약제사와 의사들의 폭리와 독점행태가 여실히 드러난다.

"그게 다아 죄다짐이라는 걸세 ……"

S는 제호가 꼼짝 못하는 게 재미가 나서 자꾸만 더 놀려주려서, 환자는 잊어버린 것같이 태평이다.

"…… 죄다짐이라는 거야 …… 오십 전짜리 인찌기약 만들어서 광고만 크
게 내굴랑은 오 원 십 원 받아먹는 죄다짐이야."

"그래, 자네네 의사놈들은 워너니 이 원짜리 주사를 이십 전씩 받구 놔주지?"

"그리구 죄가 또 있지. 아인두 족한데 즈바이, 드라이씩 독점을 하구 지
내구 …… 응? 하나찌두 일이 오분눈데 쓰나찌나 세나찌나 무슨 일이 있
나?"(284-285)

약의 생태계에 대한 박제호의 인식은 승재보다 훨씬 현실
적이다. 그는 근대 의약시장과 그 제도의 부조리를 누구보다도
잘 알고 있는 인물이다. 박제호 자신이 이런 구조적 모순을 이
용해서 폭리를 취하고 있는 당사자이기 때문이다. 〈탁류〉가 식
민지시대 근대 의약 유통의 구조적 문제점들을 생생하게 그리
고 있다는 평가를 받을 수 있다면 그것은 승재와 더불어 박제
호라는 인물 덕이기도 하다.

〈탁류〉에 나타난 약의 의미

채만식은 근대 의약에 대해 전문적인 지식을 가지고 있던
작가 중 하나이다. 우리 근대문학사에서 채만식만큼 근대 의약
을 자신의 작품에서 능수능란하게 다룬 작가를 찾아보기란 쉽지
않다. 그만큼 〈탁류〉에는 다양한 약이 등장한다. 보약과 같이 전
근대적인 약에서부터 성병 치료약, 각종 주사제, 낙태약, 독약(사

약), 청산가리, 인단 등 근대적인 약에 이르기까지 그 종류가 수십 종에 달한다. 〈탁류〉를 약의 향연이라고 부를 수 있는 이유가 여기에 있다. 〈탁류〉에 등장하는 약들이 얼마나 다양한지 그것을 순서대로 나열해보면 다음 〈표 1〉과 같다.

〈표 1〉에서 나열한 약 중 ⑬ 염산×××와 ⑭ ×××는 같은 것이니 약의 종류는 모두 19가지이고, 작품에 나오는 빈도수는 47회에 이른다.[25] 이 목록을 보면 〈탁류〉에 등장하는 약들이 대부분 근대 의약이라는 것을 알 수 있다. 근대 의약이 1930년대 조선민중의 실생활에 그만큼 친숙했다는 증거이다. 〈탁류〉에 이렇게 약이 많이 등장하는 이유는 무엇보다도 작품의 주요 내용이 성병, 낙태, 복수, 음독자살 기도 등 여주인공 초봉이의 비극적인 삶에서 연유하는 바 크다. 초봉이는 낙태를 하기 위해 ×××를 다량 복용하고 죽다 살아난다. 그리고 형보로부터 벗어나기 위해 그 약을 다시 사약으로 준비한다. 한편 승재는 초봉이와 결혼하기로 한 태수가 성병에 걸린 사실을 알고 청산가리로 그를 독살하려고 한다. 또 박제호의 아내 윤희는 남편과의 불화로 빙초산과 청산가리를 먹고 죽으려고 한다. 여기서 알 수 있듯이 〈탁류〉에서 가장 많이 언급되는 약은 빙초산, 청산가리, ××× 같은 독극물류와 ×××(염산×××), 맥×(麥×)[26] 등과 같이 낙태 목적으로 먹는 약들이다. 작품에 나오는 약의 빈도수 중 독극물류가 차지하는 비중이 25회로 절반이 넘는 것은 〈탁류〉에서 약이 주로 주인공들의 비극적 삶을 대변하고 있다는 점을 보여주는 것이다.

〈표 1〉 〈탁류〉에 등장하는 약

	약 종류	언급되는 쪽수	빈도수
①	인단	29, 86	2
②	옥도정기	29	1
③	로지농 칼슘	38, 39	2
④	보약(보제)	108, 220, 399	3
⑤	강심제 주사	114, 284	2
⑥	구급주사	114	1
⑦	빙초산	144, 145	2
⑧	청산가리	144, 145, 167, 169, 173, 174, 447, 448, 458	9
⑨	트리파플라빈	167, 174	2
⑩	가루약	169	1
⑪	물약	169	1
⑫	주사액	173, 174, 176	3
⑬	염산×××	279, 446	2
⑭	×××[27]	279, 281, 283, 446, 447, 448, 459, 461, 462, 464	10
⑮	맥×(麥×)	284	1
⑯	해독제	284	1
⑰	인찌기(いんちき)약	285	1
⑱	스코폴라민	289, 292	1
⑲	강장제	399	1
⑳	×××	448	1

그러면 〈탁류〉에 나타난 약의 의미에 대해 구체적으로 살펴보도록 하자. 약은 보통 치료 목적으로 사용되지만 〈탁류〉에서 약은 그 외에 다양한 목적으로 사용되고 있다. 먼저 전통적인 약 중 보약이 보신의 상징으로 등장한다. 보약은 한참봉의 처 김씨가 태수를 남첩으로 집안에 몰래 들이고 재미를 보는 장면과 형보의 사디즘에 견디지 못하고 건강을 상실한 초봉이를 언급하는 대목에서 나온다. 이 두 곳을 인용하면 다음과 같다.

"…… 장갈 들더니 재롱 늘었구나!"

"헤헤."

"얼굴이 많이 상했다가? 젊은것들 장갈 딜여주믄 이래서 걱정이야! …… 그렇지만 너무 그리지 마라, 몸에 헤루니라."

"보약이나 좀 지어 보내주덜랑 않구서!"

"오냐, 날새 내가 지어 보내주마. 그렇지만 좀 조심해야 한다! …… 그애가 온 그렇게두 이쁘더냐?"(220)

흉포스런 완력다짐 끝에 따르는 계집의 굴복, 그것에서 형보는 차차로 한 개의 독립한 흥분을 즐겼고, 그것이 쌓여서 미구에는 일종의 새디즘이 되어버렸던 것이다.

아뭏든 그래서, 초봉이는 절망이 마음을 잡쳐놓듯이 건강도 또한 말할 수 없이 쇠해졌다.

병 주고 약 주던란 푼수로, 형보는 간유 등속에 강장제하며, 한약으로도 좋다는 보제는 골고루 지어다가 제 손수 달여서 먹이고 하기는 해도 종시

초봉이의 피로와 쇠약을 막아내지는 못했다.(399)

한국 사회에서 보약의 쓰임새는 예나 지금이나 크게 다를 바 없다. 어디 특별히 아파서가 아니라 기력이 쇠하면 몸에 양기를 보충할 목적으로 사용된다. 첫 번째 인용문에서 보듯이 〈탁류〉에서 보약은 주로 남성의 정력과 연관이 깊은 약의 상징이다. 이것은 성적 욕망의 쇠퇴를 방지하는 역할을 한다. 두 번째 인용문에서도 상황은 비슷하다. 이번에는 남성이 아니라 여성인 초봉이가 강장제, 보제(補劑) 등을 먹지만 그것은 종국에 형보의 성적 욕망을 채우기 위한 수단이기 때문이다.

이 점과 관련해서 흥미로운 것은 〈탁류〉에서 언급되는 근대 의약들 중 보신과 관련이 있는 것은 하나도 없다는 사실이다. 〈탁류〉에서 근대 의약은 주로 왜곡된 삶과 그 결과에 대한 응급처방의 상징으로 등장한다. 예컨대 무분별한 성적 욕망의 흔적을 지우는 약(매독 치료제), 탐욕적인 인간을 심판하는 약(독약), 기억하고 싶지 않은 과거를 지우는 약(낙태약) 등이 그것이다. 이것은 질병에 대한 합리적인 치료 방법이라는 근대 의약의 기능적 목적과는 거리가 먼 것이다. 그렇다면 근대 의약의 기능이 이렇게 전도된 원인은 무엇일까? 우리는 그 원인을 두 가지 점에서 찾을 수 있다. 하나는 근대사회의 왜곡된 삶이고, 다른 하나는 근대 의약 자체의 특성이다.

〈탁류〉는 근대 자본주의 사회에 편입된 인간들의 왜곡된 삶을 생생하게 보여준다. 작품의 주요 인물들은 대부분 자본

(미두장)과 욕망(성욕과 매독)의 노예들이거나 피해자들이다. 그리고 인간의 본성과 정면으로 배치되는 그들의 삶 배후에는 근대 의약이 마치 생활필수품처럼 따라다닌다. 그들은 근대 의약의 힘을 빌려 자신의 욕망을 실현하거나 그 피해를 감추려고 한다. 여기서 약의 본래적 기능은 변질되고 왜곡된다. 예컨대 매독 치료제는 무분별한 성적 욕망의 증거인멸 수단이 되며, 독약은 복수의 무기가 되고, 분만촉진제들은 낙태약으로 변질되는 것이다. 이것은 근대 의약이 근대사회의 왜곡된 삶을 지탱하는 중요한 한 축이라는 사실을 증명하는 것이다.

근대 의약의 왜곡된 쓰임은 그 자체의 특성에서 연유하는 것이기도 하다. 근대 의약은 자연의 산물이 아니라 인공의 산물이라는 특성을 지니고 있다. 근대 이전에 약은 주로 자연으로부터 얻은 것이다. 동양의학에서 본초(本草)라는 개념이 바로 근대 이전의 약이 무엇인지를 함축적으로 표현하고 있다. "본초는 동아시아에서 전통적으로 약물을 칭해오던 일반명사로."[28] 동물, 식물, 광물을 이용해 만든 모든 천연약재를 의미한다.[29] 하지만 근대 의약은 약의 기능(효능)을 극대화하면서 자연적 성분을 인공적 화합물로 대체하였다. 그 결과 약의 형태는 알약이나 물약 등과 같이 단순화·규격화되었고, 약에 대한 인간의 접근성은 비약적으로 개선되었다. 이로써 근대사회에서 약이 대량 소비의 대상, 즉 상품이 된 것이다. 근대 의약의 기능 전도, 약의 오남용은 바로 이런 메커니즘 속에서 가능한 것이었다. 그렇다면 〈탁류〉에 나타난 근대 의약의 의미에 대해 구체적으로 살펴보도록 하자.

첫 번째, 〈탁류〉에서 근대 의약은 성적 욕망의 흔적을 지우는 수단으로 등장한다. 트리파플라빈,[30] 가루약, 물약, 주사액 같은 성병 치료약들이 그것이다. 초봉이와의 결혼을 며칠 남기지 않고 성병에 걸린 태수가 금호의원을 처음 찾아왔을 때 "간호부는 노랗게 마노빛으로 맑은 트리파플라빈 주사액을 솜씨 있게 주사기로 켜올리고"(167) 준비한다. 한편 태수를 진료하던 승재는 "초봉이가 이자에게 짓밟혀 더러운 ××까지 전염받을 일을 생각하면"서 "방금 신성(神聖)이나 모독되는 것 같아서 사뭇 열"(165)을 받는다. 승재는 심지어 태수에게 "결혼하는 여자한테 전염을 시켜서는 단연 안된다, 그것은 죄 없는 여자한테 죄악일 뿐 아니라, 생겨나는 자손에게까지도 죄를 짓는 것이"(170)라고 훈계한다. 이것은 태수의 성병이 우연히 감염된 것이 아니라 부도덕한 성행위의 결과라는 사실을 전제하고 있다. 만약 감염의 원인이 후자라면 성병 치료제 또한 질병과 더불어 환자의 부도덕성을 은폐하는 수단이 된다. 그렇다면 성병 치료약은 단순히 질병에 대한 치료약이라기보다 인간의 과잉 욕망의 흔적을 지우는 수단의 의미가 강하다.

〈탁류〉에서 성병이 중요한 모티프가 된 이유는 소설의 시대적 배경인 1930년대 후반에 성병 환자가 많았기 때문이다. 이런 상황은 일제의 공창제 도입 등 매춘이 제도화된 것과 밀접한 연관이 있다. 이를 짐작케 하는 통계가 1939년 4월 10일자 『동아일보』에 보도된 바 있다.

이러케 무서운 화류병이 대체로 전조선 안에는 어떠한 정도로 만연하고 잇는가? 총독부에서 작년 일 년 동안을 두고 각도에 잇는 경찰서와 병원을 동원시켜 조사한 통계가 …… 매독에 일본내지인이 一萬四千二百 九十二인이오, 조선 사람이 四万三千 四百八十六인이오, 외국인이 九百五十一명으로 합계가 五萬八千七百二十九명이며, 임질은 일본내지인이 二萬七千三百三十三명이오, 조선인이 六萬九千七百二十三명이오, 외국인이 一千명이니 합계 九萬八千五十六명으로 화류병으로는 제一 만습니다. 그 다음에는 연성하감(軟性下疳)이 一萬六千五百 七十九명이오, 제四종 화류병이 三千八百四명이니 총계 十七萬七千一百六十八인에 달합니다. 이외에 직업적으로 나선 창기, 예기, 작부계급의 화류병이 따로 잇으니 진찰해본 결과로는 임질이 五千八百五十명이오, 매독이 一千七百三十八명이며 연성하감이 一千三百二十三명이고 제四종 화류병이 四百二十九명으로 총수 九千三百四十명입니다. 이상 통계는 병원을 찾은 병자를 통계한 것뿐이니 병원을 찾지 아니한 병자는 실상 二배 내지 三배가 될 것이오 혹은 더 될지도 모르는 바이니 六十萬명이 훨씬 넘을 것입니다.[31]

당시 성병이 유행했으니 당연히 성병 치료제도 많았을 것이다. 앞에서 잠시 언급했듯이 당시 사용된 성병 치료제로는 살바르산이 있다. 『별건곤』에 실린 채만식의 글에 따르면 1930년대 초반만 해도 성병 치료제로 살바르산이 많이 사용된 것을 알 수 있다. 그런데 작품에는 살바르산이 아니라 트리파플라빈 주사액이 강조되고 있다. 실제로 이 약이 살바르산과 어떤 차이가 있고, 또 당시 얼마나 많이 사용되었는지에 대한 자료는 아쉽게도 찾아보기 힘들다.

둘째, 〈탁류〉에는 유독 독극물인 청산가리가 자주 등장한다. 승재와 초봉이는 청산가리 같은 독약으로 태수와 형보에게 징벌 혹은 복수를 하려고 한다. 특히 초봉이 입장에서 청산가리는 유일한 복수의 수단이다. 절망적 상황에 처한 그녀에게 극약은 편리하고 효과적인 저항의 무기이기 때문이다. 이런 점에서 초봉이에게 청산가리는 비극적 주인공의 운명을 나타내는 일종의 상징이라고 할 수 있다. 하지만 의사나 약제사가 아니었던 초봉이는 청산가리를 구하러 돌아다니지만 마음대로 되지 않는다. 청산가리 같은 극약은 법령상 "의사, 약제사, 약종상 또는 제약자 간에 판매, 수여하는 경우"(「약품 및 약품영업 취체령」 제7조)[32]를 제외하고는 취급을 엄격하게 제한했기 때문이다. 그래서 초봉이의 처지는 더욱 가련해진다. 다음의 인용문은 이런 사정을 잘 반영하고 있다.

> 물론 이 ×××이라는 약품이 형보의 목숨을(초봉이 제 자신이 자살하는 데 쓰일 긴한 도구(道具)인 형보의 그 목숨을) 처치하기에는 그리 적당치 못한 것인 줄이야 초봉이도 잘 안다. 형보를 굳히자면 사실, 분량이 극히 적어서 저 몰래 먹이기가 편해야 하고, 그러하고도 효과는 적실하고 빨리 나타나 주는 걸로, 그러니까 저 '××가리' 같은 맹렬한 극약이라야만 할 터였었다. 초봉이는 그래서 '××가리'를 구하려고, 오늘 종일토록 실상은 그 궁리에 골몰했었다. 그러나 결국 시원칠 못했다.

무서운 극약이라 간대로 사진 못할 것이고, 한즉 S의사의 병원에서든지, 또 하다못해 박제호에게 어름어름 접근을 해서든지 몰래 훔쳐내는 수밖에 없는데, 그러자니 그게 조만이 없는 노릇이었다. 그래서 아무려나 우선 허허실수로, 일변 또 마음만이라도 듬직하라고 이 ×××이나마 사다가 두어보자는 것이다.(447)

승재와 초봉이의 상황을 고려해볼 때 청산가리는 특정 화학약품이 독약으로 변질된 경우라고 할 수 있다. 청산가리(시안화칼륨)는 본래 특별한 화학반응을 통해 정성, 정량분석을 하는 시약이지 사람의 병을 고치기 위해 사용하는 의약품이 아니다. 하지만 〈탁류〉에서 청산가리는 주인공의 비극적 삶과 절망적인 상황에 결부되어 탐욕적인 인간들을 심판하는 독약이 된다. 그렇다면 청산가리의 본래 기능이 왜곡되고 있다는 점에서 이 경우도 근대 의약의 기능적 전도의 한 예라 할 수 있다.

셋째, 〈탁류〉에 가장 많이 언급되는 약은 낙태 목적으로 사용되는 "×××라고 부르는 '염산×××'"(446)이다. 초봉이가 송희를 임신하고 낙태를 결심하는데, 이때 사용하는 것이 이 약이다. 초봉이는 또 형보의 손아귀에서 벗어나려 같은 약을 사약으로 준비한다. 하지만 ×××라고 부르는 '염산×××'가 무슨 약인지는 정확히 알 수 없다. 소설의 문맥에서 우리가 알 수 있는 것은 이 약이 분만촉진제인 맥각보다 효능이 떨어지며, 치명적인 극약 종류는 아니라는 사실이다. 박제호는 낙태를 하려고 이 약을 다량 복용한 초봉이를 발견하고 그 약이 맥각이 아니라는 사실에 안도한다(284). 그리고 초봉이는 형보에게 이 약을 먹여 어떻게 해보려고 하지만 그것이 쉽지 않다는 것을 스스로 알고 있다(447). 하지만 ×××는 〈탁류〉에서 가장 의미심장한 약 중 하나이다. 초봉이가 이 약을 먹기 전에 복잡한 내적 갈등과 이율배반적인 심리를 경험하기 때문이다.

> '요것만 입에다가 탁 털어넣고 물만 두어 모금 마시면 ……'
> 초봉이는 손바닥에 쥔 ××× 교갑을 내려다보고 있는 동안에 차차로 이 약에 대해서 일종 야릇한 매력을 느꼈다.
> 쉬울 성싶어도 졸연찮고 어려운 일이니 더 어렵기는 한데, 그러나 그놈 한고패만 눈을 지그려 감고, 이를 악물고, 그저 죽는 셈만 대고서 꿀꺽 넘겨만 버리면, 그때는 무서워도 소용이 없고, 시뻘건 ×덩이를 쏟뜨릴 때에 하늘이 올려다보여도 역시 소용이 없고, 그러나 그렇다라도 그 덕에 이 뱃속에 들어 있는 이것을 십삭을 채워 낳아놓고 기르고 하느라고 겪는 갖추갖추의 고통과 불쾌함을 면하게 될 것이니 그게 어디냐.
> 이렇게까지 생각을 하고서 다시 교갑을 출싹거려 볼 때에는 시방까지의 무거운 압박과는 달리 무슨 긴장한 게임이나 하려는 순간인 것같이 이상스럽게 고소한 흥분을 느낄 수가 있던 것이다.(281)

초봉이는 낙태를 목적으로 약을 먹기 전에 '무거운 압박'을 느끼면서 동시에 '고통과 불쾌함'을 모면할 수 있을 거라고 생각한다. 이로 인해 그녀는 약에서 '야릇한 매력'과 '이상스럽게 고소한 흥분'을 느낀다. 이것은 초봉이가 약에 실낱 같은 희망을 걸고 있다는 것을 보여준다. 이런 심리 속에 초봉이의 절박한 심정이 더 묻어나는 이유이다. 하지만 초봉이의 희망사항은 근대 의약의 기능적 목적의 전도에서 연유하는 것이다. 다시 말해 분만촉진제가 초봉이의 절망적 상황과 만나 낙태약으로 변질된 것이다.

초봉이는 자신이 처한 모순적 상황을 해결하려고 약이라는 물질에 의지한다. 사실 그녀가 처한 이중적 상황, 즉 태아에 대한 죄책감과 미래에 대한 불안함은 동시에 해결할 수 없는 것이다. 이런 상황은 뫼비우스의 띠처럼 서로 모순적으로 얽혀 있다. 약은 인간의 실존적 문제를 근본적으로 해결할 수 없다. 약은 오직 인간의 정신적, 육체적 고통을 일시적으로 완화시키는 수단일 뿐이다. 이런 점에서 초봉이의 낙태 시도 장면은 근대 의약의 근본적인 한계를 분명하게 보여준다. 약이라는 물질에 대한 인간의 예속은 근대 의약의 기능적 변질에서 연유한다. 아무리 절박한 상황이라도 약이 인간의 '삶의 문제'를 대신 해결해줄 수는 없는 것이다.

나가며

〈탁류〉는 미두장의 투기(자본), 성병의 감염(질병), 가족의 해체(공동체)라는 플롯상의 여러 상징체계로 구성되어 있다. 여기에 〈탁류〉를 구성하는 또 다른 세부 상징으로서 '약'을 들 수 있다. 앞에서 살펴본 것처럼 〈탁류〉에 등장하는 약은 대부분 식민지 현실을 사는 인물들의 비극적 삶과 밀접하게 연결되어 있다. 이런 점에서 약이라는 상징은 소설의 비극적 플롯 전개에 중요한 장치로 사용되고 있다고 할 수 있다. 다시 말해 '약'은 식민지 조선의 근대적인 의료체계를 드러내는 핵심적인 기호이자, 식민지 현실을 사는 민중의 비극적 운명을 암시하는 상징이기도 하다.

채만식이 식민지 현실의 암울함을 '약'이라는 상징체계를 통해 형상화한 것은 그만큼 당시 민중의 생활사에 근대 의약이 밀접하게 연관되어 있었다는 사실을 보여준다. 근대 의약은 획기적인 조제 방법, 대량 생산, 신속한 효과, 대중성 등의 특징을 지니고 있다. 그래서 약은 근대인의 생활에서 빼놓을 수 없는 필수품이 되었다. 약 없이 근대를 생각할 수 없게 된 것이다.

〈탁류〉 속 식민지 조선의 경우도 이와 크게 다르지 않다. 이 소설에 나오는 거의 모든 인물은 약과 직간접적으로 연관되어 있다. 그런데 여기서 흥미로운 것은 작품에서 차지하는 인물들의 비중을 결정하는 기준 중 하나가 인물과 약의 연관성이라는 사실이다. 이런 구성 원리에 해당되는 인물들이 바로 초봉이, 승재, 박제호, 태수, 형보, 행화, 계봉이 등이다. 이것은 물론 정주사, 한참봉 등 또 다른 인물군을 구성하는 원리와 일정하게 조화를 이루고 있다. 약과의 연관성은 〈탁류〉 속 인물들이 근대와 어떻게 얽혀 있는가를 보여주는 중요한 지표이다. 근대와 부정적으로 혹은 긍정적으로 연결되어 있는 인물들의 양상

은 곧 그들을 기다리고 있는 운명의 색깔을 암시하는 것이기도

하다.

9

해방 공간에서 일본 제약회사는 어떻게 되었나

해방 전후 귀속 제약업체의 동향과 한국 제약업의 재편

박윤재

들어가며

해방된 지 2년이 지난 1947년 9월 제약회사에 대한 조사가
있었다. 이 조사에 따르면 당시 한국에 제약회사는 전국적으
로 81개, 매약제조회사는 136개, 합쳐서 217개가 있었는데 이
업체들은 가내수공업적인 규모로 대부분 영세했다. 당시 81개
의 제약회사 중 58개, 즉 71%가 서울에 소재하고 있었는데, 이
유는 규모의 영세함 때문이었다. "의약품이 다종 소량 생산품
목으로서 그 입지 조건이 대량 소비지인 도시에 위치한 것이
수익성이 높기 때문"이었다.[1] 그나마 공장 생산의 형태를 갖춘
업체는 한국인 기업으로는 유한양행과 금강제약이 있었을 뿐
이다. 나머지는 조선무전제약(朝鮮武田製藥), 식촌제약(植村製藥)
등 일본 제약회사였다.[2]

　수공업적인 제조 방식이 대부분이던 당시 제약업계의 상
황을 고려할 때 상대적으로 규모가 크고 설비가 우수한 일본의

제약회사는 한국 제약업 성장의 토대가 될 수 있었다. 새로운 한국을 건설하는 데 이용될 수 있는 자산이자, 한국인의 건강과 장수를 위해 활용될 수 있는 자산이었다. 하지만 그 자산의 활용은 체계적으로 이루어지지 않았다. 한국 유수의 제약회사를 설립한 제약인은 당시의 혼란을 다음과 같이 회고하였다.

> 해방과 동시에 사람들은 저마다 들떠서 일확천금을 노려 우왕좌왕했다. 일본 사람의 제약회사를 차지한다고 날뛰었고 일본 사람의 약국이나 약방을 차지한다고 동분서주했다.[3]

해방 직후부터 1950년대를 거치면서 일본 제약회사들은 적산(敵産)이라는 이름 아래 한국인들에게 인계되었다. 한국인에게 이전된 귀속업체로 재탄생한 것이었다. 하지만 규모와 설비에 걸맞은 활동을 펼치지 못했다. 그 상황을 알려주는 통계 중 하나가 원료생산업체 허가 상황이다. 원료생산은 해방 전후 제약회사들이 일반적으로 활용하고 있던 제제가공(製劑加工)보다 고도의 기술이 필요하고 설비 투자가 필요했다.[4] 따라서 원료생산은 제약회사의 성장을 판단할 수 있는 기준 중 하나이다. 1958년 5월의 허가 상황에 따르면, 66개에 이르는 원료생산 제약회사 중 귀속업체는 하나도 없었다.[5] 귀속업체들은 1940-1950년대를 거치면서 쇠퇴하거나 적어도 상대적인 정체를 보이고 있었던 것이다.

이 글은 식민지시기 설립된 일본 제약회사가 해방이라는

시공간을 거치면서 쇠퇴 혹은 정체된 모습을 보인 원인을 파악하는 데 목적이 있다. 그 원인을 파악하는 데 선행 연구들은 많은 정보를 제공하고 있지 않다. 1990년대를 거치면서 단속적이나마 일반 귀속업체의 동향에 대한 연구가 제출되고 있지만, 이 연구들은 제약업을 특화시켜 분석하지 않았기 때문이다.[6] 나아가 제약업은 1950년대까지 "주요 대기업체 중에서 귀속기업체 계승 업체의 비중이 매우 높"았다고 분석한 기존 연구 결과와 차이를 보인다.[7] 그런 점에서 한국약업사를 서술한 개설서는 귀중하다.[8] 귀속업체의 해방 전후 동향과 관련하여 인수인, 인수자의 이력, 귀속 후 동향 등을 알려주고 있기 때문이다. 나아가 이 개설서는 귀속업체가 쇠퇴 혹은 정체된 이유로 인수자들의 자격을 거론하고 있다.

> 관리권을 인계받은 사람들의 대부분이 제약업의 경험이 부족한 사람들이었고, 제약의 기술도 없을 뿐만 아니라, 경영능력이나 그 기업체를 계속 운영하는 데 필요한 자금을 조달할만한 힘도 없는 사람이 많았다.[9]

인수자들이 제약 경험이 없었을 뿐 아니라 회사를 경영할 능력과 자금이 부족했다는 진단이다. 이 진단에 따르면 인수자의 능력, 구체적으로 제약 경험은 귀속업체의 미래를 결정할 주요 요인이었다. 당시 귀속업체 중 관리인의 능력 부족과 관리상의 소홀로 기업 운영 자체가 부실해지는 결과를 낳은 경우는 많았다. 빗대어 "귀속공장은 망해도 관리인은 살찐다"는 말이 유행한 것도 그런 이유 때문이었다.[10] 하지만 이 글은 위의 진단이 실증에 근거하여 내려진 주장이 아님을 확인하고, 나아가 다른 요인에서 귀속업체의 쇠퇴와 정체의 원인을 찾고자 한다. 그 원인에 대한 파악은 해방 이후 한국 제약업의 재건과 발전을 설명하는 기반이 될 수 있을 것이다.

일본 제약업의 성장과 조선 진출

일본인을 통한 약품의 수입은 개항 직후부터 시작되었다. 개항장을 중심으로 활동하던 일본인들은 자국산 약품을 판매하면서 자신의 활동 근거지를 넓혀나갔다. 그 범위는 광범위해서 일본인 "약제사 혹은 매약자가 들어가지 않은 곳이 없다."는 평가를 받을 정도였다.[11] 판매에 치중한 만큼 제약업에 대한 관심은 높지 않았다. 한국인들 역시 한국에서 약품을 생산한다 해도 일본 제약회사의 압박 때문에 성공하기 힘들다는 전망을 강하게 가지고 있었다. 초기 제약업이라 평가할 수 있는 활동은 인삼엑기스의 제조, 한약을 원료로 하는 매약의 제조, 영국에서 소독약 아이젤을 수입하여 소분하는 정도였다.[12]

그러나 일본의 제약업이 발전하면서 사정은 달라졌다. 일본의 제약업은 1910년대 말, 즉 제1차 세계대전 발발로 독일에서 더 이상 약품을 수입할 수 없게 된 시기부터 발전하기 시작했다. 1930년대에 이르면 각종 신약의 각축 시대, 즉 국산 제창

시대에서 국산 신약의 진전 시대에 도달했다는 평가를 받고 있었다.[13] 신약 발매가 증가하면서 일본 제약회사들은 식민지 조선에서 약품 생산에 착수하였고, 대리점 판매에 만족할 수 없었던 업체의 경우 서울에 출장소 주재원을 배치하여 판로 확대에 노력하였다.[14]

1945년 해방 직전까지 어떤 회사들이 한국에 공장이나 지점을 설치했는지와 관련하여 경무국 위생과 약사 제1주임 이노우에 이치조(井上一三)의 메모가 도움이 된다. 그의 정리에 따르면, 중요 의약품으로 지정된 의약품 생산자는 46개사로 총자본은 3,359만 원이었고, 그중 일본인이 대표자인 회사는 35개사, 자본금은 2,809만 원이었다. 메모는 구체적으로 자본금 10만 원 이상의 규모를 가진 31개의 일본인 제약회사를 적시하고 있는데 〈표 1〉과 같다.

〈표 1〉의 내용에서 역사상 주요 사건인 1931년 만주사변, 1937년 중일전쟁, 1941년 태평양전쟁을 분기점으로 하여 설립 연도를 구분하면 〈표 2〉와 같다.[15]

메모에 따르면, 한국에 최초로 진출한 일본 제약회사는 목촌(木村)제약유한회사이고 설립 연월은 1923년 2월이었다. 하지만 한국약업사를 정리한 책은 조선등택(朝鮮藤澤)약품주식회사를 지목하였다. 일본의 일류 제약회사로서 식민지 조선에 진출하여 서울에 지점을 최초로 설치한 회사였다. 지점이 설치된 시기는 1921년이었다.[16] 메모에서 조선등택약품주식회사의 설립 연도를 1944년으로 규정한 이유는 상호 변경과 관련이 있다. 1943년 7월 본사가 상호를 주식회사 등택우길상점(藤澤友吉商店)에서 등택약품공업주식회사(藤澤藥品工業株式會社)로 변경하자,[17] 같은 해 12월 조선 본점의 상호 역시 조선등택제약주식회사에서 조선등택약품공업주식회사로 개칭하였던 것이다.[18]

비슷한 시기에 설립된 회사는 식촌제약주식회사였다. 메모에 의하면 식촌제약주식회사가 1940년 12월에 설립되었다고 했지만, 이해는 정식 설립 연도에 불과했다. 식촌제약주식회사를 설립한 우에무라 유키치(植村雄吉)가 조선에 건너온 때는 1924년, 식촌제약소(植村製藥所)를 설립한 때는 1932년 6월이었다.[19] 즉, 1920년대부터 일본 제약회사들의 조선 진출은 본격화되기 시작하였다.

그러나 설립 연도가 확인된 31개의 회사 중 61%인 19개가 1941년 이후에 설립되었음을 볼 때, 일본 제약회사가 식민지에 진출한 주요인은 전쟁의 확대에 있었음을 알 수 있다. 이미 만주사변 발생 후 일본 회사들은 만주와 중국에 진출하는 발판으로 한국을 상정하고 일종의 분공장 형식의 시설을 설치하고 있었다.[20] 일본의 의약품 생산량도 해마다 증가하고 있었다. 통계상으로 1942년은 양만으로 판단하면 일본 제약업계는 최전성기를 맞이했다는 평가를 받을 정도였다.[21]

식민지의 상황도 제약회사의 설립을 가속화시키고 있었다. 전쟁의 확대로 일본 전체적으로 경제통제가 강화되었고, 의약품 역시 대상이 되었다. 생산·판매가 제약을 받게 되었고,

〈표 1〉 해방 직전 일본 제약회사

단위: 만 원

회사 이름	설립 연월	자본금	투자액	대표자
조선삼공(朝鮮三共)주식회사	1930.8.	150	600	寺田良之助
조선무전(朝鮮武田)약품공업주식회사	1936.4.	200	244	中村良一
일질염야(日窒塩野)제약주식회사	1942.10.	200	200	塩野義三郎
조선등택(朝鮮藤澤)약품주식회사	1944.	80	150	中田幸三郎
조선전변(朝鮮田辺)제약주식회사	1944.10.	50	50	田辺五兵衛
조선와카모토(わかもと)제약주식회사	1943	50	120	長尾彌
중외(中外)제약주식회사 경성지점	1944.10.	218	35	渡部貞行
만유(万有)제약주식회사 경성지점	1944.3.	30		高木秀雄
조선삼천당(朝鮮參天堂)제약주식회사	1943.12.	25	25	眞野眞三
주식회사 조선위생실험소	1943.2.	18	58	久保井滿
목촌(木村)제약유한회사	1923.2.	49	112	木村眞三郎
식촌(植村)제약주식회사	1940.12.	80	458	植村雄吉
신정(新井)약품공업주식회사	1935.	79	75	新井俊次
환인(丸仁)제약유한회사	1942.6.	10	40	新澤繁登
양광당(陽光堂)제약주식회사	1933.9.	15	15	沖田一市
동방(東邦)제약주식회사	1941.6.	15		久保宗一
동아유지(東亞油脂)주식회사	1942.9.	18		木場新吉
동영(東榮)제약주식회사	1944.9.	30		中道秋夫
판본(阪本)약품부	1923.7.	40		阪本サダ

회사 이름	설립 연월	자본금	투자액	대표자
조선소림(小林)약학실험소	1941.1.	13		小林正造
조선장기(朝鮮臓器)제약주식회사	1943.12.	50	100	中田幸三郎
광영(廣榮)제약주식회사	1941.8.	15		
보국(報國)제약주식회사	1927.	15		植村雄吉
일본요도(ヨ一ド)주식회사		18		
백수(白水)제약연구소	1928.2.	30		
유기(由岐)위생화학실험소	1926.2.	50		由岐潔治
주식회사 하합(河合)제약소	1942.10.	30		河合龜太郎
북도화성(北島化成)주식회사	1943.	10		北島一二
조선위생재료주식회사	1941.6.	45	203	土岐淺太郎
등야위재(藤野衛材)공업주식회사	1938.4.	50	77	藤野七藏
조선고제(朝鮮膏製)제조주식회사	1943.4.	22	138	房前彦馬

* 井上一三, 「朝鮮藥事統制の思い出」, 在鮮日本人藥業回顧史編纂會, 1961, 647-649쪽.

〈표 2〉 일본 제약회사 설립 연도

설립 연도	1920-1930	1931-1936	1937-1940	1941-1945
회사 수	6	3	3	19

일본과 조선 사이의 의약품 거래가 곤란해졌다. 나아가 군부에 전면 협력이 요구되면서 민간에서 활용할 수 있는 의약품은 더욱 부족해졌고, 일본 약품의 조선 이입은 불가능한 상태가 되었다. 이런 상태에서 총독부가 선택한 대안 중 하나가 일본 제약회사의 조선 내 생산이었다.[22] 중외제약주식회사가 그 예에 해당한다. 중외제약주식회사의 지점 개설에는 총독부의 권유가 있었다. 당시 총독부 위생과 기사였던 잇쵸다 겐이치(一丁田健一)의 권유였는데,[23] 한국에서 군수용 의약품을 생산, 판매해 달라는 내용이었던 것으로 추정된다.

처음에는 일본 본사에서 원료를 운반해 조선에서 최종 제품을 만드는 정도였던 제약 수준은 전쟁 확대로 식민지 내 자급이 진행되면서 대규모 공장 건설 계획으로 이어졌다. 총독부 관계자는 "막대한 투자로 대공장을 건설할 계획이 계속 이어져 수년 내에 현지 자급도 가능하다."고 예상할 정도였다.[24] 하지만 일본의 패전으로 그 예상은 현실화될 수 없었다. 그럼에도 불구하고 조선에 설립된 일본 제약회사의 비중은 작지 않았다. 그 비중을 확인하기 위해 각 회사들의 자본금을 50만 원 단위로 구분하면 〈표 3〉과 같다.

규모가 가지는 의미를 알 수 있는 방법 중 하나는 한국 제약회사와의 비교이다. 역시 이노우에가 정리한 메모에 따라 식민지시기 자본금 10만 원 이상의 한국인 제약회사를 정리하면 〈표 4〉와 같다. 그리고 이 회사들을 자본금 규모를 분류하면 〈표 5〉와 같다.

〈표 3〉 일본 제약회사 자본액

단위: 만 원

자본액	1-50	51-100	101-150	151 이상
회사 수	25	3	1	3

〈표 4〉 해방 직전 한국 제약회사

단위: 만 원

회사 이름	설립 연월	자본금	대표자
유한(柳韓)제약주식회사	1927.12.	75	柳原博(柳一韓)
금강(金剛)제약소	1929.2.	150	全用淳
삼성(三省)제약소	1930.8.	50	金元良光
천일(天一)제약주식회사	1937.8.	50	白川(趙寅燮)
신흥(新興)제약소	1943.6.	31	三原國平(車相喆)
후생(厚生)약품공업주식회사	1944.5.	19	富木(朴容均)
자선당(慈善堂)제약주식회사	1929.5.	19	淸水(金一泳)
중앙(中央)약품공업주식회사	1944.11.	100	申浩均
일본약화학연구소	1940.11.	17	金京鎬
경성신약사(京城新藥社)	1937.1.	17	八木(世煥)
삼양공사(三陽公司)	1938.3.	19	富野光雄
삼용(三龍)제약주식회사	1939.3.	10	尹村榮光
전신양행(全信洋行)	1941.10.	30	鳩山順福(全恒燮)
국제신약연구소	1935.10.	18	花園俊明
동양(東洋)제약소	1931.3.	18	松田良茂
일본제약소	1939.11.	28	林弘敏
대동장기(大同臟器)화학연구소	1935.6.	12	丹山相薰

회사 이름	설립 연월	자본금	대표자
청산(青山)제약소	1930.6.	11	靑山宇一
조선매약주식회사	1913.8.	19	石井榮(趙鍾國)
동화(同和)약방	1909.2.	10	
동아(東亞)제약사	1941.4.	30	
낙랑(樂浪)제약	1943.9.	10	
일화(日華)제약소	1944.7.	22	崔

* 井上一三, 「朝鮮藥事統制の思い出」, 在鮮日本人藥業回顧史編纂會, 1961, 649-650쪽.

〈표 5〉 한국 제약회사 자본액

단위: 만 원

자본액	1-50	51-100	101-150	151 이상
회사 수	20	2	1	0

한국 제약회사 자본액의 분포는 대체적으로 일본 회사와 유사하지만, 특징적인 점은 151만 원 이상의 규모를 가진 한국 회사가 없다는 점이다. 가장 규모가 컸던 금강제약소의 경우 150만 원, 중앙약품공업주식회사가 100만 원, 유한제약주식회사가 75만 원이었다. 그에 비해 151만 원 이상의 자본금을 가진 일본 회사는 218만 원의 중외제약주식회사, 각각 200만 원을 가진 조선무전약품공업주식회사와 일질염야제약주식회사가 있었다. 투자액은 자본금보다 컸다. 자본금이 150만 원이었던 조선삼공주식회사는 600만 원, 조선무전약품공업주식회사

와 일질염야제약주식회사는 각각 244만 원, 200만 원을 투자하고 있었다. 자본금이 45만 원이었던 조선위생재료주식회사도 203만 원을 투자하고 있었다. 몇몇 회사를 중심으로 자본금의 배가 넘는 투자가 이루어지고 있었던 것이다.

자본금이나 회사 수로 볼 때 식민지시기 조선의 제약업계는 일본인 회사와 한국인 회사에 의해 양분되어 있었다고 평가할 수 있다. 하지만 규모면에서 보면 한국인 회사보다 큰 일본인 회사가 있었음도 분명하다. 그 회사들은 해방이라는 변화 속에서 한국 제약업의 발전을 위해 활용될 수 있는 중요한 자산이 될 수 있었다.

귀속 제약회사의 불하와 인수인의 제약 경험

일본 회사와 공장, 즉 귀속업체의 불하는 미군정시기부터 이루어졌다. 하지만 본격적인 진행은 대한민국 정부 수립 이후에 이루어졌다. 1949년 12월 제정된 「귀속재산처리법」이 법적 근거로 활용되었다. 이 법은 인수 우선권을 기업 운영의 능력이 있는 해당 기업의 연고자나 종업원에게 준다는 것, 대금 지불은 최장 15년까지 분할상환이 가능하다는 것 등을 주요 내용으로 하고 있었다.[25] 매수 우선순위는 임차인 및 관리인이 첫 번째, 기업체 주주가 두 번째, 사원이 세 번째, 조합원 및 2년 이상 근무한 종업원이 네 번째, 농지개혁법에 의해 농지를 매수

당한 자가 다섯 번째였다. 임차인과 관리인이 연고권자로서 우선권을 부여받고 있었던 것이다.[26]

당시 귀속업체 불하는 그 자체로 특혜였다. 정부의 사정 가격과 실제로 불하되는 가격 간에 현저한 격차가 존재했을 뿐 아니라 해방 후 치솟는 물가 아래서 매수인은 막대한 인플레 이득을 가질 수 있었다.[27] 일본 제약회사를 불하받으려는 경쟁이나 갈등은 당연한 수순이었다. 그 모습을 목격한 제약인은 불하 과정에서 "말썽과 분쟁이 빚어졌음은 두말할 필요가 없다."고 회고하였다.[28]

다음에서는 재산 인수가 확인되는 일본 제약회사들을 인수자의 제약업 경험 유무를 기준으로 정리하였다.

제약업 유경험자의 인수

해방 후 이중구(李重九)가 인수한 조선삼천당제약주식회사는 1899년 점안방식의 눈약인 대학목약을 생산한 회사로 유명한데, 이 약은 식민지시기 조선에서 인기 약품 중 하나였다.[29] 국세청에 제출된 서류에 따르면, "관리인 이중구는 대판 소재 삼천당제약주식회사와 상의하야 한국에 의약품 제조 판매를 목적하고 1943년 12월 29일 조선삼천당제약주식회사를 창설"하였다. 나아가 1945년 1월 31일 주주총회 결과 창립 이래 회사 운영에 공로가 있음이 인정되어 공로주(功勞株)로 100주를 양여(讓與)받았다.[30]

그러나 이 주장은 연고권을 강조하려는 이중구의 과대 해석일 가능성이 있다. 1946년 일본 정부가 작성한 보고서에 따르면, 조선삼천당제약주식회사의 주주는 조선무전약품공업주식회사 사장 다케다 쵸베(武田長兵衛)를 포함하여 7명으로 모두 일본인이었기 때문이다.[31] 하지만 이중구가 식민지시기부터 조선삼천당제약주식회사에 근무한 관계자였음은 분명하다. 해방 후 일본으로 귀환한 관계자가 정리한 보고서에 따르면, 전쟁이 끝나면서 치안 악화로 인해 8월 18일 사업을 중지했고, 한국인 직원 중 이중구, 최기섭(崔璣燮)이 책임자로 추천되었기 때문이다.[32]

조선삼천당제약주식회사와의 연고는 이중구가 회사를 인수할 수 있는 주요 배경이었다. 관재청은 감사보고서를 정리하면서 이중구가 "주주로서 약계에 다년 경험이 유(有)할뿐더러 해방 전후에 연고를 보아 우선권을 부여하야 불하함이 가하지 않을가 사료"된다고 적었다.[33] 관리인인 이중구는 정부에 의해 제약업에 대한 경험을 인정받았던 것이다. 제약업 경험자가 일본 제약회사를 인수한 경우이다. 하지만 조선삼천당제약주식회사는 "약 40여 년간 뚜렷하게 두각을 나타내지 못하"였고, 1986년 윤대인에게 인수되면서 삼천당제약으로 개칭되었다.[34]

중외제약주식회사 역시 조선삼천당제약주식회사와 마찬가지로 제약업 관계자에 의해 인수되었다. 미군정으로부터 중외제약주식회사의 관리권을 이양받은 이는 중외제약주식회사 경성지점공장에서 근무하던 경성약학전문학교 졸업생 남효범(南孝範)이었다. 여기에 동문인 이원우(李元雨)가 관리약사가 되면서 상호를 조선중외제약소로 변경하였고, 식민지시기부터 경성지점공장에서 근무하던 임용식(林容植), 임도순(林道淳), 박창순(朴昌淳)이 공장의 경영과 생산 전반을 맡게 되었다. 특이한 점은 귀속재산 불하라는 법적인 절차 이전에 이미 철수하는 일본인들에게 1만 5천 원을 지불하여 실질적인 인수를 마쳤다는 점이다.[35]

환인제약유한회사는 신호균(申浩均)이 인수하였다. 신호균은 식민지시기 대표적인 한국 제약회사인 금강제약소의 영업부장과 총무부장으로 활동하였다.[36] 1939년 금강제약소에 입사한 신호균은 "일본, 만주, 상해, 북지 등을 뛰다시피 출장했으며 원료사업, 자재 구입 관계로 조선총독부 등 관계 관청의 교섭을 도맡아 했다."[37] 1942년 대동아약업협회에서 식민지 조선의 관계자와 좌담회를 개최했을 때 금강제약소를 대표하여 참석한 이가 신호균이었다.[38] 식민지시기 한국인과 일본인을 포괄하는 제약조합의 부회장을 금강제약소 사장 전용순(全用淳)이 맡고 있었는데, "실은 신호균이 거의 대신 출석"했다.[39] 실질적으로 금강제약소의 대외 업무를 총괄하고 있었던 것이다. 앞에서 다룬 조선삼천당제약주식회사나 중외제약주식회사가 해당 기업 관계자에 의해 인수된 데 비해 환인제약유한회사와 신호균 사이에 직접적인 관계는 없었다. 하지만 뒤에서 살펴볼 해방 후의 활동에서도 알 수 있듯이 신호균은 제약업 경험자로서 한국 제약업 재건에 적극적으로 참여한 인물 중 한 명이었다.

주식회사 하합제약소의 부산공장은 지달삼(池達三)이 인

수하였다. 인수 당시 지달삼은 일본 구마모토약학전문학교를 졸업한 후 경남 위생시험소에서 약사로 근무하고 있었다.[40] 인수 후에 회사명을 조선간유제약소(朝鮮肝油製藥所)로 개칭하고 간유구 생산에 주력하였다. 1942년 10월 설립된 주식회사 하합제약소는 일본 간유계의 권위자인 가와이 가메타로(河合龜太郞)가 설립한 회사로서 간유구를 생산·군납하고 있었다. 해방 후에도 그 생산을 지속했던 것이다. 하지만 1947년에는 대한비타민화학공업사로 개칭하고 생산 제품을 비타민으로 확대하였다. 1949년에는 한국 최초로 당의정 개발에 성공하여 종합비타민 판비타를 생산하였다.[41] 1961년에는 기업의 주력 약품인 우루사를 출시하였지만, 경영의 악화로 1966년 약사였던 윤영환(尹泳煥)에 인수되었다. 1978년 윤영환은 종합제약회사로 성장하기 위해 대웅제약으로 상호를 개칭하였다.[42]

비오훼루민을 생산하던 조선위생실험소의 경우 경성약학전문학교 3회 졸업생 유영규(劉榮圭)가 인수하였다. 유영규는 졸업 후 일본교토약학연구소(日本京都藥學硏究所)에서 일 년 동안 약학연구를 하는 등 전문적인 교육과 연구를 지속한 전문가였다. 서울대학교 부속병원에 근무하고 개인 약국을 경영하던 개인 이력 외에 대외적으로는 약제회(藥劑會) 중앙위원, 제약협회 상임위원 등으로 활동하였다.[43] 하지만 조선위생실험소는 활동을 지속하지 못하다가 1974년 청산되었다.[44]

백수제약실험소의 경우 경성약학전문학교를 8회로 졸업한 박정근(朴正根)이 인수하였다. 공장은 부산에 있었다. 1949년까지는 기존의 명칭을 그대로 사용하였으나, 1950년대에 접어들어 성광약화학(星光藥化學)연구소로 개칭하였다. 당시에도 사장은 박정근이었고, 에페도린주사약 등을 생산하였다.[45] 2015년 12월 퍼슨으로 개칭한 성광제약은 자신의 기원을 1957년 5월 설립된 성광약화학연구소에서 찾고 있다.[46]

유기위생화학실험소의 경우 경성약학전문학교 11회 졸업생인 서용택(徐龍宅)이 대표 인수자가 되어 계림화학공창(桂林化學工廠)으로 개편하였다. 계림화학공창은 1950년대까지 제약뿐 아니라 치약 제조까지 하면서 유지되었다.[47]

판본약품부는 서울 회현동에서 디히드로몰피논의 원료를 공급한 회사로 해방 후 경성약학전문학교 6회 졸업생인 허유(許洧)가 관리하였다.[48] 허유는 1945년 10월 보건제약소를 설립하였는데, 본점 주소가 식민지시기와 동일한 점을 고려할 때,[49] 판본약품부의 시설이나 설비가 보건제약소에 의해 활용되었음을 알 수 있다. 하지만 1950년대 후반 본점 주소가 종로구 부정동으로 이동된 점을 고려하면,[50] 한국전쟁을 거치면서 변화가 있었던 것으로 추정된다. 보건제약소는 1973년 10월 삼아약품공업주식회사, 1998년 7월 삼아약품으로 상호를 변경하였고, 2007년 3월 삼아제약주식회사로 다시 사명을 바꾸었다.[51]

제약업 무경험자의 인수

조선삼공주식회사의 경우 1948년 9월 관리인으로 도쿄약학전문학교를 졸업한 홍원율(洪元律)이 취임하였다. 1949년 당시 회사의 목적은 제약, 업종은 화학공업으로 분류되었다.[52] 하지만 홍원율은 정식으로 조선삼공주식회사를 인수하지 않았고, 1954년 9월 재단법인 동은학원(東隱學園)이 두 차례에 걸쳐 가격 미달로 유찰된 조선삼공주식회사를 수의계약으로 낙찰받았다.[53] 당시 동은학원은 농지개혁 과정에서 받은 지가증권을 매각하여 귀속재산을 불하받기로 결정하였고, 그 결정에 따라 매입한 재산 중 하나가 서울 양평동에 소재한 조선삼공주식회사 공장이었다.

조선삼공주식회사는 1956년부터 농림부와 계약을 통해 농약을 생산·납품하기 시작하였고, 새롭게 수은합성 유화(乳化)시설과 전동수도시설을 설치하면서 농약제조사업을 확대하였다.[54] 하지만 소유권 매매 과정에서 발생한 행정 착오로 인해 소유권이 명의상 대표이사였던 채호(蔡浩)에게 이관되었고, 동은재단은 소유권을 상실하게 되었다.[55] 이후 사무실 건물과 재고품 등은 홍원율과 경성약학전문학교 졸업생 유근만(柳根萬) 등이 관리하였다.[56]

주사약생산시설이 가장 좋았다고 평가되는 식촌제약주식회사의 경우 일본 대장성에서 정리한 기록에 따르면 미군정시기 한국인 종업원 간부에게 사업이 인계되었다.[57] 한 서적은 이 회사가 동양전선 사장 등을 역임한 노창성(盧昌成)에게 인수되었다가 1년 정도 후 나중에 제주도에서 국회의원이 된 강경옥(姜慶玉)에게 경영권이 넘어갔다고 썼다.[58] 귀속재산 매수원 자격을 조사한 서류에 따르면 제주도에 소재한 식촌제약주식회사

공장을 매수한 당사자는 강경옥이었다. 노창성이 인수자였더라
도 정식으로 귀속재산을 인수하여 제약업 확장을 시도한 사람
은 강경옥이었음을 알려주는 자료이다. 강경옥 스스로도 정부
에 제출한 연고관계설명서(緣故關係說明書)에서 "미국 육군 군정
청으로부터 정식 임명받아 식촌제약주식회사(현 협신제약주식회
사) 관리인으로 취임"했다고 쓰고 있다.[59] 설명서에 나오듯이 식
촌제약주식회사는 강경옥에 의해 협신제약(協新製藥)이라고 개
칭되어 운영되었다.

　부산에 있던 동아약화학(東亞藥化學)의 경우 신세균(申世
均)이 인수하여 해방 후 소독약과 농약을 주로 생산하였는데,
1950년대 중반 그가 운영하던 기업체는 동아약화학 이외에 남
선여객회사, 흥안실업 등이 있었다.[60] 제약업 전문가의 모습은
아니었다.

제약업 경험을 알 수 없는 경우

　조선무전약품공업주식회사는 이세만(李世萬)이 대표로 관
리하면서 근화약품(槿華藥品)이라고 개칭하고, 경영하였다. 이
후 휘문재단에서 인수하였고, 이사장에 사학자인 이병헌(李丙
憲), 사장에 1950년대 중반 보건사회부 차관으로 일했던 정진욱
(鄭鎭旭)이 취임하였다. 조선무전약품공업주식회사는 각종 주
사약을 생산했는데 귀속업체로서는 비교적 건실했다는 평가
를 받았다.[61]

　조선전변제약주식회사의 경우 인수자인 박주형(朴周瀅)

이 한흥제약(韓興製藥)이라 개칭하고 제약업을 계속하였다. 하지만 "주사약사건으로 문을 닫아버렸다."[62] 주사약사건이란 1960년 발생한 마약제조판매사건으로 추정된다. 이해 6월 한흥제약 대표 등 4명이 마약법 위반 혐의로 구속되는데 이유는 주사약 제조 허가를 받은 후 마약 패치진 3천 갑을 유통시켰기 때문이다. 합법적인 약품으로 포장하였지만 실제로는 마약을 판매한 것이었다. 결국 한흥제약은 1966년 보건사회부가 부정 의약품 근절을 목적으로 시행한 제약회사 2차 정비 과정에서 폐쇄 명령을 받게 되었다.[63]

서울 돈화문 근처에 공장을 가지고 있던 동방제약주식회사의 경우 심덕섭(沈德燮)이 인수하였다. 동방제약주식회사는 해방 후에도 그 이름을 그대로 사용하면서 한국전쟁 전까지 파리약, 크레오소트 등을 생산했다.[64]

이상에서 서술한 귀속업체의 변화 내용을 정리하면 〈표 6〉과 같다.

주목되는 점은 대표자를 알 수 있는 14개의 회사 중 8개가 제약업 유경험자에 의해 인수되었다는 것이다. 32개의 회사 중 14개면 반이 안 되는 수치라서 일반화하기는 어렵지만, 일본 제약회사의 "관리권을 인계받은 사람들의 대부분이 제약업의 경험이 부족한 사람들"이었다는 일반적인 해석과 다른 결과이다.[65] 이런 해석이 나온 배경으로는 당시 가장 큰 제약회사로 간주되던 조선삼공주식회사와 식촌제약주식회사가 무경험자에게 인수되었기 때문일 가능성이 있거나, 아니면 약학을 전공

⟨표 6⟩ 해방 후 귀속 제약회사의 변동

해방 전 이름	해방 후 이름	인수 당시 대표자	제약업 경험 유무
조선삼공주식회사	조선삼공주식회사	홍원율(1948) → 동은학원(1954)	무
조선무전약품공업주식회사	근화약품	이세만	?
일질염야제약주식회사			
조선등택약품주식회사			
조선전변제약주식회사	한흥제약	박주형	?
조선와카모토제약주식회사			
중외제약주식회사 경성지점	중외제약	임용식	유
만유제약주식회사 경성지점			
조선삼천당제약주식회사	삼천당	이중구	유
주식회사 조선위생실험소	조선위생실험소	유영규	유
목촌제약유한회사			
식촌제약주식회사	협신제약	노창성	무
신정약품공업주식회사			
환인제약유한회사	환인제약	신호균	유
양광당제약주식회사			
동방제약주식회사	동방제약	심덕섭	?
동아유지주식회사			
동영제약주식회사			
판본약품부	보건제약소(1945) → 삼아약품(1973) → 삼아제약(2007)	허유	유

해방 전 이름	해방 후 이름	인수 당시 대표자	제약업 경험 유무
조선 소림 약학실험소			
조선장기제약주식회사			
광영제약주식회사			
보국제약주식회사			
일본요도주식회사			
백수제약연구소	백수제약연구소 → 성광약화학 연구소(1950년대) → 성광제약 → 퍼슨	박정근	유
유기위생화학실험소	계림화학공창	서용택	유
주식회사 하합제약소	조선간유제약소 → 대한비타민 화학공업사(1947) → 대웅제약(1978)	지달삼	유
북도화성주식회사			
조선위생재료주식회사			
등야위재공업주식회사			
조선고제제조주식회사			
동아약화학	동아약화학	신세균	무

했지만 회사 운영 경험이 없었던 약사들을 제약업의 경험이 부족한 사람으로 간주했을 가능성이 있다. 하지만 약학 전공자들이 약품에는 전문가들이었고 따라서 제약업에도 전문성을 발휘할 수 있었다는 점에서 기존의 일반적인 해석은 수정될 필요가 있다.

나아가 제약업 경험이 귀속업체의 향방에 결정적인 요인이었는지 확인하기도 어렵다. 인수자가 제약업에 참여한 경험이 있을 경우 회사가 장기간 지속되고 발전할 가능성은 있었다. 예를 들면, 환인제약유한회사와 중외제약주식회사가 이에 해당한다. 신호균은 해방 후 제약업 재건에 적극 참여하였다. 1945년 10월 제약업을 부흥시켜 '필요한 약품은 모두 우리 손으로 만들자'는 목표 아래 조선약품공업협회가 결성되었을 때 신호균은 사무부에 참여하였다. 협회장은 그가 약업 경험을 쌓은 금강제약의 전용순이었다.[66] 조선화학공업약품조합을 대표하여 언론사를 방문했다는 기사가 있는 것으로 보아 신호균은 식민지시기와 마찬가지로 제약업의 발전을 위한 대외적 활동에 매진하고 있었다.[67] 환인제약과 신호균의 관계는 1970년대 말까지 확인된다.[68]

중외제약주식회사는 현재까지 활동을 이어가고 있는 대표적인 귀속업체이다. 중외제약주식회사를 인수한 한국인들은 모두 식민지시기 해당 회사에서 근무한 경험이 있었다. 약사였던 남효범이나 이원우 이외에 사장이 된 임용식의 경우 약품도매상인 기다시마에서 근무하다가 일본 중외제약주식회사가 그

도매상을 인수하자 경성지점공장에서 회계업무를 담당하였다. 감사로 활동한 임도순은 일본 중외제약주식회사에서 근무하던 중 경성지점공장이 설립되자 1945년 4월 귀국하여 근무를 시작하였다. 박창순은 당시로서는 공장의 생산 전반을 관리할 수 있는 유일한 기술자였다.[69] 제약업 유경험자에게 인수된 백수제약 연구소와 판본약품부의 경우에도 중간에 소유주는 바뀌었지만 현재까지 명맥이 이어지고 있다.

그러나 제약업 경험이 반드시 회사의 운명을 결정지은 주요소는 아니었다. 예를 들면, 일본 제약회사 중 투자액 규모에서 2위를 차지했던 식촌제약주식회사의 경우 인수자 강경옥에게 제약업 경험을 찾기는 어렵다. 일본의 고베간사이(神戸關西)학원과 리츠메이칸(立命館)대학을 졸업한 강경옥은 "실업계에 투신"하였다.[70] 식민지시기 그가 관여한 회사로는 오사카의 동흥토지건물(東興土地建物)주식회사, 천일장유(天一醬油)주식회사, 오사카산업(大阪産業)고무주식회사, 영도(永島)고무공업주식회사 등이 있었다. 강경옥은 모두 사장이나 회장으로 근무하였다. 제약업이라는 전문 분야에 참여하기보다는 산업 일반에 걸쳐 관심이 있었음을 보여주는 이력이다. 해방 후에도 식촌제약주식회사의 후신인 협신제약뿐 아니라 조선타이야 등도 함께 운영하고 있었다.[71]

강경옥의 경영능력이 부족했는지에 대해서는 동의하기 어렵다. 오히려 산업 분야에서 활동한 이력이 있는 만큼 자신의 경험을 제약업에 활용할 가능성이 있었다. 제약업의 발전을 위해 헌신할 가능성도 있었던 것이다. 하지만 강경옥은 1950년 세금을 50만 원 이상 체납한 91명의 명단에 이름을 올렸다.[72] 자신이 가진 재력을 사회와 공유하는 데 소극적인 모습을 보인 것이었다. 나아가 1951년에는 상공부가 진행한 귀속재산기업체 관리인 또는 간부급 겸직자 조사 과정에서 적발되었다. 당시 언론은 귀속기업체를 이중으로 점유하고 있는 겸직자를 영리배라고 표현하였고, 상공부는 지주 전업에 우선권이 있는 만큼 이들을 숙청하겠다는 의지를 표명하였다.[73] 강경옥이 제약업의 발전보다는 자신의 전반적인 이익 도모를 위해 식촌제약주식회사를 인수했음을 짐작하게 하는 사건이다. 하지만 협신제약 역시 환인제약과 마찬가지로 1970년대까지 활동이 확인된다.

물론 비경험자가 제약회사를 인수함으로써 운영에서 파행을 보이는 경우는 있었다. 동아약화학을 인수한 신세균이 한 예이다. 동아약화학의 활동은 굴곡을 거쳤다. 1960년에는 ICA 민수물자가 도착한 후 여러 차례의 독촉에도 불구하고 11개월 이상을 인수하지 않음으로써 경제 운영에 적지 않은 피해를 주고 있다는 비판을 받았다.[74] 그 결과 ICA 자금의 수매를 정지당했다.[75] 하지만 1966년에는 대일청구권자금 재정차관 중 일부를 우선 배정받는 회사로 지정되었다.[76] 당시 차관 배정 원칙이 농약공장 건설이었던 만큼 의약품이 아닌 농약 생산에 더욱 집중하는 계기가 되었을 것으로 추정된다. 하지만 결과적으로 그 자금은 효율적으로 사용되지 않았다. 1968년 보건사회부는 불완전한 시설에서 불량 의약품을 생산해오던 19개 제약회사를 폐쇄하는데 그중에 동아약화학이 포함되어 있었다.[77]

그러나 제약업의 경험 여부와 향후 귀속업체의 성장이 나 발전을 직결시키기는 어렵다. 물론 동아약화학같이 인수자 의 무경험이 회사의 소멸로 이어진 경우도 있고, 중외제약주식 회사와 같이 유경험자가 인수함으로써 성장을 지속한 경우도 있다. 하지만 협신제약과 같이 무경험자가 인수했을지라도 유 경험자와 유사하게 회사가 지속된 경우도 있다. 유경험자가 인 수한 백수제약연구소와 판본약품부의 경우 중간의 소유권 변 동에도 불구하고 현재까지 이어지고 있지만, 같은 경성약학전 문학교 출신이 인수한 조선위생실험소나 유기위생화학연구소 의 경우 지속되지 못했다. 인수자의 제약업 경험 여부는 회사 의 성패를 가름하는 결정적인 요소라기보다 보조적인 역할을 했다고 판단하는 편이 옳다. 1950년대 이후 한국 제약업의 미 래를 결정할 중요 요소는 다른 곳에서 찾는 편이 낫다. 미국의 의약품과 재정 원조이다.

항생제의 유입과 ICA 원조

해방은 한국 사회가 새로운 발전을 모색할 수 있는 계기 였지만 행정 공백 과정에서 혼란은 불가피했다. 의료계에서는 의약품 부족이 가장 큰 문제였다. 병원에서는 사용할 비누조차 구할 수 없었고, 치료약을 환자 자신이 구해야 하는 상황이 연출되고 있었다. 기한이 지난 재고품이 유통되고 있었고, 부패한 매약까지 그대로 판매되는 상황이었다. 무허가 부정 약품의 유행도 이어졌다. 콜타르로 고약을 만들어 파는 제약회사가 있을 정도였다.[78] 의약품의 공백을 채운 것은 미군정의 무상 공여에 의한 구호의약품이었다.[79]

구호의약품은 그동안 한국인들이 접해보지 못한 것들이었다. 페니실린, 다이아진, 구아니딘, 비타민 그리고 소독약으로 DDT, 쥐약으로 모노후라톨, 비듬약으로 셀신 등이 그것이었다. 그중에서도 페니실린이나 스트렙토마이신 같은 항생제가 주류를 이루었다. 이 약품들은 소비자에게 만병통치약이라 인식되며 이용되고 있었다. 항생제인 다이아진의 경우 모든 질환에 이용되었다. 사람들은 감기에 걸려도, 배가 아파도 다이아진을 찾았다.[80] 수입 회사가 약품을 수입하면 "통관하기가 무섭게 팔려"나간 이유도 수입 의약품이 "탁월한 약효를 인정받았기 때문이다."[81] 구호의약품이 광범위하게 유입되고 수입 의약품의 양이 증가하면서 약국의 진열장은 "외국산 의약품 일색으로 장식되는 기이한 현상을 초래"하기도 하였다.[82] 해방 후 새롭게 유입된 의약품, 특히 항생제는 의료인은 물론 일반 소비자의 기호를 바꾸어 놓았다.

제약회사들은 자금을 획득할 경우 항생물질의 소분제제 시설에 주로 투자하였다. "항생제가 유망품목이었고, 웬만한 질환에는 거의 항생제를 투여할 정도로 항생제의 소비가 컸고 인기도 꽤 대단하였"기 때문이다.[83] 유한양행의 경우 항생물질의 소분제제시설, 주사약시설, 정제(錠劑)시설, 제습 및 건조시설, 세병(洗瓶) 및 무균시설 그리고 공기조절시설 등 필요한 기계와 기구를 미국과 서독에서 수입하였다.[84] 동아제약의 경우 항생제 공장 건설을 위해 국내외의 자금을 총동원하였다.[85] 그 자금을 통해 다음과 같은 새로운 설비들이 마련되었다.

> 항생제자동충전기는 시간당 4천 병 이상을 완전자동충전할 수 있는 고성능이었고, 섭씨 250도의 순간멸균과 자외선등을 통한 이중멸균방식의 기계 …… 항생제용 건조 및 소독기를 위시하여 공기소독장치, 상표첨부기, 자동세병기, 기름(oil)정제기, 튜우브(tube)충전기, 정제계산기, 각반기 등이었다.[86]

정부도 직접 항생제 생산에 나섰다. 일종의 국영 제약회사인 대한제약공사의 설립 계획을 수립하는 가운데 주요 목표로 "상당량이 수요되는 페니시링을 주로 하는 국방약 신약을 제조 생산"하고자 하였던 것이다.[87] 한국 제약업을 둘러싼 환경은 항생제를 중심으로 급속도로 전환되고 있었다. 그 결과 항생제는 1960년대의 경우 1961년을 제외한 나머지 해 동안 다른 의약품, 예를 들면, 소화제, 자양강장제, 해열진통제, 비타민제를 넘어서는 생산량을 기록하게 되었다.[88]

항생제 생산의 급증은 해방 이후 나타난 가장 큰 변화라고 할 수 있다. 이런 급속한 변화 과정 속에서 기존 제약회사들, 예를 들면, 귀속업체들의 생산 기술이나 설비는 경쟁력을 잃을 가능성이 있었다. 항생제 생산에 기존 설비나 기술은 도움이 되지 않았기 때문이다. 아니면, 적어도 이런 변화에 적응을 늦추는 요인이 될 가능성이 있었다. 귀속업체인 중외제약이 그 예가 될 수 있다. 1944년 서울에 공장을 설립한 중외제약은 진통소염해열제인 사루소부로카농, 일명 사루부로를 생산하였다. 이것은 주사제였다. 해방으로 혼란이 계속되는 중에도 중외제약은 기존의 재고 약품을 이용하여 포도당 주사제를 생산하였다. 1946년에만 20% 포도당 20밀리리터, 50% 포도당 50밀리리터를 새로 출시하여 3개 제품을 판매하였다. 이후 외부의 자금이 도입되었을 때 중외제약은 주사제 생산을 위한 원료 구입에 그 자금을 사용하였다.[89] 주사제 전문회사로서 위상을 강화해나갔던 것이다.

1960년대 초반에 이르면 이미 항생제 생산시설이 수요를 초과하여 과잉을 이루고 있다는 평가가 나왔던 점을 고려하면,[90] 중외제약의 선택은 자신의 장점과 전문성을 고려한 현명한 것이었다. 하지만 기존의 시설과 설비를 활용할 수밖에 없던 귀속업체의 전형적인 선택이라고도 할 수 있었다. 그 선택은 중외제약의 예에서 보듯이 전문성의 강화로 나타날 수 있지만, 쇠퇴나 정체로 귀결되었을 수도 있다. 특히 약품 생산을 둘러싼 환경이 급속하게 변화하는 해방 후의 상황은 후자의 가능성을 높여주고 있었고, 귀속업체들에게 그 가능성은 더욱 높았다고 평가할 수 있다.

1950년 발발한 한국전쟁은 귀속업체들의 재건을 방해한 또 다른 주요 원인이었다. 한국전쟁을 거치는 동안 귀속업체의 경우 약 66%가 피해를 입었고, 제약시설의 경우 약 80%가 파괴된 것으로 파악된다.[91] 조선삼천당제약주식회사를 예로 들면, "전재(戰災)와 폭격(爆擊)으로 대재(大災)가 발생하야 공장 대부분과 기계, 집기, 원료 등 모든 물품을 완전 소실"하였다.[92] 조선삼공주식회사의 경우 전쟁 당시의 피해뿐 아니라 전쟁 후 공장이 연합군 주둔지로 사용되는 등 2년 동안 운영이 되지 않는 부수적인 피해를 입어야 했다.[93] 귀속업체는 아니지만 유한양행의 사례는 한국전쟁이 야기한 피해를 상징한다. 서울에 있던 본사와 지방에 있던 공장은 북한군이 점령하면서 "모든 시설을 파괴 탈취해갔으며 또한 UN군의 주둔으로 병영화되기도 하여 비축하였던 다량의 원료가 흔적도 없이 상실"되었다.[94] 제약시설의 파괴는 국내에서 생산하는 약품으로는 국내 수요를 감당할 수 없다는 전망을 낳고 있었다.[95]

한국전쟁은 귀속업체만이 예외적으로 겪은 고통이 아니었다. 한반도 전체가 겪은 고통이었다. 하지만 귀속업체들의 규모가 컸다는 점에서 상대적인 고통의 체감도는 더 컸을 것이다. 한국전쟁을 거치면서 귀속업체는 해방 직후 가지고 있었던 규모와 설비의 상대적인 선진성을 잃고 다른 업체와 동일한 선상에서 출발하게 되었을 가능성이 높다. 한국전쟁은 소생을 모색하던 제약업이 모두 같은 선상에서 출발을 해야 하는 상황을 만들었다.

　대한민국 정부는 전쟁 복구의 일환으로 재건을 지원하였다. 1953년 정부는 국내의약품 생산추진 5개년 계획을 발표하였다. 대자본과 시설 및 특수 기술을 필요로 하는 10종의 중요 약품에 대해서는 특수기업체의 설치를 통해 생산을 도모하고 1백 종의 의약품에 대해서는 각 제약회사에 정부 융자를 알선하여 1개 회사가 1종의 약품을 제조·생산하도록 한다는 내용이었다. 문제는 자금이었다. 정부의 계획이 성공하기 위해서는 기술 및 물자 원조와 함께 자금 지원이 필요했다.[96]

　정부는 2여억 원에 달하는 정부 융자와 70여만 달러의 ICA 자금을 제약업의 부흥을 위해 투여하였다. 보건사회부의 평가에 따르면, ICA 자금을 비롯한 각종 외국 원조의 공여는 제약산업이 "정상적인 궤도"에 오르는 계기였다.[97] 기존 시설들을 개선하고 새로운 설비들을 도입하는 데 자금은 사용되었다. 대한비타민의 경우 1956년 지원받은 ICA 자금 5만 달러를 이용하여 서독에서 비타민 생산용 설비를 도입하였다.[98] 자금을 부여받은 10여 개의 제약회사들은 "근대식 기계시설을 도입하였으며 굉장한 공장 건설을 신축하여 일약 대기업체의 면모"를 갖추게 되었다.[99] 특히 항생물질의 국내 생산은 ICA 자금으로 새로운 시설을 갖추면서 이루어질 수 있었다.[100]

　문제는 ICA 자금이 모든 제약회사에 제공되지 않았다는 점이다. 당시 자금은 장기 저리일 뿐 아니라 배정액에 따라 산업은행에서 융자가 나오는 유리한 조건에서 제공되었다. 대충자금 환율과 시장 환율 사이에 간격이 가장 적었던 1955년에도 그 차이가 5.5배였던 점을 고려하면,[101] "모든 업자가 ICA 자금을 얻기에 열중한 것은 무리가 아니었다."[102] 정부는 지나친 경쟁이나 업체 간 담합을 막기 위해 의약품의 경우 대한약품공업협회가 자율적으로 조정안을 마련하도록 요청했다. 조정안이 만들어지기는 했지만, 입찰업체들은 최소한의 생산능력과 일정액의 국채 매입능력을 갖추어야 했기에 중소업체가 선정될 가능성은 낮았다. 설비와 자금에서 앞선 기업들이 선정에 유리했다.[103] 상대적으로 대규모의 시설과 설비를 가지고 출발한 귀속업체들이 유리할 수 있는 상황이었다. 하지만 현실은 그렇지 않았다.

1955년 1차로 책정된 46만 5천 달러는 유한양행에 15만 달러, 동아제약(東亞製藥)·동양제약(東洋製藥)·근화제약(槿華製藥)에 8만 달러, 서울약품에 7만 5천 달러가 배분되었다. 1956년 2차로 책정된 262,341달러는 대한비타민, 태양제약(太陽製藥), 범양약화학(汎洋藥化學), 신아제약(新亞製藥), 서울약품이 배정받았다. 1957년 3차로 조성된 42만 달러는 유유산업(柳柳産業), 합동화학(合同化學), 동아제약, 유한양행이 10만 달러 내외를 받았다. 1958년 4차로 책정된 5만 달러는 건일약품(健一藥品)이 배분받았다.[104]

이상의 제약회사는 근화제약, 대한비타민을 제외하면 모두 비귀속업체였다. 모든 제약회사들이 자금 획득에 노력했다는 회고에 비추면, 의외의 결과이다. 귀속업체들이 자금 확보에 노력을 하지 않았거나 자금 배분에서 제외되었다는 추정이 가능하다. 이 추정에서 가능성이 높은 것은 후자이다. 설비와 자금에서 앞선 기업들이 선정에 유리했다면, 한국전쟁을 거치면서 귀속업체들은 그 방면에서 이미 장점을 상실했을 가능성이 높다.

나아가 자금을 배정받은 귀속업체 중 대한비타민은 부도라는 결과를 맞게 되었다. 무리한 계획으로 시설을 확장했거나 자금 계획을 제대로 집행하지 않았기 때문이다.[105] 근화제약 역시 "포도당주사약화사건으로 환도 후 폐쇄"되었다는 증언이 있는 것으로 판단하면,[106] 한국 제약업을 부흥시켰다고 간주되는 ICA 자금은 귀속업체의 성장에 기여를 하지 못했다. 한국 제약업이 재건되는 과정에서 귀속업체는 지원을 받지 못했거나 받았더라도 변화에 적극적으로 적응하지 못하였던 것이다.

나가며

1945년 해방은 다른 분야에서와 마찬가지로 한국 제약업이 새롭게 출발할 수 있는 계기였다. 1930-1940년대 전쟁의 확대 과정에서 식민지 조선에 진출한 일본 제약회사들은 규모가 크고 설비가 우수하다는 점에서 한국 제약업 성장에 토대가 될 수 있었다. 하지만 귀속업체의 활동은 기대에 부응하지 못했다. 그 이유로 먼저 지적할 수 있는 요소는 인수자들의 경험 여부이다. 조선삼공주식회사와 식촌제약주식회사 등 가장 큰 제약회사로 간주되던 회사들이 제약업 무경험자들에 의해 인수되었다. 그들이 경영능력이 부족했다고 단언하기는 힘들다. 하지만 제약업 부흥에 대한 애정보다 자신의 전반적인 이익 도모를 위해 회사를 인수했고, 비전문성은 변화하는 제약업의 환경 속에서 적극적인 대응을 하기 힘든 조건으로 작용했을 가능성이 있다. 인수자들이 정부의 제약업 관련 조사나 단속 과정에서 적발되거나 의법 처리된 사실은 그 가능성을 높여준다.

그러나 그 가능성은 가능성으로 존재할 뿐이었다. 귀속업체와 1950년대 한국 제약업의 관계를 파악하기 위해서는 다른 가능성으로 나아가야 한다. 우선 해방 후 대규모로 급속도로 유입된 항생제는 제약업의 환경을 변화시켰다. 제약업은 항생제 제조를 중심으로 재편되기 시작했고, 귀속 제약업체들이 가지고 있던 기술이나 설비는 장점을 발휘할 수 없었다. 항생제는 새로운 약품이었고, 따라서 기존 설비나 기술은 생산에 도움이 되지 않았기 때문이다. 한국전쟁은 서서히 자립을 모색하던 제약회사들을 좌절시키는 다른 요소였다. 전쟁 기간 동안 제약시설의 약 80%가 파괴되었기 때문이다. 하지만 한국전쟁은 귀속업체만 겪은 고통이 아니었다. 이는 제약회사 일반의 부진을 설명할 수 있는 요소였으며 귀속업체의 정체 혹은 쇠퇴를 설명하기 위해서는 다른 요소들이 필요하다. 미국의 원조이다.

1950년대 중반부터 배분되기 시작한 ICA 자금은 한국 제약업이 부흥할 수 있는 중요한 계기였다. 이 자금 배분에서 귀속업체들은 유리한 위치에 놓일 수 있었다. 설비와 자금이 선정 기준이었고, 귀속업체들은 상대적으로 대규모의 시설과 설비를 가지고 있었기 때문이다. 하지만 현실은 달랐다. 한국전쟁을 거치면서 시설과 설비가 주었던 상대적인 선진성은 사라졌다. 귀속업체들은 다른 업체와 동일선상에서 경쟁해야 했고, 항생제 중심의 시장 재편은 귀속업체의 경쟁력을 약화시켜나갔다. 귀속업체들은 경쟁에서 탈락해나가기 시작했다.

해방 이후 제약업계를 둘러싼 환경은 급변하였다. 소비 경향은 항생제를 중심으로 재편되고 있었고, 재건을 위해서 해외 지원은 필수불가결한 요소가 되었다. 이 변화에 귀속업체들은 적극적으로 적응하지 못했고, 그 결과 정체 혹은 쇠퇴를 겪었다. 해방 후부터 1950년대까지 나타난 귀속 제약회사들의 동향은 한국 제약업이 식민지의 유산을 활용하는 수준이 아닌 새로운 질서 아래 재편되기 시작했음을 알려준다.

10

변화하는 한약

해방 후 한약의 변용과 한의학

박윤재

들어가며

2014년 6월 서울 중앙지검은 2012년 11월 대한의사협회 산하 한방대책특별위원회(한특위)가 함소아제약을 상대로 제기한 「약사법」 위반 고발 건에 대해 불기소 처분을 내렸다. 한특위는 함소아제약이 주사제를 포함한 다양한 천연물 신약을 유통시키고 있고, 그런 약품들은 한의사들이 처방할 수 없는 전문의약품이라는 이유로 고소를 한 바 있었다.[1] 검찰은 고발에 대한 불기소 이유를 이중적인 신약 정체성에서 찾았다.

신약은 우리 선조로부터 내려오는 전통적인 한방원리와 현대 의학적, 과학적 연구, 검증 및 추출 원리가 복합되어 있는 성질을 갖고 있는바, 이 사건 신약의 제조 방법이 한방원리 또는 서양의학원리 중 어느 하나의 고유한 방법론에서 기원하는 것이라고 볼만한 근거가 없(다).[2]

　검찰은 중립을 택했다. 서양의학과 한의학 중 어느 쪽의 손도 들어주지 않았다. 불편부당한 결정이었다. 하지만 책임을 회피하는 결정이기도 했다. 논란은 종식될 수 없었다. 이 결과가 나오자 함소아제약은 한의사들의 약품 활용 범위를 더욱 확대시켜나가겠다는 입장을 밝혔다. 한의사들이 진단기기와 레이저는 물론 한약 유래 주사제와 의·한약 복합제를 비롯한 일반의약품까지 사용을 확대할 수 있도록 영역 확대 운동에 나서겠다는 입장을 밝힌 것이었다.[3] 반면, 한특위는 불기소 처분에 대한 항고를 접수하였다. 나아가 약사들과 공조체계를 구축하겠다는 계획과 더불어 검찰 발표는 판결이 아니고 초동단계이기 때문에, 항고 이후 헌법소원 또는 소송으로 대응할 수도 있다는 의견을 피력하였다.[4]

　함소아제약이 원하는대로 한의사들의 약품 활용 범위가 확대될지는 의문이다. 서양의사들이 반대하고 있을 뿐 아니라 제약회사들이 적극적으로 호응하고 있지 않기 때문이다. 제약회사의 입장에서 볼 때, 그들의 주 고객은 여전히 서양의사들인 까닭이다. 한의사들의 입장도 일치되지 않았다.[5] 하지만 한 가지는 분명하다. 이 사건의 중심에 한약의 변용 문제가 있다는 점이다. 한약의 변용이 의료계의 주요한 문제로 대두되고 있는 것이다.

　한약의 변용 문제는 이미 식민지시기 후반부터 의료계의 주요 쟁점 중 하나였다. 식민 권력이 한약의 과학화라는 구호 아래 서양의학을 활용한 한약의 성분 분석과 추출을 진행하였기 때문이다.[6] 그 결과 식민지시기를 거치면서 한약은 더 이상 한의학만의 전유물이 될 수 없었다. 한약의 관할권을 둘러싼 갈등은 이미 식민지시기에 배태되고 있었다. 해방 후 한의학의 재건을 둘러싸고 전개된 논쟁에서도 한약은 주요한 소재였다. 소위 한의학의 과학화를 둘러싼 논쟁이었다.[7] 1977년에 출범한 의료보험, 2000년대에 접어들어 본격적으로 개발된 천연물 신약은 한약의 변용과 관련하여 발언권을 행사하는 주체의 숫자를 늘렸다. 정부가 개입했고, 약사들은 한의사 못지않은 이해 당사자로 참여하였다.

이 글은 이러한 시대적 변화 과정 속에서 한약 변용과 관련된 논의와 실천이 어떻게 전개되었는지 살펴보는 것을 목적으로 한다. 분석의 대상은 서양의학이나 약학을 포괄하지만, 주요한 대상은 한의사들의 논의와 실천이다. 한약이라는 용어가 상징하듯이 한약 변용의 방향을 결정할 주체는 여전히 그들이기 때문이다. 이런 논의와 실천을 검토함으로써 앞으로 전개될 한약 변용의 방향을 가름해보고자 한다.

한약의 성분 분석과 비판

서양의학의 한약 성분 분석과 과학화

19세기 후반 서양의학이 수용된 이후 과학은 새로운 시대를 알리는 구호 중 하나였고, 한의학은 그 구호가 외치는 새로운 세계에 적응해야 했다. 대형 약방들은 1900년대 초반 기존 한약에 서양의 약재를 가미한 신약을 제조하기 시작했다. 동화 약방의 활명수가 대표적인 경우였고, 다른 약방들도 서양 약재를 추가한 신약에 환(丸), 단(丹), 산(散), 수(水) 등 전통적인 이름을 붙여 판매하였다. 나아가 서양의 화학 지식을 활용한 약품 제조를 추진하였다. 단순한 약재 첨가를 넘어 성분 분석과 추출을 통한 신약 개발을 추진하였던 것이다.[8]

1910년 시작된 식민 지배는 한의학의 적응 속도와 강도를 높였다. 하지만 한의사, 즉 의생 수가 감소한 데서 단적으로 드러나듯이 한의학의 영향력은 축소되고 있었다. 1913년 「의생규칙」이 반포될 당시 5,800명이 넘던 한의사 수는 1936년 넘어서면 3천 명대로 줄어들었다. 1930년대 중반 전개된 동서의학논쟁은 한의학부흥운동이 시작될 수 있는 계기를 제공하였지만, 서양의학의 영향력은 축소되지 않았다. 총독부는 한약의 성분 분석과 추출로 상징되는 한약의 과학화를 추진해나갔고, 그 흐름은 주요한 한약의 변용 방안으로 자리 잡아갔다.[9]

그러나 과학화는 상징성이 큰 만큼이나 모호한 구호였다. 그 지향과 내용에 대한 합의는 이루어지지 않고 있었다. 전통의 고수만으로는 성장이나 발전이 어렵다는 인식, 서양의학의 영향력에 대한 인정이라는 점은 공유하였지만, 한의학의 무엇을 어떻게 변화시켜야 할지에 대한 합의는 이루어지지 않았다. "양의학의 장처로 한의학의 단처를 보충하여 재래의 전통과 경험만을 주장하는 한의학을 과학화"하자는 정도가 합의의 최대치였을 것이다.[10] 따라서 해방은 기회일 수 있었다. 한의학에 대한 국가 차원의 차별이 사라졌다는 점에서 과학화를 본격적으로 논의하고 실천할 수 있는 공간이 제공되었기 때문이다.

과학화를 둘러싼 논쟁에서 한약은 중심적인 위치를 차지하고 있었다. 무엇보다 한약이 구체적인 물질이라는 점이 중요했다. 기존 한의학에 대한 비판이 관념성에 집중되었음을 고려할 때 한의학이 한약이라는 물질을 투여함으로써 치유를 한다는 사실은 중요했다.[11] 따라서 한의학이 아닌 한약의 과학화가 중요하다는 주장이 제기되었다. "한약의 효과가 현대과학으로서 증명이 되어 그의 가치를 인정받게 된다면 그리고 한약의 완전한 과학화가 된다면 문제는 해결된다."는 주장이었다.[12] 한약의 가치가 인정된다면 한의학의 미래는 중요하지 않다는 극단적인 주장이었다.

그러나 한의학이 과학화를 위해 동원할 수 있는 학술이나 실험 기반은 열악했다. 서양의학은 의과대학과 약학대학을 중심으로 식민지시기부터 체계화된 연구 기반을 가지고 있었던 반면, 한의학은 그렇지 않았다. 전국 단위의 공식적인 교육기관이 해방 후 겨우 설립된 상태였다. 따라서 해방 후 한의학의 과학화를 선도한 측은 서양의학이었다.

서양의학은 식민지시기의 경험을 계승하여 한약의 성분 분석, 추출에 연구를 집중하였다. 1946년 위생국 화학연구소는 2백 종의 한약 성분을 분석하는 데 성공했다고 발표했다. 경성제국대학 의학부에서 진행하고 있었던 식민지시기의 연구를 계승한 결과였다. 연구소는 이번 분석이 식물을 중심으로 진행되었다고 설명하고, 향후 광물질에 대한 연구를 진행할 예정이라고 밝혔다.[13] 연구소는 식민 권력이 완성하지 못한 한약 약국방의 제정까지 전망하였다. 총독부는 식민 지배 초기부터 한약의 분석 작업을 시작하였는데, 1930년대 후반에 이르면 그 작업의 목표를 한약 약국방의 제정으로 집중하고 있었다. 하지만 일본이 패전을 하면서 약국방의 완성은 이루어지지 않았다.[14] 연구소는 그 공백을 메워 "조선의 한약 약국방을 만드러 널리 세계에 발표"하겠다는 포부를 밝혔다.[15]

성분의 분석, 추출이 이루어지고 그 연구를 종합하는 약국방이 만들어질 경우 신약의 개발이 가능했다. 식민지시기 한약의 과학화라는 목표 역시 신약 개발이었다. 당시 한약 약국방에는 각 한약의 이름, 모양, 시험 반응, 시험 결과, 저장법, 용량 등이 기재되었다. 특히 한약의 성분은 수분(水分), 회분(灰分), 산불용성(酸不溶性) 회분, 엑기스분 등으로 구분되었다. 한약의 성분이 분리될 경우 그 성분을 이용한 신약 개발은 먼 미래의 일이 아니었다. 양약의 대부분도 "초근목피로 그 주성분만을 기계적 또는 이화학적으로 추출"하여 만든 것이기 때문이었다.[16]

1949년에는 세브란스의과대학에서 전통적인 한약제인 쌍화탕의 분말화에 성공하기도 했다. 기존의 쌍화탕이 처방과 투약에 불편이 있음에 착안하고, 내용물을 "취정분말화하여 어느 때 어데서나 간이하게 복용할 수 있도록 화학화"한 결과였다.[17] 신약이라고 할 수는 없었지만, 서양의학이 전통 한약을 어떻게 변용해나갈지 알려주는 예였다.

해방 후 한약 연구는 서양의사, 그중에서 약리학자들이 주도하였다. 1947년 설립된 대한약리학회는 1948년 제2회 조선의학협회 학술대회부터 본격적으로 관련 연구를 발표하기 시작하였는데, 당시 10개의 연제 중 생약이나 식물 성분 분석은 3개를 차지하고 있었다. 대한약리학회의 한약 연구는 1950년대에도 지속되었다. 당시까지 발표된 총 58편의 논문 중 약 2/3인 31편이 생약을 연구한 것이었고, 그중에서 인삼에 관한 연구는 3편이었다. "이 시기의 학문의 특징이라면 2차 세계대전 발발 이후 세계의 학문 조류로부터 완전히 단절된 상태에서 일본군이 국책으로 추진하던 고유 생약의 약리학적 연구를 계속하였을 뿐"이었다.[18]

약사들도 예외는 아니었다. 식민지시기 설립된 약학전문학교에 학생들이 중심이 된 한의학연구소가 조직되어 있을 만큼 약사들의 한약에 대한 관심은 높았다.[19] 그 관심은 해방 이후에도 이어졌다. 1949년 『약학회지』 제1권 제1호가 발간되었는데, 여기에 수록된 5편의 논문은 모두 생약에 관한 내용이었고, 그중 3편은 화학 성분에 관한 연구였다. "약학인들이 초창기부터 전통약물의 과학화 내지는 천연물에서의 신약 창출에 깊은 관심과 노력을 기울였다는 증거"였다.[20]

그러나 해방 후 서양의학이 주도한 한의학의 과학화는 철저히 서양의학의 원리와 기준에 의해 이루어졌다는 데 특징이 있다. 해방 후부터 1995년까지 서양의사들을 중심으로 이루어진 한약의 효능에 관한 논문 74편 중 "한방처방의 음양오행론적 논리를 근대과학적 내지 약리학적 실험을 통하여 입증하려는 시도가 전혀 나타나고 있지 않았다." 한약과 일반 약을 병용한 약효능 연구에서도 한의학의 기본 이론인 음양오행론적 논리에 의하여 배합한 예는 찾아볼 수 없었다.[21] 한의학의 기본 원리를 배제한 채 서양의학의 기준에 의한 화학적 연구가 진행된 것이었다.

한약의 성분 분석 비판과 탕제 방식의 고수

한의사들 중에는 서양의학이 주도하는 한약의 과학화 연구에 동조하는 사람들이 있었다. 그 연구 경향이 시대의 진보와 일치하기 때문이었다.[22] 이들은 서양의사들이 한의학의 과학화를 주도해줄 것을 요구하기도 하였다. 서양의사로서 "한의학에 취미와 조예를 가지신 분이 충분 연구하야 과학적 체계를 세워서 지도"하여 달라는 요구였다. "양의 권위자의 생리학과 약리 권위자의 생약 분석에 대한 연구 강술로서 교육을 실시하는 것이 좋은 방법"이었다.[23] 한의학에서 별도로 한약을 취급하는 한약물학이라는 분야를 분리하자는 주장도 있었다.[24] 한약을 연구대상으로 하되 변용이나 분석의 원리를 한의학이 아닌 서양의학에서 찾자는 주장이었다.

서양의학의 화학적 분석도 한의사들에 의해 점차 수용되고 있었다. 한 글은 한약을 초목, 광물, 곤충, 동물 등으로 분류하는 동시에 원소류(元素類)와 염류 등의 무기물을 함유한 것과 배당체(配糖體), 고미질(苦味質), 임금산(林檎酸) 등 유기물을 함유한 것으로 나누고 있다. 이 글의 목적이 "서의(西醫)의 분석실험(分哲實驗)한 성적과 동의(東醫)의 경험 치적을 호상 참고해야 한약 성분을 축차 설명"하는 데 있다는 점에서 알 수 있듯이,[25] 한의사들 사이에서 화학 성분에 따른 분석 방법이 수용되고 있었던 것이다. 다른 글 역시 한의학의 전통적인 분류 방식인 기원, 산지, 형상, 기미(氣味), 효능, 용량, 용법 등을 이용하면서도 화학적 성분 분석을 동시에 채택하고 있었다.[26] 과학화의 동의 여부와 무관하게, 한약을 화학의 시각에서 성분 분석하는 방법은 점차 확산되고 있었다.

그러나 한약의 성분 분석 중심의 과학화에 대해 비판적인 의견 역시 강했다. 비판자들이 볼 때, 한약의 과학화란 신약의 개발을 통해 부족한 서양의학의 치유력을 높이려는 시도일 뿐, 한의학을 진정으로 인정하고 이해하려는 시도가 아니었다.[27] 특수한 치료 효과에만 주목한다는 점에서 한의학을 민간요법에 등치시키는 시도라고도 평가할 수 있었다. 한의학의 부정이며, 결국 한의학에서 한약만을 분리하여 활용하겠다는 시도였다.[28]

과학화에 비판적인 한의사들은 과학으로부터 한의학을 보호하고자 했다. 그 방법 중 하나는 한의학의 신비성에 대한 강조였다. 한약의 과학화는 한약이 가진 성분, 반응, 효용 분석에서 성취를 이루었다. 그 결과 한약은 전통적인 형태를 버리고 과학적 체계를 갖춘 의약품이 될 가능성을 가지게 되었다.

하지만 화학적 접근만으로 한약을 완벽하게 분석했다고 할 수는 없었다. 왜냐하면, "생약의 원상(原狀) 중에는 포함한 주성분 외에 과학으로 증명 못할 신비성"이 있기 때문이었다.[29]

이들에 따르면, 한약에는 소위 유효 성분 이외에 미지의 성분이 포함되어 있어서 모든 병증에 유효했고, 치병에 백중(百中)하는 일이 많았다. 과학화란 이런 미지의 성분을 찾아내는 작업이 되어야 했다.[30] 한의사들이 사용하는 인삼이 예가 될 수 있었다. 인삼은 혈압을 상승시키기도, 하강시키기도 하는데, 이러한 인삼 효능을 과학의 힘으로 구명하기 위해서는 요원한 세월이 필요했다.[31] 서양의학에 기반을 둔 성분 분석으로는 한약의 효능을 완전히 밝힐 수 없다는 주장이었다.

한약의 신비성은 종합성에서 기인하였다. 한약은 필요한 성분만을 추출해서 쓰는 양약과 달리 약재의 전체를 사용하는 데 특징이 있었다. 한약이 신비한 효능을 보여준다면, 그 약의 소재가 가지는 전체적이고 종합적이며 유기적인 기능이 작용하는 까닭이었다.[32] 한약의 치료 효과는 약재 내에 공존하는 복잡한 천연 성분이 인체 내에 들어가 서로 협동하고 길항하는 데에서 발생하였다.[33] 한약에 사용되는 인삼을 예로 들면 다음과 같았다.

한약의 유효 성분을 추출하여 그 약성을 연구한다는 것은 논리상 다음과 같은 불합리성을 초래하게 된다. 예를 들어서 인삼을 a라고 하자. 그 성분을 A, B, C, D, E라고 하자. 이제 인삼에서 그 성분 A를 추출하여 실험에 의하여 그 약물적 효과를 구명하였다 할 때에 그것으로써 인삼의 효과를 이것은 논리상 정당하다고 인증하기 어렵다. 인삼의 성분인 A의 효과는 A 자체의 약물적 작용이요 인삼 전체의 약물적 작용으로 볼 수 없기 때문이다. A는 인삼의 성분이겠지만 A의 작용은 반드시 인삼의 작용 일부분으로 볼 수도 없다.

한약에 포함된 성분은 성분일 뿐 한약 그 자체가 될 수 없다는 주장이었다. 한약을 활용할 때 성분 대신 필요한 개념은 기미였다. 기미는 전통적인 한약의 분류 개념이었다. 인삼의 경우, 인삼이 가진 성분이 아니라 인삼 전체가 가진 기미를 연구하고, 나아가 인체에 미치는 영향을 종합적으로 관찰해야 했다. 약재의 원상 그대로 복미(複味) 혹은 단미(單味)를 활용할 때 한약은 우수한 효력을 발휘할 수 있었다.[34] 그것이 "종합관찰적 방법 …… 본초학적 방법이요 동양의학적 방법"이었다.[35] 한의학의 전통적인 한약 활용 방식을 복원해야 한다는 주장이었다.

기미와 같은 한약 활용 방식이 강조될 경우 한약 조제법 역시 전통을 추수할 필요가 있었다. 그 전통은 달이는 방식, 즉 전탕(煎湯)이었다. 전통적인 탕제는 한약이 가지는 종합적인 성격과 부합하였다. 한약은 여러 개, 수십 개, 수백 개의 유효 성분이 서로 길항화합하고, 여기서 유기적인 어떠한 물질들이 조성되어 인체에 유효 적절한 작용을 미치는 것이라고 보아야 하고, 이러한 작용은 한의학의 조성 방법인 전탕의 과정을 통하여 이루어지는 것이었다.[36] 한의학이 가지는 특수한 조제 방식인 전탕은 개별적인 한약의 성분을 분석하고 추출하는 서양의학의 방식과 달리 한약의 성분들이 유기적 연계를 갖고 작용하도록 만드는 방법이었다.

한약이 가지는 종합성이 강조되고 기미나 전탕과 같은 전통적인 개념 혹은 방식이 옹호될 경우 한의사들의 활동 범위는 넓어질 수 있었다. 한약의 관할권도 당연히 한의사들이 가져야 했다. 한약은 양약과 달리 한의사의 처방에 따른 약재의 가감에 의해 치료 효과가 달라지기 때문이었다.[37] 나아가 한의학의 재건과 발전은 서양의사가 아닌 한의사들에 의해 이루어질 수밖에 없었다. 치료의학상 용약의 법도가 근본적으로 다르기 때문이었다. 한의사가 아니면 "사학(斯學)의 진정한 부흥을 꾀할 수 없"었다.[38] 한의학의 전통적인 이론과 방식은 서양의학의 상징인 과학의 공세에서 자신의 영역을 지킬 수 있는 한의사들의 무기였다.

한약의 제형 변화

의료보험과 한약의 엑기스화

한의학의 독자성이 강조되고 있었지만, 한약의 변용과 관련하여 그 변화를 가속화시키는 사회적 움직임도 일어나고 있었다. 그중 하나가 1977년 시작된 의료보험이었다. 한의학이 의료보험 체계 내에 포함되어야 한다는 주장은 의료보험 출범 초기부터 대한한의사협회에 의해 제기되었다. 한의사뿐만이 아니었다. 한 조사에 따르면, 국민 중 96.8%가 한의학의 의료 보험 포함을 기대하고 있었다. 1986년 현재 의료기관 이용 실태를 보면, 서양의학 의료기관이 75%에 달하는 반면, 한의학은 17%에 불과했다. "한방이 '치료비가 비싸다', '의료보험이 안 된다'는 등 치료비 부담이 양방보다 상대적으로 크기 때문"이 었다. 한의학이 의료보험에 포함될 경우 더 많이 이용하겠다는 응답은 87%에 달했다.[39] 한의학의 의료보험 포함은 소비자의 의료 이용 범위를 확대시킬 수 있는 긍정적인 조치였다.

그러나 한의학의 의료보험 포함은 여러 차례에 걸쳐 연기 되었다. 보다 과학적인 이론 정립이 필요하다는 비판이 제기 되었기 때문이다. 하지만 과학화는 연기 이유 중 하나에 불과 했다. 다른 이유로 한약에 대한 비판이 있었다. 한약의 생산 유 통 경로가 불분명하고, 가격이 표준화되지 않았으며, 농약이나 금속에 오염되었다는 비판이 제기되고 있었던 것이다.[40] 한의 사들 내부에서도 지적되던 비판이었다. 의약 지식이 없는 일반 인에 의해 농산물의 일종으로 수확된 약재가 정해진 절차 없이 유통되는 경우가 있었다. 일정한 절차가 없다 보니 종이나 속, 과가 다른 약재들이 혼용되는 경우도 있었다.[41] 그 결과 이익을 추구하는 상인 손에 넘겨져 폭등된 상품으로 품귀화되거나 불 법 의료인의 손에 의해 불량 약품이 만들어져서 귀중한 인명에 해를 끼치는 일이 많았다.[42]

한약이 의료보험에 포함되기 위해서는 표준화가 필요했다. 한약에 대한 기준이나 규격 등이 정해지지 않다 보니 가격 결정이 불가능했기 때문이다. 감모율(減耗率)도 문제였다. 한약이 활용되기 위해서는 껍질 벗기기, 뿌리 자르기, 심 발라내기, 절단하기, 건조하기 등의 과정을 거치면서 감모가 이루어지는데, 그 비율을 선정하는 일이 어려웠다. 그 어려움에 대해 의료보험연합회는 다음과 같이 정리하였다.

> 약물 투여에 치중된 것이 한방진료이지만 한약재는 양약과 달리 정해진 규격이라는 것이 없었고 등급 사정기관도 없었으며 감모율, 수치(修治) 및 법제(法製) 비용 산출이 난해할 뿐 아니라 한의사마다 경험에 의한 활투(活套)가 다양하여 투약 기준을 획일화하기란 결코 쉬운 일이 아니었다. …… 양약처럼 정이나 캡슐 단위로 규격화되어 있지 않은 것이 한약재이므로 이를 어떤 기준으로 규격화하며 보험급여 대상 약재는 무엇으로 할 것인가가 큰 난제였다.[43]

결국 담당 부서인 보건사회부는 한약의 형태 변화를 요구하였다. 한약의 규격화를 위한 방안으로 주요 한약재를 농축액화하여 시중 한약방과 약국에 비치하라는 요구였다. 소위 엑기스제였다. 품목은 한의학의 기본 처방 63개 중 26개로 한정하였다.[44] 현실을 감안한 조치였다. 당시 제약업계가 첩약이 아닌 완성품으로 생산하는 엑기스제가 26개에 불과했기 때문이다.[45] 정부 관계자는 한의학이 의료보험에 참여하기 위해서는 이런 변화가 반드시 필요하다고 강조했다.[46] 나아가 한약의 형태를 변화시킨다 해도 한의사들이 사용하는 데는 문제가 없다고 주장했다. 엑기스제는 한의학의 처방을 근거로 하여 만들어졌기 때문이다.[47]

한약의 소비 방식에 대한 변화는 한의사들 내부에서도 제기되는 요구였다. 예를 들면 전탕은 전통적인 한약의 소비 방식이었다. 달이기가 귀찮고 먹기에 나빴다.[48] 누가 끓이느냐에 따라 약의 농도가 달라지고 온도의 차이로 인해 약효가 떨어지기도 했다. "전열자(煎熱者)의 성의에 수(隨)하야 전취(煎取)한 것에 담농(淡濃) 다소 냉난(冷煖)도의 차이로써 적중하기 가장 어렵고 효과도 따라서 현수(懸殊)"할 수 있었다.[49] 소비의 편이를 위한 변화가 필요했다. 약효를 측정할 수 있으면서 복용이 간편하고 보관에 유리한 형태로 변형시킬 필요가 있었던 것이다.

전통 한의학이 약재를 원형 그대로만 사용한 것은 아니었다. 변화도 추구되었다. 수치는 한약에 변형을 가하는 대표적인 방법이었다.

수치는 한약 조제의 일분과인데, 약품을 따라 초(炒)하거나 첨(尖)하거나 구(炙)하거나 외(煨)하거나 증(蒸)하는 등의 번잡한 절차를 행하여 약성의 변화를 초래케 하는 방법을 말하는 것이다. …… 병증의 부위를 따라 약의 작용을 강화 혹은 연화하고 또는 보사공화(補瀉攻和)를 행할 필요가 있을 경우에는 소위 수치를 행한다.

약재의 원형을 변형시키거나 유효 성분을 침출시키기 위해 사용된 수치는 심할 경우 약물의 본성을 변화시키기도 하였다. 하지만 그러한 변화는 음식을 요리할 때 생기는 불가피한 결과와 같았다. 맛을 높이고 먹기에 편리하게 하기 위해서 변화는 불가피했다.[50] 나아가 왜 한약에 변형을 가하면 안 되느냐는 항변도 있었다. 한의사들은 한약을 종이봉투에 넣어야만 적당하고 "세절(細切) 분말가공하여 지함(紙函) 우(又)는 초자(硝子)병에 넣"으면 부당하냐는 항변도 하였다. 식민지시기 동안 이루어졌던 한약의 가공, 포장, 나아가 매약 판매를 긍정적으로 평가한 가운데 나온 주장이었다.[51] 시대의 변화에 맞춰 전통도 변화가 이루어져야 한다는 주장이기도 했다.

산제(散劑), 전제(煎劑), 환제(丸劑) 등은 대안이 될 수 있었다. "약을 환으로 한다든지 산으로 한다든지 해서 간단하고 먹기 좋게 개량을 하는 것이 어떻겠는가?"라는 제안이었다.[52] 몇몇 특수 약을 제외하고 나머지 약들은 환제로 만들어 복용과 취급, 저장에 편리하도록 할 필요가 있었다. 다른 방식으로는 취로(取露)도 있었다.[53] 전제나 분말로 된 쌍화탕이 예가 될 수 있었다. 아무리 효과가 좋다 해도 당시 사람들의 기호와 시대적 요청에 부합하지 않으면 환영받지 못하는 것이 현실이었다.[54]

쌍화탕의 예에서 알 수 있듯이 전제의 일종인 엑기스 역시 한약을 표준화하고 복용의 편리성을 높일 수 있는 방법이었다. "약물을 에키스화해서 기준 패턴을 정해가지고 여기에 맞추어서 제품화"를 시도할 수 있었고,[55] 무엇보다 값싸고 간편하게 먹을 수 있었다.[56] 복합 약제의 분말을 끓인 것과 개별 구성 약제의 분말을 끓여 합친 것이 유사한 약효를 보인다는 실험 결과가 나오기도 했다. 약제들을 합쳐 달이는 전통적인 탕제 방식이 의미가 있지만, 활용의 편이를 위해 한약의 형태를 변화시켜도 무방하다는 결과였다. 전통적인 제형의 변화 시도에 긍정적인 평가를 해주는 결과였다.[57]

그러나 모든 한의사들이 한약의 변화된 활용 방식, 특히 엑기스제 사용에 동의한 것은 아니었다. 우선, 주요 성분만 추출한 엑기스제가 약효가 있을지 의심스럽다는 비판이 있었다. 한약은 양약과 달리 한의사가 처방에 따라 약재를 가감함으로써 효과를 나타내는데,[58] 주요 성분만 추출한 엑기스가 얼마나 효과를 볼 수 있을지 의문을 제기하는 한의사들이 있었다.[59] 약의 효과를 직접 검증한 경우도 있었다. 한 한의사는 엑기스제로 만들어진 대시호탕(大柴胡湯)을 10일간 복용한 결과 원래 효험의 65%밖에 보지 못했다는 경험을 발표하기도 하였다.[60]

엑기스제에 대한 불신은 한약의 변용이 한의학의 고유 이론을 무시한 결과라는 데에 집중되었다. "생약과 한약의 개념이 엄밀히 다르다는 점을 감안할 때 한방의 전문성을 무시"했다는 비판이었다.[61] 서양의학의 약물학 이론을 활용한 한약의 변용은 한의학의 전문성을 무시하는 처사라는 비판이었다. 한약은 자체의 종합성에 따라 병소를 치료할 뿐 아니라 인체 장기 기능을 회복시켜 각종 질환을 제거하는데,[62] 이러한 한약

의 종합성을 무시한 처사이기도 했다는 것이다. 해방 이후 한
의학의 방어를 위해 사용되었던 한약의 종합성이 엑기스제 논
란에서 다시 강조되고 있는 것이었다.

한약 엑기스제의 사용에 대해 한의사들 내부에서도 반대
가 있었지만, 약사들도 반대 의견을 제출하였다. 그들의 반대
는 한의사들과 다른 견지에서 제기되었다. 약사들은 새롭게 개
발된 엑기스제가 한약이 아닌 신약, 즉 일반의약품이라고 주장
하였다. 약품일 경우 「약사법」상 사용 주체는 한의사가 아닌 약
사가 되어야 했다. 「약사법」에 규정된 "의약품은 약사가 아니
면 조제할 수 없다"는 것이 근거였다.[63] 약사들은 한의사들이
한약에 대해 기존에 가지고 있던 주장을 번복하고 있다고 비판
하였다.

> 생약과립제는 일본의 화한처방(110방)을 인용하여 70년대 초부터 생산
> 판매되기 시작했으며 이론적 근거를 고방에 두고 있습니다. 그러나 한의
> 사는 동의보감 및 방약합편 등 후세방을 준용하고 있어 용법 범위 및 용량
> 부터 차이가 있습니다. …… 학문적 배경의 차이점으로 한의사 측에서는
> 생약과립제를 강경하게 무시해 왔을 뿐 아니라 약사들은 엑기스 과립제
> 나 취급하라면서 다제(첩약)만이 한의사의 고유 영역인 것으로 주장해왔
> 습니다.

약사들이 생각할 때, 엑기스제 사용은 한약 활용의 고유성
을 주장했던 한의사들이 기존 주장을 번복한 선택이었다. 약사

들은 특히 복합 엑기스제의 사용을 비판하였다.

> 약사법 제2조 제5항에서 한약은 "주로 …… 원형대로 건조, 단절 또는 정
> 제된 생약을 말한다"고 되어 있습니다. 여기에서 "주로" 또는 "정제된 생
> 약"이라는 어휘를 아무리 확대 해석한다 해도 시판 중인 엑기스제를 바로
> 지칭한다고 할 수 없는 것입니다. …… 엑기스제는 현대 약학의 정성분석
> (qualitative analysis, 定性分析)에 의한 성분의 조합으로서 허가시에 독성
> 실험을 비롯한 각종 실험데이타를 제출 …… 제조된 것이므로 엑기스제
> 는 허가제도상 한의학의 한약과 엄연히 구분되는 일반의약품(입니다.)[64]

약사들의 반대에 부딪힌 정부는 대안으로 단미 엑기스제
의 채택을 제시하였다. 복합 엑기스제가 한약이 아닌 일반의약
품이라는 약사회의 주장을 무마하기 어려웠기 때문이다.[65] 나
아가 단미 엑기스제의 경우 「약사법」에서 규정한 정제된 생약,
즉 한약으로 해석할 수 있을 뿐 아니라, 법 규정을 떠나 상식적
으로 이러한 단미 엑기스제까지 한약이 아니라고 강변할 수 있
겠는가라는 생각에서 나온 대안이었다. 복합 약제가 아닌 단일
약제의 활용을 대안으로 제시한 것이었다.

정부의 절충안은 한의사협회와 약사회의 동의를 얻을 수
있었다. 한의사협회의 경우 단미 엑기스제가 한의학의 약리상
으로 보아 합당하다는 명분을 내세웠다.[66] 한의학의 특성인 변
증시치(辨證施治)의 입장에서 처방을 임의로 가감하여 구성할
수 있었기 때문이다.[67] 약사회도 한발 물러났다. 명분상으로는

한의학의 보험 포함을 원하는 국민들의 요구를 무시할 수 없었고, 실질적으로는 복합 엑기스제를 여전히 독점적으로 취급할 수 있었기 때문이다.[68]

한의사협회가 의료보험 참여를 위해 단일 엑기스제를 수용하였지만, 한의사들 내부의 비판은 지속되었다. 비판자들이 볼 때, 단미 엑기스제의 수용은 한의사협회가 둔 무리수였다. 의료보험에 참여하고자 한약의 규격화를 서둘렀기 때문이다.[69] 그들의 시각에서 보면, 한약은 이미 규격화되어 있었다. 약재의 특성에 따라 사기오미(四氣五味), 승강정침(昇降淨沉), 귀경(歸經) 등으로 분류되어 대증별(對證別)로 규격화되어 있었다. 새로운 규격화는 불필요했다. 엑기스제로 상징되는 한약의 규격화는 서양의학에 기반을 두고 있다는 점에서 "기본 원리의 파괴요, 약물 투여가 불가능해진다는 결론"이었다.[70] 한의학 고유의 진료체계가 파괴되어 역으로 진료가 불가능하게 되는 결과를 낳는다는 결론이었다.

극단적으로 의료보험 참여를 포기하자는 주장도 제기되었다. 의료보험이 한의학의 고유한 처방을 인정해주지 않는다면, 새로운 처방을 추가하려는 노력보다 현 제도에서 탈피하여 다양한 처방을 구성할 수 있는 방제기술의 재량권 확보가 필요하다는 주장이었다.[71]

그러나 현실적인 대안을 모색하는 한의사들도 있었다. 그들은 의료보험의 개선과 관련하여 엑기스제의 추가 지정을 주장하였다. 68개로 한정된 단미 엑기스제의 숫자를 최소한

150종 정도로 증가시키는 방안,[72] 효능이나 병증, 병명 중 하나를 골라 관련된 처방을 정리하고, 그 처방을 구성하는 한약을 단미 엑기스화하는 방안 등이었다.[73] 단미 엑기스제의 확대가 하나의 개선 방향으로 자리 잡아가고 있었던 것이다.

한약의 의료보험 포함을 둘러싼 논쟁은 단미 엑기스제의 채택으로 결론이 났다. 복합 엑기스제의 포함을 요구하던 한의사협회의 요구는 좌절되었다. 하지만 한 가지는 분명했다. 한약의 변용이라는 흐름이 돌이킬 수 없는 방향이 되었다는 것이다. 첩약 중심의 한약 활용 방식에 더해 약학을 중심으로 한 서양의학식 변화의 결과가 한의계 내에 수용되고 있었던 것이다.

천연물 신약과 독점권 논란

2000년대에 접어들면서 한약의 변용은 다시 의료계의 쟁점으로 부각되었다. 이때 논쟁의 대상은 천연물 신약이었다. 천연물 신약이란 천연물 성분을 이용하여 연구 개발한 의약품으로서 조성 성분, 효능 등이 새로운 의약품을 말한다. 여기서 천연물 성분이란 천연물에 함유되어 있는 물질로서 생체에 직간접적으로 영향을 미치는 물질을 말한다. 상당히 폭넓은 개념의 약이라고 할 수 있고, 엄격한 의미의 신약과 구별되는 약이다.[74] 이 천연물 신약 개발에 나선 제약회사들은 한의학 처방을 이용하고 있다. 그 이유는 2000년대 이후 본격화된 자연주의 문화의 확산과 관련이 있다. 환경이나 웰빙이 강조되면서,

인공적인 화학물질이 아닌 자연에 존재하는 천연물질을 이용하는 한의학의 자연 친화적인 진료가 소비자에게 강점으로 다가가고 있는 것이다.[75]

그러나 문제는 제약회사들이 천연물 신약을 '한약'이 아닌 '신약'이라고 주장하는 데 있었다. 그 이유는 과학적, 산업적으로 광범위한 실험과 제조의 과정을 거쳤기 때문이었다. 신약의 개발 과정에서 한약 처방이 서양의학과 과학의 틀에 의해 변형되었음을 강조하고 있는 것이다. 그 주장에 따르면, 한약 처방을 객관화·과학화하여 신약을 만드는 것은 한약 처방과 전적으로 달랐다. 그 주장은 일부 한의사들에 의해 지지를 받고 있기도 하다. 그들은 과학화·산업화 과정을 거쳐 생산된 천연물 신약을 한의사들이 독점하자는 주장은 설득력이 부족하다는 견해를 피력하고 있는 것이다.[76]

그러나 제약회사들의 주장은 일방적인 측면이 있다. 천연물 신약의 대부분이 기존 한의학 처방에 근거하거나 그 처방을 수정·보완하는 형태로 개발되고 있기 때문이다. "한국에서 개발된 천연물 신약은 단일 성분이 아니라 원료를 화학적 분리 없이 그대로 정제하여 만든 약품"이라는 주장이다.[77] 한의사들은 천연물 신약이 서양의학에 기반을 두고 개발된 약이 아니라, 한약 처방을 활용하여 개발된 약이며, 따라서 기존 한약의 제형을 변화시킨 개량된 한약제제라고 주장하고 있다.[78] 천연물 신약 논쟁을 촉발시킨 신바로캡슐의 경우 한의학의 원리에 따라 개발된 것으로, 제조회사가 한약을 현대화한 신한약제제

(新韓藥製劑)임을 분명히 했다는 주장도 있다.[79] 천연물 신약의 관할권을 둘러싸고 제약회사와 한의사들 사이에 갈등이 일어날 소지는 충분히 존재하고 있는 것이다.

그러나 이 갈등이 가지는 의미 중 하나는 한의사들의 한약 변용에 대한 생각이 변화하고 있다는 것이다. 1980년대 의료보험의 적용을 둘러싸고 약사들과 갈등할 때만 해도 한의사들은 엑기스제의 활용에 대해 거부감을 많이 가지고 있었다. 하지만 천연물 신약의 경우 그 거부감은 많이 희석되었다. 오히려, 한의사들은 신약을 한의사들이 독점적으로 사용해야 한다고 강조하고 있다. 대한한의사협회는 "한약 처방임이 틀림없는 기존 천연물 신약을 양의사가 처방함으로써 국민 건강을 위해에 빠뜨리고 있는 상황이 하루빨리 정상화되기를 소망한다."고 밝히고 있다.[80] 한의학 처방에 근거하고 있는 한 한약의 변용 방식이 다양해질 수 있음을 인정한 것이었다.

특히 2013년 초에 발생한 천연물 신약의 발암물질 파문은 한의사들에게 좋은 비판거리를 제공하였다. 당시 보도에 따르면 제약업체가 개발한 천연물 신약 상당수에서 벤조피렌과 포름알데히드 등 1급 발암물질이 검출되었다. 의사의 처방을 받아 복용하는 전문의약품에서 1급 발암물질이 검출된 것은 처음이었기에 충격은 더욱 컸다.[81] 이 소식을 접한 대한한의사협회는 성명을 통해 해당 신약을 즉각 회수, 폐기하는 동시에 전문의약품 지위를 박탈해야 한다고 주장했다.[82] 나아가 이 문제의 원인이 잘못된 신약정책에 있다고 비판하였다. 한약 전문가인 한의사들의 주장은 외면한 채, 한약에 문외한인 서양의사들에게 천연물 신약을 처방하게 한 결과라는 비판이었다.[83] 결론은 천연물 신약에 대한 한의사들의 독점적인 사용 허용이었다.

> 천연물과 한약재를 원료로 만들어진 의약품은 모두 한약제제로 명명해야 마땅하며, 당연히 한약 전문가인 한의사들이 이를 적극적으로 활용함으로써 올바른 방식의 한약 연구와 개발이 이루어질 수 있도록 법 제도적 장치의 조속한 실현을 강력히 주장한다![84]

나아가 이 주장은 한의사들이 한약의 연구와 개발에 매진할 수 있도록 정부가 법과 제도의 측면에서 지원해줄 것을 요구하고 있다. 이런 주장은 학술연구를 통해서도 제기되고 있다. 전문의약품으로 사용할 수 있는 복합 성분의 천연물 신약을 연구·개발하고, 그 신약을 건강보험에 포함시켜 한의사들이 사용할 수 있도록 정부가 법률과 제도를 신설해달라는 주장이다. 이 주장에 따르면, 이러한 법적·제도적 지원은 한의학의 전문화와 과학화를 가로막는 여러 어려움을 극복할 수 있는 중요한 전환점으로 기능할 수 있다[85]는 것이다. 한의사들은 한약의 변용 방식을 다양화하겠다는 의지를 천명하고 있는 것이다.

대한약사회는 1980년대 엑기스제의 관할권을 둘러싸고 전개되었던 한의사와 약사 사이의 갈등을 정리하면서 승리에 대한 평가와 함께 미래에 대한 우려를 표명하고 있었다.

완제생약제제는 그대로 약사의 취급에 남게 되었다고는 하지만 어떻게 되었든 한방의료보험의 확대 실시는 약사의 의약품시장을 잠식하며 들어오고 있다는 상징적인 의미를 우리에게 큰 위압감으로 인식시켜주고 있는 것이라고 하지 아니할 수 없다.[86]

한의사들이 생각할 때, '의약품시장의 잠식'이라는 표현은 자신들이 약사에게 하고 싶은 비판일 것이다. 약사들이 과학화라는 이름 아래 기존 한약을 변용한 새로운 약을 개발하고, 판매해왔기 때문이다. 하지만 한의학이 의약품시장에서 확대되리라는 우려는 결과적으로 맞았다. 비록 새롭게 개발되는 약들에 대해 이중적인 태도를 취해오기는 했지만, 한의사들의 한약의 변용에 대한 입장이 개방, 확대되고 있기 때문이다.

나가며

해방은 한의학이 재건될 수 있는 좋은 기회를 제공하였다. 식민지시기와 달리 국가권력의 공식적인 차별이 사라졌기 때문이다. 한의학은 그 기회를 이용하여 다양한 시도를 도모했고, 과학화는 그중 하나였다. 하지만 한의학의 독자적인 정체성을 주장하는 논자들은 전폭적인 지원을 보내지 않았다. 서양의학과 대비되어 생존하기 위해서는 전통의 고수가 중요했기 때문이다. 한약의 신비성, 종합성에 대한 강조는 하나의 예였다. 하지만 한의학 외부의 현실은 한의학의 변화, 구체적으로 한약의 변용을 자극하고 있었다. 서양의학은 한약의 성분 분석과 추출 연구를 진행하고 있었고, 제약회사는 복용 편의를 명분으로 한약의 제형 변화를 추진하고 있었다.

현실의 변화에 맞서 한의학은 정체성 고수와 변화 수용이라는 상호배타적인 목표를 동시에 추구하였다. 문제는 정체성을 고수하면서 변화하는 현실에 대응할 수 있느냐의 여부였다. 이는 한의계 내에서 과학화를 요구하는 목소리가 약해지지 않는 이유였다. 그 결과 한약의 성분 분석과 추출 나아가 그 변용을 통한 신약 개발이라는 흐름은 한의학 내부로 확산되었다. 1980년대 의료보험이 확대되면서 한의계는 전통적인 탕제가 아닌 엑기스 형태의 한약 변용 방식을 수용하였고, 2000년대에 접어들어서는 천연물 신약의 독점권까지 주장하고 있다.

향후에도 한의학의 정체성을 고수하자는 목소리는 잦아들지 않을 것이다. 이것은 한의학이 독자적으로 생존할 수 있는 명분이기 때문이다. 하지만 전통의 범위가 축소될 것도 분명하다. 해방 후 한의사들은 자신의 의학을 새로운 시대에 적응시켜왔고, 그 적응은 때로는 수동적이고 방어적으로 때로는 능동적이고 적극적으로 한약을 변용시켜왔기 때문이다.

11

약사의 자격

해방 이후 「약사법」 제정과
한국인의 의약생활

신규환

들어가며

　약무(藥務)란 약업(藥業) 종사자의 양성 및 관리, 의약품의 제조·유통·관리, 위생재료 등 약업에 관련된 업무를 말한다. 일제하에서는 약사(藥事) 혹은 약업이라는 용어가 주로 사용되었으며, 해방 이후 약무라는 용어가 본격적으로 사용되었다.[1] 일제하에서 중앙의 약무행정은 경무총감부 경무국 위생과 약무실과 위생시험실에서 주관하였다. 지방에서는 경무부 위생과 약사계와 위생시험실이 약무행정을 담당하였다. 일제시기 동안 약무행정은 경찰업무 중의 하나로 경찰행정의 일환으로 진행되었다. 경찰은 약품 및 약품영업의 단속을 위주로 약무행정을 담당하였다.[2]

　일제시기에는 「약품 및 약품영업취체령」(1912.3.28)과 「약품 및 약품영업취체시행규칙」(1912.3.28) 등을 통해, 약학교 및 약학과 졸업생과 약제사시험에 합격한 자에 한하여 약제사면허를 부여한 바 있다.[3] 의사의 처방전에 따라 약제를 조합하는 약제사, 양약을 판매하는 약종상, 한약을 판매하는 한약종상, 약품을 제조하여 판매하는 제약업자, 매약을 조제·이입·수입·판매하는 매약업자(혹은 매약청매업자) 등 약제사 이외에도 관청의 허가를 받으면 활동할 수 있는 약업 종사자들이 적지 않았다. 식민당국은 약업 종사자를 일원화하지 않았고, 주로 허가권의 관리와 의약품의 단속을 중심으로 약무행정을 전개하였다. 이것은 전문의약인이 소수에 불과했던 일제시기 식민당국의 과도기적인 조치로 이해되지만, 식민당국의 약업계에 대한 이해 부족과 근대적 의료시설의 부족 등으로 전통적 기반이 강한 약업 종사자들이 활동할 수 있는 여지를 남겨둔 조치였다.[4] 결과적으로 식민당국의 약업 종사자들에 대한 소극적인 단속이 무면허 및 불법 약업 종사자를 양산하는 결과를 초래하기도 하였다.

　　해방 이후 약무행정의 가장 큰 특색은 법적인 제도 정비를 통해서 점차 독립적인 약무행정이 이루어졌다는 점이다. 해방 이후 미군정은 위생의료 분야를 위생국 혹은 보건사회국 등으로 승격시켜 독립적으로 운영하였다. 특히 1953년 「약사법(藥事法)」 제정을 통해 보건당국은 의약품을 전문적으로 취급할 수 있는 약사 및 약업 종사자에 대한 자격 규정을 강화하였고, 약업 종사자와 의약품 등의 관리와 단속을 구체화하였다.

　　해방 이후 약무행정을 다룬 연구로는 홍현오의 『한국약업사』를 들 수 있다. 그는 해방 이후 한국전쟁기는 '혼란시대', 정전협정 체결 및 「약사법」 제정 이후는 '재건시대'로 평가한 바 있다.[5] 이 밖에 한상욱, 이제웅 등이 해방 이후 약무행정에 대한 개괄적인 논문을 발표한 바 있다.[6] 그리고 해방 이후 한약업의 발전에 대해서도 개략적인 언급을 하고 있는 연구가 있다.[7]

약사 혹은 약업은 의료인이 현저하게 부족하던 해방 전후기에 한국인의 의약생활을 사실상 지배하던 업종이었다고 할 수 있다. 특히 「약사법」은 해방 이후 제기된 약무행정의 기본 방향을 설정하고, 약업이 독립적으로 운용될 수 있는 제도적 기반을 확보했다는 점에서 중요한 획기였다. 또한 「약사법」은 「국민의료법」과 더불어 한국의료의 현재와 미래를 규정한 것으로서 약무행정뿐만 아니라 한국인의 의약생활을 제도화시킨 극적인 사건이었다. 그럼에도 불구하고 기존 연구는 해방 이후 약무행정과 「약사법」 제정에 대해서 개괄적인 설명에 그치거나 간단히 언급하는 정도였다.

이 글은 해방 이후 1950년대까지 정부조직 개편과 「약사법」 제정 및 개정, 의약품의 생산과 관리 등의 논의를 통해 이것들이 해방 이후 약무행정의 제도적 정착 과정에 중요한 전환점이었으며, 그것은 또한 한약조제권 논쟁이나 한약사제도 등 의약계의 해묵은 과제의 출발점이었음을 밝히고자 한다. 이를 통해 이 연구가 해방 이후 약업계의 동향과 한국인의 의약생활의 일면을 밝히는 데에도 기여할 것이다.

미군정과 정부 수립기의 약무행정

정부조직의 개편

1945년 9월 미군정은 육군 군의 맥도널드(G. McDonald) 중령을 위생국장에 임명했다. 미군정의 위생정책은 우선 위생행정을 경찰행정과 분리하는 것이었다. 9월 24일 군정청 법령 제1호에 의해 위생국이 설치되었다. 10월 9일부터는 위생국에 이용설, 최제창 등 한국인 직원이 임명되어 업무를 시작했다. 군정청 명령 제18호에 의거 10월 27일에는 위생국이 보건후생국으로 개칭되고, 각 도에도 보건후생부가 설치되었다. 1946년 3월 29일에는 중앙의 보건후생국은 보건후생부로, 지방의 보건후생부는 보건후생국으로 개칭되었다. 그 조직이 약무국 등 15국 47과로 증편되었다. 약무국의 등장으로 약무행정이 최초로 독립되었다. 보건후생부의 초대 부장에 이용설, 차장에 최제남이 각각 임명되었다.[8] 약무국장에는 양계동, 과장에는 김석만, 정석래, 권용화, 이선주, 백남원 등이 임명되었다. 약무국 책임자들은 모두 경성약학전문학교 출신이었다. 이후 수차례의 조직개편 속에서도 미군정기 약무행정은 이들이 주도하였다.

보건후생부 아래에 보건국과 후생국이 설치되었으며, 보건 분야에 약무과를 비롯한 9개과와 후생 분야에 7개과가 설치되었다. 각 지방에는 도 보건후생국 아래에 약무과가 설치되었다. 1946년 말에는 부녀국과 마약통제과가 증편되었으나 1947년에는 약무과를 비롯한 5개과로 대폭 축소되었다.

1948년 8월 정부 수립 이후 보건후생부가 사회부로 통폐합되어, 사회부 소속 보건국으로 축소되었으며, 중앙의 약무행정은 약무과가, 지방의 약무행정은 의무과가 담당하였다. 기존에 약무국장으로 활동하던 양계동이 약무과장이 되었고, 김석만 등 과장급들은 다시 계장으로 활동할 수는 없어 모두 사직하는 촌극이 빚어지기도 했다. 1949년 7월에는 보건부가 다시 독립하였으며, 약무국이 다시 설치되었다. 이처럼 해방 이후 보건행정 분야는 독립, 증편, 축소 등 등락 폭이 컸으며, 약무행정 역시 일관성과 지속성을 유지하기 어려웠다.

미군정은 새로운 약무행정을 펼치기보다 기존의 약무행정을 유지·관리하는 데 애를 썼다. 즉 미군정의 약무행정은 전후 질서회복을 위한 약무의 전후관리, 각종 법령의 개정, 페니실린·다이아진 등의 의료구호, 각종 허가 갱신 사무 등으로 요약된다. 그중 가장 말썽이 많았던 것은 약무의 전후관리로, 일본인 소유의 제약회사, 도매상, 약국 등을 한국인이 접수하는 과정에서 분쟁이 빈번했고, 총독부에서 관리하던 비상약품 등도 약탈자들에게 피탈되어 비상약품의 관리도 불가능하였다. 그 밖에 구호약품의 수급관리, 마약통제 등도 약무행정의 중요 과제였다.

약무행정에서 전후관리, 수급관리, 마약통제가 중요하다 보니, 보건사회부 약정국의 조직도 약무과, 수급과, 마약과로 구성되었다. 약무과는 의약품·의료용구·위생용품 및 의약부외품·화장품·독극물의 제조허가·등록에 관한 사항, 약사면허 및 등록에 관한 사항, 약사심의위원회에 관한 사항, 약사단체의 지휘·감독에 관한 사항, 약사감시(藥事監視)에 관한 사항, 기타 약정국 내 타과가 주관하지 않는 사항 등을 담당하였다. 수급과는 의약품·의료용구·위생용품 및 의약부외품·화장품·독극물의 수급과 생산조절에 관한 사항, 의약품·의료용구·위생용품·의약부외품·화장품·독극물의 수출입 허가에 관한 사항, 의약품·의료용구·위생용품·의약부외품·화장품·독극물의 생산공장의 지도, 육성에 관한 사항 등을 담당하였다. 마약과는 마약의 수급조정에 관한 사항, 마약취급자의 면허 및 등록과 마약감시에 관한 사항, 몰수마약류의 처리에 관한 사항, 부정마약과 중독자 단속 및 그 수용치료에 관한 사항, 마약에 관한 국제기구와의 협조에 관한 사항 등을 담당하였다.[9]

약제사 양성과 제약업의 침체

해방 이후 약무행정이 전후관리, 수급관리, 마약통제에 있었다지만, 약무행정에서 가장 중요한 두 가지 요소는 인적자원인 약제사를 양성하는 것과 물적자원인 제약업의 기반을 확보하는 것이었다. 먼저, 인적자원의 양성 과정을 살펴보자면, 1915년 6월 개교한 1년제 조선약학강습소는 1918년 6월 2년제 조선약학교로 인가를 받았다. 1925년 조선약학교는 3년제가 되었고, 1929년 10월 3년제 경성약학전문학교로 승격되었다.[10] 1932년 4월에는 일본 문부성이 인가한 전문학교가 되었다. 해방 이전까지 정식 약제사는 경성약학전문학교를 통해서만 배출되었다. 경성약학전문학교는 1945년 8월 사립 서울약학대학으로 개편되었고, 1950년 8월 이후에 국립 서울대학교 약학대학으로 편입되었다.

해방 이후 한국전쟁 직전까지 약제사들의 수는 1,000여 명을 넘지 않는 수준이었고, 약종상을 비롯한 전통적 약업 종사자들은 7,000여 명 수준이었다. 약제사면허자의 44%가 서울에 집중되어 있을 정도로 도시와 농촌의 의약업 분야의 편차가 심각한 수준이었다(〈표 1〉 참고). 그나마 수적으로 다수를 차지하는 한약종상을 비롯한 전통적 약업 종사자들이 도시와 농촌 사이의 의약 편차를 줄이는 데 공헌하였다(〈표 2〉 참고).

1945년 10월 이화여자대학교가 행림원이라는 이름으로 약학대학을 설립했고, 한국전쟁을 거치면서 우후죽순처럼 여러 대학에 약학과가 설치되었다. 1953년 2월 성균관대학교 약학대학 약학과, 숙명여자대학교 약학과, 중앙대학교 약학대학 약학과, 효성여자대학교(현 대구가톨릭대학교) 약학과, 1953년 4월 부산대학교 약학대학 약학과, 1954년 3월 조선대학교 약학과, 덕성여자대학교 약학과, 1954년 7월 영남대학교 약학과, 1955년 3월 동덕여자대학교 약학과, 1955년 8월 동양의과대학(현 경희대학교) 약학과, 1956년 4월 충북대학교 약학과 등이 설립되었다.[11] 1950년대 중반까지는 서울대학교 약학과와 이화여자대학교 약학과에서 매년 30-40여 명의 약사가 배출되는 데에 불과했는데, 1950년대 중반 이후로는 한국전쟁 직후 설립된 약대에서 신규로 배출된 약사가 매년 400-500여 명으로 늘었

〈표 1〉1955년도 지역별 약사면허등록표

단위: 명

지역별	총수			약대 출신자			시험 합격자			1만 명대 비율
	계	남	여	계	남	여	계	남	여	
전국	1,985	1,289	696	1,901	1,208	693	84	81	3	1.0
서울시	864	517	347	836	490	346	28	27	1	5.6
경기도	206	143	63	194	132	62	12	11	1	1.0
충북	48	33	15	46	31	15	2	2		0.4
충남	96	80	16	93	77	16	3	3		0.4
전북	120	100	20	109	89	20	11	11		0.6
전남	111	84	27	109	82	27	2	2		0.4
경북	148	89	59	135	77	58	13	12	1	0.4
경남	314	192	122	305	183	122	9	9		0.8
강원도	51	32	19	48	29	19	3	3		0.4
제주도	22	16	6	21	15	6	1	1		0.9
외국인	5	3	2	5	3	2				

* 보건사회부, 『보건사회통계연보』, 1957, 239-240쪽.

〈표 2〉 1955년도 지역별 의약품 영업자 수

단위: 명

지역별	총수	제조업자				약국	약종상			매약 청매 업자
		의약 품	의료 용구	위생 재료	화장 품		무역	양약	한약	
전국	7,564	296	5	11	27	696	164	1,121	4,082	1,162
서울	1,056	133	5	1	8	355	150	77	319	8
경기	666	3				22		79	451	111
충북	489	4				14		62	286	123
충남	744	11				22	1	68	448	194
전북	563	11			5	25		57	402	63
전남	809	11		1		28		164	471	134
경북	1,478	72		7	3	51		189	833	323
경남	1,175	49		2	11	161	13	220	539	180
강원	485	1				14		160	288	22
제주	99	1				4		45	45	4

* 보건사회부, 『보건사회통계연보』, 1957, 241-242쪽.

〈표 3〉 연도별 약사면허등록표

단위: 명

연도	총수			약대 출신자			시험 합격자			1만명대 비율
	계	남	여	계	남	여	계	남	여	
1949	1,003	825	178	940	764	176	63	61	2	0.5
1950	1,046	858	188	982	796	186	64	62	2	0.5
1951	1,194	922	272	1,121	851	270	73	71	2	0.6
1952	1,343	1,024	319	1,265	948	317	78	76	2	0.7
1953	1,446	1,085	361	1,362	1,004	358	84	81	3	0.7
1954	1,499	1,095	404	1,395	995	400	104	100	4	0.7
1955	1,985	1,289	696	1,901	1,208	693	84	81	3	1.0
1956	2,232	1,401	831	2,147	1,319	828	85	82	3	1.1
1957	2,783	1,626	1,112	2,652	1,543	1,109	86	83	3	1.3
1958	3,273	1,866	1,407	3,187	1,783	1,404	86	83	3	1.5
1959	3,856	2,199	1,657	3,770	2,116	1,654	86	83	3	1.7
1960	4,696	2,679	2,017	4,610	2,596	2,014	86	83	3	1.9
1961	5,025	2,733	2,292	4,971	2,683	2,288	54	50	4	2.0
1962	5,999	3,266	2,733	5,944	3,215	2,729	55	51	4	2.3
1963	7,202	3,913	3,289	7,146	3,861	3,285	56	52	4	2.7
1964	8,519	4,606	3,913	8,463	4,554	3,909	56	52	4	3.0

• 보건사회부, 『보건사회통계연보』, 1957, 239-240쪽; 보건사회부, 『보건사회통계연보』, 1964, 206-207쪽.

고, 1960년대 이후로는 20개 약학과를 졸업한 신규 약사가 매년 1,000여 명 수준으로 급증하였다(〈표 3〉 참고).

약무행정의 두 번째 축은 인적자원 이외에도 물적자원을 관리하는 데 있었다. 해방 이후 미군정과 대한민국 정부는 인적자원의 관리를 위해 약제사 양성을 위해 노력하는 한편, 물적자원의 관리를 위해 제약업의 정비를 서둘렀다. 그러나 약제사 양성을 위해서 약학대학이 순차적으로 건립되었던 반면, 제약업의 기반 구축에는 오랜 시일이 걸렸다.

해방 이후 방역연구소가 일부 백신을 생산하였으며, 항생제 및 주요 약품은 미군을 통해 완제품의 형태로 수입되었다. 미군정의 가장 큰 골칫거리는 각종 급성전염병이었다. 봄, 가을에는 두창이 유행하였고, 여름이면 장질환, 말라리아가 기승을 부렸고, 겨울에는 장티푸스가 유행하였다.[12] 미군정 보건후생부의 전체 재정의 68% 이상이 콜레라나 두창 등 급성전염병 예방을 위한 백신 생산과 결핵 및 한센병 환자의 관리를 위한 비용으로 지출되었다.[13] 해방 이후 방역연구소에서 활동했던 이삼열의 구술에 의하면, 방역연구소는 콜레라, 장티푸스, 파라티푸스, 디프테리아, 발진티푸스, 뇌염 등 예방백신의 개발과 생산에 중점을 두었다.[14]

미군정 실시 이후, 페니실린, 다이아진(Sulfadiazine),[15] 디프테리아 안티톡신, 아테부린(Atabrine),[16] DDT 등이 대량으로 유입되어, 전염병 예방과 치료에 큰 도움을 주었다.[17] 당시에는 페니실린, 다이아진, 스트렙토마이신 등 항생제의 치료 효과

가 매우 높아 "다이아진 하나만 가지면 명의였다."고 할 정도
였다. 방역연구소는 페니실린 등 항생제의 국산화에도 관심을
가졌다. 장익진 부소장이 페니실린 배양에 성공했으나, 이를
제품화할 장비를 갖추지 못하여 독자적인 약품 생산에는 이르
지 못했다. 북한군도 전시에 유행하는 파상풍이나 발진티푸스
의 위력을 잘 알고 있어서 그 예방백신의 생산에 지대한 관심
을 가졌다.[18] 전쟁 직후에도 보건부의 주요 예산은 급성전염병
예방과 치료, 결핵 및 한센병 환자 관리 등 전염병 예방 및 치료
를 위해 사용되었다.[19]

해방 이후 당국은 주로 전염병 예방백신의 생산에 초점을
맞추었고, 적지 않은 백신이 생산되기도 했다. 특히 항생제의
위력을 알고 나서는 항생제의 생산에도 관심을 가졌으나, 기술
력과 자본력의 한계로 항생제를 생산할 정도의 기반을 갖추지
는 못했다. 당국이 할 수 있는 일은 구호물자를 대량으로 수입
하여 배급하는 일이었으며, 민간의 제약업자들도 의약품 생산
보다는 인기품목을 값싸게 수입하여 시장에 공급하는 데 관심
을 가졌다.

해방 직전 일제는 총력전 체제하의 의약품 관리를 위해 조
선의약품통제회사를 건립하여, 의약품에 대한 통제와 통합을
진행하였다. 조선의약품통제회사는 매약의 처방을 통일하여
단일화하고 특정 약품은 한 군데서 독점 제조하고자 하였다.
일제는 이를 통해 자원 낭비를 막고 의약품을 효율적으로 통제
할 수 있다고 생각하였다. 해방 이후 조선의약품통제회사는 건

국준비위원회가 접수하였고, 미군 약제장교가 주요한 의약품을 관리했다.

조선의약품통제회사는 미군정기에 고려약품주식회사로 개편되었다. 고려약품주식회사는 군용의약품이 서울역에 도착하면 미군정청 약무담당 고문관의 사인을 받아 각 도에 설치된 의약품 판매주식회사에 보내고 전국의 병의원과 약국에 배급하는 역할을 담당하였다. 고려약품주식회사의 사장은 유한양행의 예동식(芮東植)이었고, 부사장은 윤영선이었다.

그런데 미군의 군용 구호약품은 필요한 분량이 적절하게 조달, 배분되지 못하는 일이 많았다. 군부대에서 쓰고 남는 재고품이 서울역으로 대량 입수될 때, 입수품목 없이 지방에 배분되기도 하고, 미고문관의 확인 없이 화물열차 단위로 각 지방에 조달되기도 했다. 이러다 보니 각 지역에 골고루 배분된 것이 아니라 특정 구호약품이 특정 지역에 대규모로 공급되기도 했다.

구호약품을 전국으로 배분하는 역할은 사실상 지방 배급업자들이 담당하였다. 지방 배급업자들은 구호약품을 무상으로 공급받아 염가로 시장에 공급했는데, 이를 구입한 좌판식의 불법 매약상들이 거리에 넘쳐났다. 민간 제약업의 정비에서 중요한 대상은 일본인 적산기업체의 인수와 정돈이었다. 해방 이후 일본인이 경영하던 제약회사의 접수 및 이양 등도 속속 진행되어, 자본금 10만 원 이상을 보유한 35개 내외의 거대 제약회사들도 대부분 한국인들에게 넘어갔다. 그중에서도 조선삼공(朝鮮三共)과 식촌제약(植村製藥)이 가장 규모가 큰 것이었다. 조선삼공은 주로 농약을 영등포에서 생산했는데, 영등포 공장을 동온재단에서 인수하여 농약을 계속 생산했으나 한국전쟁 이후 생산이 중단되고 재산도 정리되었다. 식촌제약은 주로 주사약을 생산했으며, 후에 동양전선 사장을 역임했던 노창성이 인수하였다. 1년 후에 강경옥이 재인수하여 협신제약(協信製藥)을 창설하였으나, 한국전쟁과 1·4 후퇴 이후에 정리되었다. 이처럼 적지 않은 일본인 제약회사들은 그 규모가 적지 않았음에도 불구하고, 그 관리권을 얻었던 사람들이 대부분 제약업의 경험이 없었던 사람들이고, 제약기술이나 자본 등을 보유하고 있지 않아 대부분 재고품, 원자재, 기계설비를 팔아치우고 업종을 정리하였다. 해방 이후에 적산기업체의 인수를 통해 민간 제약업이 도약할 수 있는 기회가 있었음에도 불구하고, 일본인이 운영하던 제약업체들은 이와 같은 방식으로 대부분 사라지고 말았다.[20]

반면 일본인이 경영하던 약국과 약방 중에서 비교적 큰 규모의 약국과 약방은 기존 약제사나 약종상이 인수하여 그대로 지속되는 경우가 많았다. 약제사면허 및 약종상면허가 없으면 약국과 약방을 유지할 수 없었는데, 규모가 작은 약국과 약방은 면허가 있는 약제사나 약종상을 구할 수가 없어 잡화상, 세탁소, 이발소 등으로 업종을 변경해야 했다. 이례적으로 부산의 경우에는 적지 않은 약국과 약방이 그대로 유지되었는데, 건국준비위원회에서 활동하던 김석찬이 "약업관계 적산은 우선적으로 약제사의 면허증이 있거나 약종상의 자격이 있는 사람이 접수해야 한다."고 주장하여, 약제사들이 제약업체나 판매업소의 관리인으로 임명되어 관리하였다. 부산지역의 대표적인 약국방으로는 대흑남해당(大黑南海堂), 등전약포(藤田藥舖), 제일약국(第一藥局), 신기약국(神崎藥局) 등이 있었는데, 모두 한국인 약제사들이 인수하여 유지되었다.

해방 이후 미군 구호약품의 범람과 적산제약업체의 인수과정 속에서 민간 제약업이 활로를 찾기는 어려웠다. 그 원인은 첫째, 미군의 구호약품은 병의원과 약국에 거의 무상으로 공급되었기 때문에, 소규모 민간 제약업체가 신약 개발로 경쟁한다는 것은 불가능한 일이었다. 둘째, 민간 제약업체가 기술력이나 자본을 가지지 못했기 때문에, 제약기술자와 기계설비 등을 확보할 수도 없는 형편이었다. 셋째, 사회 혼란으로 시장성이나 약품 수요를 정확히 예측하는 일도 거의 불가능했으며, 생산하고자 하는 약품의 경우에도 국내외에서 약품재료를 거의 구할 수 없었다. 이러한 상황 속에서 한국전쟁이 발생하여 제약산업은 정비도 되기 전에 침체의 길을 걸었다.

해방 직후 제약회사는 255개, 생산품목은 2,263개였다. 매년 약간씩 제약회사가 늘어나긴 했으나, 시장에서 제 역할을 하는 제약회사는 30여 개에 불과했다. 일본인 업체를 제외한 자본금 10만 원 이상의 제약회사는 유한양행, 금강제약, 삼성제약, 천일제약, 신흥제약, 후생약품공업, 자선당제약, 중앙약품공업, 경성신약, 삼양공사, 삼용제약, 전신양행, 국제신연, 동양제약, 청산제약, 조선매약, 동화약방, 동아제약사, 일화제약소, 제생당약방 등 20여 개였다. 이들 업체들은 기존 매약시장에서 많이 팔렸던 소화제나 제산제 이외에 항생제인 프로토질(유한양행)과, 네오페지날·젠바르산(금강제약) 등을 생산하였다. 그러나 대부분 제약원료의 부재로 공장을 가동하지 못하는 일이 다반사였고, 예외적으로 오랫동안 원료 확보에 전력했던 유한양행 정도가 재고를 확보하고 있었다.

고려약품은 구호약품 중 주로 완제품을 취급하였고, 구호약품 중에 섞여 있던 제약원료는 취급하지 않았다. 제약원료의 확보가 회사의 사활이 걸린 문제였기 때문에, 주요 제약업자들은 1945년 10월 조선약품공업협회를 조직하고, 금강제약의 전용순 사장을 위원장으로 선출하였다. 조선약품공업협회는 일종의 자매기관으로 대한약품진흥주식회사를 설립했는데, 바로이 회사가 미군정청에서 공급한 제약원료나 부속 원자재를 인수받아 주요 제약회사에 배급해주는 역할을 담당하였다. 그러나 공급받은 제약원료가 많지 않아 제약회사들은 여전히 공급부족에 시달려야 했다.[21]

1953년 「약사법」 제정

한약사제도의 신설 문제

1946년 1월, 미군정은 「약사법」 제정을 위해 심의위원 12명을 선정한 바 있다. 심사위원들의 업무는 일제강점기의 약업 관련 법안의 적용 가능성을 검토하는 일이었다. 위원장에 이용봉과 부위원장에 한구동이 임명되었다.[22] 그러나 이러한 노력에도 불구하고 실제로 「약사법」 제정에까지 이르지는 못했다. 1950년 7월 정부는 「약사법」 초안을 마련하였는데, 전쟁과 여러 가지 사정으로 국회 보건사회분과위원회의 심사가 미뤄졌다.[23] 1951년 「국민의료법」 반포로 의무행정에 대한 기본 요강이 마련되었기 때문에, 이에 발맞춰 「약사법」 제정에 대한 요구도 급증했다. 그러나 정부는 전쟁 기간 동안 「약사법」 제정과 관련된 별다른 대책을 내놓지 못했다.

1953년 7월 정전협정이 체결되자, 8월 15일 정부는 서울 환도를 공포하였다. 보건사회부는 서울 환도 이후 곧바로 「약사법」의 제정에 착수하였다. 대한민국 약무행정의 법적 기반이 여전히 식민초기에 제정된 「약품 및 약품영업취체령」에 두고 있었던 만큼 시대에 걸맞은 법령을 필요로 했다. 대한약제사회와 보건사회분과위원회의 안건을 참고하여 새로운 「약사법」 초안을 마련하고, 강경옥 의원과 오성환 의원의 주도로 「약사법」을 국회 운영위원회에 회부하였고 10월 9일에는 국회본회의에 상정되었다.

「약사법」은 총 8장 60개조로 구성되었다. 제1장(총칙)은 약사(藥事)의 정의와 그 범위를 규정하였으며, 제2장[약사(藥師)]에서는 약제사를 약사(藥師)로 개칭하고 약사 국가시험제도를 채택하였다. 제3장[약사(藥事)에 관한 위원회]은 약품심사위원회와 약전위원회(藥典委員會)를 조직하여 민주주의적 약무행정을 도모하도록 했으며, 제4장[약사회(藥師會)]은 약사단체를 구성할 수 있도록 했다. 제5장(약국 또는 조제)은 약사가 아니면 의약품을 조제하거나 약국을 개설할 수 없게 하였으며, 제6장(의약품, 의료용구, 위생재료, 화장품)은 의약품, 의료용구, 위생재료, 화장품 등을 약사가 관리하도록 하였으며, 의료가 취약한 지방에서는 약종상, 한약종상, 위생재료상 등이 활동할 수 있는 근거를 마련하였다. 또, 의약품의 순도와 규격 등의 마련을 위한 「대한약전(大韓藥典)」 편찬의 제정·공포를 위한 법적 근거를 마련했다. 그리고 우량 약품의 확보를 위해 중요 약품의 지정 의약품제를 설정하였으며, 불량 의약품과 과대광고를 방지하기 위해 불량 약품의 한계와 부정표시, 부정행위, 과대광고의 범위 등을 제정하였다. 제7장(감독)은 약사감시원제도를 설치하여 약품 단속을 강화하는 등의 내용을 담고 있다. 제8장(벌칙)은 규정 위반자에게 징역 또는 벌금을 부과할 수 있도록 하였다. 그리고 부칙 등이 포함되어 있다.[24]

「약사법」안의 축조심의에 들어간 후, 제1조 법의 목적과 제2조 정의 등은 별다른 이의 없이 순조롭게 통과되었다. 그러나 제3조 약사면허에 관한 항목에서 논쟁이 붙었다. 제3조 제

1항은 "약사가 되고자 하는 자는 보건부장관의 정한 바에 의하여 면허를 받아야 한다."고 되어 있는데, 최헌길 의원 외 14명의 의원이 약사 밑에 한약사를 삽입하자고 주장하였다. 「국민의료법」상 의사와 한의사가 있고, 한의사제도가 있으면 응당 한약사제도가 있어야 되고, 우리 체질에는 한약이 더 잘 맞고 한약의 발전을 위해 한약사제도가 필요하다는 취지였다. 이에 대해 김용우 위원장은 이론적으로 약사와 한약사가 있는 것이 맞지만, 현실적으로 한약을 취급하고 있는 한의사와 한약종상이 있고, 또 한약종상이 시험을 통해 한약사가 될 수 있는 제도가 필요하고, 한약종상을 교육할 수 있는 기관도 필요하기 때문에, 한약사제도를 신설하지 않고 한의사와 한약종상제도를 그대로 유지하는 것이 낫다는 의견이 분과위원회의 중론이라고 주장하였다.

이에 대해 노기용 의원은 한약종상이 한약을 조제하는 한약사의 역할을 한다는 것은 논리에 맞지 않고, 한약종상을 없애고 한약사가 된다는 것도 비현실적이라고 주장하였다. 따라서 그는 한약을 조제할 한약사를 두는 것이 필요하다고 주장하였다. 박만원 의원과 곽의영 의원 등도 한의사제도를 법제화한 「국민의료법」을 통과시킨 정신을 따라 한약사제도도 인정해야 한다고 주장하였다.

이에 대해 강경옥 의원은 한의사가 이미 한약사의 업무를 겸하고 있고, 약사가 한약의 업무도 할 수 있으며, 한약사를 훈련시킬 수 있는 기관도 없기 때문에, 현실적으로 한약사제도를 신설하기 어렵다고 주장하였다. 아울러 정준모 보건부 차관도 약사의 직능 범위가 한약을 포함할 정도로 광범위하고, 한약사의 자격기준을 한의과대학 졸업자로 할 것인지 규정하기 어렵고, 한의사와 한약종상이 있는 마당에 한약사가 맡을 수 있는 직능이 없다고 주장하였다. 이용설 의원은 한약의 발전은 과학자인 약사에게 기대할 일이므로 한약사가 따로 필요하지 않다고 하였고, 물리나 화학에 동양물리, 동양화학이란 것이 따로 존재하지 않듯이, 한약사제도가 따로 필요한 것이 아니라고 주장하였다.

논란에도 불구하고 당시 국회는 한약사제도가 신설될 듯한 분위기였다. 이런 분위기를 급반전시킨 것은 오의관 의원의 발언이었다. 그는 한약종상이 모두 한약사가 된다면 아무 문제가 없겠지만, 한약사가 되기 위해서는 시험을 봐야 할 것이고, "전국에 있는 한약종상 3만 명이 한약사 국가시험에 응시하여 얼마나 합격할 것인가?"를 되물었다. 「약사법」에 따르면 한약종상이 한의서 처방에 근거하여 한약의 혼합판매를 가능하게 하도록 했는데, 만약 한약사제도가 설치되면, 한약조제권은 한약사가 가지게 될 터이므로 한약사가 되지 못한 한약종상은 모두 사지에 내몰릴 것이라고 주장하였다.[25] 이 주장으로 분위기가 반전되어 약사면허 수정안은 부결되었다.[26]

「국민의료법」 제정 정신에 비추어 한약사제도는 설치되는 것이 마땅해 보였다. 그러나 당시 약사와 한약종상이 사실상 한약사의 역할을 담당하고 있었고, 다수 한약종상의 권익을 보호해줄 수 없다는 점이 최대의 문제였다.

「약사법」은 한약업의 현실을 반영하면서도 미래를 지향해야 했음에도 불구하고, 지나치게 현실에 안주한 법안이었다. 적어도 한약종상제도를 양성화하거나 한약사제도를 법제화할 수 있는 제도를 구축해야 했음에도 불구하고, 정치적 논란만을 피하는 데 급급하였다. 그 결과, 한약종상과 한약사제도는 끊임없는 논란의 대상이 되었다.

축조심의 안건은 제23조부터 다시 논란이 되었다. 제23조는 "의약품, 의약용구, 화장품의 제조업자는 그 제조소마다 전임관리약사로서 관리시켜야 한다."는 항목이었다. 제23조부터 제25조까지는 약사가 아니면 의약품, 위생재료 등을 판매 및 관리할 자격이 없도록 규정하였다. 이에 대해 의사 출신인 이용설 의원은 의료기기는 의사의 지시와 요구에 따라 제작되는 경우가 많고, 거즈와 마스크 등 위생재료는 약사의 전문 지식을 요구하는 것이 아니기 때문에, 약사만이 의약용구 및 위생재료를 취급할 수 있다는 항목은 삭제되어야 한다는 주장이었다. 결국 제23조는 "의약품, 화장품의 제조업자는 그 제조소마다 관리약사로서 관리시켜야 한다."로 수정되어 통과되었다.

한약종상과 매약청매상의 법적 지위 문제

가장 논란이 되었던 조항은 제26조 제1항 "판매업의 종별은 약종상, 한약종상, 위생재료상으로 한다."였다. 이에 대해 노정용 의원 외 14명은 약종상, 한약종상 밑에 매약청매상을 삽입하자고 주장하였다. 노정용 의원 등은 매약청매상이 일종의 매약유통업자로 그들의 존재를 인정하자고 주장하였다. 1953년 공식 통계상 매약청매상은 1,171명으로 4,725명의 한약종상에 비해서는 적은 수였지만, 1,135명의 약종상보다는 많았다.[27]

　「약사법」의 입법 취지는 과도기적이며 후진적인 존재인 매약을 폐지하여 약품취급자의 수준을 향상시키고자 하는 목적이 있었다. 이에 대한 노정용 의원의 주장은 현실적으로 산간벽지에 약국을 개설할 약사나 약종상은 존재하지 않으므로 농어촌의 의료환경이 개선되기 전까지는 매약청매상을 폐지할 수 없다는 것이었다. 이에 대해 이용설 의원은 이용의 편리를 위해서 사람의 생명을 다루는 의약품 취급자를 무자격자에게 맡길 수는 없다며 반대의 주장을 폈다. 제26조 제1항은 표결에 부쳐졌는데, 두 차례의 표결 결과 원안과 수정안이 모두 부결되는 미증유의 사태가 발생했다. 결국 제26조 제1항은 폐기되었다. 이후 언론에서는 국회의원들의 소극적인 표결형태에 대해 대대적인 비판 여론이 일었다. 국회의원은 손드는 법을 연습해야 한다거나, 손들 줄 아는 후보자에게 투표해야 한다는 요지의 비판이었다.[28]

　보건사회부는 사태수습책으로 제26조 제1항을 폐기된 채로 둘 것인가, 부칙으로 보완할 것인가 등을 모색하다가 국회 보건사회분과위원회 소안으로 "판매업종별로서 약종상, 한약종상, 매약청매상으로 한다."는 조항으로 다시 상정하기로

〈표 4〉 연도별 의약품 영업자수

단위: 명

지역별	총수	제조업자				약국	약종상			매약청매업자
		의약품	의료용구	위생재료	화장품		무역	양약	한약	
1949	8,933	344			94			870	5,785	1,840
1950	8,956	362			99			870	5,785	1,840
1951	6,896	376		8	101			833	4,375	1,203
1952	7,788	403		12	115	504	129	865	4,461	1,299
1953	8,279	261		15	44	723	205	1,135	4,725	1,171
1954	7,690	411	4	15	106	647	67	1,105	4,259	1,076
1955	7,564	296	5	11	27	696	164	1,121	4,082	1,162
1956	8,358	248	27	10	72	960	169	1,257	4,049	1,566
1957	8,703	271	23	13	79	1,177	263	1,212	3,834	1,831
1958	9,423	382	24	15	91	1,632	138	1,243	3,663	2,235
1959	7,083	327	22	15	93	1,694	111	880	2,335	1,606
1960	11,570	400	24	19	110	2,525	134	1,274	3,770	3,314
1961	11,905	328	15	10	67	3,139	140	1,239	3,456	3,511
1962	13,025	336	18	11	82	3,564	136	1,196	3,634	4,048
1963	15,465	360	23	8	90	4,382	119	1,383	4,624	4,476
1964	16,316	450	39	19	108	5,218	108	1,337	4,371	4,666

· 보건사회부, 『보건사회통계연보』, 1957, 241 - 242쪽; 보건사회부, 『보건사회통계연보』, 1964, 210-211쪽.

했다. 결국 원안을 폐기하고 수정안으로 정리한 것인데, 매약청매상을 제외한 원안으로는 본회의 통과가 불가능하다는 판단에 따른 것이었다. 표결에 부친 결과 또 부결되었다. 조봉암 국회부의장이 또다시 부결시킬 수 없다는 경고발언을 한 후 재차 표결에 들어갔고, 총 6차례에 거친 표결로 제26조 제1항이 가까스로 통과되었다. 그만큼 이 사건은 당시의 의료환경상 무작정 폐기할 수 없는 매약청매상의 존재감을 드러낸 표결이었다. 또, 제26조 제3항은 한약종상의 의약품 판매에 관한 항목인데, 한의서에 수록된 처방뿐만 아니라 한의사의 처방전에 따른 의약품 역시 판매할 수 있다는 수정안이 제안되어 통과되었다. 제27조부터 제60조까지는 일사천리로 통과되어, 「약사법」은 1953년 11월 13일 국회 본회의를 최종 통과하였다.[29]

한약종상과 매약청매상의 지위를 인정한 입법 취지는 열악한 의료환경 속에서 농촌의 의료현실을 인정한 결과였다. 그러나 한약종상의 수가 정체상태였던 것에 비해 점차 도태되어야 할 존재였던 매약청매상의 수가 「약사법」 제정 이후 2-4배가량 늘어난 것은 매약을 폐지하여 약품취급자의 수준을 향상시키고자 했던 「약사법」의 입법 취지와 맞지 않을뿐더러 정부와 국회가 의료인 양성이나 의료 취약지구를 위한 별다른 조치를 취하지 않은 결과이기도 했다.

국내 최초로 제정된 「약사법」은 이와 같은 우여곡절을 거쳐 1953년 12월 18일 법률 300호로 공포되었으며, 이날부터 시행되었다. 아울러 「약사법」의 구체적 실행을 규정한 「약사법시행령」이 1954년 제정·공포되었다. 「약사법」은 이후 수십 차례에 걸친 개정에서 적지 않은 논란을 일으킬 정도로 보완해야 할 항목이 적지 않았다.

「약사법」에 근거하여 1955년 위반 사항을 점검한 결과, 점검 대상 8,861건 중 위반 건수는 2,746건으로 31%에 달하였다. 총 위반 건수 중에서 약업 종사자들의 무허가·무등록이 812건(29.6%)으로 최대를 차지하였고, 독극물 취급 위반이 636건(23.3%), 무허가·무등록약품 취급이 252건(9.2%) 등으로 그 뒤를 이었다.[30] 근대적 의약업을 주도했던 약사는 독극물 취급 위반을 한 경우가 가장 많았지만, 시설보수 등의 징계처분에 그쳤다. 약종상은 무허가·무등록과 독극물 취급 위반 이외에 무허가·무등록약품과 부정표시약품을 취급한 경우 등도 많았고, 영업정지, 폐업, 허가등록 취소 등의 처분을 받았다.

반면 한약종상은 무허가·무등록의 경우가 압도적으로 많았고, 주로 폐업과 영업정지 처분을 받았다. 이러한 경향은 1956년과 1957년에도 지속되었다.[31] 이로 볼 때, 1950년대 약업계의 최대 문제는 무허가·무등록자들이 불법적으로 활동하는 것이었음을 알 수 있다.

「약사법」은 미래의 약업을 짊어질 존재를 약사로 확정하였고, 약학대학 졸업자 수는 계속해서 증가하였다. 「약사법」은 전통적인 약업 종사자인 한약종상과 매약청매업자들의 지위도 보장하였는데, 이에 따라 「약사법」 제정 이후 10여 년 동안 매약청매업자들의 수가 급속히 늘어났다.[32] 이에 비한다면 한약종상의 수는 더 이상 늘지 않았으며, 한약종상의 신규 진입도 쉽지 않았다. 매약청매업은 지방정부의 허가만으로 의약품을 유통하는 데 참여할 수 있었지만, 한약종상은 자격 조건이 강화된 데다가 지방정부가 실시하는 시험에 통과해야 했기 때문이다.

일제시기 약제사가 약학교나 약학과를 졸업하고 약제사시험에 합격할 경우에만 약제사면허를 부여했던 것과 달리, 약종상 및 매약업자 등은 각 지방 경무부의 허가를 받아 영업소를 개설할 수 있었다. 약종상 및 매약업자들은 각 영업소의 변경이나 이동이 있을 때에도 각 지방 경무부나 경찰서의 허가를 받아야 했다. 일제시기까지 약종상의 임의조제나 진료행위는 불법이었지만, 관습상 용인되는 상황이었다. 한약종상은 별도의 시험 없이 도지사가 인허가를 통해 관리하도록 했다.

해방 직후 미군정과 대한민국 정부는 각 도 단위로 한약종상면허시험을 실시하고, 합격자에 한해서 면허를 부여하도록 하였다. 1946년 경기도·경상남도에서, 1947년 강원도·경상북도·경상남도 등에서, 1948년 경상북도에서, 1950년 전라남도에서 36명이 선발되는 등 해방 직후에 한약종상면허시험이 본격적으로 실시되었다.[33] 시험 내용은 실물시험과 필기시험 두 종류인데, 실물시험은 유사한 약초들을 보여주고 이를 구분할 수 있는지를 묻는 시험이었고, 필기시험은 한의서의 처방 내용을 묻는 시험이었다.[34]

당국은 한약종상면허시험을 통해 미자격 한약종상을 걸

러낼 수 있는 최소한의 기준을 마련할 수 있었고, 지역별로 필요한 인원을 수시로 충원할 수 있었다. 이러한 방식은 한약종상의 질적 수준을 표준화할 수 있었고, 의약 취약지구의 수요에 적극적으로 대응할 수 있다는 장점이 있었다. 그러나 당국이 한약종상면허제도의 실시를 통해 한약종상을 제도화하고자 한 것은 아니었다. 한약종상의 법적 지위는 불안정한 상태로 여전히 임의적인 존재였다.

1951년 「국민의료법」 제정 과정에서 종래 의생으로 불리던 한의사는 한의사의 법적 지위를 보장받게 되었지만, 약제사를 비롯한 약종상, 한약종상, 매약청매상 등 약업인의 법적 지위는 보장받지 못했다. 이후 약제사, 약종상, 한약종상, 매약청매상, 한약사의 법적 지위에 대한 논란은 지속되었고, 1953년 「약사법」 제정 과정에서 약업인의 법적 지위를 둘러싼 다양한 논의가 전개되었다.

1952년 「의료법」 제정 이후에는 한약종상면허시험 응시자격이 중졸 이상에다 한방업소 근무경력 3년 이상으로 강화되었다. 시험은 「약사법」 제37조 제2항 규정에 의해 한약종상 수급 조절의 필요성이 인정될 때 특별시나 각 도별로 실시되었다. 1960년대에는 응시자격이 중졸 이상에 한방업소 근무경력 5년으로 늘었고, 다시 고졸 이상의 학력이 추가되었다. 각 지방의 인력 수급 상황에 따라 한약종상면허시험 여부가 결정되었기 때문에, 시험 시기나 장소가 일정하지 않았다. 서울의 경우에는 1959년 이후로는 한약종상면허시험이 실시되지 않았다. 이는

무의면 위주로 1개 지역당 한약종상의 수를 1명으로 제한한 결과였다.[35]

한약종상들은 1953년 11월 대한한약업조합연합회를 조직하여 자신들의 이해를 관철시키고자 하였다. 무엇보다 한약종상의 지위를 개선하기 위해서는 의약품 조제 권한을 가진 약사에 준하는 법적 지위를 필요로 하였다. 1961년에는 한약종상을 한약사로 개정하기 위한 제1차 약사법 개정운동을 전개하였고, 1964년에는 한약종상을 한약조제사로 개정하기 위한 제2차 약사법 개정운동을 전개하였지만, 모두 실패하였다.[36]

전후 의약품 수입과 제약산업의 정비

1955년도 의약품 수입액(3,419,728.84달러)은 수출액(134,092.62달러)보다 25.5배 이상 많았다. 주요한 수출 의약품으로는 맥문동(麥門冬),[37] 오배자(五倍子)[38] 등의 한약재와 어간유 등 21종에 불과하였다. 반면 230여 종의 의약품과 130여 종의 한약재가 수입되었다. 가장 많이 수입된 의약품은 결핵 치료제인 스트렙토마이신인데 3,559,534바이알(vial), 658,394.30달러로 전체 수입품의 19.3%에 이를 정도였다. 이 밖에도 페니실린, 네오살바르산, 페나둘라 등 항생제와 성병 치료제 등이 주요한 수입 의약품이었다. 한약재 중에서는 녹용, 사인(砂仁),[39] 감초, 계피 등의 순으로 많이 수입되었다.[40]

1956년도 의약품 수입액(6,502,440.54달러)은 수출액(192,410.34달러)보다 33.8배 이상 많았다. 수출의 증가에도 수

입액이 전년 대비 2배 이상 늘어난 이유는 국제협조처(ICA)[41]
의 자금 지원 때문이었다. ICA는 의약품 수입에 530만 달러 이
상을 지원하였다. 주요 수출품은 오배자 이외에 어간유와 막위
림(莫胃林)[42] 등 19종이었다. 수입 의약품은 306종의 의약품과
94종의 원료가 포함되었는데, 주요 수입 의약품은 스트렙토마
이신, 페니실린, 테라마이신, 네오살바르산 순으로 많았다. 한
약재는 93종이 수입되었는데, 녹용, 감초 등의 수입이 많았다.[43]

1957년도 의약품 수입액(6,214,409.967달러)은 수출액
(390,748.74달러)보다 15.9배 이상 많았다. 전년 대비 수출이 2배
이상 크게 증가하였고, 수입액은 전년 대비 약간 줄었다. ICA
의 지원은 계속되어 440만 달러를 지원하였다.

주요 수출품은 오배자가 전체의 25%를 차지할 정도로 많
은 비중을 차지했고, 어간유와 세미(細尾)[44]가 그 뒤를 이었다.
수입 의약품은 128종의 의약품과 170종의 원료가 포함되었다.
주요 수입 의약품은 페니실린이 가장 많았고, 디히드로스트렙
토마이신, 테라마이신 등이 뒤를 이었다. 전년 대비 많이 달라
진 점은 1956년도에 원료 수입액이 66만여 달러였는데, 1957년
도에 원료 수입액은 116만여 달러로 1.8배가량 높아졌다는 점
이다. 한약재는 125종이 수입되었는데, 녹용, 수부자(水附子),[45]
부자변, 감초 순으로 많았다.[46] 흥미롭게도 국내 의약품 생산량
이 폭발적으로 증가했던 1950년대 중반, 의약품 생산의 54%를
화장품 생산이 차지한 적도 있었다. 주로 비누와 크림 등이 많
이 생산되었는데, 이는 저비용으로 대량 생산이 가능한 품목이

없기 때문이었다.

제약산업이 본격적으로 성장하기 시작한 것은 1950년대 말이었다. 수입품이 대다수를 차지하던 의약품시장에 국내 제약회사가 생산한 항생제가 등장하기 시작했다. 정부는 국산 약품 보호정책과 완제품의 국산화정책을 추진하였다. 1960년 이후로 수입 약품은 점차 줄어들었고, 대신 약품원료의 수입이 크게 증가하였다. 이에 따라 1960년대 초에 화장품 생산량은 전체 의약품 생산의 5.4% 수준으로 급감하였다.

1960년대 국내 약품시장이 크게 성황을 이룬 것은 자양강장제와 비타민제가 폭발적으로 팔렸기 때문이었다. 특히 비타민은 한국인들에게 영양부족을 해결해줄 수 있는 일종의 보신제로 여겨졌다. 식사를 안 해도 비타민만 먹으면 건강해질 수 있다는 생각이 팽배할 정도였다. 일동제약은 1959년 유산균제제인 비오비타를 출시했고, 1961년에는 지속성 활성비타민인 아로나민을 발매했다. 동아약품은 1961년 피로회복용으로 박카스를 출시해서 각광을 받았다. 1964년에는 불과 반년 사이에 푸로나민, 아로나민, 옥소라민, 하아나민, 아리랑V, 아리타민, 코리나민, 프리마, 바이페라, 베지나민, 스테미나 등의 출시로 활성비타민시장이 과열되기도 했다. 1960년대 이후로는 제약산업이 정비됨에 따라, 1964년 482개에 이르던 제약업체 수는 1966년 349개, 1970년 286개로 감소하였다. 대규모 시설을 갖춘 소수 제약업체가 약품 생산을 과점하는 현상이 두드러졌고, 1970년대는 10억 원 이상의 생산 규모를 갖춘 28개 제약업체가

<표 5> 연도별 국내 의약품 생산량

단위: 백 원[47]

연도	총액	약전류	신약	주사약	매약	위생재료	의료용구	화장품
1949	22,921	2,613	2,496	3,672	12,117	2,023		
1950	118,597	27,139		65,906		25,551		
1951	244,873	18,355	11,710	55,153	70,474	9,181		80,000
1952	272,582	17,040	37,188	36,815	46,578	13,750		121,212
1953	432,206	58,998	86,690	76,738	125,966	33,893	49,920	
1954	709,940	178,198	189,190	21,341	176,048	15,570		129,593
1955	4,903,434	550,349	538,517	425,568	571,454	145,214	19,231	2,653,100
1956	5,822,087	371,490	1,029,365	533,272	774,594	264,712	84,454	2,764,200
1957	7,521,181	556,763	1,368,812	835,349	1,586,810	319,992	94,895	2,758,559
1958	7,514,747	544,695	3,003,062	485,791	1,269,226	345,781		1,641,242
1959	9,348,678	754,929	4,046,436	691,319	1,403,359	206,093		590,389
1960	13,791,316		12,659,501			159,310		972,505
1961	20,043,176		18,558,196			336,466	52,939	1,081,540
1962	31,484,709		28,495,293			311,334	78,485	2,599,597

* 보건사회부, 『보건사회통계연보』, 1959, 204-205쪽; 보건사회부, 『보건사회통계연보』, 1960, 206-209쪽; 보건사회부, 『보건사회통계연보』, 1961, 219-223쪽; 보건사회부, 『보건사회통계연보』, 1962, 254-259쪽.

〈표 6〉 연도별 의약품 수출입 통계

단위: 천 달러

연도	수출				수입								
	계	제약원료	신약	한약	계	제약원료	항생원료	마약원료	약전약	신약	한약	의료용구	기타
1950	158	27		130	112				18		93		
1951	145	24		121	1,750				291	1,165	293	0.2	
1952	309	20		289	1,481				992	301	172	16	
1953	340	29		311	3,740				2,582	697	349	112	
1954	427	202		225	3,530				2,159	720	588	63	
1955	134	22	15	97	3,420				1,658	1,356	388	10	8
1956	192	76	1	115	6,502	664			4,838	480	520		
1957	391	72		318	6,329	1,368			3,376	1,088	497		
1958	682	526	7	149	6,820	2,155	435	62	1,849	1,225	1,095		
1959	916	546	144	226	6,304	1,441	642	70	1,306	1,821	687	337	
1960	1,042	341	294	406	6,530	1,440	991	47	1,184	1,599	932	337	
1961	1,638	384	223	1,031	2,709	647				1,509	241	312	
1962	1,027	62	42	923	9,177	3,009	1,883	51	2,776		747	624	87
1963	2,045	433	73	1,539	5,276	2,177	1,131	39	1,069		373	488	
1964	3,296	274	66	2,957	5,341	2,894	584	34	30	597	269	246	686

* 보건사회부, 『보건사회통계연보』 1964, 220-221쪽.

전체 생산의 82%를 차지할 정도였다.[48]

1950년도에는 전쟁이라는 특수상황 탓에 수출 의약품 총 액이 수입 의약품 총액을 한 차례 앞선 적이 있었다. 이후 한 번도 의약품 수출액이 수입액을 압도한 적은 없었다. 수입이 많았을 때는 무려 수입액이 수출액의 34배 정도를 차지하기 도 하였으며, 그것도 원료가 아닌 완제품이 90% 이상이었다.[49] 1956년에 수입액의 비율이 최고점을 지난 후에 점차 수출액 이 증가하였고, 1960년대 전반에 이르면 수입액은 수출액의 1.6배 수준으로 급감하였다. 한 가지 주목해야 할 것은 1956년 에 수입액이 최고점이기는 하지만, 약품제조를 위한 원료 수입 도 본격적으로 시작된 해였다는 점이다. 이는 1950년대 중반 이후 제약산업이 정비되고 생산기반을 갖추기 시작했다는 것 을 의미한다. 전쟁 이후 제약설비가 80% 이상 파괴된 상태에서 정부보유불,[50] 미국국제개발처,[51] ICA 등의 지원과 협력은 절 대적인 것이었다. ICA 등의 지원 자금은 원료 수입과 시설 건 립에 활용되었다. 원조에만 의존하던 국내 의약품시장도 점차 국산 의약품으로 대체되기 시작하였다. 그러나 수출품의 대부 분은 한약재로서 국내 제약산업의 한계를 그대로 드러내기도 했다.

나가며

해방 이후 미군정과 대한민국 정부의 약무행정은 경찰행정에 부속된 통제 중심의 일제 잔재를 극복하고 법적·제도적 기반을 마련하는 것을 목표로 하였다. 미군정기에 약무국은 독립적인 부서로 재편되었고, 약무행정은 전후 질서유지를 위한 전후관리, 마약통제, 구호약품의 배분 등에 중점을 두었다. 미군정기는 약무행정의 제도적 안착을 위한 인적·물적 인프라가 구축되지 않은 가운데, 구호약품의 효율적 배분을 위한 공급 중심의 약무행정이 전개되었다.

정부 수립과 한국전쟁을 거치면서 국가건설을 위한 제도 구축에 대한 국가적·사회적 요구가 증폭되었다. 1951년 국민보건의 증진과 향상을 위한 「국민의료법」 제정 이후, 약무행정을 지원하기 위한 다양한 노력이 경주되었고, 1953년 12월 「약사법」이 제정되기에 이르렀다. 「약사법」은 약무행정에 관한 기본법으로 약업 종사자들의 자격 요건과 의약품 관리를 위한 기본 틀을 제시하였다.

당시 약학대학 졸업 혹은 국가시험을 통해서 약사가 된 인력은 1천여 명 수준으로 당시 필요한 의약인 수요는 현저히 부족했는데, 전근대적 약업 종사자인 약종상, 한약종상, 매약청매업자 등은 7천여 명에 달하였다. 1950년대 초 실질적으로 약사를 제외한 약업 종사자들은 3만여 명에 이를 것으로 추산되었는데, 매년 불법 혹은 무면허 약업 종사자들의 적발 건수만도 수백 건에 달하였다. 국회는 약종상과 한약종상들이 의약품의 유통에만 관여하는 것이 아니라 간단한 진료에도 개입하고 있다는 점에 주목하고, 검증 없이 유통·사용되는 매약들은 폐기되어야 한다고 생각했다. 하지만 현실적으로 의료혜택이 서울과 대도시에 집중되고 있는 상황에서 국회는 의료 공백을 최소화하는 방안도 모색해야 했다. 따라서 「약사법」은 입법 과정에서 적지 않은 논란에도 불구하고 약종상, 한약종상, 매약청매업자들의 활동을 보장할 수밖에 없었다. 「약사법」이 의사와 한의사의 자격을 동등하게 보장했던 「국민의료법」의 정신을 계승하는 차원에서 한약사제도를 도입해야 한다는 주장도 있었지만, 이 역시 한약종상으로 한약사를 대체할 수 없는 현실 문제에 부딪혀 좌절되었다. 말하자면, 「약사법」은 약사 중심의 약무행정을 예고한 것이었음에도 불구하고, 대도시 중심의 약무행정의 한계, 불법 및 무면허 약업 종사자의 활개, 불법 매약의 만연 등 열악한 의료현실을 반영한 것이었다. 반면 「약사법」이 약종상, 한약종상, 매약청매업자들 등 전통적 약업 종사자들의 활동을 보장했다고 해도, 교육제도 및 면허제도 등 사실상 이들의 재생산구조에 대해서는 제도적 보완 틀이 마련되지 않아, 장기적으로는 이들 전통적 약업자들이 도태될 가능성이 컸다.

엄격히 따지면, 「약사법」은 그 내용상 일제강점기의 잔재를 청산하고 새로운 방향을 제시했다기보다는 의료재원의 인적·물적 인프라가 부족한 현실과 적절히 타협한 산물이었다고 보아야 할 것이다. 그로 인해 「약사법」은 한약조제권 분쟁, 한약사제도 등 의약계의 주요 분쟁거리를 안고 출범하였다. 이후 「약사법」은 수십 차례의 법안 개정을 통해 오늘에 이르게 되었다. 그럼에도 불구하고 「약사법」은 그 자체로 해방 이후 현대적 약무행정의 제도화를 위한 출발점이자 기반을 마련했다는 점에서 그 의의가 있다고 할 수 있다.

해방 이후 한반도가 남북으로 분단되면서, 의료자원 역시 더욱 궁핍해졌다. 미군정은 기존 약무행정을 정상화하기에 바빴으며, 스트렙토마이신, 페니실린, DDT 등 신종 의약품을 대거 유입시켰다. 약무행정의 중심 역시 구호약품을 효율적으로 배분하는 데 집중되었다. 한국전쟁으로 의약품 생산시설마저 파괴되면서 의약계는 미국산 의약품의 홍수시대를 맞이하였다. 1950년대 중반까지 의약품의 대다수는 수입에 의존하였다. ICA 등의 지원에 힙입어 제약산업이 정비되기 시작하였고, 국산 의약품이 수입산을 빠르게 대체해나갔다. 그러나 국산 의약품의 수출은 미미하고 대부분은 한약재를 수출하였다. 국내 제약산업의 한계 역시 명백했다. 해방 이후 1950년대까지 약무행정의 중심은 전후 약업 종사자들의 양성과 관리, 의약품의 제조 및 수급관리, 마약관리 등에 있었다. 이 글은 마약에 대해서는 거의 다루지 못했다. 이 점은 차후의 과제로 삼고자 한다.

12

아로나민과 박카스의 성공 신화

1950-1960년대 한국 제약산업과 일반의약품시장의 확대

신규환

들어가며

해방과 한국전쟁을 거치면서 한국의 제약업계는 혼란의
시대를 경험했고, 1953년 정전협정의 체결과 「약사법」의 제정
으로 한국의 약업은 재건의 시대로 접어들었다.[1] 「약사법」 제정
의 의도는 일제 잔재를 청산하고 약업의 새로운 방향을 설정하
는 것이었음에도 불구하고, 그 실제 내용은 인적·물적 인프라
의 부족을 인정하면서 구시대의 직업군이 지배하는 현실과 적
절히 타협하는 것이었다.[2] 전쟁의 폐허를 극복하고 약업계의
새로운 기반을 구축하기 위해서는 자본, 기술, 인력 등의 지원
이 필수적이었는데, 그와 같은 중요 재원 없이 새로운 방향으
로 나아간다는 것은 공담에 불과했다. 한국의 제약산업이 실질
적 기반을 갖추기 시작한 것은 1950년대 중반 이후 해외원조를
통해서나 가능한 일이었다.

1950년대 중반 이후 한국의 제약업계가 점차 생산 기반을

갖추기 시작하고, 아울러 1960년대 초부터는 적지 않은 제약업체들이 개별 의약품을 중심으로 업계에서 두각을 나타냈다는 점은 기존 연구를 통해 밝혀진 바 있다.[3] 특히 제약산업의 발전에서 약품 광고는 새로운 시장을 창출하는 데 결정적인 역할을 담당하였다.[4] 그런데 기존 연구들은 1950-1960년대 제약산업이 어떻게 해서 성장하게 된 것인지 그 원인과 배경에 대해서는 관심을 두지 않았다. 아마도 자료 접근의 제약이 가장 큰 원인일 것이다.

이 글은 한국 제약산업이 성장하게 된 핵심으로서 항생제, 소화제, 진통제 등 중요 의약품 생산을 위한 정부 지원 이외에 비타민과 자양강장제와 같은 일반의약품의 시장 확대와 그 위상에 관심을 두려고 한다. 20세기 중반 한국 제약산업의 규모를 보자면, 항생제, 소화제, 강장제, 해열진통제, 비타민 등의 순서였다. 항생제와 같은 전문의약품 이외에 비타민과 자양강장제와 같은 일반의약품의 대중적인 소비가 본격화되면서 1950-1960년대 한국 제약산업에서 중요한 비중을 차지하게 되었다.

1950-1960년대 제약산업의 성장 과정을 밝히기 위해서는 우선 한국전쟁 전후 제약업계 상황을 생산, 소비, 유통의 관점에서 의약품시장의 구조 변화를 살펴볼 필요가 있다. 그런 다음에 일반의약품의 성장 가능성과 1960년대 제약업계의 성장 신화를 상징하는 아로나민 신화와 박카스 신화를 살펴볼 것이다. 아로나민과 박카스는 비타민제와 자양강장제의 대표적

인 브랜드였다. 1969년 이후 정부는 비타민과 자양강장제를 '대사성 의약품'[5]으로 분류하였는데, 일반인들은 그와 상관없이 아로나민과 박카스를 영양보조제로, 혹은 그 이상으로 과대평가하는 경향까지 있었다. 이 글은 이들 일반의약품시장의 확대 과정에 대해 분석함으로써 1950-1960년대 한국 제약산업의 성장 배경과 발전 과정을 이해하는 데 기여할 것이다.

해외 원조와 의약품시장의 구조 변화

한국전쟁 전후 의약품 생산과 유통

미군정시기 민간 제약업체는 1946년 283개소, 2,456종에서 1948년 340개소, 3,654종으로 증가하였다. 1949년 말경에는 344개의 제약업소에서 3,861종의 약품 생산이 이루어졌다.[6] 1947년 의약품 제조업체는 81개이고, 매약 제조업체는 136개였다.[7] 해방 이후 제약업체가 제조하는 의약품은 대부분 의사나 한의사의 처방전에 의존하지 않고 시중에서 일반의약품 형태로 팔 수 있는 매약(賣藥)이었다. 매약은 기존 한약재에 약간의 수입 약재를 섞은 의약품이었다. 실제로 소규모라도 화학약품을 합성한 의약품인 신약(新藥)을 제조할 수 있는 제약업체는 40여 개에 불과했다.

해방 직후 국내 제약업계는 주로 소화제나 강장제를 위주로 한 소규모 가내수공업 중심으로 운용되었다. 일본인들이 운영하던 대규모 사업체들은 적산가옥으로 한국인들이 인수하였으나, 대부분 제약업과 무관한 사람들에게 인수되었다. 한국전쟁과 1·4후퇴를 거치면서 국내 제약업계의 기계설비나 자본은 해체되고 말았다. 국내 제약업계는 해방과 한국전쟁을 거치면서 가내수공업 수준의 제약산업을 도약시킬만한 계기가 없었다. 인력, 기술, 자본 등 어느 것 하나도 제대로 갖추질 못했기 때문이다.[8]

1950년대 초까지 의약품다운 의약품을 생산할만한 인력과 시설은 국립방역연구소와 국립화학연구소 등 국가기관에만 겨우 존재하였다. 그나마도 그들은 전염병 예방백신 등의 생산에 주력하였다. 국립방역연구소는 장티푸스, 콜레라, 발진티푸스, 공수병, 광견병, 두창 등 급성전염병 위주로 백신을 집중적으로 생산하였다.[9] 한국전쟁 전후에는 결핵 예방을 위한 BCG 접종과 뇌염 예방백신의 국산화에도 성공하여 방역사업의 획기를 맞이하기도 했다.[10]

해방 이후 설립된 국립화학연구소는 서무과, 제약과, 검정과, 위생화학과, 영양과, 생약과, 물리화학과 등으로 구성되었다. 이 중 제약과는 약품의 제조, 시험, 마약 및 그 제제(製劑)의 분석 및 제조, 제약자원 조사, 제약공업기술에 관한 연구, 지도 및 의뢰에 의한 약품 분석에 관한 사항을 담당하였다.[11] 흥미로운 점은 해방정국에서 보건당국자들이 한국인의 일상생활에서 일부 비타민의 결핍에 대해 상당한 인식을 가지고 있었다는 점이다. 미군정시기 최제창은 한국인들은 일상적인 식생활에서 대부분의 비타민을 충분히 공급받고 있으며, 단지 빈혈, 구순염, 피부염 등을 일으킬 수 있는 비타민 B2의 결핍은 우려할만한 수준이라는 보고서를 작성한 바 있다.[12] 국립화학연구소 역시 전국적인 영양 실태 조사를 통해 한국인의 비타민 B 결핍을 파악하고, 멀티비타민의 생산에 지속적인 관심을 가졌다. 국립화학연구소가 1950년 5월 멀티비타민의 생산에 나섰던 것은 결코 우연이 아니었다.[13]

　국내 제약업체의 수출입이 본격화된 것은 1949년이었다. 수입 약품의 대부분은 한약재였고, 전체 수입 의약품(1,215,414달러)의 77.9%(946,276달러)를 차지하였다. 나머지 수입품은 의약품원료였다. 생산할 수 있는 의약품은 소규모였지만, 전무상태에 가까웠던 이전과 달리 일부 의약품을 해외로 수출하기도 했다. 전체 수출액 728,888달러 중에서 한약재가 85%(619,704달러)를 차지하였다. 나머지 수출품은 간유(肝油)와 한천(寒天)[14] 등이었다. 수출입 의약품 중에서 한약재가 주요한 비중을 차지하고 있다는 것은 당시 제약업체가 가내수공업 수준을 넘지 못하고 있었을 뿐만 아니라 국내 의약품시장에서 국산 의약품이 차지하는 비중이 크지 않았음을 반증한다. 실제로 1949년 말 제약업체는 344개이고, 의약품목 수는 3,861개에 달했지만, 국내 제약업체가 공급하는 의약품이 시장에서 차지하는 비중은 10분의 1에 불과했다.[15]

　전후 제약업계는 독자적으로 의약품을 생산할 수 있는 기술과 자본이 없었기 때문에, 대외 원조 기관이 공식적으로 제공하는 원조품 이외에는 해외의 보따리 상인들이 중심이 된 의약품 밀거래에 의존할 수밖에 없었다. 페니실린·다이아진 등 미군 군수품과 가오루·인단·노싱·기응환·샤론파스 등 일본에서 건너온 밀거래품이 많았고, 마카오나 홍콩 등지에서도 적지 않은 밀수품이 유입되었다. 심지어 소련에서 들어오는 의약품도 있었다. 물론 의약품원료가 아닌 완제품 형태였다. 부산 국제시장은 의약품을 밀거래하는 대표적인 장소였다. 한국전쟁 기간 동안 국제시장은 이미 전국에 걸친 의약품 집산지 역할을 수행해왔다. 수입품 도매업자들은 의약품시장을 장악했을 뿐만 아니라 일부 제약업체들은 수입의약품 거래를 통해 자본을 축적하기도 했다. 전문 수입업자 중 의약품을 거래한 대표적인 무역상은 삼성물산, 개풍상사, 천우사, 남창실업 등이었다.[16] 일부 제약업자들은 국제시장에서의 경험을 통해 사세를 확장해나가기도 했는데, 대표적으로 흥일약품, 한국화이자, 한독약품, 국제약품, 한일약품, 세명약품, 삼영화학 등을 들 수 있다.[17]

　　제약원료의 부재는 국내 제약업체가 의약품을 생산하기 어려웠던 주요 요인 중의 하나였다. 무역상들은 전쟁 기간 중에도 완제품 수입에는 별 어려움이 없었지만, 원료는 다른 용도로 전용될 수 있다는 우려 때문에 수입에 어려움이 많았다. 반면 전후 국산 의약품 생산의 저조는 원료나 제조기술상의 문제가 아니라 유통업자와 소비자들의 외제 선호 풍조에 따른 것이라는 보건당국자의 지적도 있었다.[18] 그러나 1950년대 중후

반까지 수입 의약품의 90%는 완제품일 정도로 원료 수입 자체
가 제한되어 있었다.[19]

한국전쟁 전후 한국 제약업계가 원료, 기술, 장비, 인력 등
전반에 걸쳐 침체에 있었던 것은 부인할 수 없는 사실이고, 그
나마 민간에서 의약품 생산이 가능했던 곳은 미군의 원료 지
원을 받을 수 있는 군납업체였다. 주로 미군의 지정을 받아 주
사제와 약전약(藥典藥, official drugs)을 생산했다. 약전약은 정부
가 중요 의약품에 대해 그 약품의 제법, 성상, 성능, 품질, 저장
법 등을 지정하고 그 기준에 따라 제조한 의약품을 말한다. 국
내 제약업체가 생산하는 대표적인 군용 의약품으로는 포도당
수액, 디아스타제,[20] APC정(감기약), 건위정(소화제), 머큐롬(소독
약), 붕산연고 등이 있었다. 대표적인 군납업체로는 유린제약,
신아제약, 동양제약, 서울약품, 고려약품, 신흥제약소, 세브란
스약품, 아주약품, 환인제약, 유한양행, 경성신약, 협신제약 등
이었다. 이들 군납업체들은 소규모였지만 군납을 계기로 의약
품을 지속적으로 생산할 수 있었다. 지방에서는 계림화학, 대
한비타민 등이 군납에 참여했다. 특히 계림화학은 링거를 군납
했는데, 이곳에서 바이알 병을 국내 최초로 생산했다. 이 밖에
유한양행, 동화약품, 동아제약, 종근당 등은 민수용 약품을 주
로 생산하였다. 전쟁 직후인 1951년부터 1955년 사이에 의약품
생산액은 10배 이상 증가하였다.[21]

1950년대 중반 이후 주요 수입 의약품으로 약전류 중에서
는 스트렙토마이신, 오일 페니실린, 네오살바르산 등이 가장

많았고, 완제품 중에서는 테라마이신이 가장 많았다. 전쟁 직후 그 가치가 입증된 항생제류가 가장 중요한 비중을 차지한 것이다. 비타민류도 한때 중요한 비중을 차지하였지만 지속적이지는 않았다.[22]

전후 도매업자들은 의약품 수급에 중요한 공헌을 하였지만, 독점과 매점을 통해 의약품 가격을 폭등시킨 주범이기도 했다. 소비자는 도매업자가 물품을 풀지 않으면 원하는 약을 구할 수 없었고, 제약업체로서는 도매업자들의 유통 경로를 통하지 않고서는 의약품의 판매를 기대할 수 없었다. 이는 국내 의약품의 소규모 생산과 수입 의약품의 대규모 유통에 따른 자연스러운 결과였다. 그러나 국내 제약업계의 생산 규모가 점차 커져감에 따라 이와 같은 유통구조에 대해 불만을 갖는 소비자와 제약업체가 늘어만 갔다. 예컨대 제약업체들은 스스로 특약점을 설립하거나 소매약국 등과 직거래하는 등 독자적인 유통망과 판매망을 구축하기 시작했다.

제약업계가 생산·유통하는 의약품은 크게 보아 한약, 매약, 화공약품, 수입 약품, 기타 약품 등으로 구분할 수 있다. 해방 직후 1950년대 전반까지 의원이나 병원에서 취급하는 전문의약품은 주로 수입 약품에 의존하고 있었고, 국내 제약업체가 생산할 수 있는 전문의약품은 극히 일부에 불과했다. 이와 더불어 전문의약품을 조제할 수 있는 약사는 한국전쟁 직전까지 1천여 명을 넘지 않았고, 1955년까지도 2천여 명을 넘지 않았다. 그나마도 약사면허자의 44%는 서울에 집중되어 있었다.[23]

1949년 이래로 10여 년 동안 약국 수는 두 배 이상 증가한 것에 비해, 한약종상 수는 감소, 매약상은 현상 유지, 약종상은 증가하는 추세를 보였다. 1949년에는 약사를 제외한 약종상, 한약종상, 매약상이 전체 약업자 중에서 차지하는 비중은 93.7%에 이르렀는데, 1957년에는 83.3%로 다소 감소하였다. 10여 년 전에 비해 그들의 영향력이 다소 줄어들긴 했지만, 여전히 약업계에서 중요한 비중을 차지하고 있었다. 바꿔 말하면, 한약과 매약을 다루는 약업자들이 1950년대까지도 약업계를 장악하고 있었고, 사실상 일반인들은 이들 약업자들이 공급하는 한약과 매약에 의존하여 일상생활을 영위할 수밖에 없었다.[24]

한약종상은 원칙적으로 한의사의 처방에 따른 한약을 조제하도록 했지만, 현실 속에서는 간단한 진료와 한의서에 기초한 비방을 제조해 시중의 인기를 끌기도 했다. 주로 소화제나 원기를 보충하는 보약을 제조하였다.[25] 약종상과 매약업자들이 다루는 의약품은 주로 소화제, 해열제, 감기약, 머큐롬, 안티푸라민 등 의사의 처방이 필요 없는 일반의약품들이었다. 그러나 1950–1960년대까지 빈발하는 부정 매약업자들의 부정 약품 수급과 불법 의료행위 등은 매약이 일반인들의 일상생활에서 차지하는 비중과 매약업자의 활약상을 엿볼 수 있는 대목이기도 하다.[26]

해방 전후 민간의 의약 소비 상황을 직접적으로 밝혀줄 수 있는 자료는 그다지 많지 않다. 1940년 충남 당진의 농촌마을

의 사회조사에 의하면, 당시 인구 19,111명이던 송옥면에는 한
지의사 1명, 한방의 1명, 약종상 3명, 매약업 6명, 매약행상 3명
이 있었다. 1년간 이 마을에 발생했던 크고 작은 786건의 의
료 문제 중 한방의를 이용한 경우가 200건으로 가장 많았고,
그다음이 초목을 이용한 경우가 187건, 매약을 이용한 경우가
153건 등의 순이었다. 주민들에게 질병이 발생할 경우에 이 세
가지에 대한 의존도가 68.7%에 이르렀다.[27]

　　1930년대 후반 도쿄제국대학 의학부 학생들의 경상남도
달리 지역에 대한 농촌위생조사에 의하면, 달리 지역에서 개업
의나 산파는 거의 찾아볼 수 없고, 약간의 한방의에 의지할 수
있었으며, 의료가 사실상 방치상태였다.[28] 이런 상황에서 농촌
주민이 전문의약품을 접하기란 거의 불가능했고, 약종상이나
매약상의 한약과 매약을 이용할 수 있다면 그나마 운이 좋은
경우였다. 해방 이후 농촌위생이 획기적으로 개선되지 않은 상
황에서 한약과 매약에 대한 의존도는 높을 수밖에 없었다. 이
와 같은 농촌지역의 사회조사를 통해서 볼 때도 해방 직전 농
촌사회에서 한약과 매약 등에 대한 의존도를 충분히 짐작해볼
수 있다.

　　해방 이후 농촌위생에 대한 조사와 연구는 1948년 11월 이
영춘이 전라북도 옥구군 개정면에 설치한 농촌위생연구소를 통
해 이루어졌다. 해방 이전(1924-1942)까지 개정면의 사망조사에
따르면, 아무런 치료를 받지 못하고 사망한 사람이 51.3%에 달
했고, 미신이나 민간요법에 의지하는 경우도 7.2%에 달했으며,

〈표 1〉 1950년대 전국 약업자 분포 상황

연도	약국		약종상		한약종상	
	현존	취소	현존	취소	현존	취소
1949	576		870		5,785	
1950	576		870		5,785	
1951	599	34	833	130	4,375	1,465
1952	499		728	160	4,034	610
1953	746		915		4,993	
1954	758	61	1,049	84	3,894	1,182
1955	758		1,049		3,894	
1956	757		1,124	3	3,894	22
1957	1,221		1,137	7	3,998	18

* 보건사회부, 『보건사회행정개관: 건국십주년』, 1958, 216쪽.

단위: 개, 명

매약상		대행기관		수출입업자		총수	
현존	취소	현존	취소	현존	취소	현존	취소
1,840						9,071	
1,840						9,071	
1,203	749					7,010	2,378
1,270	251					6,540	1,021
1,865						8,519	
1,068	836					6,769	2,163
1,068		11		112		6,891	
1,366		11		180		7,534	25
1,855		10	1	167	19	8,388	45

병원 치료를 받은 사람은 11.4%에 불과했다. 농촌위생연구소는 1950년대 연구소, 간호학교, 2개의 중앙병원, 7개의 진료소를 거느린 거대한 조직으로 성장했다. 1946-1960년까지 농촌위생연구소는 한 해 평균 최소 24,000여 명에서 최대 206,000여 명에 이르는 환자를 진료했다. 그러나 1959년 정부보조금이 대폭 삭감되면서 진료소가 폐쇄되는 등 이영춘의 농촌위생사업은 쇠퇴일로를 걸었다.[29]

개정면은 한국의 다른 농촌과 마찬가지로 가난한 농촌이었지만, 다른 농촌과 달리 1935년 이래로 개정면 주민의 40%가 의료혜택을 받을 수 있었고, 1949년 이후로는 150병상 이상 규모의 병원을 갖게 되었다. 하지만 1953년 12월 조사에 의하면, 개정면의 영아사망률은 일본의 두 배에 달했고, 영아들은 홍역, 이질, 폐렴 등 통제 가능한 각종 전염질환으로 사망하였다.[30] 1950년대 중반 농촌위생연구소의 보건사업이 진행된 이후에야 영아사망률이 선진국 수준으로 감소하였고, 사망 원인도 선진국과 비슷한 양상을 보였다.[31] 1950년대 중반 이후 개정면의 보건의료 수준이 일부 개선되었지만, 이것은 한국 농촌에서는 매우 이례적인 경우였고, 대부분의 농촌에서는 이러한 의료혜택을 누리기 어려웠다.

ICA의 원조와 기술 제휴

민간의 의약 상황을 획기적으로 개선하는 일은 대외 원조를 통해 가능했다. 해방 이후 의약 분야의 최대 원조는 국제협조처(ICA)[32]의 원조였다.[33] ICA가 제약업계의 재건을 위해 원료 구입과 시설자금을 지원함에 따라, 가내수공업 수준으로 운영해왔던 국내 제약업계는 양질의 의약품을 대량으로 생산할 수 있는 기회를 맞게 되었다. 이밖에도 ICA는 기술 원조를 위해 적지 않은 유학생들이 미국에서 공부할 수 있도록 조치하였다. 유엔의 원조나 국비 지원을 받은 유학생이 10명 내외였던 것에 비해 ICA는 1955-1960년까지 6년 동안 총 1,725명(미국 1,397명)을 지원했다. ICA가 매년 233명의 유학생들에게 미국 유학을 지원한 셈이었다. ICA의 기술 원조 훈련 계획은 한국 사회에 미국식 문물이 수입되는 주요한 경로였다. 주요 지원 대상은 광공업, 농업, 공공행정, 교육, 보건 등의 분야에 걸쳐 있었다.[34]

1955년 제약업계에 최초로 지원된 ICA 자금은 46.5만 달러였다. 유한양행, 동아제약, 근화제약, 동양제약소, 서울약품 등 5개 업체에 배정되었다. 유한양행이 가장 많은 15만 달러를 배정받았고, 동아제약, 동양제약소, 근화약품은 각각 8만 달러, 서울약품은 7.5만 달러를 배정받았다. 실제로 1956년 유한양행은 ICA 시설자금의 지원으로 20여 종의 기기를 도입하여 약품을 생산할 수 있었다.[35] ICA 2차 자금은 1956년도에 배정되었다. 총 262,341달러가 배정되었는데, 대한비타민, 태양제약, 범양약화학, 신아제약, 서울약품 등 5개 업체에 배정되었다. ICA 3차 자금은 1957년에 배정되었다. 총 42만 달러가 배정되었는데, 유유산업, 합동화학, 동아제약, 유한양행에 각각 10만 달러 내외가 배정되었다. ICA 자금 이외에 정부에서도 총 6,000만 환을 융자하였다. ICA 4차 자금은 1958년에 배정되었는데, 총 5만 달러였다. 건일약품과 대한비타민 등이 그 수혜 대상자였다. 정부에서도 1,800만 환을 융자하였다. ICA자금은 제약업계에 큰 활력을 제공했다. 이 자금을 기반으로 원료를 확보하고 최신 설비를 구축하여 본격적인 의약품 생산이 가능했다. ICA의 원조가 시작된 1955년도 국내업체의 의약품 생산량은 전년 대비 270%가 증가하였다.[36]

각 업체는 달러를 제공받았는데, 달러 시세만으로도 수지가 맞았고, 원료를 수입하면 원료가 시중가보다 쌌기 때문에 그것만으로도 남는 장사였다. 이것을 원료로 제품을 생산하면 제품도 잘 팔려나갔다. 결국 ICA의 원조를 받은 제약업체는 이중, 삼중으로 이익을 볼 수 있었다. 이 때문에 부정축재자들과 부당이득을 챙긴 업체들을 집중 감시할 수 있는 부정축재관리국의 신설 문제가 논의되기도 했다.[37] 제약업체들은 ICA 원조와 항생제 생산에 사활을 걸었다. 당시 의약품시장에서는 오일페니실린과 스트렙토마이신의 수요가 가장 많았고, 수입량도 적지 않았다. 정부의 국산 의약품 장려정책에 따라 수입 의약품을 대체할 수 있는 항생제시장을 선점하면 다른 품목에서도 유리한 고지를 선점할 것으로 예상했기 때문이다. 그러다 보니 ICA 시설자금이 페니실린이나 스트렙토마이신과 같은 항생제시장에 집중되었고, 이들 품목은 과잉 생산되는 부작용을 낳았다.

ICA 원조를 받기 위해 각 업체들은 한국은행의 공개 입찰에 참여했는데, 경쟁이 치열해질수록 불필요한 잡음이 많이 생겨났다. 예컨대, 공개입찰자들의 순위경쟁과 안정적인 시설자금의 환수를 위해 국채 매입금액을 적어내도록 했는데, 담합을 통해 저가 국채 매입 등이 성행하는 등 업체 간 담합과 경쟁이 치열했다.[38] 또한 ICA 원조자금은 추첨, 공매 등의 방식으로 선정되었는데, 유엔군 산하 주한 경제조정관실(OEC),[39] 부흥부, 상공부의 협의로 결정되었다. 초기에는 원조금액의 20배에 이르는 금액이 신청되는 등 과열양상이 뚜렷했고, 각 업체는 OEC, 부흥부, 상공부 등에 정실관계를 총동원하였다.[40] 그러다 보니 로비능력이 있는 건설업체나 상이군인협회 등이 의약품 원조자금을 낙찰받기도 했다.

이러한 문제점을 보완하기 위해 정부는 의약품의 경우는 제약업계의 이해를 대변하고 있던 대한약품공업협회(이하 약공)가 자율적으로 조정안을 마련해 오도록 했다. 이를 통해 제약 관련 원조자금이 제약업계와 관련 없는 업체나 기관으로 흘러들어가는 것을 막고, 업체 간의 경쟁을 다소간이라도 완화시켜보고자 했다. ICA 원조자금의 배분은 약공의 조정안에 기초하여 ICA, 정부, 업계를 대표하는 약공 등의 협의에 의해서 결정되었다. 한국은행의 입찰에도 약공 명의로 제출하였다. 입찰업체들은 최소한의 생산능력을 가지고 일정액의 국채를 매입해야 했기 때문에, 중소업체가 선정될 가능성은 매우 낮았다. 아무래도 업계에서 생산능력과 지명도가 높은 업체가 선정에 유리했다. 약공은 자체적으로 원조자금 배정위원회를 조직하

여 공정한 선정이 되도록 노력하였다.[41]

결국 1955년과 1956년 약공의 배정위원회는 업계의 제약
생산능력을 위주로 심사한 결과, 유한양행 등 5개 업체와 대한
비타민 등 5개 업체를 각각 대상자로 선정하였다. 그러나 그 선
정 기준을 두고 업체들의 반발이 적지 않았다. 일단 원조자금
을 수입업계가 가져가느냐, 제약업계가 가져가느냐를 둘러싸
고 논쟁이 일었다. 수입업계는 약공이 자신들의 입장을 대변
해주지 못한다고 판단하여 1957년 5월 한국의약품수출입협회
를 별도로 조직하였다. 또한 항생제를 위주로 할 것인가와 일
반의약품을 위주로 할 것인가를 둘러싸고도 논란이 있었는데,
항생제업계는 1957년 10월 한국항생물질협회를 별도로 조직
하였다. 이 모두가 자신들의 이해관계를 대표하는 조직을 통해
원조자금 배정의 우선권을 얻기 위한 전략적 대응이었다. 결
국 한국의약품수출입협회와 한국항생물질협회 등이 의약품원
료와 항생물질 구입자금을 별도로 요구하였다.[42] 특히 한국항
생물질협회는 유한양행, 동아제약, 동양제약, 근화제약 등 ICA
원조자금 선정업체들이 주도하였는데, 업계의 최대 수혜자들
이 별도의 조직을 창립하여 남아 있는 원조자금까지 독식하려
한다는 비난을 받았다. 그러나 이들 업체들은 ICA 원조자금을
재분배받기 위한 것이 아니라 항생원료의 자금을 별도로 지원
받기 위해 한국항생물질협회를 조직한 것이라고 항변하였다.[43]

ICA 원조자금 지원의 선정 과정에서 자금의 독과점 문제
이외에도 적지 않은 문제점이 노출되었는데, 당초 사업 변경

및 축소, 원조불의 해외 낭비, 경쟁 미비로 외자기업의 독점현상 가중 등이 감사보고서로 제출되었다.[44] ICA 원조자금의 집행상의 문제는 언론을 통해 적지 않은 지적을 받았다.[45] 정부 내의 실적 경쟁과 여러 문제점에도 불구하고 보건당국은 ICA 원조가 수입 의약품을 대체하고 국내 제약산업이 성장할 수 있는 기회를 제공할 수 있다는 점을 주지하고 있었다. 1960년 「외자도입촉진법」의 실시로 약품원료의 수입이 원활해지고 있었다. 또한 정부는 국내 제약업체 육성책의 일환으로 국내에서 제약할 수 있는 82종의 완제품은 수입금지품목으로 선정하여 해당 약품이 국내에서 유통되지 못하게 하였다. 정부는 일반의 약품용과 항생제용 원료의 수입 비율을 7:3으로 정리하였다. 국산 의약품을 보호하기 위한 정부정책의 시행 결과 수입 의약품의 비중은 점차 줄어들었다. 1958년 444만 7,000여 달러에 달했던 수입 약품은 1959년 312만 7,000여 달러, 1960년 278만 3,000여 달러, 1961년 217만 6,000여 달러, 1963년 100만여 달러, 1964년 62만여 달러로 줄어들었다. 대신 약품원료의 수입량은 증가했다.[46]

해방 이후 정부는 백신 및 의약품을 독자적으로 생산할 수 있는 능력을 배양하기 위해 노력했다. 예컨대 국립방역연구소가 1949년 일본뇌염의 원인균을 발견하고 1950년 뇌염 백신을 독자 생산한 것이나 1952년 BCG접종을 독자 개발하여 1955년부터 독자 생산한 것 등이 이에 해당된다.[47] BCG접종의 독자 생산으로 수입 비용의 20%만으로도 수입 대체가 가능할 정도였다. 그러나 정부의 노력이 항상 성공적이었던 것은 아니었다. 1947년 국립방역연구소는 장익진 부소장의 주도로 페니실린 배양에 성공하여 페니실린 독자 생산의 가능성을 열었다. 그러나 당시로서는 시설과 자본이 부족하여 페니실린을 자력으로 생산할 수 있는 능력이 없었다. 페니실린은 해방 이후 10년 넘도록 최대 수입품 중의 하나였기 때문에 이를 독자적으로 생산한다는 것은 경제적으로나 사회적으로 엄청난 파장을 가져올 수 있는 것이었다. 한국전쟁 이후 보건당국은 페니실린의 국산화를 본격적으로 준비했다. 1952년 보건사회부 약정국은 대한약품공사를 설립하여 이러한 계획을 실행하고자 했다. 그러나 국회는 예산 부족을 이유로 법안 통과를 보류했다. 결국 정부 주도의 항생제 개발사업이 좌절되자, 당국은 민간 주도로 항생제 생산이 이루어지도록 지원에 나섰다. 민간으로서는 항생제 개발에 막대한 자본과 기술을 필요로 했기 때문에, 적지 않은 한계에 부딪쳤다. 1952년 12월 동양약품공업이 페니실린의 배양 및 반제품화에 성공하기도 했으나 시판까지는 여전히 난항이었다.[48]

1950년대 중반 이후 약무당국의 정책 목표 중의 하나는 난립하던 무허가 및 엉터리 제약업체를 일소하고 설비를 갖춘 제약업체를 중심으로 제약업의 기반을 조성하는 것이었다. 이를 통해 국내 의약품의 질적 수준을 제고하고, 부정 의약품의 유통을 근절시키고자 하였다. 1955년 4월 보건사회부는 전국 500여 개의 제약회사와 4,500여 종의 의약품에 대한 실태조사에 착수했다. 특히 동년 8월 「약사법 개정안」이 통과되면서 제약회사의 설립과 관리가 종래 도지사 허가제에서 보건사회부 장관 허가제로 바뀜에 따라 보건당국의 주도하에 제약업체의 관리와 정비가 가능하게 되었다.[49] 그러나 해를 넘겨서까지도 보건사회부는 제약업체의 수가 몇 개가 되는지 생산 약품이 몇 종이 되는지 등에 대한 실태조차 파악하지 못한 상황이었다.[50] 1957년 실태조사에서 250개소의 제약회사에서 5천여종의 의약품이 생산되는 것으로 파악되었으나, 이 중에서 시설을 갖춘 제약회사는 20여 개소에 불과하고, 나머지 제약업체는 대다수가 수공업 기반으로 위생상태와 작업환경 수준이 매우 열악하였다.[51] 1958년 실태조사에서는 전국 327개 제약업체 중 100여 개가 설비기준 미달로 밝혀졌고 이들 불량업체들에 대해서는 설비 개선, 영업 정지, 폐쇄 조치 등의 행정처분이 이어졌다.[52] 이렇듯 1957년 말까지 의약품 수입액의 90% 이상이 완제품일 정도로 여전히 적지 않은 원조비가 완제품 구입에 소요되었다.[53]

1957년 한독약품은 독일 훽스트사(Hoechst)와 기술제휴를 맺고, 1959년 아빌 정제(항히스타민제), 노발긴(해열진통제), 황산스트렙토마이신 등 5종을 생산하였다.[54] 1958년 동양약품과 근화제약은 ICA 시설 원조를 바탕으로 테트라사이클린과 스트렙토마이신 등 국내 최초로 항생제를 생산·시판하였다. ICA의 시설 원조와 더불어, 제조기술은 미국과 독일 등 선진 각국으로부터 지원을 받았다. 1958년 동양약품은 미국 멀크사와 기술 제휴로 항생제를 제조하였다. 이처럼 ICA 시설 원조와 기술 원조를 바탕으로 몇몇 제약업체들이 항생제 등 신형 완제품 생산을 본격화하기 시작했다.

일반의약품의 생산과 시장 확대

의약품 증산과 소비시장의 변화

ICA 원조자금에 의한 자본, 기술, 인력 등의 유입으로 1950년 대 후반 이후 한국의 제약업계는 커다란 지각변동을 경험했다. 1958년 국내 최초로 항생제를 생산한 데 이어, 1963년 이후 제약산업은 매년 34%의 놀라운 신장세를 나타냈다. 의약품 자급율도 95%에 이르게 되었다.[55] 특히 정부는 항생제의 국산화를 적극 독려하여 적지 않은 제약업체들이 항생제의 생산에 몰두하였다. 1950년대 후반에는 항생제 생산시설에 대한 과잉·중복투자로 한 달에 10일 이상 가동하기 어렵다고 할 정도였다.[56]

1949년에서 1959년까지 의약품 생산액을 살펴보면, 신약과 약전약의 생산액이 매년 증가 추세에 있었고, ICA의 자금 지원을 받은 1955년 이후로 신약 생산은 급격히 증가하였다. 매약 생산액 역시 증가하였고, 그 비중도 결코 적지 않았다. 1949년 약전약은 26.1만 원, 주사제 36.7만 원, 매약 121.1만 원 등으로 매약의 생산액 비중이 압도적으로 높았다.[57] 1955년 약전약, 신약, 매약의 생산액은 거의 비등한 수준이었다. 아울러

〈표 2〉 1950년대 의약품 생산액

단위: 천 원

연도	약전약	신약	매약	주사약	항생제	화장품	위생 재료	의료 기구	합계
1949	261	249	1,211	367			202		2,292
1950	2,713			6,590			2,565		11,859
1951	1,835	1,170	7,047	5,515		8,000	918		24,487
1952	1,703	3,718	4,657	3,681		12,121	1,374		27,258
1953	5,899	8,669	12,596	7,673			3,389	4,992	43,220
1954	17,819	18,918	17,604	2,134		12,959	1,557		70,994
1955	55,034	53,851	57,145	42,556		265,310	14,521	1,923	490,343
1956	37,149	102,936	77,459	53,327		276,420	26,471	8,445	582,208
1957	55,676	136,881	158,680	83,534		275,855	31,999	9,489	752,118
1958	54,469	300,306	126,922	48,579	2,249	164,124	34,578		751,474
1959	75,492	404,643	140,335	69,131	15,261	59,038	20,609		934,867

* 보건사회부, 『보건사회통계연보』, 1959, 205쪽.

1950년대 중반까지 국내 의약품 생산액에서 화장품 생산액이
전체 의약품 생산의 절반을 차지할 정도로 실질적인 의약품 제
조환경은 열악했다.[58]

해방 이후 1957년까지만 해도 매약 생산액은 신약 생산액
을 압도하는 실정이었다. 1950년대에는 부정 매약이 사회문제
가 될 정도였으니, 실제로 매약이 사회적으로 차지하는 비중은
통계치를 웃도는 것이었다. 1956-1957년 사이 매약 생산액이
두 배 이상 증가한 것을 제외하면 매약의 생산액은 대체로 완

만한 증가세였다. 반면 1955년 ICA 원조자금을 바탕으로 신약 생산량은 급증하기 시작하여, 1958년부터는 신약 생산량이 매약 생산량을 두 배 이상 압도하기 시작했다.

1950년대 의약품 생산량의 추이를 관찰할 때 주목해야 할 것은 1950년대 말에 이르러 신약과 항생제 생산이 급증했다는 점과 1950년대까지도 매약 생산의 비중은 지속적이고 안정적이었다는 점이다. 일반인들의 매약 소비가 적지 않았음을 충분히 예상할 수 있다. 이로 인해 각종 부정 매약 유통, 거리 매약 단속, 유사 의료행위 등이 사회적 문제로 부각되고 있었다.[59]

1958년 항생제가 생산되기 시작한 이후, 항생제의 생산량은 급증하였고, 1959년 항생제 생산량은 매약 생산량을 넘어섰다. 1960년 이후 보건사회부의 통계연표에서 매약 항목은 사라졌다. 이것은 시장에서 매약 자체가 없어졌다는 뜻은 아니다. 의약품 생산에서 약전약, 화장품, 위생재료 등이 여전히 일정한 비중을 차지하고 있었는데, 1950년대의 약전약, 신약, 매약 위주의 분류 방식은 더 이상 의미가 없어졌다. 항생제와 신약 생산이 급증하고 있었기 때문이다. 1960년 이후 보건통계에 등장하는 새로운 의약품 분류체계에서는 항생제, 소화제, 자양강장제, 해열진통제, 비타민제 등을 비롯하여, 중추신경계, 말초신경계, 감각기관용, 알레르기용, 순환기계용, 호흡기계용, 호르몬제, 비뇨기계, 외피용, 혈액 및 체액용, 화학요법제, 구충제, 공중위생용약 등 신체기관별, 기능별 분류가 새롭게 적용되었다. 1960년 이후 항생제 생산은 의약품 생산량에서 거의 수위를 놓치지 않았다. 이로 인해 국산 항생제가 수입 항생제를 대부분 대체하는 긍정적 효과도 있었지만, 항생제시장은 곧바로 포화상태에 이르게 되었다.

매약은 의사의 처방이 필요하지 않고 안정성이 뛰어난 약품으로 몇 가지 간단한 성분을 혼합한 것이다. 매약은 소화제, 위장약, 감기약 등 일상생활에 흔히 상용되는 약품이 주종을 이루며 개항 이후 식민지시기를 걸쳐 적지 않은 시장을 형성하였다. 인단, 활명수, 청심환, 조고약 등이 대표적인데, 일종의 일반의약품이라고 할 수 있다.

해방 이후에도 매약은 적지 않은 생산량을 자랑하였고, 매약 생산이 최대에 이르렀던 1957년도에 생산된 매약의 종류는 140종에 이르렀다. 생산량이 최대였던 상위의 품목으로는 활명수, 치마약(齒磨藥), 연치약, 분치약, 쌍화탕, 생명수, 향은단, 살충액, 지해로 등이다. 활명수, 생명수 등은 소화제, 쌍화탕은 감기약, 지해로는 진해거담제, 향은단은 면역력 증강, 치마약, 연치약, 분치약 등은 치약 등으로 사용되었다. 이 밖에도 오랫동안 시중에서 팔렸던 금계랍, 소합환, 활인소, 우황청심환 등도 여전히 인기품목이었다.[60] 매약은 의사 처방 없이 손쉽게 구입할 수 있었기 때문에, 도시나 농촌의 일상생활에서 활용도나 접근성이 높았다. 그러나 매약의 제조는 주로 영세업자들의 가내수공업 형태로 이루어졌다. 1개 품목에 대해 매약 허가를 받으면 다른 곳으로 이전하여 품목을 바꿔가며 영업을 하였고, 심지어 대리영업을 하는 등 불법적인 매약 제조와 유통은 적지

않은 사회문제를 야기하였다.[61]

1950년대 중반 이후 의약품 생산에서 신약이 매약을 압도하기 시작했지만, 신약 중 적지 않은 비중이 기존 매약 제품과 다를 바 없는 일반의약품이었다. 예컨대 1959년 최대 생산된 신약은 원기소, 에비오제, APC정이었는데, 원기소는 유산균제제, 에비오제는 영양제, APC정은 감기약 등이었다.[62] 이 밖에도 1950년대 후반 신약 중에서 가장 생산량이 많았던 제품은 헥사비타, 판비타, 유헥사비타와 같은 비타민류, 안티푸라민과 같은 연고제, 하이파스와 같은 파스 등이었다. 말하자면 1950년대 후반 급증하기 시작한 신약이라는 것도 기존 매약과 다를 바 없이 감기약이나 연고제, 파스 등이 많았는데, 다만 영양제나 비타민 등이 신약이라는 이름으로 급증하게 되어 기존 매약의 지위를 대신해갔다. 1950-1960년대 제약업체들이 일반의약품시장에 눈을 돌린 것은 온전히 새로운 시장에 눈떴다라기보다는 기존 매약시장의 잠재력을 충분히 인식한 덕이었다.

아로나민과 박카스 신화

1960년대는 국내 제약산업의 도약기로 항생제를 중심으로 국산화가 이루어졌으며, 본격적인 의약품 생산 및 원료의약품의 국내 생산이 시작되었다. 특히 이 시기는 외국계 제약회사와 기술 제휴나 합작 투자가 집중적으로 이루어졌던 시기이기도 했다.[63]

한국전쟁을 거치면서 국내 의약품시장을 장악했던 것은

수입 의약품 도매업자들이었다. 그러나 1960년대 이후 정부는 수입 의약품을 대체하기 위해 의약품의 국산화정책을 유도했고, 수입 의약품 도매업자들은 점차 위축되어갔다. 이에 따라 국내 제약업체들은 도매상에 의존하던 기존 관행에서 벗어나 소매약국을 중심으로 소비를 촉진할 수 있는 방안을 모색하였다. 동아제약이 도매상의 전횡에 대항하여 독자적으로 소매약국과 특약점을 개설한 것이나 보령제약이 소매약국인 보령약국을 발판으로 성장한 것 등이 이와 같은 흐름에서 생겨난 것이다.[64] 도매상을 거치지 않고, 소비를 촉진시키는 가장 효과적인 방식은 약품 광고를 통해 약효를 대중에게 직접적으로 선전하는 것이었다. 이를 위해 제약업체들은 약품 개발비보다 광고비에 적지 않은 비용을 지출했다.

한국전쟁을 거치면서 한국인들은 지독한 가난과 굶주림에 허덕였다. 오랫동안 영양실조를 겪으면서 국민들은 일종의 건강에 대한 강박관념이 생겨났다. 그중에서도 비타민에 대한 애착은 대단했다. 비타민은 미군의 구호물자로 대량 유통되었는데, 한국인들은 구호물자 중에서 낯익은 비타민을 무조건 좋아하는 풍조가 있었다. 나아가 비타민만 먹으면 식사를 걸러도 건강해질 수 있다는 신념까지도 낳았다.[65]

1950년대까지 다양한 비타민제가 합성된 종합비타민과 미네랄이 첨가된 복합비타민제제가 유행하였다. 다른 한편으로는 비타민에 피로회복제를 첨가한 자양강장제 역시 인기였다. 그런데 당의로 포장된 일반 종합비타민은 복용 후에도 흡수율이 높지 않고, 효과가 지속되지 않는다는 단점이 있었다. 이를 극복하기 위해서는 종합비타민제제를 비타민 C나 비타민 B 등 단일제제로 분리시키는 것과 장에서 쉽게 파괴되지 않고 효과를 오래 지속할 수 있도록 활성화된 상태의 비타민을 만드는 일이 필요하였다. 활성비타민(activated vitamin)은 일반비타민에 비해 장에서 흡수가 잘 되는데 일반비타민은 아무리 많이 섭취해도 10mg 이상 흡수하지 못하는 데 비해 활성비타민의 흡수율은 4배 이상 높았기 때문이다.

1950년대 이미 일본에서 활성비타민이 유행하기 시작하였고, 한국시장에서도 활성비타민의 수요가 크게 증가할 것은 명약관화했다. 일본 제품은 맛이 쓰고 마늘 냄새가 강했는데, 국내 제품은 쓴맛이 없고 냄새도 약했다. 신제품 개발로 성공할 가능성이 크다고 보았다.[66] 1960년대 이후 종합비타민의 인기는 시들해지고, 활성비타민과 피로회복제(혹은 강장제)의 전성시대를 맞이하게 되었다. 그것을 대표했던 약품이 일동제약의 아로나민과 동아제약의 박카스였다.

일동제약에서는 1959년 유산균제제인 비오비타를 출시하였다. 비오비타는 싼 가격 탓에 일동제약으로서는 수익이 크지 않은 제품이었다. 일동제약은 이러한 시행착오를 바탕으로 1963년 7월 지속성 활성비타민인 아로나민을 발매하였다. 아로나민은 푸르설티아민(TPD)과 리보플라빈을 주성분으로 국내 최초로 개발된 활성비타민이었다. 쌀을 주식으로 하는 한국인에게 비타민 B가 부족하다는 데 착안한 것이다. 이어 푸르설

티아민(활성비타민 B1), 낙산리보플라빈(활성비타민 B2), 인산피리 독살(활성비타민 B6), 초산히드록소코발라민(활성비타민 B12) 등 활성비타민 B군에 비타민 C와 비타민 E를 보강한 아로나민 골드가 1970년 4월에 발매되었다.

아로나민 시리즈가 롱런할 수 있었던 데는 광고의 효과도 컸다. 회사 매출의 25%를 아로나민 광고에 투자할 정도였다. 발매 초기인 1966년 6월 프로권투선수인 김기수 씨의 세계 주니어미들급 타이틀 매치를 활용한 프로모션을 펼쳤다. 프로모션에는 비타민을 꾸준히 섭취하면 건강을 유지할 수 있다는 의미를 담았다. 권투시합의 승리는 아로나민의 효과라는 점을 강조했다. 이를 통해 '체력은 국력'이 아로나민의 슬로건이 됐다.[67] 이로써 아로나민은 비타민시장 1위라는 타이틀을 거머쥐게 되었다.

아로나민 광고가 처음부터 체력과 국력만을 강조했던 것은 아니었다. 발매 초기만 하더라도 "참된 행복은 건강에 있다"며 여성 모델을 전면에 앞세웠다. TV광고와 스포츠를 결합하면서 아로나민의 남성성의 이미지를 앞세웠다. 1960년대 중반 이후로 아로나민의 광고는 남성의 박력과 체력을 강조하였다. 1970년대 이후로는 체력은 국력이라는 구호가 부가되었고, 아빠의 피로회복을 강조하였다. 1980년대 이후 아로나민 광고에서 피로회복의 주체는 남성 혹은 아빠에서 가족 구성원 모두로 전환되었다.

아로나민의 성공으로 활성비타민시장은 과열화되기 시

작했다. 1964년 불과 반년 사이에 10여 개의 유사제품이 등장했다. 푸로나민, 옥소라민, 하아나민, 아리랑V, 아리타민, 코리나민, 프리마, 바이페라, 베지나민, 스레미나 등이 그것이다.

활성비타민의 성공과 더불어 피로회복용 자양강장제시장 역시 팽창하기 시작했다. 최초의 자양강장제는 삼일제약의 에비오제와 서울약품의 원기소였다. 에비오제와 원기소가 보건통계에 등장하는 것은 1956년인데, 1959년에는 신약 중에서 최대 생산량을 나타냈다.[68]

1949년 출범한 동아제약은 전후 항생제 생산에 진력하다가 자양강장제시장의 팽창에 주목했다. 동아제약은 1961년 9월 '박카스정'을 시판하기 시작하였고, 박카스정을 포함한 자양강장제는 1960-1964년 사이에 95-127배 성장하였다. 같은 시기 각종 비타민제도 16-99배 성장하였다.[69]

한창 잘 나가던 박카스정에 위기도 있었다. 1962년 봄, 박카스 정제(錠劑)의 당의정(糖衣錠)이 녹아내리면서 대규모 반품 사태가 벌어졌다. 당의의 기술 문제는 곧 해결되었지만, 제품 이미지에는 커다란 손상을 입었다. 마침 1962년에는 드링크제인 동인화학의 '동인구론산'과 천도제약의 '단발구론산'이 발매되어 인기를 얻고 있었다. 결국 동아제약도 이런 흐름에 따를 수밖에 없다는 결론을 내리고 1962년 8월 20ml 앰플 '박카스내복액'을 시판하게 되었다. 그러나 앰플은 파손될 우려가 높았고, 소비자로서는 앰플을 개봉하는 것도 불편했다. 심지어 주사제로 착각을 하여 주사액으로 사용하는 해프닝까지 발생하였다. 드링크제로 바꿀 필요가 있었는데, 문제는 그에 필요한 막대한 재원을 어떻게 조달할 것인가에 있었다. 때마침 산업은행의 융자가 이루어졌고, 1963년 4월 100ml '박카스디'가 시판되기 시작했다. 이로써 박카스정, 박카스내복액, 박카스디 등 세 종류의 박카스가 생산되었고, 이와 더불어 동아제약은 대량 광고와 대량 판매에 나섰다.

박카스의 주요 광고 콘셉트는 '생명력'과 '젊음'이었는데, 그밖에도 식욕 증진, 피로회복, 음주 전후 해독, 피부 미용, 간장기능 강화, 연탄가스 중독 해독에 이르기까지 가히 만병통치약 수준의 약효를 선전하였다.[70] 박카스가 내세우는 젊음, 활력, 전투 등의 이미지는 "일하는 기쁨과 보람을 주는" 사회적 분위기에도 잘 부응하였다.[71] 1963년에 박카스디는 1,423,393병을 생산했는데, 1970년에는 76,162,998병 생산으로 무려 54배 신장하였다. 같은 기간 매출 역시 3,638만 원에서 24억 2,596만 원으로 67배 증가하였다.[72]

1966년 박카스디의 생산 실적은 국내 전체 의약품 생산 실적의 10%대를 넘기 시작했고, 1967년에는 17억 1,273만 원의 실적으로 국내 전체 의약품 생산 실적 125억 2,496만 원의 13.7%를 차지하였다. 단일품목으로 국내 제약시장을 석권하였고, 이러한 상황은 1970년대와 1980년대 초까지 지속되었다.[73]

1960년대 중반에 접어들면서 난립하던 제약업체들이 점차 정비되었다. 1964년 482곳에 이르던 업체 수는 1966년

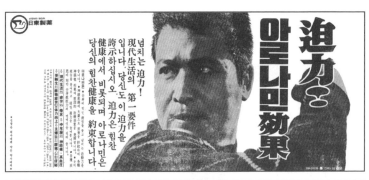

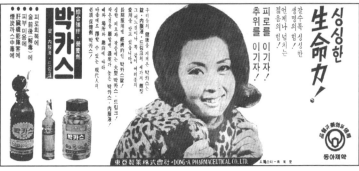

아로나민 광고, 『경향신문』, 1968.2.26(위)
박카스 광고, 『경향신문』, 1964.12.19(아래)

349곳, 1970년에는 286곳으로 감소되었다. 특히 1967년에 이르러 대규모 시설을 갖춘 업체가 늘어나면서 약품 생산의 과점 현상이 나타났다. 1970년대에 접어들면 제약회사들 사이의 격차는 더 벌어져 10억 원 이상 생산하는 28개 업체의 생산액이 1,190억 원을 기록, 전체의 82%를 차지하게 되었다.

박카스디의 성공은 강한 체력을 요구하던 당시의 사회 풍조와도 잘 맞아떨어졌다. 박정희 군사정부의 개발독재와 더불어 시작된 잘살기운동과 수출역군의 체력을 뒷받침하기 위해서는 하루하루 쌓인 피로를 회복하고 장시간 노동을 지탱해줄 각성제가 필요했다. 체력과 의지의 경쟁에서 성공하기 위한 강인한 체력을 만들어준다는 것은 일종의 과장 광고였다. 다만 박카스디에는 카페인 성분을 통한 각성 효과가 있었는데, 장시간 노동을 견뎌야 했던 노동자들에게 폭발적인 인기의 요인이었다.[74]

보건사회부가 작성한『보건사회통계연보』에 나타난 국내 의약품 생산량을 살펴보면, 1960년대 이후 비타민이 국내 제약업계에서 차지하는 위상을 살펴볼 수 있다. 1958년 국산 항생제가 시판된 이래로 1960년대에는 1961년 단 한 차례를 제외하고 항생제 생산은 부동의 1위를 차지하였다. 해마다 순위상의 변경이 있었지만, 총액 기준으로 보면 대체로 항생제, 소화제, 자양강장제, 해열진통제, 비타민제 순이었다고 볼 수 있다. 1위와 5위의 격차가 2.3배 정도로 품목별 생산량의 격차는 그다지 크지 않았음을 알 수 있다.

〈표 3〉 1960년대 국내 의약품 생산 추세   단위: 천 원

연도	항생물질	소화기계	자양강장	중추신경	비타민제
1960	242,096	233,105	102,987	143,075	81,326
1961	324,837	335,621	245,786	211,350	147,295
1962	576,255	500,745	228,913	314,614	255,459
1964	1,081,866	969,633	977,182	877,005	573,814
1966	1,713,105	1,166,370	619,574	813,037	651,904
1968	3,898,136	2,569,508	2,827,917	1,569,083	1,219,196
1969	4,628,779	3,377,159	3,603,593	2,535,555	2,271,630
1970	6,783,607	4,682,715	4,653,166	3,467,517	3,338,236

• 보건사회부, 『보건사회통계연보』(1960-1970) 중 국내 생산액 상위 5개 품목에 한해서 통계를 작성하였다.

1970년대에도 국산 의약품의 생산액 순위는 1960년대와 다르지 않았다. 다만 1위와 5위의 격차가 점차 커져 1위 항생제와 5위 비타민의 격차는 4배 이상으로 벌어졌다. 이러한 현상은 1980년대 중반까지 유지되었는데, 그 후로는 줄곧 5위를 자리를 고수해왔던 비타민이 순환계용약과 외피용약 등에 그 자리를 내주기 시작하였다. 1980년대 중반 이후 비타민의 생산 비중은 점차 줄어들었고, 1990년대 중반 이후로는 비타민 생산액은 10위권 밖으로 강등되었다.[75]

나가며

해방 이후 한국경제는 식민통치와 전쟁의 폐허 속에서 구
호물자와 원조품에 의존할 수밖에 없었다. 제약업계 역시 군
수물자 납품과 구호물자의 분배 속에서 살길을 모색해야 했다.
1940-1950년대 공급 위주 의약품정책은 도매상 위주의 의약
품시장을 형성하게 했고, 수입 의약품의 비중이 높아짐에 따라
도매업자 위주로 유통구조가 형성되었다. 또한 병원과 의료진
의 부족으로 인해 일반인들은 매약과 같은 일반의약품에 대한
의존도가 높을 수밖에 없었다. 이에 따라 의약품의 원료와 완
제품을 장악한 도매업자의 역할과 규모는 커진 데 비해, 제약
업자와 소비자의 요구는 상대적으로 위축되어 있었다.

1950년대 중반 이후 제약업계의 새로운 전환점은 ICA의
원조였다. ICA 원조는 소수 특정업체에 배정되어 각종 특혜 시
비와 각종 이해단체의 이합집산 등 사회문제를 가져왔다. 그러
나 ICA는 제약업계에 원료와 설비자금 등을 원조하였고, 제약
업계는 자본과 선진기술을 도입하여 의약품의 대량 생산 시대
로 진입할 수 있는 여건을 마련하였다. 정부는 의약품의 국산
화를 유도하였고 제약업계는 스트렙토마이신, 페니실린, 테라
마이신, 네오살바르산 등 항생제 생산을 통해 당시 최대 수입
의약품을 상당 부분 대체할 수 있었다. 다른 한편 1960년대 들
어서면서 제약업계는 이미 포화상태에 이른 항생제와 같은 전
문의약품의 생산만으로는 수지타산을 맞출 수 없었다. 의약품

의 대량 생산이 가능해지면서 대량 판매와 대량 소비를 촉진시킬 신제품을 필요로 했다. 제약업체는 기존 소규모 가내수공업 형태의 매약업체들이 생산해왔던 소화제나 감기약과 더불어 비타민제, 자양강장제 등 대량 생산과 대량 소비에 적합한 품목에 주목했다. 제약업체들이 이들 일반의약품시장에 관심을 가진 것은 기존 매약시장에서 보여준 시장의 잠재력을 충분히 인식하고 있었기 때문이었다. 개항 이후 '근대화된' 매약시장이 1950년대 중반 이후 최첨단 장비와 기술을 가진 '현대화된' 일반의약품시장으로 변모해나갔다.

특히 비타민과 자양강장제는 해방과 전쟁 이후 구호물자를 통해 사람들에게 익숙한 제품이기도 했다. 비타민과 자양강장제로 영양결핍을 만회할 수 있다는 신념도 비타민과 자양강장제의 성공을 뒷받침했다. 제약업체는 생소한 브랜드의 의약품을 소비자가 구매하도록 하기 위해서 광고를 통해 친숙도를 높이고, 기존의 도매업 위주의 유통구조를 개선해야 했다. 1960년대부터 TV방송에까지 약 광고가 등장하면서, 제약업체는 TV를 중심으로 신문, 잡지, 라디오, 극장, 옥외광고 등을 통해 매출의 절대 다수를 광고에 투자했다. 아울러 소비자의 접근도를 높이기 위해 전문특약점이나 소매약국 등에 의약품을 납품하여 유통구조를 개선하였다. 이를 통해 감기약, 소화제, 활성비타민제제 등 일반의약품시장은 점차 확대되었다. 그중에서도 비타민제제와 자양강장제의 시장은 폭발적 수준으로 늘어났다. 특히 1960년대 수출주도형 산업으로 개편되면서 국민들은 새벽부터 저녁까지 수출역군의 역할을 담당하였고, 비타민과 자양강장제는 그들에게 피로를 개선하고 활력을 가져다주는 필수품으로 사회적 분위기에 호응하였다. 일반의약품시장의 확대 과정에서 제약업체도 우후죽순으로 늘어났다. 그러나 몇몇 인기품목의 과점 현상이 뚜렷해지면서 제약업체는 스스로 구조조정 국면을 맞이하였다.

1960년대는 한국 제약업계의 구조개혁기였다. 전후 수입 의약품시장을 국산 의약품으로 대체해나갔고, 대량 생산에 기반하여 대량 소비품목이 고안되었다. 조국 근대화에 따른 산업 역군들의 피로회복을 뒷받침할 새로운 수요가 창출되기 시작했다. 산업역군들이 피로해질수록 건강에 대한 욕망은 비대해졌다. 비타민제제와 자양강장제 두 시장은 폭발적으로 늘어났고, 한두 개의 히트상품만으로도 제약업계는 비약적으로 성장할 수 있었다. 이에 따라 도매상 위주의 유통시장이 소매약국 중심으로 개편되었다. 반면 전문의약품 위주의 의약품 생산과 마케팅에 적극적이지 않은 소규모 제약업체는 경쟁에서 살아남기 어려웠다. 제약업체들은 살아남기 위해 유행하는 품목을 쫓아 비슷비슷한 일반의약품을 양산하였다. 한두 가지 일반의약품만 성공시키면 업계에서 살아날 수 있다는 경영 방식은 업계의 성공 신화 이면에 깔려 있는 공공연한 비밀이었다. 이 같은 제약업계의 생존 방식은 세계시장에서 경쟁력을 갖지 못하는 근본적인 한계를 내포한 것이기도 했다.

13

근대사회와 술

신경림 시에 나타난 술의 의미

이병훈

들어가며

이 글의 목적은 신경림 시에 나타난 술의 의미를 분석하는 것이다. 이 글의 의미는 두 가지로 요약할 수 있는데, 그중 하나는 신경림의 1960년대 초기 시부터 2000년대 초 후기 시에 이르기까지 전 작품에서 술이 어떤 의미를 지니고 있었는지를 보여주는 데 있다. 이 주제에 대한 기존의 연구는 대부분 신경림의 초기 시에 국한된 것이었다. 그래서 술의 의미가 초기 이후의 작품에서는 어떻게 변화했는지에 대한 연구는 전무하다. 그는 초기 시에서 술이라는 상징을 통해 농촌공동체의 해체 과정에서 농민들이 경험했던 암울한 분위기를 표현했을 뿐만 아니라 동시에 그들의 공동체적 결속력을 나타냈다. 하지만 근대화가 진행된 이후 1980년대에 발표된 신경림 시에서 술의 의미는 사뭇 다르게 나타난다. 술이 도시적 삶의 일상 풍경으로 바뀌게 된 것이다. 신경림 시에서 술이 다시 의미심장한 상징으로 부활

한 것은 1990년대 중반 이후에 발표된 노년의 작품들에서이다. 이 글의 두 번째 의미는 술이 지니고 있는 시적 의미의 변화가 신경림의 초기 시와 후기 시를 연결하는 중요한 단서임을 보여주는 데 있다. 필자는 1990년대 중반 이후 신경림 시에 나타난 시적 정서가 초기 시와 유사하다는 가설을 가지고 있다. 이 시기에 자주 나타나는 과거 회상이나 삶에 대한 성찰의 시가 초기 시에 등장한 공동체에 대한 그리움의 표현이라는 것이 필자의 생각인데, 신경림 시에서 술의 의미 변화를 연구하는 것이 이 가설을 증명하는 징검다리가 된다. 하지만 이 글은 다음과 같은 한계를 지니고 있기도 하다. 이 글은 신경림 시 전체를 연구 대상으로 삼고 있기 때문에 작품 분석이 제한적이고, 또 시기별 특징을 일별하는 데 그치고 있다. 이런 문제점들은 작품 분석의 방법론에 대한 의문을 낳기에 충분하다. 추후 후속 연구를 통해 보완해야 할 것이다. 그러면 먼저 신경림 시에 나타난 술의 의미에 대한 이전의 연구 성과들을 살펴보도록 하자.

신경림의 첫 시집 『농무』(1973)에 술이 자주 등장한다는 점을 상세히 언급한 이는 시인 조태일이다. 그는 「열린 공간, 움직이는 서정, 친화력」이라는 글에서 이 시집에 실린 60편의 시 중에서 "거의 절반에 가까운 25편에 술(막걸리, 소주) 마시는 이야기가" 나올 정도로 신경림 시에서 술은 소재나 의미상에서 중요한 위치를 차지하고 있다고 지적한 바 있다.[1] 조태일은 구체적으로 「파장」을 언급하면서 '노름'과 '술'이라는 상징 속에 농민들의 절망스럽고 고통스러운 모습들이 담겨져 있다고 주장한다. 이 시에는 막걸리와 소주가 각각 한 번씩 나오는데 막걸리에는 "어떤 근심이나 시름보다도 반가움, 흥겨움의 정서"가 묻어 있는 반면, 소주에는 절망과 체념이 서려 있다. 조태일에 의하면 술에 대한 이런 심상은 「오늘」이라는 시에서 더욱 두드러지게 나타난다. 그는 이 시에서 술의 이미지 속에 담긴 변화의 몸부림에 주목하고 있다. 취하면 취할수록 체념적이고 비관적인 것이 농민의 심정이지만 그 속에는 또한 현실을 극복하고 싶은 역설이 숨어 있다는 것이다. "어른들은 말할 것도 없거니와 누더기를 걸친 애들까지도 무엇 하나 제대로 이루지 못하는 답답한 현실이 빚는 울분과 비애, 체념과 자학은 술이나 노름에 기대게 되는데, 이는 현실 순응이나 굴복이 아니라 현실을 변화시켜보려는 역설적인 몸부림인 것이다."[2]

이 밖에 조태일은 『농무』에 수록된 「겨울밤」, 「원격지」, 「농무」, 「경칩」, 「실명」 등을 또 다른 예로 들고 있다. 그리고 이어서 신경림 시에 나타난 술의 의미에 대해 다음과 같이 정리하고 있다. "술은 원래 농경사회에서 공동체적인 삶을 형성하던 제천의식에서 빠질 수 없는 소중한 것이었다. 술은 신에게 바치는 거룩한 음식이었으며 공동의 화합과 결속을 다지는 역할을 했던 것이다. 이러한 본질적인 의미를 「농무」에서도 찾아볼 수 있다. 비록 술을 마시는 분위기가 울분, 비애, 고통, 자학 등의 어두운 정서를 동반하고 있지만 그것은 억눌리며 원통하게 사는 사람들끼리의 공동체적인 연대감을 느끼게 하기 때문이다. 어느 시를 보아도 혼자서 술 마시는 자리보다는 한데 어울리는 장소에서 그들의 울분과 함께 술을 서로 주고받는 모습을 주를 이룬다. 이는 독자들로 하여금 술이 퇴폐, 향락, 파멸의 의미가 아니라 어렵고 암담한 현실을 살아내기 위한 민중들의 발버둥거림의 한 모습이라는 것을 느끼게 하는 것이다."³ 신경림의 초기 시에서 술은 농촌공동체의 화합과 결속을 의미하는 하나의 상징이다. 술의 이런 의미는 시대의 암울한 분위기와 농민들의 비애 등과 겹쳐 있어 더욱 빛을 발한다. 이렇게 신경림은 술이라는 상징이 지니고 있는 복합적인 의미들을 교차시키고 있고, 독자들은 이런 복합적 이미지를 통해 당시 농촌 현실을 생생하게 이해할 수 있는 것이다. 하지만 조태일이 주장하고 있는 내용은 그가 지적한 작품들보다 오히려『농무』의 또 다른 시편인「그 겨울」이라는 작품 속에서 가장 완벽하게 구현되어 있다. 조태일은 이 작품에 대해서 이렇다 할 분석을 하고 있지 않은데, 이 글에서는 이 작품을 중심으로 술의 의미를 분석함으로써 조태일의 주장을 좀 더 구체화하려고 한다.

신경림 시에서 술이 차지하고 있는 비중에 대해 지적한 또 한 사람은『농무』를 영어로 번역한 안토니 신부(Brother Anthony)이다. 그는 이 시집의 해설에서 신경림 시에 나오는 술에 주목하면서 술의 종류, 술과 같이 먹는 음식, 즉 안주, 술을 마시는 장소, 음주 습관 등을 언급하고 있다. 그는 신경림의『농무』를 염두에 두면서 "술은 이 시들뿐만 아니라 한국인의 삶에서 큰 역할을 한다. 술은 항상 단체로 마시며, 혼자 마시는 법은 거의 없다"⁴라고 지적하고 있다. 이어 안토니는 신경림 시에 나오는 술에 대해 다음과 같이 언급하고 있다. "예전에 가장 즐겨 마시던 술은 '막걸리'였다. 이 술은 쌀로 빚는데, 하루 일을 끝낸 후 즐기기 위해서뿐만 아니라 일손을 잠시 멈출 때 기운을 돋우기 위해서도 애용되었다. 작품 속에 나오는 주된 술은 막걸리보다 상당히 세고 작은 잔에 담아 마시는 값싼 무색의 증류주 '소주'이다. 소주는 아직도 저녁때면 남자들이 모여 으레 마시곤 하는 술이다. 맥주는 한국 농촌문화의 일부가 아니었으며, 여기에 실린 시 중에서 맥주에 대한 언급이 없는 것 또한 주목할만한 점이다."[5] 안토니 신부의 지적은 신경림의『농무』를 이해하는 데 큰 도움이 된다. 하지만 "작품 속에 나오는 주된 술은 막걸리보다 상당히 세고 작은 잔에 담아 마시는 값싼 무색의 증류주 '소주'"라는 주장은 사실과 다르다. 이것은 신경림이 농촌을 떠나 도시로 삶의 터전을 옮긴 이후에 쓴 작품에 해당하는 것이다. 그리고 그의 언급은 신경림이 술을 자주 다루었다는 지적에 머물고 있을 뿐이다.

아무튼 조태일과 안토니의 지적은 신경림 시에서 술의 의미를 이해하는 데 중요한 출발점이 된다. 이 글에서 필자는 신경림의 작품 전체에서 술의 의미가 어떻게 변화했는지를 살펴보려고 한다.[6] 이를 위해서는 먼저 신경림 시집에서 술에 대해 언급한 작품들이 어느 정도이고, 어떤 작품들이 있는지를 살펴보는 것이 선행되어야 할 것이다. 이것은 이 주제에 대한 양적, 통계적 연구에 해당된다.

술을 언급한 작품 목록과 그 특징들

　신경림 시집에서 술에 대한 언급이 나오는 작품들의 목록
과 비중을 살펴보자. 먼저 『농무』의 경우이다. 이 시집에는 모
두 60편의 시가 수록되어 있는데, 31편의 시에서 술과 연관된
이미지들이 등장한다. 이 시들은 「겨울밤」, 「遠融地」, 「파장」,
「농무」, 「꽃 그늘」, 「눈길」, 「어느 8월」, 「잔칫날」, 「장마」, 「오늘」,
「산 1번지」, 「3월 1일」, 「폐광」, 「경칩」, 「장마 뒤」, 「그 겨울」, 「3월
1일 전후」, 「동면」, 「실명」, 「귀로」, 「산읍일지」, 「벽지」, 「시외버
스 정거장」, 「친구」, 「시제」, 「전설」, 「우리가 부끄러워해야 할 것
은」, 「친구여 네 손아귀에」, 「해후」, 「동행」, 「골목」 등이다. 위에
서 언급한 작품에서 술의 이미지들을 예로 들면 '술', '술집 색
시', '막걸리', '소주', '소줏집', '소주잔', '소주병', '주막', '양조
장', '해롱대다', '취하다', '술동이', '술주정', '술판', '술청', '막
소주', '대폿집', '술배달', '탁주 냄새', '선술집', '술독' 등이다.
그런데 여기서 언급한 모든 이미지들이 술과 연관된 시적 의
미를 지니고 있는 것은 아니다. 다시 말해 어떤 이미지들은 신
경림 시에서 술의 의미를 이해하는 열쇠가 되지 않는다. 가령,
「3월 1일」이라는 시에 나오는 "복덕방에서 이발소에서 소줏집
에서"의 '소줏집'은 단순한 장소를 의미하는 것이지 여기서 술
의 특별한 의미를 찾기는 어렵다. 이것은 「눈길」에서도 같다.
그리고 「벽지」의 "행길 건너 술집"이나 「시외버스 정거장」의
"삼거리에서 주막을 하는 여인", 「우리가 부끄러워해야 할 것

은」의 "아니면 소줏집 통걸상에서"도 술과 연관된 특별한 의미
가 있다고 보기 어렵다. 이렇게 보면 위에서 언급한 31편의 시
중에서 5편은 제외된다. 그러면 나머지 시편들이 26편인데, 이
것은 작품을 구체적으로 밝히고 있지는 않지만 조태일이 지적
한 편수와 일치한다.

『농무』는 시인이 고향과 주변을 떠돌아다니면서 살아온
경험을 정리한 시집이다. 이에 반해『새재』(1979)는 시기적으로
시인이 서울로 거처를 옮긴 후 쓴 작품들을 모은 것이다.[7] 하지
만『새재』를 읽어보면 시인이 서울로 생활터전을 옮겼지만 농
촌과의 연계가 지속되고 있다는 사실을 알 수 있다.『새재』에는
장시「새재」를 제외하고 모두 32편의 시가 수록되어 있는데, 이
중에서「어허 달구」,「돌개바람」,「東海紀行」,「나는 부끄러웠다
어린 누이야」,「친구여」,「奧地日記」,「나루터 日記」,「어느 장
날」등 8편의 시에서 술을 의미 있게 다루고 있다. 이상에서 알
수 있듯이 시인이 농촌과의 연계성을 유지하고 있었던『농무』,
『새재』에는 술과 관련된 작품들이 많은 비중을 차지고 있다. 시
집에서 이런 시들이 차지하고 있는 비중을 따지는 것이 어떤
의미가 있을지 모르겠지만『농무』에는 41.6%,『새재』에는 25%
의 비중으로 술과 관련된 작품이 수록되어 있다.

이에 비해 61편의 시가 수록되어 있는『달 넘세』(1985)에
는 5편의 시만이 술을 다루고 있어 그 비중이 8.1%에 불과
하다.「물명주 열두 필」,「강길1」,「감나무」,「함경선」,「당신에게
서 밤벌레소리를」이 그것이다. 한편 53편이 수록된『가난한 사

랑노래』(1988)에는 「너희 사랑」, 「벽화」, 「상암동의 쇠가락」, 「망월」, 「산동네 덕담」, 「중복」, 「섬진강의 뱃사공」, 「홍천강」, 「올해 겨울」 등 모두 9편에서 술에 관한 언급이 나오며, 그 비중은 16.9%이다. 『달 넘세』와 『가난한 사랑노래』에 실린 작품들의 내용은 대부분 1980년대 한국사회의 민주화, 산업화, 통일 등 사회정치적인 문제들을 다루고 있다. 다시 말하면 이 시집들은 『농무』, 『새재』와 같이 농촌과의 연계성이 강하지 않다는 말이다. 이와 더불어 술의 의미 또한 많은 변화가 생긴다. 『농무』가 술의 복합적 의미들, 즉 시대의 암울한 분위기와 농민들의 비애뿐만 아니라 농촌공동체의 화합과 결속을 동시에 보여주었다면 『달 넘세』, 『가난한 사랑노래』에서 술은 주로 가난한 사람들의 고단한 삶이 배어 있는 풍경 정도에 머문다.

이런 경향은 『길』(1990), 『쓰러진 자의 꿈』(1993)에서도 계속 이어진다. 『길』에는 66편의 시가 수록되어 있는데, 이 중에서 술을 언급하고 있는 작품은 「푸른 구렁이」, 「장화와 구두」, 「꿈의 나라 황지에서」, 「간이역」, 「줄포」, 「게으른 아낙」 등 고작 6편에 불과하다. 그 비중은 9%이다. 그리고 『쓰러진 자의 꿈』에 수록된 시 66편 중에서 「행인」, 「파주의 대장장이를 만나고 오며」, 「大雪前」, 「별」, 「봄날」, 「고향에서 하룻밤을 묵으며」, 「자리 짜는 늙은이와 술 한잔을 나누고」 등 7편이 술에 대해 언급하고 있고, 그 비중은 10.6%이다.

신경림 시에서 술이 가난한 사람들의 삶과 연관된 이미지에서 노년의 풍경, 삶의 마지막 고살 풍경으로 바뀐 것은 『쓰러진 자의 꿈』에서부터이다. 이것은 시인이 노년에 접어든 것과 무관하지 않다. 특히 「봄날」이 그러한데, 이런 점에서 보면 「고향에서 하룻밤을 묵으며」, 「자리 짜는 늙은이와 술 한잔을 나누고」도 같은 맥락에서 이해할 수 있다. 이런 변화는 이후 시집에서 더욱 두드러진다. 『어머니와 할머니의 실루엣』(1998), 『뿔』(2002)이 그것인데, 특이한 것은 이 시집들에서 술을 언급한 시편들이 다시 늘고 있다는 사실이다. 『어머니와 할머니의 실루엣』은 62편 중 「아버지의 그늘」, 「세월이 참 많이도 가고」, 「별」, 「마을버스를 타고」, 「南道路室」, 「그녀네 집이 너무 멀어서」, 「마른 나무에 눈발이 치는 날」, 「노을 앞에서」, 「귀성 열차」, 「이제 이 땅은 썩어만 가고 있는 것이 아니다」, 「長大鐵道」, 「友君酒店小조」, 「간이주점 '타까라야' 처마 밑에서」 등 13편이 술을 언급하고 있으며, 그 비중은 20.9%에 이른다. 그리고 시집 『뿔』에서도 55편 중 「특급열차를 타고 가다가」, 「陋巷遙(누항요)」, 「아름다운 열차」, 「비에 젖는 서울역」, 「걸인행3」, 「편지」, 「강 저편」, 「까페에 앉아 K331을 듣다」, 「꿈」, 「신의주」, 「추석」 등 11편이 술에 대해 언급하고 있고, 그 비중은 20%이다.

이 두 시집에서 술은 주로 노년의 삶과 관계가 있다. 이 시기 신경림 시의 화자는 특별히 소일거리를 찾지 못하고 세상을 관조하거나 떠돌아다닌다. 이런 화자에게 술은 노년의 삶을 장식하는 하나의 상징이 된다. 그리고 시인은 과거에 대한 회상을 할 때 술이라는 이미지를 자주 사용한다. 『어머니와 할머니의 실루엣』과 『뿔』에서 술을 언급한 작품이 많아진 것은 이런

점과 관련이 있다. 예컨대『어머니와 할머니의 실루엣』 중에서
「아버지의 그늘」,「세월이 참 많이도 가고」,「마을버스를 타고」
등 그리고『뿔』에서 「편지」,「강 저편」 등이 이에 해당된다. 그
런데 여기서 중요한 사실은 과거에 대한 회상이 저승으로 먼저
떠난 가족을 그리워하는 내용이고, 그것이 정서적으로는 농촌
에 뿌리를 둔 가족공동체의 화목함, 결속과 밀접하게 연결되어
있다는 점이다. 이렇게 보면 이 두 시집에서 술을 언급한 시편
이 많아진 것은 시인이 정서적으로 가족공동체에 대한 그리움
을 표현하고 있기 때문이라고 할 수 있다. 그렇다면 신경림 시
에서 술의 의미가 어떤 과정을 거쳐 변화했는지 대표적인 시편
들을 중심으로 분석해보도록 하자.

농민의 설움과 농촌공동체의 결속

『농무』에 나오는 시 중에서 술을 의미 있게 언급하고 있는
작품들은 무기력하고 절망적인 농촌 분위기와 풍경(「파장」,「꽃
그늘」,「오늘」,「실명」), 답답하고 고달픈 인생들의 삶의 풍경(「농
무」), 분노와 설움의 표현(「폐광」), 농촌공동체적 결속(「그 겨울」)
등을 노래하고 있다. 이 중에서 가장 많이 나오는 것은 술을 통
해 농촌의 절망적인 분위기와 풍경을 전달하는 시편들이다. 다
음의 시가 대표적인 작품 중 하나이다.[8]

국수 반 사발에

막걸리로 채워진 뱃속

농자천하지대본

농기를 세워놓고

면장을 앞장 세워

이장집 사랑 마당을 돈다

나라 은혜는 뼈에 스며

징소리 꽹과리소리

면장은 곱사춤을 추고

지도원은 벅구를 치고

양곡증산 13.4프로에

칠십 리 밖엔 고속도로

누더기를 걸친 동리 애들은

오징어를 훔치다가

술동이를 엎다

용바위집 영감의 죽음 따위야

스피커에서 나오는

방송극만도 못한 일

아낙네들은 취해

안마당에서 노랫가락을 뽑고

처녀들은 뒤울안에서

새 유행가를 익히느라

목이 쉬어

펄럭이는 농기 아래

온 마을이 취해 돌아가는

아아 오늘은 무슨 날인가

무슨 날인가

－「오늘」전문

「오늘」에서 술은 당시 농민들이 느꼈던 암울한 분위기를 표현하는 상징이다. 모든 것이 산업화 위주로 돌아가던 시절, 농촌 사람들은 고향을 등지고 도시로 향한다. 정부 주도로 농촌 근대화가 시작되지만 막상 시골에 남아 있던 이들에게 삶의 희망은 없다. 여기서 술은 고픈 배를 채우는 음식이 되거나("국수 반 사발에 / 막걸리로 채워진 뱃속"), 암울한 농촌 분위기를 노골적으로 드러내며("용바위집 영감의 죽음 따위야 / 스피커에서 나오는 / 방송극만도 못한 일 / 아낙네들은 취해 / 안마당에서 노랫가락을 뽑고"), 농촌공동체의 몰락을 암시하기도 한다("펄럭이는 농기 아래 / 온 마을이 취해 돌아가는"). 이런 상징의 표현은 「꽃 그늘」에서 절정에 달하는데, "소주잔에 떨어지는 / 살구꽃잎"의 처연함이 그것이다. 다음 「꽃 그늘」의 전문을 보자.

소주병과 오징어가 놓인

협동조합 구판장 마루

살구꽃 그늘.

옷섶을 들치는

바람은 아직 차고

'건답직파' 또는

'농지세 1프로 감세'

신문을 뒤적이는

가난한 우리의 웃음도

꽃처럼 밝아졌으면.

소주잔에 떨어지는

살구꽃잎.

장터로 가는 조합 마차.

　이 시는 농촌 근대화가 시작되던 당시 분위기를 잘 반영하고 있다. '건답직파'니 '농지세 1프로 감세'니 하는 구호가 거창하지만 농촌 분위기는 썰렁하기 그지없다. 희망은 온데간데없고 "소주병과 오징어가 놓인 / 협동조합 구판장 마루"엔 살구꽃 그늘만이 드리울 뿐이다. 밝은 살구꽃처럼 가난한 사람들의 웃음도 활짝 폈으면 하고 바라지만 "소주잔에 떨어지는 / 살구꽃잎"이라는 시구에서 보듯 결국 그 희망마저 꺾이고 만다. 여기서 술의 이미지는 "떨어지는 살구꽃잎"으로 인해 더욱 절망적인 분위기를 연출한다. 결국 희망을 잃은 농촌사람들이 기댈 수 있는 것은 매일같이 반복되는 술타령뿐이다. 하지만 신경림은 술을 통해 농촌공동체의 결속을 상징화하기도 한다. 다음 시는 「그 겨울」의 전문이다.

진눈깨비가 더욱 기승을 부리는 보름께면
객지로 돈벌이 갔던 마찻집 손자가
알거지가 되어 돌아와 그를 위해
술판이 벌어지는 것이지만
그 술판은 이내 싸움판으로 변했다.
부락 청년들과 한산 인부들은
서로 패를 갈라 주먹을 휘두르고
박치기를 하고 그릇을 내던졌다.
이 못난 짓은 오래가지는 않아
이내 뉘우치고 울음을 터뜨리고
새 술판을 차려 육자배기로 돌렸다.
그러다 주먹들을 부르쥐고 밖으로 나오면
식모살이들을 가 처녀 하나 남지 않은
골짜기 광산 부락은 그대로 칠흑이었다.
쓰러지고 엎어지면서 우리들은
노래를 불러댔다. 개가 짖고 닭이
울어도 겁나지 않는 첫새벽
진눈깨비는 이제 함박눈으로 바뀌고
산비탈길은 빙판이 저 미끄러웠다.

이 작품에서 술은 세 가지 역할을 한다. ① "객지로 돈벌이 갔던 마찻집 손자가 / 알거지가 되어 돌아와 그를 위해" 자리를 마련하는데, 여기서 술은 공동체의 한 식구가 당한 불행한 일을 위로하기 위한 수단이 된다. 동네사람들은 술판을 통해 서로의 동질의식을 확인하는 것이다. ② 하지만 "그 술판은 이내 싸움판으로 변했다. / 부락 청년들과 한산 인부들은 / 서로 패를 갈라 주먹을 휘두르고 / 박치기를 하고 그릇을 내던"진다. 여기서 술은 사람들을 흥분시키고 무질서하게 만드는 촉매제 역할을 한다. 평소에 얌전했던 이들도 술이 들어가면 사소한 말 한마디에도 폭발하고 마는 것이다. ③ 그리고 마지막으로 술은 "이 못난 짓"을 뉘우치고 다시 화해를 하는 계기가 된다. 이로써 그들은 더 강한 동질감을 형성하고 칠흑 같은 광산 부락에서 "쓰러지고 엎어지면서…… / 노래를 불러"댄다. 술이 있어서 그 화해는 더욱 쉽게 이루어지고 그들의 결속 또한 강해지는 것이다. 이 과정에서 시인은 진눈깨비를 교묘하게 함박눈으로 바꿔치기 한다. 이것은 술이라는 상징이 '위로 → 다툼 → 화해'의 의미로 변화하고 있다는 점을 절묘하게 표현하고 있다. 「그 겨울」에서 술의 의미 변화는 까칠한 진눈깨비와 포근한 함박눈의 대비를 통해 더욱 강조되고 있는 것이다.

『농무』에 나오는 다른 시편들에서도 이런 경우를 자주 발견할 수 있다. 신경림의 초기 시에 등장하는 술 마시는 사람들의 형상은 거의 다 친구, 동네사람들과 같은 집단으로 표현된다. 예컨대 다음의 시들을 보도록 하자.

못난 놈들은 서로 얼굴만 봐도 흥겹다

이발소 앞에 서서 참외를 깎고

목로에 앉아 막걸리를 들이켜면

모두들 한결같이 친구 같은 얼굴들

호남의 가뭄 얘기 조합빚 얘기

약장수 기타소리에 발장단을 치다 보면

왜 이렇게 자꾸만 서울이 그리워지나

어디를 들어가 섰다라도 벌일까

주머니를 털어 색싯집에라도 갈까

학교 마당에들 모여 소주에 오징어를 찢다

어느새 긴 여름해도 저물어

고무신 한 켤레 또는 조기 한 마리 들고

달이 환한 마찻길을 절뚝이는 파장

―「파장」 전문

징이 울린다 막이 내렸다

오동나무에 전등이 매어달린 가설무대

구경꾼이 돌아가고 난 텅 빈 운동장

우리는 분이 얼룩진 얼굴로

학교 앞 소줏집에 몰려 술을 마신다

답답하고 고달프게 사는 것이 원통하다

―「농무」 일부

그날 끌려간 삼촌은 돌아오지 않았다.

소리개차가 감석을 날라 붓던 버력더미 위에

민들레가 피어도 그냥 춥던 사월

지까다비를 신은 삼촌의 친구들은

우리 집 봉당에 모여 소주를 켰다.

　－「폐광」 일부

해만 설핏하면 아랫말 장정들이

소주병을 들고 나를 찾아왔다.

창문을 때리는 살구꽃 그림자에도

아내는 놀라서 소리를 지르고

막소주 몇 잔에도 우리는 신바람이 나

방바닥을 구르고 마당을 돌았다.

　－「실명」 일부

　「파장」에서 보듯이 목로에 앉아 막걸리를 마시는 사람들은 "모두들 한결같이 친구 같은 얼굴들"을 하고 있는 동료들이다. 그들은 마을 이곳저곳을 돌아다니며 오징어 안주에 소주를 들이킨다. 「농무」에서도 그들은 "답답하고 고달프게 사는 것이 원통하다"며 "학교 앞 소줏집에 몰려 술을 마신다." 「폐광」은 어떠한가. 끌려간 삼촌 소식에 애가 닳아 "지까다비를 신은 삼촌의 친구들은 / 우리 집 봉당에 모여 소주를" 켠다. 그리고 「실명」에서는 "막소주 몇 잔에도 우리는 신바람이 나 / 방바닥을 구르고 마당을" 돈다. 이렇게 신경림 시에 등장하는 술 마시는 사람들은 혼자가 아니다. 이것은 술이 공동체의 결속을 매개하고 있다는 것을 의미한다. 술은 가난한 농민들이 운명공동체라는 사실을 확인시켜주며(「파장」), 고달픈 삶이 원통하다는 것을 함께 느낄 수 있는 감정공동체임을 깨닫게 해준다(「농무」). 그뿐만이 아니다. 삼촌 친구들은 술을 먹으며 끌려간 삼촌을 가족같이 걱정하고(「폐광」), 친구들은 술을 먹고 함께 신명을 나눈다(「실명」). 이것은 신경림이 술을 통해 농촌공동체의 운명과 결속을 표현하고 있다는 것을 의미한다. 시인에게 술이라는 상징은 공동체를 구성하고 유지하는 중요한 매개물이었던 것이다.

가족공동체에 대한 그리움

『새재』를 거쳐『달 넘세』,『가난한 사랑노래』,『길』을 보면 시 속에서 술은 어느덧 농촌공동체의 설움이나 결속과는 거리가 멀어진다. 이들 시집에서 술은 주로 민중들의 고단한 삶과 관련이 있는 이미지로 사용되고 있다. 가령『가난한 사랑노래』에 수록된「너희 사랑」,「상암동의 쇠가락」,「망월」,「산동네 덕담」,「중복」,「섬진강의 뱃사공」,「홍천강」 같은 작품들 속에 나오는 술이 그렇다. 이런 점은『길』과『쓰러진 자의 꿈』에서도 계속 이어진다.『길』에 나오는「장화와 구두」,「꿈의 나라 황지에

서」, 「간이역」, 「줄포」에서 술은 광부, 뱃사람, 서민들의 애환이
깃든 음식으로 나온다. 예를 들면 "탄가루 안주해서 소주를 마
시고"(「장화와 구두」), "때와 먼지에 전 술상에는 / 부지런히 소주
주발을 들어올리는 / 광부들보다도 먼저 취했다"(「꿈의 나라 황지
에서」), "뱃사람들은 때도 시도 없이 술이 취해"(「간이역」), "막걸
리 한 주전자씩을 들고 와 / 마른 북어를 안주로 꺼내놓고 한마
디한다 / 술집에서 사람들은 나그네더러도 말한다"(「줄포」)와 같
은 구절들이 그것이다. 그리고 『쓰러진 자의 꿈』에서는 여기에
세월의 흔적이 쌓이기 시작한다. 이 시집은 노년의 길목에 들
어선 시인이 삶을 관조하는 시편들을 여럿 수록하고 있다. 가
령 「봄날」, 「고향에서 하룻밤을 묵으며」, 「자리 짜는 늙은이와
술 한잔을 나누고」 등에는 노년의 삶의 풍경을 의미하는 술의
이미지들이 등장한다. 다음은 「봄날」의 전문이다.

아흔의 어머니와 일흔의 딸이

늙은 소나무 아래서

빈대떡을 굽고 소주를 판다

잔을 들면 소주보다 먼저

벚꽃잎이 날아와 앉고

저녁놀 비낀 냇물에서 처녀들

벌겋게 단 볼을 식히고 있다

벚꽃무더기를 비집으며

늙은 소나무 가지 사이로

하얀 달이 뜨고

아흔의 어머니와 일흔의 딸이

빈대떡을 굽고 소주를 파는

삶의 마지막 고샅

북한산 어귀

온 산에 풋내 가득한 봄날

처녀들 웃음소리 가득한 봄날

이 작품은 내용이나 형식면에서 이후에 발표된 「어머니와 할머니의 실루엣」과 흡사하다. 「봄날」은 "아흔의 어머니와 일흔의 딸"을 그와 대비되는 이미지와 병렬적으로 배치함으로써 노년의 삶의 의미를 되돌아보고 있는 작품이다. 가령 '아흔의 어머니와 일흔의 딸', '늙은 소나무', '하얀 달'은 '벚꽃잎', '처녀들', '벌겋게 단 볼', '벚꽃무더기', '풋내 가득한 봄날', '처녀들 웃음소리'와 상반된 이미지들이다. 신경림은 이렇게 대조적인 이미지들을 병치시킴으로써 생명의 섭리, 삶과 죽음의 윤회를 이야기하고 있다. 그런데 이 시에서 소주는 특별한 시적 의미가 있다기보다 노년의 삶을 관조하는 동기 역할을 하고 있다. 화자가 북한산 어귀에서 빈대떡과 소주를 팔고 있는 "아흔의 어머니와 일흔의 딸"을 관찰하게 된 계기는 그곳에서 소주를 먹었기 때문이다.

신경림 시에서 술이 다시 의미심장한 시적 의미를 회복하는 것은 『어머니와 할머니의 실루엣』과 『뿔』에서이다. 시인은 이 두 시집에서 특히 과거를 회상하는 작품들을 많이 선보이고 있는데, 과거에 대한 회상은 가족이나 친구에 대한 그리움과 연민, 가난했지만 정이 있었던 시절에 대한 동경을 담고 있다. 여기서 술은 과거로 떠나는 기억의 여행에서 빠질 수 없는 단골메뉴로 등장한다. 『어머니와 할머니의 실루엣』의 「아버지의 그늘」, 「세월이 참 많이도 가고」, 「별」, 「마을버스를 타고」 등 그리고 『뿔』의 「편지」, 「강 저편」 등이 이에 속하는 대표적인 작품들이다. 이렇게 과거를 회상하는 시들 속에서 술이 빈번히 나오는 것은 초기 시집 『농무』에 있는 작품들을 떠올리게 한다. 다시 말해 『농무』와 『어머니와 할머니의 실루엣』, 『뿔』 사이에 어떤 유사성이 있다는 말이다. 신경림 시에서 술이 가장 많이 나오는 시집은 앞서도 지적했듯이 농촌공동체의 설움와 결속을 노래한 『농무』이다. 그 후 신경림 시에서 술이 등장하는 작품들은 줄어들었고 그 의미도 약해졌다. 하지만 과거를 회상하는 작품이 다수 수록된 『어머니와 할머니의 실루엣』과 『뿔』에서 다시 술이 등장하는 작품의 빈도수가 늘어나고 있고, 그 의미도 달라졌다. 그것은 신경림이 회상하는 과거의 독특함 때문이라고 할 수 있다. 신경림이 되살리고 있는 과거는 가난했지만 같이 몰려다니며 슬픔과 기쁨을 나누었던 공동체의 시공간이다. 이 세계는 비록 과거의 것이기는 하지만 정서적으로 『농무』의 세계와 공통점들이 있다고 할 수 있다. 이런 점들이 잘 나타나 있는 작품을 분석해보자. 「세월은 참 많이도 가고」가 대표적인 예이다.

충무로 사가 파출소 옆

지금 우리가 노래를 부르고 있는 이 노래방은

내가 유단뽀를 끌어안고 누워 카와까미 하지메의

『가난 이야기』를 읽던 6조 다다미방이다

50년대 중엽, 통금 사이렌 소리에 맞추어

을지로를 지나는 마지막 전차가 경적을 울리고

단팥죽 사려 소리가 사라지던 골목

사람들의 왕래가 뜸한 적막한 거리에는

한보사태에 대통령 아들의 비리와

주체사상 망명의 속보들이 어지럽다

가까이 앉은뱅이 악사의 '며칠 후'를 외는 소리

소주방에서 몰려나오며 거는 핸드폰 소리

…… 세월이 참 많이도 흘렀다

모차르트나 브람스를 듣고 나서

몰려가 좁쌀술들을 마시던 시장바닥

파고다공원 뒤 관훈동, 아직도

빌딩의 숲속에 그루터기로 남은 50년대의 그 목로로

민예총 문예아카데미 시간 전 나는 혼자서

천원짜리 추탕을 먹으러 간다

들떠서 새 세상을 얘기하던 좁은 길에

꿈 대신 들어찬 승용차들

빌딩의 높은 벽 멀티비전의 어지러운 상품광고

길가에 나앉은 늙은 약장수들

추탕 국물을 묻힌 초췌한 수염

발에 밟히는 대통령 퇴진을 요구하는 전단들

…… 세상이 참 많이도 바뀌었다

홍은동 산동네는 내가 60년대 말

사글세를 살던 곳

공동수도에서 물을 받아 지고 층계를 올라가면

아이를 업은 아내가 덜 마른 연탄에 불을 붙이고 있었지

그래도 문간에 섰던 한그루 자목련

그 자리엔 스무층짜리 오피스텔이 섰다

감옥에 간 친구가 넘겨주고 간 책을 읽고 또 읽으며

야윈 주먹을 부르쥐던 그 옛집터 이층에서

피처로 생맥주를 마시며 지금 나는

감옥에서 나와 중국을 다녀온

친구와 마주앉았다

– 「세월은 참 많이도 가고」 일부

이 작품은 과거와 현재를 비교하면서 세월의 의미와 지금 현실을 살고 있는 우리가 "얻은 것은 무엇이고 / 잃은 것은 무엇 인가"를 되묻고 있다. 1연에서 "유단뽀를 끌어안고 누워 카와 까미 하지메의 /『가난 이야기』를 읽던 6조 다다미방"과 "50년대 중엽, 통금 사이렌 소리에 맞추어 / 을지로를 지나는 마지막 전

차가 경적을 울리고 / 단팥죽 사려 소리가 사라지던 골목"은 과거를 상징하는 공간이다. 이 공간들은 모두 조용하고 고요하다는 특징을 지니고 있다. 이에 반해 현재는 어지럽고 시끄럽다. "한보사태에 대통령 아들의 비리와 / 주체사상 망명의 속보들", "가까이 앉은뱅이 악사의 '며칠 후'를 외는 소리", "소주방에서 몰려나오며 거는 핸드폰 소리"는 매우 동적이지만 번잡하고 불편하다. 시인은 이런 대비를 통해서 현재가 과거보다 정치적으로 자유롭고 경제적으로 발전했지만 거기서 우리가 얻은 삶의 행복은 무엇이고, 우리가 잃은 소중한 것들은 무엇인지 의문을 표시한다. 신경림이 이 작품에서 과거를 공간으로, 현재를 속보와 소리로 형상화하고 있는 점도 시사하는 바가 크다. 이것은 신경림이 현재의 특징을 속도로 보고 있고, 이것이 인간이 보존해야 할 소중한 것들과 배치된다는 생각을 하고 있다는 점을 암시하고 있다. 이런 흐름은 2, 3연에서 제각기 다른 변주를 통해 이어지고 있다. 가령 2연에 나오는 "모차르트나 브람스를 듣고 나서 / 몰려가 좁쌀술들을 마시던 시장바닥", "파고다공원 뒤 관훈동, 아직도 / 빌딩의 숲속에 그루터기로 남은 50년대의 그 목로", "들떠서 새 세상을 얘기하던 좁은 길"은 모두 인간의 정과 온기가 남아 있는 추억의 공간이다. 이에 비해 "꿈 대신 들어찬 승용차들", "빌딩의 높은 벽 멀티비전의 어지러운 상품광고", "발에 밟히는 대통령 퇴진을 요구하는 전단들"은 공동체의 소중함을 해체하고 있는 탈공간이다. 3연도 마찬가지인데, "홍은동 산동네는 내가 60년대 말 / 사글세를 살던 곳"과 "스무층짜리

오피스텔"은 이런 구도의 산물이라고 할 수 있다.

위의 시에서는 이런 주제를 구성하는 매개물들 중 하나로 술이 등장하고 있다. 술은 각 연마다 한 번씩 모두 세 번 나오는데 1연의 "소주방에서 몰려나오며 거는 핸드폰 소리", 2연의 "몰려가 좁쌀술들을 마시던 시장바닥", 3연의 "야윈 주먹을 부르쥐던 그 옛집터 이층에서 / 피처로 생맥주를 마시며"가 그것이다. 1연에 나오는 것은 엄격하게 보면 술이라고 할 수 없다. 하지만 시적 정황상 소주를 마신 취객들이 자연스럽게 연상된다는 점을 감안하면 이 또한의 술의 이미지 중 하나라고 간주할만하다. 그런데 1, 3연에 나오는 술은 현재의 상황과 관련이 있고, 2연의 술은 과거와 연관되어 있다. 여기서 흥미로운 사실은 술을 마시는 상황이 모두 어울려 함께 마시는 것이지 홀로 마시는 것이 아니라는 점이다. 예컨대 1연에서 "소주방에서 몰려나오며"나 2연에서 "몰려가 좁쌀술들을 마시던", 3연에서 "피처로 생맥주를 마시며 지금 나는 / 감옥에서 나와 중국을 다녀온 / 친구와 마주앉았다"는 단체로 술을 마시거나 아니면 적어도 두 사람이 함께 술을 마시고 있는 상황을 연출한다. 이 것은 조태일이 지적한 것처럼 혼자서는 술을 마시지 않는『농무』의 세계와 유사하다. 특히 2연에 나오는 "몰려가 좁쌀술들을 마시던 시장바닥"이라는 구절은『농무』에 나오는 아무 시에나 슬쩍 끼어 넣어도 크게 어색하지 않을 것이다. 신경림은 이렇게 과거를 떠올리면서 잃어버렸던 공동체의 유대감과 결속을 그리워하고 있다. 그가『어머니와 할머니의 실루엣』과『뿔』

에서 다시 술을 자주 언급하는 것은 바로 이 때문이다. 신경림은 술을 통해 현재를 사는 우리가 잊고 사는 인간다움을 표현하고 있는 것이다. 이것은 시인이 공동체에 대한 그리움을 시적으로 형상화한 결과라고 할 수 있다.

과거를 회상하는 시편들 중에서 가족, 특히 아버지와 할머니를 떠올리는 대목에서 술이 등장하고 있다는 사실도 흥미롭다. 『어머니와 할머니의 실루엣』의 「아버지의 그늘」, 『뿔』의 「편지」, 「강 저편」이 그것인데, 그 대목은 다음과 같다.

> 툭하면 아버지는 오밤중에
> 취해서 널부러진 색시를 업고 들어왔다.
> 어머니는 입을 꾹 다문 채 술국을 끓이고
> ─「아버지의 그늘」 일부

> 아버지는 거기서도 술 마시고 마작을 하던가요? 친구들 떼로 몰고 와
> 술상 차리라고 떼쓰는 버릇도 여전하던가요?
> ─「편지」 일부

> 장되쟁이는 침방울을 튕기며 이승 얘기를 하고
> 할머니는 맞장구로 빈 잔을 채울 거야
> ─「강 저편」 일부

위 시에서 술은 모두 이승을 떠난 가족들을 떠올리는 역할을 하고 있다. 아버지는 항상 술에 취해 떼를 쓰고 마작을 하는 모습으로, 할머니는 그보다 부드러운 이미지로 그려지고 있다. 그런데 시인이 위와 같이 곁에 없는 가족들을 떠올리는 이유는 무엇일까? 그들에 대한 기억은 물론 과거에 속한 것이다. 즉, 과거의 가족인 것이다. 시인은 과거의 가족들을 자신의 시 속에 다시 불러와서 대체 무엇을 하려는 것일까? 심지어 아버지는 "일생을 아들의 반면교사로 산 아버지"인데도 말이다. 신경림은 이 시편들에서 어찌되었건 아옹다옹하며 함께 살던 그 시절의 가족에 대한 진한 그리움을 담고 있다. 그것은 과거이기는 하지만, 그래서 돌아갈 수 없는 시절이지만 공동의 생활, 공동의 감정과 체험, 공동의 결속과 연대감 등을 지니고 있는 원형의 시공간인 것이다. 신경림은 이런 작업을 통해 위에서 언급한 가치들이 현재를 사는 우리에게 너무 부족한 것이 아닌가 하는 의문을 제기하고 있다. 이렇게 보면 위 시에서 술은 그리운 가족을 불러내는 실마리 역할을 하고 있는 셈이다. 신경림에게 간직하고 싶은 과거의 소중한 인간적 가치들이 회상의 형식으로 부활할수록 그의 시에서 술은 자주 등장하고 있는 것이다.

나가며

한국 현대시에서 술은 중요한 소재였다. 그것은 시인들이 술에 대해 강한 애착을 가지고 있었기 때문이기도 하지만 현대인들의 고단한 삶과 그로부터 벗어나고픈 열망이 반영되었기 때문이기도 하다. 술은 독특하고 다채로운 형식과 의미로 시를 장식했다. 그것은 시인의 작품세계와 개성에 따라, 작품의 형식과 내용에 따라 매우 다양하게 나타났다. 우리는 이런 작품들을 접하면서 시대별로 술을 통해 한국인들이 담고자했던 소망과 세태를 읽을 수 있다. 그리고 이것은 한국인들의 음주문화를 이해하는 중요한 키워드를 제공하는 계기가 될 것이다.

앞에서 살펴본 바와 같이 신경림은 한국 현대시에서 술을 가장 많이 언급한 시인 중 하나이다. 그의 시는 특히 우리 사회의 현실과 변화를 누구보다 사실적으로 잘 그리고 있다. 이런 맥락에서 신경림이 사용하고 있는 술이라는 상징은 한국인들의 술과 음주에 대한 근본적인 생각을 잘 나타내주고 있다고 할 수 있다. 신경림 시에서 술의 이미지는 1960-1970년대 시집에서 가장 많이 나온다. 이 시기의 시들은 전통사회가 해체되는 과정에서 농민들이 경험한 비애와 공동체의 결속을 그리고 있는데, 여기서 술이 이런 내용을 전달하는 상징으로 쓰이고 있다.

한편 신경림이 농촌공동체와 멀어져 도시로 생활터전을 옮기도 나서 그의 시에서 술이 등장하는 빈도수는 현저하게 떨어졌다. 이것은 신경림 시에서 술의 의미가 무엇이었는지를 반증하는 것이라고 할 수 있다. 이런 경향은 1980-1990년대 시집에서 주로 찾아볼 수 있다. 그런데 1990년대 말과 2000년대 초에 출간된 두 시집에는 다시 술을 다루고 있는 작품들이 증가하고 있다. 필자는 이런 변화를 시인이 작품 속에서 과거에 대한 회상을 자주 하고 있다는 사실과 밀접하게 연관이 있다고 보았다. 『어머니와 할머니의 실루엣』과 『뿔』에서 신경림의 과거에 대한 회상은 아옹다옹하며 함께 어울려 살던 시절과 공동체에 대한 그리움의 표현이라고 할 수 있으며, 이것은 술을 가장 많이 언급한 『농무』의 세계와 유사한 것이다. 신경림 시에서 술은 그리운 것에 대한 회상에서 빠지지 않는 소재이며 상징이다. 다시 말해 신경림 시에서 술은 인간다운 가치, 그중에서도 공동체의 정과 결속을 나타내는 대표적인 시적 상징인 것이다.

14

약물의 철학

약에 대한 프랑수아 다고네의 생각

여인석

들어가며

프랑수아 다고네(François Dagognet, 1924-2015)는 흥미로운 철학자이다. 1924년 프랑스 랑그르에서 태어난 그는 공식적인 중등교육과정을 거치지 않고 대학에 진학했다. 그는 바슐라르와 캉길렘의 제자가 되어 먼저 철학을 공부하였고, 철학교사 자격을 취득한 이후에는 디종에서 의학을 공부했다. 그가 이러한 학문적 경로를 택한 것에는 철학을 먼저 공부하고 후에 의학을 공부했던 캉길렘의 영향이 적지는 않았던 것으로 추측해 볼 수 있다.[1] 다고네는 의학과 철학을 함께 공부한 철학자라는 점에서, 그리고 의학에 대한 철학적 사유를 전개했다는 점에서 그의 스승 캉길렘과 유사한 면이 분명 일부 있다. 그렇지만 그에 못지않게 차이점도 크다. 우선 그는 캉길렘과는 달리 다작의 철학자이다. 캉길렘은 생전에 다섯 권 남짓한 책을 펴냈다. 그것도 그의 의학과 철학의 박사학위논문을 출판한 것을 빼면 모두 논문들을 모아 책으로 묶어낸 것이다. 그에 비해 다고 네가 출판한 단행본은 40여 권에 이른다. 특히 2000년 이후에 는 거의 폭발적으로 책을 펴냈다. 한 해에 다섯 권의 책을 출판 한 경우도 몇 번 있다. 그러다 보니 이렇게 쏟아져 나온 책들이 과연 얼마나 진지한 철학적 사유의 결과를 담고 있는가에 대해 회의적인 눈길을 보내는 사람도 없지는 않다.

캉길렘과 다고네가 저작에서 다루는 주제와 그 주제를 다 루는 방식에 관련해서도 차이점이 적지 않다. 캉길렘의 글이 대부분 생명과학과 의학에 관련된 개념을 역사적·철학적으로 꼼꼼하게 천착하는 논문의 형태를 띠고 있는 것에 비해 다고네 는 보다 큰 주제를 단행본의 단위로 다루고 있다. 그리고 의학 이나 생명과학과 관련된 주제를 다룬 책들은 주로 2000년 이전 에 집중되어 있다. 2000년 이후의 다고네는 따라가기가 힘들 정도로 다양한 주제의 책들을 펴냈는데, 그 가운데에는 예술과 관련된 책들도 적지 않다. 이처럼 다고네가 백과사전처럼 다양 한 주제를 다룬 반면 캉길렘은 의학과 생명과학에 주제를 한정 하였다.

한편, 이 글에서 주로 다루게 될『이성과 치료제(*La Raison et les Remèdes*)』(1964)는 다고네의 초기 저작으로 캉길렘의『정상적 인 것과 병리적인 것』(1943)을 연상케 하는 측면이 있다. 우선 이 책은 캉길렘의『정상적인 것과 병리적인 것』이 그러했던 것 처럼 박사학위논문이다. 더 정확하게 말하면 문학박사학위의 주논문이다.[2] 둘 다 의학의 구체적인 사례들을 철학적 사유의 풍부한 재료로 삼고 있다는 점에서는 유사하다. 다만 캉길렘이 생리학과 병리학의 문제를 다루는 것에 비해 다고네는 약물학, 혹은 약리학의 문제를 다룬다는 점에 차이가 있다. 이러한 대상의 차이는 사소해 보일 수도 있지만 그들 관심사의 근본적 차이를 암시하는 실마리일 수도 있다. 캉길렘의 관심사는 생물학, 혹은 생명과학과 의학의 사이에 걸쳐 있다. 정상적인 것과 병리적인 것의 관계에 대한 논의에서 드러나는 생리학과 병리학의 경계부에 대한 그의 관심이 이를 잘 말해주고 있다. 반면 의학에 관한 다고네의 일차적 관심사는 치료학이다. 그런 의미에서 다고네는 생명과학 쪽에 가까이 가 있는 캉길렘보다는 훨씬 의학 쪽에 깊숙이 들어가 있다. 대표적인 치료수단인 약물을 박사학위논문의 주제로 삼은 것을 보더라도 이를 잘 알 수 있다. 다고네의 저작목록을 보면 젊은 시절 그를 사로잡았던 철학적 관심사는 다름 아닌 치료의 문제였음을 알 수 있다. 문학박사학위를 받기에 앞서 1958년에 받은 의학박사학위의 논문은 바로 의학적 치료에 대한 철학적 성찰을 주제로 한 것이었다.[3]

앞에서 다고네에 미친 캉길렘의 영향에 대해 언급하였지만 의학의 문제를 다룬다는 점 이외에 문제를 다루는 방식에 더 큰 영향을 준 사람은 바슐라르라고 할 수 있다. 사실 다고네는 학문활동의 초기에 바슐라르에 대한 글을 여러 편 발표했고, 이들을 토대로 바슐라르에 대한 책을 쓰기도 했다.[4] 후에 다고네는 캉길렘에 대한 책을 쓰기도 했으나 이는 30년도 더 지난 훨씬 나중의 일이다.[5] 다고네가 『이성과 치료제』를 바슐라르에게 헌정하고 있다는 사실은 이 시기 다고네에게 미친 바슐라르의 영향을 단적으로 말해주고 있다.

여기서 한 가지 의문이 생길 수 있다. 바슐라르의 과학철학은 화학과 물리학을 재료로 삼아 전개되었고, 생물학이나 의학을 대상으로 삼지 않았다. 그런 바슐라르가 어떻게 의학의 문제를 다룬 다고네에게 영향을 줄 수 있었을까? 영향을 주었다면 어떤 방식이었을까? 다고네가 바슐라르에게서 영향을 받은 부분은 바로 물질에 대한 사유이다.[6] 물질, 혹은 물질성에 대한 관심은 다고네의 초기 저작뿐 아니라 후기에 이르기까지 지속적으로 등장하는 주제이다.[7] 그런 의미에서 바슐라르의 영향은 다고네 사상의 초기에만 국한되지 않고 그의 사상 전반에 걸쳐 있다고 해도 과언이 아닐 것이다. 물질을 다루는 과학은 화학이다. 따라서 화학은 다고네의 철학에 특별한 의미를 지니는 과학이다.[8] 이는 다고네의 문학박사청구 부논문이 파스퇴르에 대한 것이었다는 점에서도 잘 나타난다. 미생물학자로 알려진 파스퇴르는 원래 결정에 대한 연구로 명성을 얻은 화학자였다. 다고네는 이 논문에서 화학자였던 파스퇴르의 학문적 배경이 후에 그가 세균을 연구하는 방법이나 사유에도 얼마나 큰 영향을 미쳤는가를 잘 보여주고 있다.[9] 그렇게 본다면 초기의 다고네는 화학, 혹은 물질에 대한 사유가 생명과학이나 의학 속에 얼마나 깊이 들어와 있는가에 특별히 깊은 관심을 가졌던 것 같다.

이 글에서 주로 다룰 『이성과 치료제』은 약물에 대한 철학적 성찰이다. 약은 무엇인가? 그것은 의학의 한 가운데 자리 잡고 있는 물질이 아닌가? 약은 물질이다. 그러나 단순한 물질 이상의 존재이기도 하다. 물질로서의 약이 의학이라는 맥락 속에 위치할 때 어떻게 물질 이상의 존재가 되는지, 그리고 그것이 어떻게 풍부한 철학적 사유의 매개체가 될 수 있는지 다고네를 따라 살펴보도록 하자.

왜 약인가

캉길렘은 『정상적인 것과 병리적인 것』의 서론에서 그 책을 쓴 의도를 다음과 같이 밝히고 있다. "철학은 하나의 반성인데, 그 반성의 재료는 철학에게 낯선 것이 좋다. 좋은 반성의 재료는 반드시 철학에게 낯설어야 한다. …… 이 연구는 의학의 방법과 성과들을 철학적 사색에 통합하려는 노력이다."[10] 그는 철학에서는 낯선 의학을 재료로 철학을 하고자 했다. 그 점에서 다고네는 캉길렘과 일치한다. 그러나 방법과 목적에서 다고네는 캉길렘과 다른 길을 택한다. 그 다른 길은 바슐라르를 통한 길이었다. 그것은 후일 스스로 밝히고 있는 바와 같이 바슐라르가 중시했던 물질성(matérialité)과 캉길렘이 중요시했던 생명성(vitalité)을 결합시키는 방식으로 나타났다.[11]

사실 의학에는 철학적으로 탐구가 필요한 주제가 많이 있다.

예를 들어 캉길렘과 같이 정상과 병리의 관계를 문제로 삼는다거나 질병의 존재론적 지위, 혹은 죽음이나 생명의 기원과 관련된 인식론적·윤리적 문제를 다룰 수도 있을 것이다. 그런데 다고네는 다소 생뚱맞게도 약을 선택했다. 도대체 약으로 무슨, 어떤 철학을 하려고 한 것인가?

다고네는 『이성과 치료제』의 서문에서 이 책에서 자신이 계획하는 것은 약과 그 효능을 개념화시키는 것, 약이 유발하고 초래하는 의학적 행위를 기술하는 것, 그리고 치료의 성공이나 실패에서 유래되는 생리학적 결과를 드러내는 것이라고 밝히고 있다.[12] 좀 더 구체적으로 말하면 호르몬과 비타민, 항생제, 항응고제 등의 분석을 통해 '유기체의 본질'을 보다 잘 이해하는 것이다. 이렇게만 본다면 약을 통해 다고네가 도달하고자 하는 목적이 소박해 보이기도 한다. 그러나 약에 대한 이러한 분석은 보다 원대하고 야심찬 철학적 기획의 출발점일 뿐이다. 그는 이를 통해 "심리주의로부터, 나아가 주관성으로부터 멀어지는 철학, 그리고 반대로 물질의 내용과 생성을 드러내는 철학"을 하고자 한다. 이 철학은 "물질을 풍부하고 복잡하게 만들고, 가공하고 움직인다." 이제 그가 계획하는 철학의 모습이 조금씩 드러나기 시작한다. 그는 전통적 철학의 과제와 대상을 전도시키고자 한다. 그에게 철학은 더 이상 사유주체(cogito)의 문제가 아니라 사유대상(cogitata)의 문제가 된다. "철학은 사유주체에 관심을 기울이기 이전에 사유대상에, 사유가 아니라 그 안에서 관념들이 구체화되고 만들어지는 대상이나 도구를 고려해야 하지 않겠는가?"[13]

그런데 대상의 철학을 하기 이전에 극복해야 할, 혹은 지양해야 할 과제가 있다. 그것은 대상세계에 대한 헤겔의 관념론을 뛰어넘는 것이다. 헤겔에 따르면 생성과 소멸, 그리고 변모를 겪는 자연세계의 한가운데에서 이성이 발견하는 것은 그자신일 뿐이다. 헤겔에게 대상세계란 외화된 이성에 지나지 않는다. 따라서 대상의 세계는 이성 없이 존재하지 않고, 이성 바깥에 존재하지도 않는다.[14] 다고네는 대상세계와 이성을 동일한 것으로 보는 헤겔식의 관념론을 받아들이지 않는다. 대신그는 이성과 대상세계의 관계를 다른 방식으로 설정한다. 그에게 이성은 그 자체로 자명하게 드러나는 존재가 아니다. 마치안개상자 속에 남겨진 궤적을 통해 보이지 않는 입자의 존재와그 운동을 파악할 수 있는 것과 같이 이성은 물질 속에 그 궤적을 남기고, 우리는 그 궤적을 통해서만 이성의 모습을 그려볼수 있다. 따라서 이성의 참된 모습을 파악하기 위해 "철학은 단호하게 사물로 나아가 거기에 침투하고, 사물의 지리멸렬이나그들의 몽환을 용납해야 한다."[15] 보잘 것 없어 보이는 물질은우리가 이성 자체와 이성의 빛에 접근하기 위해 통과해야 할좁은 문이다.

좋다. 그런데 우리는 당장 다음과 같은 질문에 직면한다. 이성은 물질들 안에 그 흔적을 어떻게 남기는가? 그리고 우리는 그 남겨진 흔적을 어떻게 알 수 있는가? 사실 무심한 물질들 안에 남겨진 이성의 흔적을 찾기는 쉽지 않다. 그래서 다고네는 치료약에 주목한다. 치료약은 이성의 궤적을 파악하는 데 가장 유리한, 다른 물질들과는 비교할 수 없는 특권적 지위를 지닌 물질이다. 치료약은 이성이 남긴 탈선과 방황, 오류의 흔적을 파악할 수 있는 가장 풍부한 대상이다.[16] 이제 우리는 왜 다고네가 이 책의 제목을 『이성과 치료제』라고 하였는지 이해할 수 있다. 이성은 치료제라는 물질들 안에서 자신의 모습을 보다 분명하게 드러낸다. 그러나 물질들에 남긴 이성의 궤적은 직선이 아니다. 직행과 역행, 그리고 사행(蛇行)의 혼합이 만들어낸 궤적은 헝클어져 있고 지리멸렬하다. 그 방황과 탈선의 궤적을 우리는 어제의 약에서 읽어낼 수 있다.

어제의 약

다고네는 약에 관한 과거의 관념들에서 이성의 궤적을 추적한다. 그는 이것을 7가지로 분류한다.

첫 번째, 질병에 대한 이원론적이고 존재론적 논리가 있다. 여기서 질병은 우리 몸에서 추방해야 하는 악으로 상정된다. 질병의 원리는 유기체의 내부 깊숙이 뿌리를 내리고 있다. 따라서 약은 이를 몸의 바깥으로 내쫓거나, 아니면 적어도 몸의 안에서부터 몸의 주변부로 끌어내어야 한다. 이는 몸 안에 들어온 악귀를 추방함으로써 치료를 도모하는 많은 주술적 치료법의 바탕에 깔려 있는 논리이기도 하다. 의학적으로는 거담제, 발한제, 하제, 사혈 등의 치료법이 동일한 관념에 바탕을 두고 있다. 이러한 존재론적 테마는 고대로부터 현대 의학에 이르기까지 형태를 달리하면서 반복되어 나타난다.

첫 번째가 공격의 논리라면 두 번째는 방어의 논리이다. 즉 질병은 해로운 무언가의 침입에 의해 생기기보다는 몸의 힘이 감소하고 약해지기 때문에 생긴다. 따라서 환자를 쓰러뜨리는 악을 공격하는 것이 아니라 환자가 가진 힘을 북돋아주어야 한다. 강장제가 이러한 논리를 대표하는 약이다.

세 번째, 자연은 모든 것을 포괄한다. 거기에는 약으로 사용할 수 있는 수없이 많은 식물, 동물, 광물들이 존재한다. 그런데 이들 중 어떤 것이 이롭고, 어떤 것이 해로운지를 판단하는 것은 쉽지 않다. 때로는 동일한 약재가 사용되는 방법에 따라 이로운 효과를 내기도 하고 해로운 효과를 내기도 한다. 따라서 어떤 것이 해롭고 어떤 것이 이로운지를 주의 깊게 판단해야 한다. 이러한 판단에 사용되는 것이 표징 이론이다. 이는 어떤 약재의 외형으로부터 유추하여 그 약효성을 추정하는 방법이다. 예컨대 심장처럼 생긴 레몬은 심장을 치료하고, 커피콩은 신장을 치료하고, 노란색의 사프란은 황달을 치료한다고 믿는 것이 그러한 예이다.

네 번째, 자연주의 의학은 상실된 균형을 회복시켜주는 방식을 취하기도 한다. 여기서 문제는 어떤 질병에서 어느 측면의 균형이 깨어졌는가를 아는 것이다. 그래서 지나치게 차가워졌으면 따뜻하게 덥혀주고, 지나치게 건조하면 습기를 더해주는 방식으로 균형을 찾아준다. 이를 위해서는 약재가 가진 성질을 잘 알아야 하며, 그 성질에 의거하여 상실된 균형을 회복시키는 데 적합한 약재를 사용한다. 예를 들어 덥혀주는 성질을 가진 약 가운데서 카모마일은 그 정도가 미약하고, 용담이나 파슬리는 중간 정도이며 후추, 진, 마늘과 겨자는 강하게 덥히는 약이다. 따라서 치료자는 균형이 상실된 정도를 잘 파악하여서, 거기에 적합한 약물을 선택하여 상실된 균형을 복원시켜주어야 한다.

다섯 번째, 질병을 균형의 상실, 불일치, 부조화와 같이 부정적 상태로만 보지 않고 인체가 스스로의 문제를 극복하는 과정으로 볼 때, 우리는 다른 논리에 의해 약을 쓸 수 있다. 즉 병적 증상은 몸이 스스로의 문제를 극복하는 과정에서 나타나는 것이므로 병적 증상을 없애는 것이 아니라 오히려 그것을 강화시키는 약을 쓴다. 예를 들어 열이 났을 때 열을 내리는 약을 쓰는 것이 아니라 오히려 열이 나게 만드는 약을 쓰는 것이다. 동종요법은 바로 이러한 논리에 근거해 있다.

여섯 번째로 말할 것은 신화적 특성에 의거한 약물학이다. 서양의 중세에는 왕과 같이 신분이 고귀한 사람에게는 치유의 능력이 있다는 믿음이 있었다. 그래서 왕이 환자를 손으로 만져주면 병이 낫는다고 생각했다. 그런데 당대 사람들은 왕이 직접 만져주지 않더라도 왕이 손을 씻은 물에도 그러한 효력이 있다고 생각했다.

일곱 번째로 말할 것은 아주 한정된 병리학적 질환이 있

고, 또 그것을 해결할 수 있는 특정한 약이 있다는 믿음이다. 그
것은 다시 말해 이러저러한 질병에는 이러저러한 특효약이라
는 공식이 성립된다는 믿음이다.[17]

다고네가 어제의 약들에 부가되어 있던 다양한 관념들
을 이처럼 길게 나열하는 이유는 무엇일까? 이들을 오늘의 약
들과 대비시켜봄으로써 오늘의 약들에서 작동하는 논리를 더
잘 부각시키기 위해서일까? 그런 의도가 전혀 없지는 않을 것
이다. 그러나 그보다 그가 약을 둘러싼 과거의 다양한 이론들
을 열거하는 이유는 이 영역이 이성의 궤적을 더듬어보는 데
적합하고 풍부한 사례를 제공하는 특권적인 영역임을 보여주
는 데 있었을 것이다. 어제의 약과 오늘의 약은 다른 이론에 의
해 설명된다. 그럼에도 불구하고 이들의 관계가 그처럼 단순하
고 분명하게 정리되고 구별되지 않는다는 사실을 다고네는 잘
안다. 그것은 모든 종류의 약이 가진 근본적인 '불투명성'에서
유래한다. 여기서 말하는 불투명성이란 약이 특정한 화학식 안
에 가두어둘 수 있는 중립적이고 차가운 물질이 아님을 의미
한다. 왜냐하면 약에는 두려움과 희망, 치료자의 의지, 환자의
신뢰가 응축되어 있기 때문이다.[18] 다고네의 표현에 따르면 약
은 "희망이 관통하고 실망으로 점철된 물질"이다.[19] 그렇다고
해서 다고네는 약물의 이러한 불투명성을 심리학이나 사회적
인 차원의 문제로 환원시키려고 하지 않는다. 오히려 그는 이
를 물질로서의 약이 가진 근본적인 특성으로, 물질의 변증법으
로 설명하고자 한다.

그가 보기에 약물이 가진 불투명성을 처음으로 정식화한 사람은 18세기 영국의 의학자 컬렌(Cullen, 1712-1780)이다. 이에 대한 컬렌의 공헌은 다음의 두 가지로 정리된다. 첫 번째는 동일한 약물이 상반된 효과를 낼 수 있다는 사실을 말한 것이다. 아편은 통증을 가라앉히고 안정시키는 작용과 더불어 그와 상반되게 자극하는 작용도 있다. 컬렌은 이러한 약물의 이중성과 양면성을 아편에만 해당되는 하나의 특수한 현상이 아니라 약물 전반에 해당되는 일반적 원리로 확장시켰다. 두 번째는 치료 효과를 결정하는 습관, 혹은 익숙해짐의 힘을 주장한 것이다. 동일한 약물을 반복해서 복용할 때 점차 약효가 감소하거나, 아니면 인체가 거기에 과도하게 반응하는 현상을 우리는 목격한다. 컬렌은 이로부터 약물 복용 시 반복의 이중적이고 상반된 효과의 법칙을 도출했다.[20] 다고네는 컬렌의 공헌에 대해 다음과 같은 평가를 내린다.

> 컬렌은 이 물질의 변증법을, 약과 환자 사이의 토론, 혹은 생물학적 대립을 밝혔다. 거기서 양자는 쇄신되거나 전복되지 않고는 서로 만날 수 없다. 투약은 어떤 물질의 도입만은 아니다. 그것은 또한 내부의 혁명이다.[21]

투약은 치료제와 그것을 수용하는 유기체의 상호변용 과정이다. 따라서 그것은 양자의 공명(resonance)이다. 여기서 드러나는 약은 "증대하거나 사라지는 물질, 끊임없이 부동하는 물질, 도약과 추락, 재상승과 소멸을 겪는 물질이다."[22] 컬렌은 동일한 물질 안에 상반되는 성질들이 공존함을 주장하면서 초보적이고 피상적인 유물론에서 벗어났다. 그는 불연속적이고 모호하며 기복이 심하지만, 새롭고 풍요로운 유물론의 영역을 철학에 열어주었다. 그러나 우리는 거기서 "마술로부터는 벗어났지만 연무로부터 빠져나오지 못한 이성"[23]의 모습을 발견한다.

진짜 약과 가짜 약

현대의 약물학은 과거의 약물학과 구별되기 위해 자신을 확고한 실증주의 위에 세우고자 한다. 그러한 시도는 약물의 작용과 그 효과를 하나의 방향으로 설명하고, 그 효과를 엄밀하게 측정 가능한 것으로 만들고자 하는 노력으로 나타난다. 이와 함께 현대의 약물학은 진짜 약과 가짜 약을 구별하려는 노력을 통해 자신의 진정한 정체성을, 과학으로서의 권위를 확립하고자 한다. 그런데 진짜 약을 가려내기 위해서는 진짜 약의 경계를 흐리는 가짜 약을 거기서 분리해내어야만 한다. 여기에 역설이 존재한다. 약리학은 "고유한 본질에 도달하고, 그것을 분별하기 위해서는 비본질적인 것에 호소해야 하는 예외적인 영역"인 것이다.[24] 그러나 가짜 약과 진짜 약을 분명하게 구별하여 연역적이고 형식적 자율성을 충족시키려 하는 현대 약물학의 시도는 결코 성공하지 못한다. 그것이 불가능함을 다고네는 위약효과(placebo)에 대한 분석을 통해 보여준다.

잘 아는 바와 같이 위약효과는 투약 시 약에 대한 암시나 신뢰, 혹은 불신과 같은 심리적 요인에 의해 약물의 물질성에서 유래되는 본질적 효과에 부가되는 효과를 말한다. 약물의 순수한 효과를 확정하려는 현대 약리학은 비본질적이고 불순한 효과인 위약효과를 제거하기 위해 노력한다. 그리고 이를 위해 고안해낸 방법이 이중맹검법이다. 즉 약을 주는 사람도, 약을 복용하는 사람도 자기 앞에 있는 약이 진짜 약인지, 아니면 가짜 약인지를 모르는 상태에서 약을 주고, 복용한 후 그 효과를 평가하는 방법이다. 이렇게 함으로써 "실험자들은 불확정성의 영역을 추방하고, 모든 우발성을 제거하고, 자신들의 리얼리즘과 명료한 정의를 방해하는 심리치료적 구름을 쫓아내었다고 생각한다."[25] 그러나 다고네는 이중맹검법에 대한 이러한 믿음의 근거들이 지극히 취약하여 무너져내릴 수밖에 없음을 보여준다.

다고네에 따르면 이중맹검법의 신봉자들은 약물의 효과를 다음과 같은 식으로 표현할 수 있다고 생각한다.

약물의 전체 효과(a) = 약물의 진짜 효과(x) + 약물의 암시적 효과(y)

따라서 약리학자들이 얻어내고자 하는 약물의 진짜 효과(x)는 'x=a−y'라는 식이 된다. 그런데 여기서 문제는 설사 약물의 전체 효과(a)가 고정되어 있다 할지라도 위약효과(y)가 고정되어 있지 않다는 사실에 있다. 위약효과는 약효를 배가시키는 방향으로 작용할 수도 있고, 감소시키는 방향으로 작용할 수도 있다. 또 이 중 어느 한 방향으로 작용한다고 하더라도 암시나 신뢰의 정도에 따라 'y'의 값은 수시로 달라질 수 있다. 따라서 어떤 약물의 순수한 효과(x)를 얻고자 하는 시도는 애초부터 불가능한 것이다. 더구나 앞에서 우리는 약물의 전체 효과(a)가 고정되어 있다고 가정했지만, 사실 약물의 전체 효과는 고정되어 있지 않고 가변적이다. 위의 식에는 상수항이 하나도 없고 세 개의 항이 모두 가변항인 것이다. 따라서 약물의 효과를 표현하는 식을 만든다면 전체 약물의 효과를 대표하는 항은 상수가 아니라 또 다른 변수인 'z'가 되어야 할 것이다(z=x+y).

또 위약효과의 가변성을 고려하지 않더라도, 우리가 약물 자체의 순수한 효과라고 보는 효과 'x' 역시 가변적임을 보여주는 증거도 많다. 먼저 우리가 흔히 경험하는 약재의 내성현상이나 약물 중독도 순수한 약물의 효과 'x'가 가변적임을 말해준다. 동일한 약재를 반복해서 투여함에 따라 동일한 용량에 대한 신체의 반응은 점차 저하되므로 동일한 효과를 얻기 위해서는 점차 용량을 증가시켜야 한다. 흔히 약재 내성은 항생제에만 해당되는 것으로 생각하지만, 항생제만이 아니라 다른 종류의 약에서도 동일한 약을 지속적으로 투여하면 일반적으로 그 약의 효과가 반감된다. 폴 발레리는 약물이 내성을 보이는 현상을 다음과 같이 재치있게 표현한다. "유기체는 새것의 가치를 높이 평가하며, 수년 간의 유행하는 투약에 싫증을 내고, 참신한 자극으로 관심을 끌지 않으면 치료되기를 거부한다."[26]

약물의 순수 효과 'x'는 단순히 양적 측면에서 가변적인 것은 아니며, 질적으로도 가변적이다. 특정 약물에 대한 과민반응이나 부작용이 그 좋은 예이다. 어떤 사람에게는 유익한 작용을 하는 동일한 약물이 다른 사람에게는 치명적일 수 있다. 이러한 차이는 인간이라는 동일한 종 내에서 각 개체들이 가지는 특이성에서 유래한다. 그런데 종을 달리하는 동물에 대한 투약에서는 마찬가지의 문제가 더욱 뚜렷하게 나타난다. 동물실험은 약물의 보편적 효과를 평가하는 데 불가결한 과정이지만 실험 대상이 되는 동물의 종에 따라 실험 결과의 상이함이나 불일치가 크다. 예를 들어 토끼는 아트로핀에도, 모르핀에도 반응하지 않는다. 두꺼비는 디지털리스 중독을 모른다. 포유류는 아무 탈 없이 큐라레를 흡수하고, 쥐(rat)는 히스타민에 반응하지 않는다.[27] 이러한 사실을 통해 다고네는 보편적 치료약의 존재에 대해 다음과 같이 의문을 제기한다.

특정한 동물종에 대해서만 특정한 치료약과 독약이 존재한다. 개별적인 맥락을 떠나 그 자체가 치료약인 것은 존재하지 않는다. 마찬가지로 보편적인 독약도, 어디에나 해로운 인자도 존재하지 않는다. …… 모든 것은 선택한 종에, 나아가서는 개체에 좌우되는 것이 아닌가? 시험하는 횟수만큼 서로 다른 수의 반응이 존재한다.[28]

따라서 우리는 결국 치료약에 대한 정확한 정의를, 적절한 용량에 대한 규정을 포기하지 않을 수 없는 상황에 처하게 된다. 위약효과에 대한 이처럼 장황한 분석을 통해 다고네는 무엇을 말하고 싶었을까? 그는 현대의 약물학을 부정하고 비합리주의의 긍정을 주장하고 싶었던 것일까? 그것은 아니다. 그는 물질로서의 약에는 항상 애매함과 어두운 부분이 존재하며, 그 그림자는 이성의 일부를 이루고 있음을 말하고자 했다. 물질의 어두운 부분인 위약효과에서 그는 서로 대립되는 참과 거짓 사이에는 연속성이 성립됨을, 그리고 그 전체가 거짓이 아닌 거짓과 그 전체가 참이 아닌 참이 존재함을 보았다. 다고네는 위약효과를 심리적 효과로 돌리거나 사회적 구성물로 치부하여 '진정한 약의 효과'와 분리시키려 하지 않는다. 오히려 그것은 약물의 본질적 부분인 불투명함과 어두움의 일부를 이룬다고 말한다. 거기서 더 나아가 그는 풍요로운 약물의 존재론을 전개한다.

앞에서 우리는 약물을 정의 내리고자 하는 시도의 어려움에 대해 말했다. 그런데 다고네는 이러한 시도를 다음과 같이 전복시킴으로써 약물을 새롭게 규정한다. 그에 따르면 약물은 존재가 그 효능에 의해, 실체는 그 효과에 의해 규정되는 물질이다. 그는 효능이나 효과가 실체에서 파생되는 부산물이 아니라, 효능이나 효과가 바로 약의 실체를 규정한다고 말하고 있는 것이다. 이러한 사태를 다고네는 "기원의 존재는 존재의 기원이 아니다(L'être des origines n'est pas l'origine de l'être)."라는 말로 표현하고 있다.[29] 동일한 논리는 독에 대해서도 성립된다. 독은 독이기 때문에 유기체에 해를 끼치는 것이 아니라, 유기체에 해를 끼치기 때문에 독이 되는 것이다.[30]

약은 분명 화학식으로 표현할 수 있는 물질이다. 그런데 단순한 화학물질은 전혀 다른 관계의 망 속에 위치하게 되면서 약이 된다. 여기서 말하는 관계는 사회적 관계만이 아니라 물질적 관계도 말하고 있다. 다시 다고네의 말을 들어보자.

> 치료약은 관계로서, 의존과 조건의 망으로서 존재한다. 치료제는 분리되어 존재하지 않으며, 그것은 갈래가 복잡한 전체에 속하고, 서로 계통을 맺고 있는 요소들이 만드는 풍성한 나무모양의 도표와 더불어 하나의 가족 속에 삽입된다.[31]

안과 밖

안과 밖의 관계에 대한 사유는 다고네의 철학에서 중요한 주제이다. 이는 『이성과 치료제』에서뿐만 아니라, 이후에 그가 쓴 많은 저작에서 다양한 방식으로 나타나고 있다. 그는 내부를 외부로 드러내는 방식에, 그리고 그들이 만나는 경계면인 표면과 피부에 많은 관심을 가졌다.[32] 다고네는 외면화를 의학적 발전의 중요한 계기로 본다.[33] 현대 의학은 외면화, 즉 몸의 내부를 외부로 드러내는 다양한 방법을 개발함으로써 발전했기 때문이다. 그 대표적인 분야가 영상의학이다. 이전 시대에는 해부와 부검을 통해서만 인체의 내부에 들어갈 수 있었다. 그러나 내부를 외면화시킬 수 있는 다양한 진단영상기계의 개발은 내부에 접근하는 침습적 방법을 점차 불필요하게 만들고 있다. 외면화되는 것은 몸 내부의 구조만이 아니다. 다고네는 현대 의학은 질병도 외면화시키고 있다고 말한다. 외면화의 방법은 영상의학의 기술에 한정되지 않는다. 혈액을 통해 얻게 되는 많은 화학적·유전적 정보들도 질병을 외면화시키는 또 다른 방법이다.[34]

한 가지 주의 깊게 보아야 할 점은 다고네가 외면화의 관점에서 약을 새롭게 정의하고 있다는 사실이다. 다고네는 약을 '내부의 외부(un dehors du dedans)'로 정의한다. 여기서 말하는 내부란 인체의 내부를 의미하고, 외부는 물질로서의 약을 말한다. 약은 영상의학에서처럼 인체의 내부를 이미지로 외면화하는 것이 아니라 약이라는 물질적 실체로 외면화한다. 이보다 더 강력한 외면화를 어디에서 찾아볼 수 있겠는가? '내부의 외부'란 인체 내부의 상황이 외적으로 물질화되어 나타난 것이 약이라는 의미이다. 이런 표현이 가능한 것은 "모든 약은 음화(陰畵)로서, 혹은 회절된 방식으로 인체의 기능을 재묘사"[35]하기 때문이다.

약은 생리학과 병리학, 그리고 치료학의 관계를 새롭게 바라볼 수 있는 입각점이 된다. 캉길렘은 생리학과 병리학의 관계에 대해 통찰력 있는 설명을 제시한 바 있다. 흔히 정상을 알아야 병적인 현상을 알 수 있다고 한다. 이는 논리적으로 타당한 진술이며, 실제로 의과대학의 교육과정은 예외 없이 생리학을 배운 이후에 병리학을 배우도록 구성되어 있다. 정상을 알아야 병리를 알 수 있다는 논리에 충실한 결과이다. 그러나 논리적 선행성은 역사적 선행성을 은폐하고, 역사적 선후관계를 왜곡하기에 이른다. 사실 "생리적 상태에 대한 지식은 거꾸로 임상적·치료적 경험을 추상화함으로써 얻어진다."[36] 그것은 "규칙은 위반에 의해서만 인식되고, 기능은 고장에 의해서만 드러나기" 때문이다.[37]

생리적 기능의 발견은 대개 특정 기관을 파괴한 이후 생기는 결과를 관찰하거나, 또는 특정 약물이나 독물을 외부로부터 투여한 결과 발생하는 현상을 관찰하여 이루어진다. 19세기의 대표적 생리학자 클로드 베르나르는 신세계에서 들어온 약물, 혹은 독물을 동물에게 투여하여 그것이 불러일으키는 몸의 병리적 변화를 관찰하고, 그로부터 생리적 기능을 추론해내었다.[38] 그런 의미에서 투여된 약물은 그것이 몸 안에서 불러일으키는 변화의 구체화·물질화된 상관물이라고 할 수 있다. 여기서 조금 더 나아간다면 우리는 병리학이 약물에 의해 재파악되고 재정의된다고 말할 수 있다.[39] 비슷한 맥락에서 인류학자인 프란시스 짐머만은 "질병분류학을 실체에 뿌리박게 하는 것은 본초학이다. 본초학은 이 질병의 목록에 물질성과 확실성을 부여한다."[40]라고 썼다. 그에 따르면 약초는 '임상적 실체'의 한 부분을 이룬다.[41]

그런데 약물을 내부의 외면화로 규정할 때 한 가지 구별하여 생각할 견해가 있다. 그것은 물질의 변환을 심리적 변모 과정의 투사로 보는 융의 입장이다. 연금술을 깊이 연구한 융은 연금술 문헌들에 나타나는 다양한 상징과 변모의 과정이 결국은 연금술사 자신의 정신이 겪는 변모 과정이 물질에 투사되어 나타난 것이라고 주장하였다. 이는 물질에서 물질성을 제거하고 그것을 하나의 이미지로 만들어 내부의 정신과 동일시하는 것이다. 그런 의미에서 연금술에 대한 융의 태도는 내부의 외면화가 아니라 거꾸로 물질을 정신화하는 외부의 내면화라고 할 수 있을 것이다.

나가며

앞에서 우리는 다고네의 독창적 저서 『이성과 치료제』를 중심으로 약물의 인식론과 존재론에 대한 그의 생각을 따라가 보았다. 시간의 제약상 논의가 이 방대한 저서의 서론과 1장에 나타난 약에 대한 총론적 내용들에 한정되고 호르몬제, 항응고제, 마취제, 항생제 등 구체적인 약물들을 분석하며 풍부한 논의를 전개하고 있는 뒷부분을 충분히 다루지 못한 점은 아쉽다. 그렇지만 앞부분에서 다고네가 제시한 몇 가지 생각의 실마리들만으로도 충분히 약에 대한 다양한 철학적 사유의 가능성을 확인할 수 있었다.

다고네는 이 책을 통해 무슨 말을 하고 싶었을까? 약과 관련된 그의 생각은 아마도 다음과 같이 정리될 수 있을 것이다. 먼저 그는 현대의 약물학이 처한 이중적 상황에 주목한다. 과거의 약물학을 특징짓던 마술적 사유나 단순한 경험주의, 우연성에서 벗어난 현대의 약물학은 실증적이고 확실한, 필연성에 근거한 토대 위에 서고자 하지만 결코 거기에 도달하지는 못한다. 약물학은 항상 개체성과 보편성, 우연성과 필연성, 예측 가능성과 불가예측성이 혼재되어 있는 영역으로 남아 있다. 약물학이 이처럼 회색지대에 남아 있을 수밖에 없는 이유는 그것이 고치고자 하는 대상, 즉 질병 혹은 환자가 유동적이기 때문이다. 위약효과에 대한 분석에서 본 바와 같이 다고네는 약물학에서 모든 불확실성을 추방하는 것은 불가능하다고 생각한다. 그렇다고 해서 그는 극단적 상대주의의 입장에 동조하지도 않는다. 그는 현실의 약물학은 결국 이 두 극단의 중간쯤 어디에선가 서성거려야 함을 인정한다. 다고네는 말한다. "치료제는 확률에 불과하다. 실체는 결코 아니며 필연성은 더욱 아니다. 치료제의 능력은 가능성과 우발성에 관련되며 확실성과는 무관하다."[42] 이러한 불확실성은 분명 이성에게는 장애물이고 한계이다. 그러나 다고네는 거기서 이성의 한계만을 보지는 않는다. 약물의 불투명성은 명료함을 얻기 위해 이성이 제거해야 할 잡음이 아니다. 그 그림자는 이성의 일부를 이루고 있기에 그것을 없애려는 시도는 이성 자체가 파괴되지 않는 한 성공할 수 없다.

오히려 그는 약물에 항상 존재하는 애매함과 어두움에서 새롭고 풍부한 철학의 보고를 발견한다. "약물은 유물론을 혁신시키고 복잡하게 만든다."[43] 의학의 핵심부에 자리 잡고 있지만 누구도 철학적 사유의 대상으로 생각하지 않은 약물을 과감하게 선택하여 심오한 약물학의 철학을 제시한 다고네는 새로운 의철학의 가능성을 모색하는 이들에게 귀중한 영감의 원천이 될 것이다.

18세기 이후 오늘에 이르기까지 약물학은 실증성과 창조성의 풍부한 수확물을 제공해준다. 만약 철학이 본질적 사건들의 외관을, 그들의 진실을, 그들의 출현과 재생의 법칙을 파악하려 한다면, 이 놀랍고 감동적인 치료의 물질로부터 멀어져서는 안 된다.[44]

1. 약의 등장

1   여기서 '삼세(三世)'의 의미에 대해서는 역사적으로 논쟁이 이어지고 있었다.

2   이에 관해 플라톤의 대화편 『파이드로스』에 등장하는 '파르마콘'에 대한 데리다의 철학적 분석을 참고할 수 있다.

3   山田慶兒, 『中國醫學の起源』, 岩波書店, 1999, 128쪽.

4   『주례』, 천관·질의: 以五味五穀五藥, 養其病.

5   『주례』, 천관·양의: 又療瘍以五毒攻之, 以五氣養之, 以五藥療之, 以五味節之.

6   岡西爲人, 『本草概說』, 創元社, 1977, 12쪽.

7   포를 썰어 누룩과 소금을 섞은 다음 술에 담근 음식.

8   『한서』 권25하, 교사지: 候神方士使者副佐, 本草待詔七十餘人皆歸家.

9   『한서』 권12, 평제기: 徵天下通知逸經, 古記, 天文, 曆算, 小學, 史篇, 方術, 本草 及以五經, 論語, 孝經, 爾雅敎授者.

10   『한서』 권92, 루호전: 父世醫也, 護少隨父爲醫長安, 出入貴戚家, 護誦醫經, 本草, 方術數十萬言.

11   岡西爲人, 『本草概說』, 17쪽.

12   顧頡剛, 이부오 번역, 『중국 고대의 방사와 유생』, 온누리, 1991, 42쪽.

13   山田慶兒, 『中國醫學の起源』, 143쪽.

14   『후한서』, 일민열전: 韓康 …… 常采藥名山, 賣於長安市, 口不二價, 三十餘年. 時有女子從康買藥, 康守價不移. 女子怒曰 "公是韓伯休那? 乃不二價乎?" 康歎曰 "我本欲避名, 今小女子皆知有我, 何用藥爲?"

15   『후한서』, 일민열전: 台佟 …… 隱於武安山, 鑿穴爲居, 采藥自業.

16   山田慶兒, 『中國醫學の起源』, 146쪽.

17 山田慶兒,『中國醫學の起源』, 147쪽.

18 山田慶兒,『本草と夢と鍊金術と』, 朝日新聞社, 1997, 50쪽.

19 山田慶兒,『本草と夢と鍊金術と』, 71 - 72쪽.

20 山田慶兒,『本草と夢と鍊金術と』, 78쪽.

21 E. A. Wallis Budge, *The Divine Origin of the Craft of the Herbalist*, New York: Dover Publications, 1996, p. 26.

22 Edward Kremers and George Urdang, *History of Pharmacy*, London: American Institute of the History of Pharmacy, 1940, pp. 6 - 7.

23 Herodotus, *Historiae II*, 84.

24 Wooten, A., *Chronicles of Pharmacy*, London: Macmillan, 1910, 1:3 - 18.

25 Lloyd, G. E. R., *Science, Folklore and Ideology*, Cambridge: Cambridge University Press, 1983, p. 120.

26 Theophrastus, *Historia Plantarum* IX, 19.2 - 3.

27 Theophrastus, *Historia Plantarum* IX, 16.1ff.

28 Max Wellmann, *Pedanii Dioscoridis Anazarbei De materia medica libri quinque*, 3 vols, Berlin: Weidmann, 1906 - 1914, praef. 9, vol. 1, p. 5. 서문의 영어 번역과 해설, 그리고 주석은 다음이 상세하다. John Scarborough and Vivian Nutton, "The Preface of Dioscorides' De materia medica: Introduction, Translation, Commentary," *Transactions and Studies of the College of Physicians of Philadelphia* 4, no. 3, 1982, pp. 187 - 227.

29 디오스코리데스는 서문에서 크라테우아스, 안드레아스, 바소스, 니케라토스 등의 인물들이 약초와 관련된 책을 썼다고 열거한다. Max Wellmann, *Pedanii Dioscoridis Anazarbei De materia medica libri quinque*, 3 vols, Praef. 1, 2, vol. 1, p. 1.

30 Max Wellmann, *Pedanii Dioscoridis Anazarbei De materia medica libri quinque*, 3 vols, Praef. 1, 2, vol. 1, p. 2.

31 Robert T. Gunter, *The Greek Herbal of Dioscorides*, New York: Hafner Pub, 1959, pp. 21 - 22.

32 Max Wellmann, *Pedanii Dioscoridis Anazarbei De materia medica libri quinque*,

3 vols, Praef. 5, vol. 1, p. 3.

33 Max Wellmann, *Pedanii Dioscoridis Anazarbei De materia medica libri quinque*, 3 vols, Praef. 6, 7, vol. 1, pp. 3-4.

34 Robert T. Gunter, *The Greek Herbal of Dioscorides*, pp. 25-26.

35 개별 약물에 대한 갈레노스의 논의는 다음에 실려 있다. *De simplicium medicamentorum temperamentis ac facultatibus*, 식물 약재에 대한 논의는 이 책의 6권 11. 789-892K.

36 *De simplicium medicamentorum temperamentis ac facultatibus*, 12. 2-4K.

37 Alain Touwaide, "La Thérapeutique médicamenteuse de Dioscoride à Galien: du pharmaco-centrisme au médico-centrisme," Armelle Debru (ed.), *Galen on Pharmacology*, Leiden: Brill, 1997, p. 277.

38 Sabin Vogt, "Drugs and pharmacology," R. J. Hankinson (ed.), *The Cambridge Companion to Galen*, Cambridge: Cambridge University Press, 2008, p. 309.

39 Alain Touwaide, "La Thérapeutique médicamenteuse de Dioscoride à Galien: du pharmaco-centrisme au médico-centrisme," p. 279.

40 *De compositione medicamentorum per genera*, 13. 367-371K.

41 Sabin Vogt, "Drugs and pharmacology," p. 311.

42 Jean-Marie Jacques, "La méthode de Galien pharmacologue dans les deux traités sur les médicaments composés," Armelle Debru (ed.), *Galen on Pharmacology*, Leiden: Brill, 1997, p. 115.

2. 한국 고대인들이 사용한 약

* 이 글은 이현숙, 「한국 고대의 본초-고조선·백제·신라를 중심으로」, 『신라사학보』 33, 2015를 수정·보완한 것이다.

1 여인석 외, 『한국의학사』, 의료정책연구소, 2012, 45쪽.

2 오재근, 「조선 의서 『동의보감』은 왜 본초 부문을 「탕액편」이라고 하였을까: 『동의보

감』『탕액편』 중 이고, 주진형의 본초학 성과 활용 분석」,『의사학』 20(2), 2011, 263쪽.

3 홍원식·윤창열 편저,『신편 중국의학사』, 주민출판사, 2004, 99쪽.

4 『양서』 권51, 도홍경 열전.

5 홍원식·윤창렬 편저,『신편 중국의학사』, 130쪽.

6 『양서』 권51, 도홍경 열전.

7 岩本篤志,「唐 新修本草 編纂と土貢」,『東洋學報』 90(2), 2008; 오택현 역,「唐 新修本草 편찬과「土工」-中國 國家 圖書館藏 斷片 考 -」,『한국고대사탐구』 18, 2014, 253-284쪽.

8 안상우,「본초서의 계통과 본초학 발전사」,『한국한의학연구소논문집』 11(1), 한국한의학연구원, 2005, 22쪽.

9 『일본서기』, 흠명기(欽明紀) 15년 2월조.

10 이현숙,「몸·질병·권력: 7세기 신라통일전쟁기의 군진의학」,『역사와 문화』 6, 2003 참조.

11 김두종,『한국의학사』, 탐구당, 1966, 79쪽.

12 안상우,「본초서의 계통과 본초학 발전사」.

13 이 글에서 사용한『중수정화경사증류비용본초』는 장존혜의 중간본을 1976년 타이베이시(臺北市) 남천서국(南天書局)에서 영인한 판본이다.

14 『한서』 권12, 평제기 12, 5년 춘정월조; 山田慶兒,『中國醫學の起源』, 岩波書店, 1999, 147-148쪽.

15 『주례』 권2, 천관·질의.

16 『주례』 권2, 천관·질의.

17 山田慶兒,『中國醫學の起源』, 148쪽에서 '治合'을 '冶合'의 오기라고 하였는데, 필자는 '治'는 잘못 쓴 것이 아니라 수치(修治), 즉 약을 포제(炮制)하는 것으로 이해하였다.

18 (淸)孫星衍 輯校,『신농본초경』에서 손성연(孫星衍)의 서(序).

19 (唐)封演 撰,『봉씨문견기(封氏聞見記)』 권2, 전적(典籍).

20 『중수정화경사증류비용본초』 권1, 서례(序例) 상,「嘉祐補注總敍」.

21 (宋)王應麟,『한예문지고증』 권10.

22 『침구갑을경』, 서(序); 안상우, 「본초서의 계통과 본초학 발전사」, 20쪽.

23 이현숙, 「나말여초 최치원과 최언위」, 『퇴계학과 한국문화』 24, 2004, 193-195쪽 참조.

24 1819년 일본의 단바 모토타네(丹波元胤)는 『중국의적고(中國醫籍考)』(인민위생출판 사 간행본, 1956) 권8에서 권14까지 본초서를 정리하였는데, 수당대에 존재하였던 상당수의 의약서들이 실전되었음을 보여주고 있다.

25 『중수정화경사증류비용본초』 권6, 초부 상품지상, 151-152쪽.

26 『중수정화경사증류비용본초』 권6, 초부 상품지상, 151-152쪽.

27 『중수정화경사증류비용본초』 권22, 충어부 하품, 452쪽.

28 노태돈 편, 『단군과 고조선사』, 사계절, 2000, 73쪽.

29 『사기』 권115, 조선전.

30 기원전 107년 고조선은 한나라 장군 누선(樓船)의 침입을 성공적으로 막아냈으나 3년 뒤 고조선의 왕성이었던 왕검성에 대한 재공격을 받자 고조선의 고위관리들이 우거왕을 살해하고 집단적 투항을 함으로써 와해되었다. 노태돈 편, 『단군과 고조선 사』, 115쪽.

31 김경호, 「한대 서북변경 이졸의 일상」, 『중국사연구』 74, 2011, 67쪽.

32 예컨대 거연한간 자료 89.20에 따르면, 상한을 치료하는 사물(四物)로서 오훼(烏喙, 附子) 10푼, 세신(細辛) 6푼, 술(術) 10푼, 계(桂) 4푼이 처방되었다. 김경호, 「한대 서 북변경 이졸의 일상」, 68쪽.

33 『중수정화경사증류비용본초』 권13, 목부 중품, 무이, 322쪽; 이현숙, 「고구려의 의 약 교류」, 『한국고대사연구』 68, 2013, 65쪽.

34 『본초강목』 권48, 금(禽) 2, 계(鷄).

35 원나라 왕호고(王好古)의 『찬의루원융(撰醫壘元戎)』 권5, 구자이진탕일법(嘔者二陳 湯一法)에 '신라삼', 명나라 주숙(朱櫹)의 『보제방』 권104, 치일절우췌반엽방(治一切 疣贅瘢黶方)에 '신라송자유', 『보제방』 권105 호박하방(胡薄荷方)에 '신라박하' 등으 로 쓰였는데 고려나 조선이라는 이름보다는 대중들에게 익숙한 약물명으로서 오래 전에 사라진 신라를 여전히 사용하고 있다.

36 『삼국사기』 권1, 혁거세거서간.

37 김창석, 「한성기 백제의 국가제사 체계와 변화양상 - 풍납토성 경당지구 44호, 9호 유구의 성격 검토를 중심으로」, 『서울학연구』 22, 2004, 12-13쪽; 노중국, 「한성 백제시대의 도교문화」, 『향토서울』 65, 2005, 101-102쪽.

38 門田誠一, 「古墳出土の雲母片に 關する 基礎的 考察 - 東アジアにおける 相關的 理解と道敎思想の殘映」, 『鷹陵史學』 25, 1999, 21-57쪽; 김태식, 「신선의 왕국, 도교의 사회 신라 - 적석목곽분과 그 시대를 중심으로」, 『문화재』 36, 국립문화재연구소, 2003, 198-200쪽.

39 임기환, 「남북조기 한중 책봉 조공 관계의 성격」, 『한국고대사연구』 32, 2002, 44-47쪽 〈표 1 고구려 백제와 남북조의 책봉 조공〉에 의거함.

40 박남수, 「752년 김태렴의 대일교역과 「매신라물해」의 香藥」, 『한국고대사연구』 55, 2009.

41 『중수정화경사증류비용본초』 권6, 초부 상품지상, 인삼.

42 『중수정화경사증류비용본초』 권6, 초부 상품지상, 국화.

43 양정필·여인석, 「중국 인삼의 실체에 대한 비판적 고찰」, 『의사학』 12(2), 2003; 양정필·여인석, 「조선 인삼의 기원에 대하여」, 『의사학』 13(1), 2004.

44 양정필·여인석, 「조선 인삼의 기원에 대하여」, 6쪽; 이현숙, 「고구려의 의약 교류」, 70-73쪽.

45 예컨대 관동화의 경우, 『신수본초』 권9, 약대세물약품(藥對歲物藥品), 관동화 조항에도 도홍경의 말을 그대로 인용하고 있다.

46 『중수정화경사증류비용본초』, 권9, 초부 중품지하, 해조.

47 『중수정화경사증류비용본초』, 권9, 초부 중품지하, 곤포.

48 『중수정화경사증류비용본초』, 권11, 초부 중품지하, 백부자.

49 『중수정화경사증류비용본초』, 권6, 초부 상품지상, 남등근.

50 『중수정화경사증류비용본초』, 권11, 초부 중품지하, 담라.

51 김두종, 『한국의학사』, 81쪽.

52 『해동역사』 권26, 물산지, 초류.

53 『본초몽전』 권1, 초부 상, 인삼.

54 『계원필경집』 권18, 물장(物狀).

55 『계원필경집』 권18, 물장.

56 김두종, 『한국의학사』, 80-81쪽.

57 최재석, 「일본 정창원 소장 한약재를 통해 본 통일신라와 일본과의 관계」, 『민족문화연구』 26, 고대 민족문화연구소, 1993, 8쪽; 박남수, 「752년 김태렴의 대일교역과 「매신라물해」의 향약」, 『한국고대사연구』 55, 2009.

58 최재석, 「일본 정창원 소장 한약재를 통해 본 통일신라와 일본과의 관계」, 9-15쪽.

59 (唐)王燾 撰, 『외대비요』 권31, 자설산(紫雪散).

60 『일본서기』 권19, 흠명천황 14년과 15년조.

61 윤선태, 「백제의 문서행정과 목간」, 『한국고대사연구』 48, 2007, 303-334쪽.

62 노중국, 「백제의 구휼·賑貸 정책과 '佐官貸食記' 목간」, 『백산학보』 83, 2009, 209-236쪽.

63 『의심방』 권15, 치폐옹방(治肺癰方) 13.

64 『의심방』 권16, 치정창방(治丁創方) 2.

65 『동의보감』 내경편 권3, 폐장(肺臟) 폐상증(肺傷證); 동의보감국역위원회 역, 『對譯 東醫寶鑑』 1, 법인문화사, 1999, 323쪽.

66 김두종, 『한국의학사』, 48쪽에서는 갈씨방을 갈홍의 『주후비급방』이라고 파악하였으나, 필자는 갈홍의 다른 저작물로 이해한 신순식의 견해를 따른다. 신순식, 「고려시대 이전의 한의학문헌에 관한 연구」, 『의사학』 4(1), 1995; 한국한의학연구소 편, 『역대 한의학문헌의 고증』, 1996, 7-9쪽 재수록.

67 김두종, 『한국의학사』, 49쪽.

68 신순식, 「고려시대 이전의 한의학문헌에 관한 연구」, 9쪽.

69 김두종, 『한국의학사』, 48쪽.

70 『중수정화경사증류비용본초』 권6, 초부 상품지상, 151-152쪽.

71 岩本篤志, 「唐 新修本草 編纂と土貢」; 오택현 역, 『唐 新修本草 편찬과「土工」-中國 國家 圖書館藏 斷片 考-』, 283쪽.

72 『영집해』 권5(黑板勝美 編, 『新訂增補 國史大系』 제23권, 吉川弘文館 간행본), 129쪽.

73 천성령은 1029년 북송 인종 천성 7년에 편찬되어 천성 10년부터 실제로 시행한 영(令)이나 실전되었는데, 1998년 중국 영파에 있는 천일각박물관에서 천성령을 베껴

쓴 명대의 초본이 발견되었다. 특히 원 모습을 알기 어려웠던 당의 의질령이 이를 통해 복원되었다. 程錦, 「唐醫疾令復原硏究」, 『天一閣藏明鈔本天聖令校證』 下, 中華書局, 2006, 578쪽.

74 三木榮이 침생의 교과서라고 (*)표로 표기하였던 『맥결』·『명당』·『황제침경』 등이 의생과 침생이 함께 배우는 공통 과목이었다는 사실이 천일각 의질령의 발견으로 새롭게 밝혀졌다.

75 程錦, 「唐醫疾令復原硏究」, 578쪽.

76 金在佶·肖培根, 『동양전통약물 원색도감』, 영림사, 1995, 486쪽.

77 三木榮, 『朝鮮醫學史及疾病史』, 自家出版, 1962, 6쪽.

78 三上喜孝, 「慶州雁鴨池出土の藥物名 木簡について」, 朝鮮文化硏究所 編, 『韓國出土木簡の世界』, 雄山閣, 2007에서 안압지 목간은 8세기 중후반의 것으로 안압지에서 출토된 목간 중 167번과 198번을 '약물명 목간'이라고 명명하였다. 그러나 실제 약을 조제하기 위해 의학서에 있는 처방을 쓴 것이므로 이덕호의 주장대로 '처방전 목간'이라고 불러야 할 것이다. 이덕호·이선아·김남일, 「안압지 출토 목간 처방전의 釋讀에 대한 연구」, 『한국한의학연구원논문집』, 2009, 85-91쪽.

79 이용현, 『한국 목간 기초연구』, 신서원, 2007, 203쪽.

80 윤선태, 「월성해자 출토 신라 문서목간」, 『역사와 현실』 56, 2005, 124쪽의 판독문을 전재하였다.

81 이덕호·이선아·김남일, 「안압지 출토 목간 처방전의 석독에 대한 연구」, 89쪽. 하시모도 시게루, 「안압지 목간 판독문의 재검토」, 『신라문물연구』 1, 2007, 101쪽에서는 '(黃)□一兩 □(甫)一兩'을 '黃連一兩 皂角一兩'으로 해독하였다.

82 윤선태, 「월성해자 출토 신라 문서목간」.

83 이덕호·이선아·김남일, 「안압지 출토 목간 처방전의 석독에 대한 연구」, 90쪽.

84 이덕호·이선아·김남일, 「안압지 출토 목간 처방전의 석독에 대한 연구」, 90쪽.

85 『본초강목』 권18, 초부 위령선, 문우서점(文友書店) 1959년판, 758쪽.

86 『당회요』 권82, 의술, 고적출판사, 1991, 1806쪽.

87 『향약구급방』 하권, 중풍.

88 그 단적인 예로 680년경에 편찬된 『천금방』을 들 수 있다. 『천금방』의 이론과 처방

에는 불교의학의 것을 많이 차용하고 있다. 馬白英 外, 정우열 역,『中外醫學交流史』, 전파과학사, 1997, 162-165쪽과 178-180쪽 참조; 이현숙,「신라 애장왕대 당의학서 광리방의 도입과 그 의의(1)」,『동양고전연구』13, 2000, 255쪽.

89 마백영은 하지 근육관절의 무력으로 발생하는 절름발이, 즉 족축(足蹙)을 위령선으로 치료한 것은 신라의 경험에서 나온 것으로, 현재 중약(中藥) 가운데 '철각(鐵脚)위령선'이라는 약명도 여기에서 기인한 것이라고 하였다. 馬白英 外, 정우열 역,『中外醫學交流史』, 48-49쪽. 여러해살이 덩굴식물인 으아리의 뿌리를 의미하는 위령선은 그 주성분이 사포닌과 아네모닌으로서, 현재 동의학에서는 류마티스성 관절염, 신경통에 주로 사용한다. 과학백과사전출판서 편,『약초의 성분과 이용』, 1999, 281쪽.

90 이경록,「고려와 조선 전기의 위령선 활용-동아시아 본초학의 한 사례」,『대동문화연구』, 2012, 189-222쪽.

91 積佐知子,『大同類聚方』3, 新泉社, 1992, 44-457쪽 참고.

92 富士川游,『日本醫學史』, 賞花坊, 1904, 72-78쪽.

93 박준형·여인석,「『大同類聚方』典藥寮本과 고대 한반도 관련 처방」,『문자와 목간』15, 2015, 223-285쪽.

94 富士川游,『日本醫學史』, 74-77쪽. 새로 발견된 전약료본의 신라진명방 약물명은 유포본의 것과 조금씩 다르며, 중량이 표시되어 있다. 이 글에서는 중국 약재명의 명칭이 수용되기 이전 신라와 일본에는 각기 고유의 향명과 화명이 존재하였다는 것을 보여주기 위해 인용한 것이므로 굳이 전약료본의 화명을 사용하지 않았다.

95 이현숙,「한국 중세의학의 기점」,『한국고대사탐구』10, 2012, 250-251쪽.

96 『의심방』권1, 제약화명(諸藥和名), 상해과학기술출판사 간행본, 1998, 50쪽.

97 『의심방』권1, 제약화명, 50쪽.

3. 동북아시아 의학의 지표, 고구려 의학

* 이 글은 이현숙,「고구려의 의약 교류」,『한국고대사연구』69, 2013을 수정·보완한 것이다.

1 김두종, 『한국의학사』, 탐구당, 1966, 30쪽.

2 三木榮, 『朝鮮醫學史及疾病史』, 自家出版, 1962, 7-9쪽.

3 한국한의학연구소 편, 『고려시대 이전 韓醫藥學에 관한 연구』, 1996, 108-109쪽; 김남일 외, 『한의학통사』, 대성의학사, 2006, 57-61쪽.

4 예컨대 자설과 같은 경우, 황금(黃金) 100냥과 한수석(寒水石)·자석(紫石)·석고(石膏)·활석(滑石) 각 3근, 물 1석(石), 영양각설(羚羊角屑)·서각설(犀角屑)·청목향(靑木香)·침향(沈香) 각 5근, 정향(丁香) 1냥, 현삼(玄蔘)·승마(升麻) 각 1근, 감초(甘草) 8냥, 박초(朴硝) 10근, 초석(硝石) 4승, 사향[麝香: 알갱이 형태로 건조된 사향 덩어리 당문자(當門子)를 사용한다] 1냥 2전반(錢半), 주사(朱砂) 3냥을 넣어서 여러 가지 공정을 거쳐 만든 조제약이었다. 朝比奈泰彦, 『正倉院藥物』, 植物文献刊行会, 1955; 이현숙, 「신라의학의 국제성과 의약교류」, 『백산학보』 83, 2009, 285쪽.

5 이하 자료들은 三木榮, 『朝鮮醫學史及疾病史』, 6-8쪽; 김두종, 『한국의학사』, 42-43쪽; 한국한의학연구소 편, 『한국한의학사 재정립』 상권, 1995, 108-109쪽에서 간략하게 언급되어 있다.

6 『중수정화경사증류비용본초』 권4, 옥석부 중품, 금설, 109쪽.

7 『중수정화경사증류비용본초』 권4, 옥석부 중품, 은설, 110쪽.

8 『중수정화경사증류비용본초』 권6, 초부 상품지상, 세신, 164쪽.

9 『중수정화경사증류비용본초』 권7, 초부 상품지하, 오미자, 185쪽.

10 『중수정화경사증류비용본초』 권9, 초부 중품지하, 곤포, 222쪽.

11 『중수정화경사증류비용본초』 권9, 초부 중품지하, 관동화, 226쪽.

12 『중수정화경사증류비용본초』 권11, 초부 하품지하, 여여, 276쪽.

13 『중수정화경사증류비용본초』 권1, 초부 하품지하, 백부자, 279쪽.

14 『중수정화경사증류비용본초』 권13, 목부 중품, 무이, 322쪽.

15 『중수정화경사증류비용본초』 권2, 충어부 하품, 오공, 447쪽.

16 이현숙, 「백제의약과 점복」, 『백제의 사회경제와 과학기술』, 충청남도 역사문화연구원, 2007, 443쪽.

17 이현숙, 「신라의학의 국제성과 의약교류」, 『백산학보』 83, 2009, 290-291쪽.

18 윤재운, 『한국 고대무역사 연구』, 경인문화사, 2006, 19-29쪽.

19 『중수정화경사증류비용본초』 권6, 초부 상품지상, 인삼.『신농본초경』은 굵은 글씨
   로 표시하여 도홍경이 서술한『명의별록』과 구분하였다.

20 이러한 체제는 13세기 출간된 고려 의학서『향약구급방』의 방중향약목과 조선 세종
   대 편찬되었던『향약집성방』에서도 찾아볼 수 있다.

21 『본초강목』 인삼조에서도 두 학설을 모두 기록하였다. 이시진은 금나라 의학자 장원
   소(張元素)가 인삼의 성질이 따뜻하다고 파악한 것도 함께 소개하였다.

22 조선 세종 대 편찬된『향약집성방』 권78 초부 상품지상, 인삼조에서는 인삼의 성질
   에 대해『증류본초』의 것을 그대로 수용하였다. 그러나『동의보감』 탕액편, 초부상
   에 있는 인삼조에서는『명의별록』의 '미온'만을 취하였다. 현재 인삼의 약성은 미온
   으로 알려져 있다.

23 윤용구,「낙랑전기 군현지배세력의 종족계통과 성격: 土壙목곽묘의 분석을 중심으
   로」,『역사학보』 126, 1992; 윤용구,「삼한의 조공무역에 대한 一考察 -漢代 낙랑군
   의 교역형태와 관련하여-」,『역사학보』 162, 1999.

24 양정필·여인석,「조선 인삼의 기원에 대하여」, 13쪽.

25 『본초연의』 권7, 인삼.

26 『고려도경』 권23, 잡속2.

27 『양서』 권48, 백제전.

28 임기환,「南北朝期 한중 책봉 조공 관계의 성격」,『한국고대사연구』 32, 2002, 16-18쪽.

29 임기환,「南北朝期 한중 책봉 조공 관계의 성격」, 44-47쪽의 〈표 1 고구려 백제와
   남북조의 책봉 조공 표〉에 의거함.

30 노태돈,『고구려사 연구』, 사계절, 1999, 310-313쪽.

31 『중수정화경사증류비용본초』 권6, 초부 상품지상, 인삼.

32 김두종,『한국의학사』, 42쪽.

33 이마무라 도모(今村革丙)는 인삼사(人蔘史)에서 정본이 전하지 않는『명의별록』과
   달리『속박물지(續博物志)』에는 고려인의 人子가 없다는 사실을 들어 고구려처럼
   당시 문화가 낮은 지역의 사람이 지었다기보다는 중국 본토 남부 도회지 사람이 지
   었다고 주장하였다. 그러나 이는 식민사관에 입각한 편견으로서, 토양적으로 인삼
   은 요동 지방을 제외한 중국에서 생산될 수가 없다고 한다. 양정필·여인석,「중국 인

삼의 실체에 대한 비판적 고찰」.

34 『한원』, 번이부 고려. 장초금(張楚金)이 660년경 편찬하였다는 『한원』은 현재 일본 후쿠오카 다자이후시신사(太宰府神社)에서 번이부만 전하고 있다. 이 글에서는 국사편찬위원회 데이터베이스(http://db.history.go.kr)의 것을 사용하였다.

35 『한원』, 번이부 고려.

36 『한원』, 번이부 고려.

37 『건강실록(建康實錄)』, 남제 고려전[『남제서(南齊書)』 권58, 열전 39, 중화서국(中華書局) 백납본(百納本), 1974, 1020쪽 각주 5에서 재인용].

38 양정필·여인석, 「삼국통일기 인삼교역」, 『의사학』 13(2), 2004, 183쪽.

39 박평식, 「조선전기 인삼정책과 인삼유통」, 『한국사연구』 143, 2008, 208쪽.

40 이현숙, 「백제의약과 점복」, 440쪽.

41 『남사(南史)』 권42, 제고제제자상(齊高帝諸子上), 소자운(蕭子雲); 이현숙, 「백제의약과 점복」, 444 - 445쪽.

42 박남수, 「752년 金泰廉의 대일교역과 「買新羅物解」의 香藥」, 『한국고대사연구』 55, 2009.

43 『삼국사기』 권13, 유리왕 19년조.

44 김두종, 『한국의학사』, 36쪽.

45 『삼국사기』 권18, 소수림왕 5년 춘(春) 2월.

46 『외대비요(外臺秘要)』 권18, 각기론(脚氣論)(흠정사고전서본, 736 - 615).

47 김두종, 『한국의학사』, 23 - 24쪽.

48 『외대비요』 권18(흠정사고전서본, 736 - 592).

49 金無得 註釋, 『止觀坐禪法』, 경서원, 1990, 269 - 270쪽.

50 이현숙, 「질병, 치료, 종교 - 한국 고대 불교의학」, 『한국사상과 문화』 48, 2009, 164 - 165쪽.

51 『일본서기』 권19, 유라쿠 덴노(雄略天皇) 3년조.

52 김두종, 『한국의학사』, 44쪽.

53 김재효·김성철·정헌영·김용·권오상·김경식·손인철, 「知聰의 實存과 고대 한국의학교류에 대한 역할」, 『대한한의학회지』 28(3), 2007, 70 - 85쪽. 필자 역시 지총이

고구려를 거쳐 일본에 갔다는 김두종의 학설은 그 근거가 너무 박약해 믿기 어렵다고 생각한다.

54 『신찬성씨록』 권22, 좌경제번하(左京諸蕃下).

55 가노우 요시미츠, 한국철학사상연구회 역, 『중국의학과 철학』, 여강출판사, 1991, 118쪽.

56 강인욱·차웅석, 「연길 소영자 출토 유물로 본 동아시아 침구류의 기원」, 『의사학』 26(3), 2017.

57 『한국민족문화대백과사전』, 웅기 송평동 유적(http://encykorea.aks.ac.kr, 2022년 1월 30일 검색).

58 『유양잡조』 권7, 의(醫).

59 『일본서기』 권 24, 고교쿠 덴노 4년 여름 4월.

60 富士川游, 『日本醫學史』, 77쪽.

61 『외대비요』 권37, 명당서(明堂序), 인민위생출판사, 1955년 영인판, 1077쪽.

4. 중국 약재가 아닌 우리 약재를 사용하라

* 이 글은 김성수, 「조선 전기 향약 정책과 『향약집성방』의 편찬」, 『한국사연구』 171, 2015를 수정·보완한 것이다.

1 김두종, 『한국의학사』, 탐구당, 1993, 193쪽. 그러나 김두종은 조선의 의료제도는 기본적으로 고려를 계승하여, "의료제도에 있어 다소의 변혁을 보았으나, 고려의 전통을 벗어날만한 아무런 자취도 발견할 수 없었던 것이다."라고 하여 매우 소극적으로 이해하였다(김두종, 『한국의학사』, 195쪽). 그럼에도 세종 대의 업적을 거론하면서, 법의학(法醫學)의 채용을 포함하여 향약 사용과 의방(醫方)의 정리라는 커다란 성과를 이루었다고 평가하기도 한다. 이러한 견해는 세종 대의 업적에 대한 높은 평가로 이어지지만, 그것은 이전 시기의 역사적 연관성이 배제된 채로 세종 대의 특수성으로 언급될 수 있는 문제점도 동시에 내포하고 있다.

2 고려 말에서 조선 전기까지를 대상으로 향약과 관련한 많은 연구가 있지만, 대부

분 향약 담론의 성격이나 향약재의 확대에 주로 관심을 두고 있다. 1996년 『진단학보』 87호에 특집으로 실린 『향약집성방』 관련 논문들이 대표적이다. 그러나 약재가 갖는 속성을 고려한다면 향약 이용이 확대되기 위해 필요한 의학적 과정이 구체적으로 어떠했을지는 주목받지 못하였는데, 최근 이경록의 연구에서 일부 규명되어 있어서 참조할 수 있다(이경록, 「『향약집성방』의 편찬과 중국 의료의 조선화」, 『의사학』 20(2), 2011, 231‒232쪽).

3 『태조실록』 권1, 원년 7월 정미.

4 『태조실록』 권7, 4년 2월 정축; 손홍렬, 『한국중세의 의료제도연구』, 수서원, 1988, 178쪽.

5 『태조실록』 권12, 6년 8월 임인.

6 미키 사카에는 제생원이 조선 초기 의료에서 대민업무를 총괄하였으며, 향약의 발달을 촉진하였다고 평가함으로써, 제생원의 중요성을 일찍이 언급하였다(三木榮, 『朝鮮醫學史及疾病史』, 自家出版, 1963, 114쪽). 그러나 이후의 연구들에서는 제생원의 역할이 주목받지 못하였다.

7 『세종실록』 권56, 14년 6월 병진.

8 『태종실록』 권17, 9년 2월 경진.

9 「혜민전약국(惠民典藥局)」, 『삼봉집(三峰集)』 권13, 『조선경국전(朝鮮經國典)』 상, 부전(賦典).

10 손홍렬, 『한국중세의 의료제도연구』, 177‒184쪽; 『태종실록』 권10, 5년 12월 갑자; 『태종실록』 권11, 6년 3월 병오 등.

11 『세조실록』 권20, 6년 5월 병신.

12 『세조실록』 권20, 6년 5월 정유.

13 『성종실록』 권98, 9년 11월 임오.

14 이경록, 「조선초기 『향약제생집성방(鄕藥濟生集成方)』의 간행과 향약의 발전」, 『동방학지』 149, 2010, 참조.

15 『양촌집(陽村集)』 권22, 발어류(跋語類), 「향약제생집성방발(鄕藥濟生集成方跋)」.

16 『양촌집』 권17, 서류(序類), 「향약제생집성방서(鄕藥濟生集成方序)」.

17 『태조실록』 권3, 2년 정월 을해.

18 『세종실록』 권20, 5년 4월 병진.

19 『세종실록』 권30, 7년 10월 갑술.

20 『세종실록』 권85, 21년 4월 병오.

21 『세종실록』 권91, 22년 11월 신유.

22 1년여의 짧은 시간이지만 『향약제생집성방』이 편찬될 수 있었던 것은 『향약간이방』 −혹은 『향약혜민경험방』을 포함하여− 을 전제하고서 새로운 처방을 축적하는 방식으로 진행되었기 때문이라고 생각한다. 이를 밝히기 위해서는 『향약집성방』에 일부 처방만이 소개되어 있는 『향약간이방』과 『향약혜민경험방』을 면밀하게 비교·검토할 필요가 있다.

23 『태종실록』 권14, 7년 9월 을해.

24 그의 집안은 의업을 전문으로 하였던 것으로 보이는데, 동생인 양홍적(楊弘迪) 역시 전의감에서 복무하였다. 한편 양홍원(楊弘遠)이라는 의원도 있어서, 같은 가계로 추측은 되지만 확인할 방법은 없다(『태조실록』 권8, 4년 7월 신해).

25 『태종실록』 권15, 8년 3월 경오.

26 『태종실록』 권29, 15년 정월 을묘.

27 『태종실록』 권29, 15년 3월 계축.

28 『태종실록』 권29, 15년 4월 기축. 그 결과 두 장의 동인도(銅人圖)를 얻게 되었다(『태종실록』 권30, 15년 10월 정해).

29 『태종실록』 권34, 17년 12월 을미.

30 『태종실록』 권35, 18년 4월 을미.

31 『세종실록』 권13, 3년 10월 병신.

32 이는 세종 10년에 파견될 사신단에 노중례가 포함되었으며, 향약 검증을 위한 조치가 시행되었다는 사실에서도 드러난다. 이에 대해서는 뒤에서 다시 서술한다.

33 『세종실록』 권19, 5년 3월 계묘.

34 이경록, 「《향약제생집성방(향약제생집성방)》과 조선초기의 의약」, 『국역 향약제생집성방』, 세종대왕기념사업회, 2013, 39−40쪽.

35 이는 결국 『의방유취』의 편찬이라는 거대한 기획과도 연결되지만, 여기서는 향약정책이라는 측면에서 직접 관계가 있는 『향약집성방』만을 고찰한다.

36 『세종실록』권37, 9년 7월 기유. 이때 의원이 한 명 더 포함되어 있었지만, 누구인지
   는 밝혀져 있지 않다. 추측하건대 『향약집성방』 편찬에 노중례와 함께 참여하고 있
   었던 박윤덕이었을 가능성도 있다.

37 『세종실록』권37, 9년 7월 계사.

38 『세종실록』권48, 12년 4월 경인.

39 『향약채취월령』, 「발문」.

40 『세종실록』권60, 15년 6월 임진.

41 『향약채취월령』, 「발」.

42 『세종실록』권110, 27년 10월 무진.

43 『세종실록』권60, 15년 6월 임오.

44 이러한 점을 감안한다면 『향약집성방』권76 「지남총론(指南總論)」에서 약의 조제법,
   복용법 등을 논한 것이 어쩌면 황자후의 건의에 따라 추가로 이루어진 작업일 수도
   있다고 생각한다. 그러나 이에 대한 명확한 근거는 없으므로 추론으로만 남겨둔다.

45 『세종실록』권90, 22년 8월 경인.

46 『세종실록』권13, 3년 10월 병신.

47 『세종실록』권55, 14년 정월 병자.

48 『세종실록』권63, 16년 정월 무자.

49 『세종실록』권81, 20년 5월 갑진.

50 『세종실록』권37, 9년 9월 병신.

51 『세종실록』권60, 15년 6월 임오. 황자후는 여기서 향약방이란 '당약을 사용하지 않
   았으므로, 오로지 지방에서 방서를 배우지 아니한 사람이 쓰기 위한 것'이라고 단정
   하고 있다. 그렇다고 해서 약재의 이용을 계층적으로 구분하고자 하는 의도는 아니
   며, 당재를 구하기 어려운 현실을 감안한 설명이었다고 본다.

52 김남일에 따르면, 200여 종의 의서를 인용한 『향약집성방』의 조문 가운데 『성제총
   록』은 410조, 『태평성혜방』은 1,304조가 인용되었다(김남일, 「『鄕藥集成方』의 인용
   문헌에 대한 연구」, 『震檀學報』87, 1999, 196쪽). 조문의 총합이 5,652조임을 감안할
   때, 『성제총록』을 활용한 비율은 7.25%, 『태평성혜방』은 23%이다. 두 의서가 차지
   하는 비율이 30%에 이르며, 이는 『향약집성방』 내에서 다른 의서들보다 월등하게

높은 비중을 차지하고 있음을 보여준다.

53 이러한 의미에서 『향약집성방』과 『의방유취』를 각기 향약의 정리와 한의방의 정리라는 별개의 차원으로 나누어 설명하는 기존의 논의에서 나아가 둘 사이의 관계성을 밀접하게 파악할 필요가 있다.

54 『향약집성방』과 『의방유취』의 편찬에는 집현전 학자들이 대거 투입되었다. 이는 다른 서적의 편찬 과정에 비하면 매우 이례적인데, 정초(鄭招)와 변효문(卞孝文)에 의해서 편찬된 『농사직설(農事直說)』이나 이순지(李純之)에 의해 편찬된 『제가역상집(諸家曆象集)』과 비교하면 분명히 드러난다. 물론 『향약집성방』과 『의방유취』의 분량이 거대하다는 점도 작용했겠지만, 의학의 중요성에 대한 깊은 이해가 있었기 때문이었다고 생각한다.

55 『증보문헌비고(增補文獻備考)』 권246, 예문고(藝文考) 5, 의가류(醫家類).

56 대표적으로 산부인과와 소아과에 관한 지식이 확충되었을 것으로 보이지만, 현재 남아 있는 『향약제생집성방』이 완전하지 않은 까닭에 이를 증명하기는 어렵다.

57 『세종실록』 권60, 15년 6월 임진.

58 『세종실록』 권60, 15년 6월 임진.

59 이경록, 「조선초기 『향약제생집성방(鄕藥濟生集成方)』의 간행과 향약의 발전」, 346 – 349쪽.

60 김남일, 「『鄕藥集成方』의 인용문헌에 대한 연구」, 196쪽.

61 강연석, 「15세기 『향약집성방』의 편찬 과정에 드러난 한중 의학교류」, 『대한한의학회지』 29(4), 2008, 214 – 215쪽.

62 감초를 통해 향약 이용의 실상을 검토한 다음의 논문이 참고가 된다. 이경록, 「조선전기 감초의 토산화와 그 의미」, 『의사학』 24(2), 2015, 434 – 436쪽.

63 이현숙, 「고려 일상생활 속의 질병과 치료 - 안과, 피부과, 치과 질환을 중심으로 -」, 『온지논총』 20, 2008; 이경록, 「『향약집성방』의 편찬과 중국 의료의 조선화」, 256 – 257쪽.

64 이경록의 연구에 따르면, 남아 있는 『향약제생집성방』에서 인용된 『성제총록』은 234회, 『태평성혜방』은 21회로 거의 10배의 차이가 난다(이경록, 「조선초기 『향약제생집성방(鄕藥濟生集成方)』의 간행과 향약의 발전」, 346 – 349쪽).

65 김남일, 「『鄕藥集成方』의 인용문헌에 대한 연구」, 196쪽.

66 李經緯·張志斌, 2006, 『中醫學思想史』, 湖南敎育出版社, 398-404쪽.

67 이와 관련해서는 李經緯·張志斌 이외에도 많은 연구들을 참조할 수 있다. 李聰甫·劉炳凡, 『金元四大醫家學術思想硏究』, 湖南省中醫藥硏究所, 1982; 丁光迪, 『金元醫學評析』, 人民衛生出版社, 1999, 17-35쪽; 程雅君, 『中醫哲學史』 2, 四川出版集團, 2010, 677-700쪽 참조.

68 이경록 역, 『국역 향약제생집성방』, 142-148쪽.

69 이태호 편저, 『향약집성방』, 행림출판사, 1977, 214-216쪽.

70 『세종실록』 권47, 12년 3월 무오.

71 『세종실록』 권108, 27년 4월 기사.

72 『단종실록』 권14, 3년 4월 기묘.

5. 우황청심원에서 인삼으로

* 이 글은 김성수, 「From Chengsimwon (淸心元) into Ginseng (人蔘)-The History of Drug Use in the Joseon Era-」, 『의사학』 26(2), 2017을 수정·보완한 것이다.

1 「인삼 장복한 영조, 조선시대 장수왕」, 『한국일보』, 2014. 7. 17.

2 김두종, 『한국의학사』, 탐구당, 1993, 206-226쪽.

3 김두종, 『한국의학사』, 234-238쪽; 손홍렬, 『한국중세의 의료제도연구』, 수서원, 1988, 177-184쪽.

4 김성수, 「16세기 향촌의료 실태와 사족의 대응」, 『한국사연구』 113, 2001.

5 이러한 이유로 많은 유교 의사들이 나타나 환자를 치료했다. 또한 농촌 내부에서는 지역 지식인들이 형제회를 조직하고 지역 병원을 자율적으로 운영하였다(李揆大, 「朝鮮時代 藥局楔의 一考察」, 『又仁金龍德博士停年紀念史學論叢』, 태광문화사, 1988, 264-278쪽; 신동원, 「조선시대 지방의료의 성장: 관 주도에서 사족 주도로, 사족 주도에서 시장 주도로-강릉 약계(1603~1842)의 조직과 해소를 중심으로-」, 『한국사연구』 135, 2006, 9-15쪽).

6 김성수, 「신선태을자금단(神仙太乙紫金丹)-조선의 만병통치약-」, 『인문논총』 67,

서울대학교 인문학연구원, 2012.

7　이진수, 「朝鮮養生思想 成立에 관한 考察(其2)-『東醫寶鑑』을 中心으로-」, 『石堂論叢』 10, 1985; 김호, 『허준의 동의보감 연구』, 일지사, 2000; 申東源, 『조선사람 허준』, 한겨레, 2001.

8　김정선, 「朝鮮時代 王들의 疾病治療를 通해 본 醫學의 變遷」, 서울대학교 박사학위논문, 2005; 김성수, 「18세기 후반 의학계의 변화상-『欽英』으로 본 조선후기 의학-」, 『韓國文化』 65, 2014.

9　이러한 상황은 조선 혹은 동아시아에서만 나타난 현상이라고 할 수 없다. 전근대시기 동양이건 서양이건 매우 유사한 위생환경에 속해 있었다고 할 수 있다.

10　이문건의 『묵재일기』에서 나타나는 질병과 치료의 양상에 대해서는 김성수, 2013, 「『묵재일기』가 말하는 조선인의 질병과 치료」, 『역사연구』 24, 2013, 41-46쪽; 신동원, 『조선의약생활사』, 들녘, 2014, 406-411쪽 참조.

11　신동원, 『조선의약생활사』, 387-405쪽.

12　김성수, 「16세기 향촌의료 실태와 사족의 대응」, 31-38쪽; 신동원, 『조선의약생활사』, 457-459쪽.

13　손홍렬, 『한국중세의 의료제도연구』, 177-184쪽.

14　『태조실록』 권3, 2년 정월 을해.

15　『태조실록』 권12, 6년 10월 경자.

16　『태조실록』 권12, 6년 12월 정유.

17　손홍렬, 『한국중세의 의료제도연구』, 203-210쪽.

18　『세종실록』 권11, 3년 3월 경진.

19　『세종실록』 권28, 7년 5월 임신.

20　신동원, 「조선후기 의원의 존재 양태」, 『한국과학사학회지』 26(2), 2004, 207-210쪽.

21　손홍렬, 『한국중세의 의료제도연구』, 210-212쪽.

22　김성수, 「16세기 향촌의료실태와 사족의 대응」, 49-54쪽; 신동원, 『조선의약생활사』, 458-459쪽.

23　'통치(通治)'는 특정 질환에 증상과 무관하게 사용될 수 있는 약물을 의미하며, 의서에서 이 용어가 본격적으로 전개된 것은 『동의보감』부터라고 할 수 있다. 『동의보

감』에서는 매우 구체적으로 치료 약물을 제시하면서도 동시에 통치약을 거론하는데, 이는 깊은 의학적 지식 없이도 사용할 수 있다는 장점이 있어서 의사가 부족한 상황을 대처하는 데 매우 효과적인 방법이었다고 할 수 있다.

24 우황청심원은 납약(臘藥)의 하나로, 구급한 상황에서 널리 사용되었다. 납약은 동지 후 셋째 미일(未日)인 납일(臘日)에 내의원에서 제조하여, 국왕이 신하들에게 나누어 주었다. 납약이 보여주는 조선시대 의학사적 의미는 다음의 연구를 참고. 김성수, 「16·17세기 中央醫療機構의 運營實態」, 『서울학연구』 20, 2003.

25 『태종실록』 권2, 원년 10월 무신.

26 『세종실록』 권91, 22년 11월 신유.

27 조선 전기에 있었던 약가의 재조정 논의는 김성수, 「16·17세기 中央醫療機構의 運營實態」 참조.

28 『세종실록』 권89, 22년 6월 을미.

29 『세종실록』 권108, 27년 5월 을미.

30 조선 전기 의원의 육성을 비롯한 의학 진흥책에 대해서는 김두종, 손홍렬의 연구를 참조할 수 있다.

31 김성수, 「신선태을자금단(神仙太乙紫金丹) - 조선의 만병통치약 -」.

32 曹志平, 『中國醫學論理思想史』, 人民衛生出版社, 2012, 320 - 321쪽.

33 『세종실록』 권60, 15년 6월 임진.

34 이경록, 「鄕藥에서 東醫로: 『향약집성방』의 의학이론과 고유 의술」, 『역사학보』 212, 2011, 243 - 278쪽.

35 『성종실록』 권174, 16년 정월 을사.

36 김두종, 『한국의학사』, 253 - 254쪽.

37 『세종실록』 권90, 22년 7월 무진.

38 曹志平, 『中國醫學論理思想史』, 172 - 174쪽.

39 『단종실록』 권4, 즉위년 12월 계축.

40 『단종실록』 권4, 즉위년 12월 계축.

41 『춘정집(春亭集)』 권6, 봉사(封事), 영락십삼년육월일봉사(永樂十三年六月日封事); 『춘정집』 권7, 봉사, 영락십구년월일봉사.

42 맹웅재 외 역, 『各家學說』(陳大舜·曾勇·黃政德, 『中醫各家學說』, 湖南科學技術出版社), 대성의학사, 2001, 154-155쪽, 238-243쪽.

43 이상 조선 전기 양생론과 수양론의 전개에 대해서는 김성수, 「16~17세기 養生書 편찬과 그 배경」, 『韓國思想史學』 24, 2005 참조.

44 김성수, 「鄭惟仁의 『頤生錄』 연구」, 『慶熙史學』 24, 2006.

45 『연산군일기』 권60, 11년 12월 기묘.

46 『선조실록』 권9, 8년 2월 갑오.

47 『동의보감』, '동의보감서'.

48 이진수, 『한국 양생사상 연구』, 한양대학교 출판부, 1999, 62-75쪽; 김호, 『허준의 동의보감 연구』, 161-174쪽.

49 신동원·김남일·여인석, 『한권으로 읽는 동의보감』, 들녘, 1999, 37-40쪽.

50 김정선, 「朝鮮時代 王들의 疾病治療를 通해 본 醫學의 變遷」, 111쪽.

51 『정조실록』 권54, 24년 6월 정축.

52 『홍재전서(弘齋全書)』 권175, 일득록(日得錄) 15, 「훈어(訓語)」 2.

53 『순조실록』 권1, 즉위년 7월 갑오.

54 『흠영』, 1778년 9월 17일(서울대학교규장각 영인본 2책, 205쪽).

55 『흠영』, 1786년 7월 6일(서울대학교규장각 영인본 6책, 255쪽).

56 『흠영』, 1778년 7월 9일(서울대학교규장각 영인본 2책, 139쪽).

57 이상은·김성수, 「18세기 후반 의학계의 변화상-『欽英』으로 본 조선후기 의학-」, 『한국문화』 65, 서울대학교규장각 한국학연구원, 2014 참조.

58 『번암집(樊巖集)』 권2, 시, 「上爲慮賤臣久病 使內閣吏賚傳別品蔘一封」.

59 『흠영』, 1777년 10월 13일(서울대학교규장각 영인본 1책, 448쪽).

60 『고운당필기(古芸堂筆記)』, 「가삼(家蔘)」.

61 『경세유표(經世遺表)』 권8, 지관수제(地官修制), 「井田議 三」.

62 『다산시문집(茶山詩文集)』 권6, 시, 「松坡酬酢(再疊)」.

63 『무명자집(無名子集)』 책10, 「삼설(蔘說)」.

64 『산림경제(山林經濟)』 권4, 「치약(治藥)」, '人蔘 一名神草'.

65 『무명자집』 책10, 「삼설」.

66 다음은 이수기가 사용한 처방 중 인삼을 비롯한 『역시만필』의 사례 번호이다. 1, 3, 4-1, 5, 6, 7-1, 7-2, 7-3, 10, 11, 12, 13, 16, 19, 20, 25, 26, 27, 28, 33-1, 34-1, 34-2, 40, 42, 45, 46-2, 47, 48, 49, 50, 51-1, 54-1, 54-2, 54-3, 55-1, 55-2, 55-3, 56-1, 56-2, 62, 63, 65, 66, 68, 70, 73, 77, 78, 79, 80, 81, 82, 83, 84, 85, 91, 95-1, 95-2, 97-2, 98, 107-1, 107-2, 112, 113, 115, 118, 122, 130. 한 사례에서 여러 가지 처방이 나오는 때도 있으며, 인삼만 처방받은 경우는 9번이다.

67 신동원 외, 『역시만필』, 들녘, 2015, 32-36쪽.

68 『흠영』, 1786년 7월 6일(서울대학교규장각 영인본 6책, 255쪽).

69 유만주는 고암심신환, 삼용고(蔘茸膏)와 같은 보약에 큰 기대를 하고 사용하였는데, 삼용고의 주재료는 인삼이다(김정선, 「朝鮮時代 王들의 疾病治療를 通해 본 醫學의 變遷」, 133-136쪽).

70 『죽석관유집(竹石館遺集)』 책3, 전(傳), 「김효자전(金孝子傳)」.

71 김성수, 「朝鮮時代 醫員의 변화와 自己意識 형성」, 『韓國韓醫學研究院論文集』 17(2), 2011, 9쪽.

72 유만주는 중국의 고사에서 범운(范雲)이 의사의 경고를 따르지 않고, 효과가 빠른 치료로 잠시 좋아지지만 결국 의사의 경고대로 2년 후에 죽는다고 자세히 설명한다. 『흠영』, 1781년 7월 22일(서울대학교규장각 영인본 4책, 42쪽).

73 『입재유고(立齋遺稿)』 권16, 「의설(醫說)」.

74 『흠영』, 1787년 5월 15일(서울대학교규장각 영인본 6책, 546쪽).

75 『무명자집』 책10, 「삼설」.

76 『국역 성호사설(星湖僿說)』 권9, 「용의살인(庸醫殺人)」.

77 이에 대해서는 김성수, 「朝鮮時代 醫員의 변화와 自己意識 형성」 참조.

6. 개항 이후 들어온 일본 매약의 영향

* 이 글은 김영수, 「20세기 초 일본 매약의 수입과 근대 한국의 의약광고의 형성」, 『인문논총』 75(4), 2018을 수정·보완한 것이다.

1   새롭게 등장한 약에 관해서는 다음의 연구서와 논문을 참조할 것. 홍현오, 『한국약업사』, 한독약품공업주식회사, 1972; 신인섭·서범석 공저, 『한국광고사』, 나남출판, 1998; 고병철, 「일제시대 건강 담론과 약의 구원론─《매일신보》 약 광고 분석을 중심으로」, 『종교연구』 30, 2003; 양정필, 「한약업자의 대응과 성장」, 연세대학교 의학사연구소 편, 『한의학, 식민지를 앓다』, 아카넷, 2008; 박윤재, 「한말 일제 초 대형 약방의 신약 발매와 한약의 변화」, 『역사와 현실』 90, 2013.

2   이와 관련해서는 고병철, 「일제시대 건강 담론과 약의 구원론─《매일신보》 약 광고 분석을 중심으로」; 양정필, 「한약업자의 대응과 성장」; 박윤재, 「한말 일제 초 대형 약방의 신약 발매와 한약의 변화」 등의 논문을 언급할 수 있다.

3   고병철, 「일제시대 건강 담론과 약의 구원론─《매일신보》 약 광고 분석을 중심으로」; 권창규, 「건강기표의 소비와 '위생제국': 근대의약품 광고를 중심으로」, 한국언론학회 학술대회 발표논문집, 2011; 박윤재, 「한말 일제 초 대형 약방의 신약 발매와 한약의 변화」; 유한양행50년사편찬위원회, 『유한오십년』, 유한양행, 1976; 유한양행 편, 『1926년~1945년 이전 광고로 본 유한양행』, 2000; 동화약품100년사편찬위원회, 『동화약품백년사(1897~1997)』, 동화약품공업주식회사, 1998; 예종석, 『활명수 100년 성장의 비밀』, 리더스북, 2009 등.

4   이 글에서는 이를 통틀어 매약이라고 표기하도록 하겠다.

5   吉岡信, 『江戶の生藥屋』, 靑蛙房, 2011, 10쪽.

6   약을 판매하는 곳을 이르는 일본어 명칭은 '약점(藥店), 약포(藥舖), 약종옥(藥種屋), 목약옥(木藥屋), 생약옥(生藥屋)' 등 여러 가지가 존재한다. 이 글에서 일컫는 약점은 약을 판매하는 곳이라는 의미로, 그 이상의 특정한 의미를 포함하는 것은 아니다. 이하 약점은 보통명사이며, 전통적으로 빈번하게 쓰였던 약방을 의미한다.

7   吉岡信, 『江戶の生藥屋』, 11쪽.

8   吉岡信, 『江戶の生藥屋』, 16쪽.

9   吉岡信, 『江戶の生藥屋』, 61쪽.

10   服部昭, 『藥包裝の近現代史』, 風詠社, 2015, 78쪽.

11   「賣藥取締規則」, 內閣─太政類典─第一編─第八十一卷─保民·衛生, 일본국립공문서관 소장, 소장번호 太00081100, 明治三年十二月.

12 「賣藥取締ノ方法竝調査方」, 內閣－太政類典－第一編－第八十一卷－保民·衛生, 일본국립공문서관 소장, 소장번호 太00081100, 明治三年十二月.

13 池田嘯風, 『日本藥業史』, 藥業時論社, 1929, 202－205쪽.

14 김영수, 「근대일본의 의사면허 변천－의제부터 의사법까지」, 연세대학교 의학사연구소 편, 『동아시아 역사 속의 의사들』, 역사공간, 2015, 365쪽.

15 厚生省醫務局 編, 『醫制八十年史』, 印刷局朝陽會, 1955, 272쪽; 服部昭, 『藥包裝の近現代史』, 84쪽.

16 매약이라는 것이 제약업계에서 차지하는 비중이 컸기 때문에 이를 완전히 배제하지 못한 것, 면허 기간을 5년으로 정한 것 등이 문제시되었으나, 매약인세제 등을 도입하여 간접적으로 매약의 성장을 억제하였고, 1886년에는 5년의 면허 기간은 폐지되었다. 厚生省醫務局 編, 『醫制八十年史』, 269－270쪽.

17 1883년 '약포 및 약종상 취체규칙'이 공포되면서 양자에게 허가제를 실시하였고, 약포는 의사의 처방에 의한 제조를 하는 곳으로 간주되어 시험을 통해 개업하는 것을 의무화시켰다. 약종상은 각종 약품의 매매만 가능하였고, 조제는 할 수 없도록 규정하였다. 安士昌一郎, 「製藥企業へ發展した藥種問屋－大阪道修町における藥種業者の變遷」, 『法政大學大學院紀要』 74, 2015, 104쪽.

18 厚生省醫務局 編, 『醫制八十年史』, 273쪽.

19 『조선신문』의 창간과 제호 변경에 관한 자세한 내용은 다음의 연구를 참조할 것. 장신, 「한말·일제초 재인천 일본인의 신문 발행과 조선신문」, 『인천학연구』 6, 2007; 이승원, 『조선신보, 제국과 식민의 교차로－신문광고로 읽는 근대 인천과 한국의 풍경들』, 보고사, 2016.

20 이승원, 『조선신보, 제국과 식민의 교차로－신문광고로 읽는 근대 인천과 한국의 풍경들』, 31－33쪽.

21 朝鮮總督府 編, 『仁川港商工業調査』, 1913, 209쪽.

22 久保賢 編, 『在鮮日本人藥業回顧史』, 在鮮日本人藥業回顧史編纂會, 1961, 34쪽, 36쪽.

23 「賣藥製造販賣ノ義ニ付在京城領事館ニ ヨリ伺幷指令」, 日本外務省外交史料館, 1885, B-3-5-10-6.

24 久保賢 編,『在鮮日本人藥業回顧史』, 526쪽.

25 조선에 자리 잡은 일본인 유력도매상인 야마기시천우당의 경우, 제1차 세계대전 이후에도 신약의 조제, 처방은 미미한 수준이라고 밝히고 있다. 손일선,「일제강점기 조선에 진출한 일본인 약업자에 관한 연구」, 경제사학회 경제학공동학술대회 발표 논문집, 2016, 16쪽.

26 아라이와 약방 개업 및 운영에 관한 설명은 홍현오의 책 참조. 홍현오,『한국약업 사』, 158-160쪽.

27 단, 현재 파악된 일본에서 수입한 매약의 종류는 1906년을 기준으로 정리한 것 이다. 이후 더 다양한 매약 광고가 등장했을 것으로 보인다. 이에 대해서는 추후에 추가하도록 하겠다. 또한 제품명의 표기는 음독으로 통일하여 적었다. 단, 가타카나 로 표기되어 있는 경우에는 발음 그대로 표기하였다.

28 1908년 12월 이후『조선신문』으로 변경되었다.

29 『조선신보』, 1906. 9. 1.

30 사카이는 에도시대의 주요 질환에 대한 약 광고를 횟수로 분석하여 두통이 주요한 질병으로 분류되지 않음을 설명하고, 일본사회에서 근대적인 신체관이 형성되면 서 머리와 배에 대한 인식이 변화하였음을 밝히고 있다. 酒井シヅ,「頭痛の誕生と 腹痛の變容」, 栗山茂久・北澤一利 編著,『近代日本の身體感覺』, 靑弓社, 2004, 84-102쪽.

31 立川昭二,『明治醫事往來』, 新潮社, 1986, 44쪽.

32 『조선신문』, 1926. 10. 17.

33 광고에 腦充血로 표기되어 있다.

34 매독의 치료제로 1910년대 살바르산이 등장하기는 하였지만, 이것이 매독 말기의 환자에게는 큰 효과가 나타나지 않거나 적절한 투여가 어려운 점 등으로 상용화가 되는 데에 실패하였다.

35 『조선신문』, 1924. 3. 15.

36 『동아일보』, 1922. 11. 22.

37 『동아일보』에서는 최대 75일분까지 구매가 가능한 약값을 제시한 데에 비해,『조선 신문』은 최대 35일분까지를 기재하고 있다.

38 「醫藥(省令案ノ藥品及製劑ヲ含ム)ト賣藥トノ區別」, 池田嘯風, 1929, 240-245쪽.

39 「한성의학강습소 취지서」, 『매일신보』, 1911.1.12; 박윤재, 「한말 일제 초 대형 약방의 신약 발매와 한약의 변화」, 244쪽.

40 한국약업100년편찬위원회 편, 『한국약업100년』, 약업신문, 2004, 78쪽.

41 홍현오, 『한국약업사』, 14쪽.

42 홍현오, 『한국약업사』, 14쪽.

43 수입 매약에 대한 공식적인 통계 수치는 확인하기 어려우나, 조선에서 활동한 약업자의 회고에 따르면 판매량에 따른 수입 매약 베스트 10은 가오루, 인단, 와카모토, 로토목약, 대학목약, 노신, 중장탕, 건위고장환, 태전위산, 용각산 등이었다. 久保賢 編, 『在鮮日本人藥業回顧史』, 528쪽.

44 「조고약 광고」, 『매일신보』, 1913.12.17; 「활명수 광고」, 『매일신보』, 1914.1.29.

45 광무 4년(1900) 1월 2일에 내부령(內部令) 제27호로 「의사규칙」, 「약제사규칙」, 「약종상규칙」을 공포하였다. 『高宗時代史』 5, 국사편찬위원회, 1971.

46 「약종상규칙」, 「관보」, 1900.1.17; 「의약조사」, 『황성신문』, 1900.1.25; 「칙시의약」, 『황성신문』, 1900.2.10; 「의약시재」, 『황성신문』, 1900.3.3; 양정필, 「한약업자의 대응과 성장」, 236쪽.

47 「賣藥商ニ關スル報告ノ件」(1900.3.27), 『韓國近代資料集成』 7, 국사편찬위원회, 2003.

48 「藥品及藥品營業取締令」・「同 施行規則」, 『朝鮮總督府官報』, 1912.3.28; 양정필, 「한약업자의 대응과 성장」, 244-245쪽.

7. 양약을 받아들여 신약을 만들다

* 이 글은 박윤재, 「한말 일제 초 대형 약방의 신약 발매와 한약의 변화」, 『역사와 현실』 90, 2013을 수정·보완한 것이다.

1 「한약계의 큰 혁명」, 『신한민보』, 1914.7.23.

2 박형우, 『제중원』, 몸과마음, 2002, 127쪽.

3 「일한약업가대회」, 『京城藥報』, 1908. 6. 3.

4 여기서 '약방'이란 약을 제조, 판매하는 곳을 지칭하는 일반적인 명사이다. 다만, 식민지시기에 접어들어 '약방'은 '약국'과 구분되었다. '약국'이 약품, 특히 서양 약품들을 이용하여 조제를 할 수 있었다면, '약방'은 환자의 요구에 따라 약을 조제하기보다는 자신이 제조한 특정 약을 지금의 일반의약품식으로 판매하였다는 점에서 차이가 있다.

5 홍현오, 『한국약업사』, 한독약품공업주식회사, 1972.

6 박윤재, 「청심보명단 논쟁」, 연세대학교 의학사연구소 편, 『한의학, 식민지를 앓다』, 아카넷, 2008; 양정필, 「한약업자의 대응과 성장」, 연세대학교 의학사연구소 편, 『한의학, 식민지를 앓다』, 아카넷, 2008; 이흥기, 「19세기 말 20세기 초 의약업의 변화와 개업」, 『의사학』 19(2), 2010.

7 대형 약방에서 출시한 약들은 식민지시기에 접어들어 지금의 일반의약품에 해당하는 매약으로 발전해나갔다. 한국에서 매약은 "한약방에서 자가소비용으로 비방이나 기성 한의서의 처방으로 만들어 써오던 것"이었다(홍현오, 『한국약업사』, 11쪽). 변화된 한약들이 대량으로 제조되면서 매약이 된 것이었다. 따라서 이 글은 한국의 매약, 즉 일반의약품의 시원을 밝힌다는 점에서도 의미가 있다.

8 「平壤·開城地方 情況 視察報告 件」(1896. 9. 16), 『주한일본공사관기록』(한국역사정보종합통합시스템 검색).

9 「공사관급영사관보고」(1898. 9. 17), 『明治官報拔萃 駐朝鮮日本國 領事館報告』 下, 國學資料院, 1992, 471쪽.

10 박형우, 『제중원』, 108-109쪽.

11 이만열, 『한국기독교의료사』, 아카넷, 2003, 52쪽.

12 「논설」, 『독립신문』, 1896. 7. 25.

13 「漢城醫學講習所 취지서」, 『매일신보』, 1911. 1. 12.

14 「한약불허」, 『황성신문』, 1909. 10. 10.

15 木島新之助, 「金泉通信」, 『同仁』 10, 1907, 18쪽.

16 박형우, 『제중원』, 299쪽.

17 「질의응답」, 『의약월보』 2(4), 1915, 93쪽.

18 「덕약주문」,『황성신문』, 1910. 6. 17.

19 吉木彌三, 「朝鮮産漢藥の狀況」,『朝鮮及滿洲』147, 1919, 69-70쪽.

20 일기자(一記者), 「한약개량담」,『의약월보』2(10), 1915, 40쪽.

21 「舊醫藥界에 對하여」,『매일신보』, 1912. 4. 26.

22 「질의응답」,『의약월보』2(4), 95쪽.

23 박윤재,『한국 근대의학의 기원』, 혜안, 2005, 107-108쪽.

24 『芳賀榮次郎自敍傳』, 1950, 263쪽.

25 「질의응답」,『의약월보』2(4), 94쪽.

26 「의장헌의(醫長獻議)」,『대한매일신보』, 1910. 7. 5.

27 박윤재, 「대한제국과 통감부의 의학체계 구상과 전개」,『동방학지』139, 2007, 85-90쪽.

28 「동화발전」,『황성신문』, 1910. 6. 20; 「동화약품 취지 규례 광고」,『대한민보』, 1910. 1. 1.

29 「연매상고 십만원인 화평당대약방」,『半島時論』2(5), 1918, 70쪽.

30 「태양조경환」,『대한매일신보』, 1908. 5. 13.

31 「광고」,『황성신문』, 1909. 5. 30.

32 「광고」,『대한매일신보』, 1909. 10. 6.

33 「광고」,『황성신문』, 1910. 9. 2.

34 「광고-제생당대약방」,『대한민보』, 1909. 9. 24.

35 이흥기, 「19세기 말 20세기 초 의약업의 변화와 개업의」, 359쪽.

36 『대한민보』, 1909. 6. 13.

37 홍석후,『서약편방』, 자혜약방, 1907, 20-21쪽.

38 제중원,『약물학 상권 무기질』, 1905, 105쪽, 121쪽.

39 동화약품100년사편찬위원회,『동화약품백년사(1897-1997)』, 동화약품공업주식회
　　사, 1998, 93-94쪽.

40 동화약품100년사편찬위원회,『동화약품백년사(1897-1997)』, 102쪽.

41 「新藥可試」,『황성신문』, 1909. 9. 24.

42 「대역시약(對疫施藥)」,『대한민보』, 1909. 10. 3.

43 「可謂保命丹」,『황성신문』, 1909. 10. 3; 「서울남대문안제생당대약방」,『대한매일신
　　보』, 1909. 11. 9.

44 「론셜」,『독립신문』, 1896. 12. 1.

45 제중원, 「셔」,『약물학 상권 무기질』, 1905.

46 須田凞一, 「衛生ニ就テ」,『朝鮮總督府道府郡書記講習會講義錄』, 朝鮮總督府, 1916, 315쪽.

47 박윤재,『한국 근대의학의 기원』, 314-318쪽.

48 신규환, 「한의학의 서양의학 인식과 수용」, 연세대학교 의학사연구소 편,『한의학, 식민지를 앓다』, 아카넷, 2008, 114-115쪽.

49 「증별(贈別)졸업생제군」,『의약월보』 2(14·15), 1916, 2쪽, 4쪽.

50 최재학, 「한방의약의 개량」,『韓方醫藥界』 1(2), 1914, 19-20쪽.

51 「卅三年前 創立 朝鮮賣藥界先進」,『동아일보』, 1926. 12. 7.

52 「의생에게 대 일의견」,『의약월보』 2(14·15), 1916, 122쪽.

53 「舊醫藥界에 對하여」,『매일신보』, 1912. 4. 26.

54 「한의약계의 모범」,『매일신보』, 1913. 5. 18.

55 최원식, 「의와 약」,『半島時論』 2(9), 1918, 51쪽.

56 박준형 외, 「제중원에서『약물학 상권(무기질)』의 번역과 그 의미」,『의사학』 20(2), 2011, 345쪽.

57 慎蒼健, 「경성제국대학에 있어서 한약연구의 성립」,『사회와 역사』 76, 2007, 116-119쪽.

58 「폐병근치약발견」,『별건곤』 3(2), 1928.

59 홍현오,『한국약업사』, 115쪽

60 「보약」,『국민보』, 1938. 9. 7.

61 「의사총합소의 속인(速認)을 망(望)홈」,『대한민보』, 1909. 11. 17.

62 「권고 개업의」,『매일신보』, 1910. 11. 23.

63 『대한매일신보』, 1909. 7. 28.

64 「한약 개량」,『대한민보』, 1909. 10. 15.

65 홍현오,『한국약업사』, 4쪽.

66 「동화약품 취지 규례 광고」,『대한민보』, 1910. 1. 1.

67 「약방지점」,『대한민보』, 1909. 7. 24.

68 이동원(李東元)(한국역사정보종합시스템 검색).

69 「동화약품 취지 규례 광고」, 『대한민보』, 1910. 1. 1.

70 「사람이 세상에 처해」, 『신한민보』, 1912. 11. 4.

71 「광고-팔보단」, 『공립신보』, 1908. 11. 11; 「광고」, 『해조신문』, 1908. 4. 23.

72 「동화발전」, 『황성신문』, 1910. 6. 20.

73 「半島醫藥界大觀」, 『삼천리』 10(1), 1938, 38쪽.

74 홍현오, 『한국약업사』, 13-19쪽.

75 「卅三年前 創立 朝鮮賣藥界先進」, 『동아일보』, 1926. 12. 7.

76 양정필, 「한약업자의 대응과 성장」, 253-254쪽.

77 홍현오, 『한국약업사』, 19쪽.

78 「最近 賣藥戰, 누구누구가 돈 모앗나?」, 『삼천리』 89(2), 1936, 62쪽, 64쪽.

79 「대한의약」, 『황성신문』, 1899. 1. 11; 「과견신효」, 『황성신문』, 1899. 1. 26.

80 『황성신문』, 1909. 5. 30.

81 홍현오, 『한국약업사』, 116쪽.

82 정병선, 「상식으로 알아둘 賣藥의 성질(下)」, 『중외일보』, 1927. 12. 8.

83 「매약업자의 취체령 개정」, 『동아일보』, 1931. 2. 26.

84 정병선, 「상식으로 알아둘 賣藥의 성질(上)」, 『중외일보』, 1927. 12. 7.

85 「반도 의약계 대관(이)」, 『삼천리』 8, 1938, 170쪽.

86 「세민(細民)의 의원(醫院)」, 『동아일보』, 1930. 10. 14.

87 「중추명월(仲秋明月)」, 『만세보』, 1906. 9. 27.

8. 식민지 조선에서의 약의 향연

* 이 글은 이병훈, 「〈탁류〉: 약의 향연」, 『현대소설연구』 53, 2013을 수정·보완한 것이다.

1 이렇게 탁월한 치료 효과가 있었던 근대 의약은 인간의 생활, 의식, 관습을 바꾸었고, 사회제도와 구조를 변화시켰다. 근대인들은 질병의 원인과 치료 방법에 대해 많은 지식과 경험을 축적했으며, 이것은 그들의 위생 관념을 높이는 데 일조했다. 근

대인들은 이제 질병에 대해 효과적으로 대처하는 방법을 알게 되었다. 이것은 질병이 더 이상 그들의 삶과 운명을 결정짓는 절대자의 지위를 상실했다는 의미이기도 하다. 이에 따라 사회제도와 구조도 바뀌었다. 근대사회는 질병을 통제하고 관리하는 효과적인 사회제도와 구조로 탈바꿈하게 되었다. 이에 대해서는 윌리엄 맥닐, 김우영 역, 『전염병의 세계사』, 이산, 2005, 6장을 참조할 것. 우리는 이와 유사한 논의를 푸코의 『광기의 역사』, 『감시와 처벌』 등에서도 확인할 수 있다.

2　프레더릭 F. 카트라이트·마이클 비디스, 김훈 역, 『질병의 역사』, 가람기획, 2004, 121-122쪽 참조.

3　우리는 약이 문학작품에서 치료제 이상의 의미를 갖게 되는 경우를 약물 중독 등의 모티브에서 찾아볼 수 있다. 여기서 약은 문제의 해결이 아니라 문제의 원인이 된다. 이런 경우엔 약도 질병과 같이 문학적 서사의 중요한 모티브가 된다.

4　이경훈, 「아스피린과 아달린」, 김윤식 편, 『이상 문학전집 5-연구논문 모음』, 문학사상사, 2001, 182쪽.

5　권보드래, 「仁丹-동아시아의 상징 제국」, 『사회와 역사』 81, 한국사회사학회, 2009, 118쪽.

6　김은정, 「일제강점기 위생담론과 화류병-화류병 치료제 광고를 중심으로」, 『민족문학사연구』 49, 2012, 312쪽.

7　이재선, 『현대소설의 서사주제학』, 문학과 지성사, 2007, 173쪽. 이재선은 문학주제학 중 특히 질병의 주제와 모티프라는 시각에서 〈탁류〉의 '매독과 전염성 탐욕의 은유화 현상'을 분석했다. 이재선의 견해에 따르면 매독은 "미두장을 중심으로 휩쓸고 있는 투기라는 식민지의 외인성 바이러스가 퍼뜨리는 전염성 탐욕의 전파와 확산을 은유화하거나 상징하고 있다"(이재선, 『현대소설의 서사주제학』, 170쪽).

8　洪以燮, 金允植 편, 「蔡萬植의『濁流』」, 『蔡萬植』, 文學과 知性社, 1986, 96-97쪽 참조. 〈탁류〉에 나타난 식민지 자본주의의 모습을 분석한 연구로는 한수영, 「비판적 리얼리즘의 성과와 1930년대 후반-채만식의 소설미학」, 문학과사상연구회, 『채만식 문학의 재인식』, 소명출판, 1999; 류보선, 「교환의 정치경제학과 증여의 윤리학 -『濁流』론」, 군산대학교 채만식연구센터, 『채만식 중, 장편소설 연구』, 소명출판, 2009 등이 있다.

9 홍현오, 『한국약업사』, 한독약품공업주식회사, 1972, 137 – 139쪽.

10 홍현오, 『한국약업사』, 65쪽 참조. 여기서 매약이란 의사의 처방에 따라 조제한 것이 아니라 제약회사나 매약업자들이 미리 만들어 파는 의약품을 말한다. 매약의 대표적인 예는 인단, 용각산, 건위고장환, 해정위산, 중장탕, 건뇌환, 대학목약, 로도안약 등이 있었다. 매약은 러일전쟁 후 일본 군인들이 행상을 하며 판매했기 때문에 조선에 널리 퍼지게 되었다. "이에 편승하여 제생당약방(이강봉)은 서울 태평로에 점포를 내고 일본 인단을 모방하여 청심보명환을 팔았고 서울 광교에 화평당약방(이응선)에서는 팔보단 등 40여 종의 가정상비약을 발매하였다. 기타 천일약방(조근영), 조선 매약주식회사(이경모)가 창립되었다. 한편 1897년 민병호가 활명수로 평양에 창립된 동화약방을 1912년 서울 순화동에 옮겨 89여 종의 매약을 취급했다"(李東石 · 金信根, 『藥의 歷史』, 서울대학교 출판부, 1998, 447쪽).

11 서양 의약품이 식민지시대에 어떻게 구체적으로 사용되었는지에 대해서는 홍현오, 『한국약업사』, 65 – 66쪽을 참조할 것. "서양 의약품을 우리나라 업계에서 초창기에 많이 사용한 것은 '키니네(金鷄納)', '멘톨(薄荷)', '용뇌(龍腦)' 등이었는데 점차 사용량이 늘어나고 품목도 많아지게 되었다. 그리고 매약으로 영신환, 조고약, 활명수 등이 많이 팔렸으나 그 당시는 학질, 기생충, 임질, 매독 환자들이 많았고 따라서 각 매약 본포에서는 제각기 재래의 한약 외에 양약지부(洋藥之部)라 하여 금계랍(金鷄納), 회충산(蛔蟲散) 등 이름으로 '키니네'나 '산토닌' 같은 것을 소분하거나 한약과 혼합하여 취급치 않은 업자가 없다시피 하였다. 특히 하루 걸러 고열(高熱)로 떨어지지 않은 학질에 시달리던 대중에게 이 반짝반짝하는 백색분말(白色粉末)의 '금계랍'의 효과는 경이적이 아닐 수 없었다. 1920년대는 한약과 양약의 신구(新舊)가 교착(交錯)하고 한국 약업계에 양약 취급의 싹이 여러 가지 면에서 트기 시작한 시기였다."

12 李東石 · 金信根, 『藥의 歷史』, 448쪽 참조.

13 『채만식 전집』 제2권, 창작과 비평사, 1987, 27쪽. 이하 본문에서는 쪽수만 표기한다.

14 조선총독부가 1912년 제정한 「약품 및 약품영업취체령」 제9조에는 "독약, 극약은 다른 약품과 구별하고 독약은 열쇠가 있는 곳에 이를 저장할 것"(金信根 편, 『韓國醫藥事』, 서울대학교 출판부, 2001, 737쪽)이라고 명시되어 있다.

15 여기서 '카올'은 "타올(towel)의 오기(誤記)인 듯"하다. 이에 대해서는 임무출, 『蔡萬

植 어휘사전』, 토담, 1997, 636쪽을 참고할 것.

16 "그러시면 헤리오도로푸를 쓰시지요? 그것두 썩 고급품은 아니지만 그래두……" (33). 헤리오도로푸는 헬리오트로프(heliotrope) 꽃에서 뽑은 향료를 말한다.

17 제중당을 근대적 공간으로 파악한 연구로는 변화영, 「소설〈탁류〉에 나타난 군산의 식민지 근대성」, 『지방사와 지방문화』 7(1), 역사문화학회, 2004가 있다. 이 논문에서 저자는 제중당이 약국이지만 화장품과 향수도 겸해서 팔았다는 사실을 소비도시로서 군산의 모습을 잘 드러낸 것이라고 해석하고 있다. "제중당에서 고급 화장품과 향수 등을 사가는 사람들이 있었다. …… 이것은 군산에 사는 도시인들의 소비수준을 어느 정도 짐작할 수 있는 모습이다"(327).

18 金信根 편, 『韓國醫藥事』, 736쪽.

19 金信根 편, 『韓國醫藥事』, 738쪽.

20 金信根 편, 『韓國醫藥事』, 739쪽.

21 당시 조선의 매약업자에 대한 설명은 이흥기, 「19세기 말 20세기 초 의약업의 변화와 개업의: 洋藥局과 藥房附屬診療所의 浮沈」, 『의사학』 19(2), 2010. 12, 367쪽을 참조할 것.

22 정홍섭, 「채만식 문학의 원형을 보여주는 다양한 자료들」, 정홍섭 엮음, 『채만식 선집』, 현대문학, 2009, 389쪽.

23 『별건곤』 1930년 9월호, 141쪽.

24 홍현오, 『한국약업사』, 147쪽.

25 〈표 1〉에서 열거한 약 중에 ⑥ 구급주사, ⑩ 가루약, ⑪ 물약, ⑫ 주사액, ⑰ 인찌기약 등은 약의 구체적인 형태나 용도가 불분명하지만 이 작품에서 일정한 의미를 지니고 있다고 생각해서 목록에 포함시켰다.

26 아주대학교 약학대학 이숙향 교수의 의견에 따르면 맥×(麥×)은 문맥상 낙태약의 의미로 사용되고 있으므로 ergot나 ergotamine, 즉 맥각(麥角)임이 분명하다고 한다. 맥각에 대한 약리학적 설명은 지제근, 『의학용어 큰 사전』, 아카데미아, 2004, 606쪽을 참고할 것. "호밀(Secale cereale)에 번식하는 맥각균(Claviceps purpurea)의 균핵을 건조한 것. 즉, 맥각균이 라이보리와 같은 화본과 식물의 이삭에 기생하여 균핵이 된 것. 맥각알칼로이드는 자궁수축제와 편두통 치료제로 사용된다. 길이

3cm, 너비 5cm 정도이다. 짙은 자줏빛을 띠며 독성이 강하므로 맥각이 함유된 밀가루를 먹으면 만성 중독 증세를 나타낸다. 특유한 맥각 알칼로이드는 에르고바신계, 에르고타민계, 에르고톡신계의 3군 14종이 검출되었다. 이 알칼로이드로부터 환각제 LSD-25를 만들기도 한다. 한방에서는 이삭이 떨어지기 전에 채취한 것을 지혈제로 사용한다. 맛은 조금 달고 불쾌한 냄새가 난다. 자궁수축제, 분만촉진제, 지혈제로 쓰며, 자궁출혈, 월경과다 등의 자궁질환에 사용한다."

27 초봉이가 '낙태약'과 사약으로 먹은 약.

28 오재근, 「『본초강목』이 조선 후기 본초학 발전에 미친 영향: 미키 사카에의 『임원경제지』 본초학 성과 서술 비판」, 『의사학』 21(2), 2012.8, 193쪽.

29 "한방에서는 약물학을 본초학이라고 한다. '본초'란 풀에 기본을 둔다는 의미로 약에 식물성이 많다는 의미이기도 하다." 본초의 개념에 대해서는 小曽戸 洋, 『漢方の 歴史─中国, 日本の 伝統医学』, 大修館書店, 1999, 38쪽을 참고할 것.

30 트리파플라빈(trypaflavine)은 염산아크리플라빈(acriflavine hydrochloride)을 말한다. 이에 대해서는 이우주 엮음, 『영한, 한영 의학사전』, 아카데미서적, 2002, 20쪽을 참고할 것. 이 의학사전에 따르면 염산아크리플라빈은 적갈색의 결정성 아크리딘 색소로 살균제, 방부제로 사용된다. 그리고 온라인 영문 브리태니커 백과사전(https://www.britannica.com/science/acriflavine)에는 염산아크리플라빈을 다음과 같이 설명하고 있다. "콜타르에서 얻은 염료로 1912년 독일 의학자 파울 에를리히(Paul Ehrlich)에 의해 살균제로 소개되었고, 제1차 세계대전 당시 수면병(sleeping sickness)의 원인이 되는 기생충을 박멸하기 위해 광범위하게 사용되었다. 염산아크리플라빈과 그보다 덜 자극적인 중성 아크리플라빈 모두 향이 있고, 붉은 갈색의 분말은 물에 희석되어 주로 국소 살균제로 사용되거나 혹은 경구 비뇨기 살균제로 사용되었다. 한때 임질 치료제로 사용되었던 아크리플라빈은 현재 항생제로 대체되었다."

31 『동아일보』, 1939.4.10.

32 金信根 편, 『韓國醫藥事』, 736쪽.

9. 해방 공간에서 일본 제약회사는 어떻게 되었나

* 이 글은 박윤재, 「해방 전후 귀속 제약업체의 동향과 한국 제약업」, 『한국근현대사연구』 78, 2016을 수정·보완한 것이다.

1 保健社會部 藥政局 藥務課, 『藥務行政白書』, 1967, 75쪽.

2 이 글에서는 일본 제약회사의 이름을 한국식으로 읽는다. 그 이유는 해방 이후 한국인이 경영을 이관받은 이후에도 그 이름을 그대로 사용하는 경우가 있어 연계성을 확인하기 편리하기 때문이다.

3 李鍾根, 『나의 藥과 鍾根堂: 高村 李鍾根回顧錄』, 高村獎學會, 1981, 172쪽.

4 「原料醫藥品 生産에 轉機」, 『매일경제』, 1974. 6. 20.

5 保健社會部 藥政局 藥務課, 『藥務行政白書』, 76-78쪽.

6 김기원, 『미군정기의 경제구조』, 푸른산, 1990; 공제욱, 『1950년대 한국의 자본가 연구』, 백산서당, 1993; 이대근, 『해방후-1950년대의 경제』, 삼성경제연구소, 2002; 이대근, 『귀속재산 연구』, 이숲, 2015.

7 공제욱, 『1950년대 한국의 자본가 연구』, 118쪽.

8 홍현오, 『한국약업사』, 한독약품공업주식회사, 1972.

9 홍현오, 『한국약업사』, 215쪽.

10 이대근, 『해방후-1950년대의 경제』, 101쪽.

11 「공사관급영사관보고」, 『明治官報拔萃 駐朝鮮日本國 領事館報告』 下, 國學資料院, 1992, 471쪽.

12 홍현오, 『한국약업사』, 169쪽.

13 山田久雄, 「日本醫藥品産業近代史」, 『藥史學雜誌』 29(2), 1994, 164쪽.

14 寺田良之助, 「想い出」, 『在鮮日本人藥業回顧錄』, 在鮮日本人藥業回顧史編纂會, 1961, 468쪽.

15 이노우에가 정리한 제약회사 명단은 메모인 관계로 해방 직전 일본 제약회사를 모두 포괄하고 있지 않다. 『朝鮮銀行會社組合要錄(1942년판)』에 따르면, 1940년 3월에는 부산에 동아약화학공업주식회사가 설립되었다. 자본금은 50만 원이었다. 설립연월과 자본금이 파악되는 만큼 〈표 1〉에서는 동아약화학까지 포함하여 32개의 제

약회사를 분석 대상으로 삼는다.

16 홍현오, 『한국약업사』, 193쪽.

17 「商業登記/廣告-登記」, 『조선총독부관보』 5003, 1943.10.5.

18 「商業登記/廣告-登記」, 『조선총독부관보』 5108, 1944.2.16.

19 植村雄吉, 「朝鮮の製藥に就て」, 『在鮮日本人藥業回顧史』, 在鮮日本人藥業回顧史編纂會, 1961, 455-458쪽.

20 홍현오, 『한국약업사』, 365쪽.

21 米田該典, 『大阪とくすり』, 大阪大學出版會, 2002, 129쪽.

22 渡部貞行, 「隨筆」, 『在鮮日本人藥業回顧史』, 在鮮日本人藥業回顧史編纂會, 1961, 575-576쪽.

23 중외제약사사편찬위원회, 『중외제약 50년사』, 중외제약, 1995에 따르면 총독부 기사의 성은 一町田이다. 하지만 중외제약에 직접 근무했던 渡部貞行는 그의 성을 一丁田이라 썼다. 渡部貞行, 「隨筆」, 『在鮮日本人藥業回顧史』, 在鮮日本人藥業回顧史編纂會, 1961, 576쪽. 이 글에서는 직접 경험자의 서술을 따라 一丁田이라 쓴다.

24 井上一三, 「朝鮮藥事統制の思い出」, 在鮮日本人藥業回顧史編纂會, 1961, 646쪽.

25 이대근, 『해방후-1950년대의 경제』, 195쪽.

26 공제욱, 『1950년대 한국의 자본가 연구』, 71쪽.

27 이대근, 『해방후-1950년대의 경제』, 195쪽.

28 尹溶求, 『松波 尹溶求』, 일동제약주식회사, 1989, 214쪽.

29 홍현오, 『한국약업사』, 167쪽, 216쪽; 『全國企業體總攬(1958년판)』[한국역사정보통합시스템(이하 역통) 2015.7.24 검색].

30 국세청 서울지방국세청, 「朝鮮參天堂製藥株式會社」, 1900, 5쪽.

31 朝鮮總督府, 「在朝鮮企業現況槪要調書 25」, 1946, 235쪽.

32 「朝鮮參天堂製藥株式會社現狀槪要報告書」, 68-69쪽.

33 국세청 서울지방국세청, 「朝鮮參天堂製藥株式會社」, 37-38쪽.

34 「[열전! 창조경제 명암〈19〉]-삼천당제약…'성심병원' 오너 관계기업들 공생」, 『skyedaily』, 2013.10.23.

35 중외제약사사편찬위원회, 『중외제약 50년사』, 101쪽, 104 - 105쪽.

36 「인사」, 『매일신보』, 1939. 4. 16.

37 「産業人脈 (21) 製薬業 〈5〉 全用淳」, 『매일경제』, 1973. 3. 12.

38 「南方衛生建設에 朝鮮의 藥學技術進出」, 『매일신보』, 1942. 11. 19.

39 「産業人脈 (21) 製薬業 〈5〉 全用淳」, 『매일경제』, 1973. 3. 12.

40 대웅50년사편찬위원회, 『대웅오십년사: 건강낙원건설50년』, 대웅제약, 1995, 69쪽.

41 안춘식, 「광복50주년기념 해방둥이기업 연구: 대웅제약 윤영환의 생애와 경영이념에 관한 연구」, 『경영사학』 11, 1995, 265쪽.

42 「'건강파수꾼'제약업체 수명 길다 제약업체 현황」, 『매일경제』, 1997. 6. 17; 「대웅제약 남다른 광복52돌 감회」, 『매일경제』, 1997. 8. 15.

43 『대한민국인사록』(역통 2016. 2. 3. 검색).

44 성업공사, 「결산서(총산종결)」, 1964.

45 『經濟年鑑(1949년판)』; 『全國主要企業體名鑑(1956년판)』; 『全國企業體總攬(1958년판)』(이상 역통 2016. 2. 3. 검색).

46 퍼슨 홈페이지 http://www.firson.co.kr/main/main.php(2016. 7. 26. 검색).

47 『全國企業體總攬(1958년판)』(역통 2016. 2. 3. 검색).

48 홍현오, 『한국약업사』, 216쪽.

49 『經濟年鑑(1949년판)』(역통 2016. 2. 5. 검색).

50 『全國企業體總攬(1958년판)』(역통 2016. 2. 6 검색).

51 네이버 지식백과 기업사전(2016. 2. 5 검색).

52 『經濟年鑑(1949년판)』(역통 2015. 7. 27 검색).

53 성업공사, 「朝鮮三共株式會社」, 1967, 2 - 3쪽.

54 성업공사, 「朝鮮三共件에 關한 經緯要領陳述書」, 1962, 234 - 237쪽.

55 이경록, 「김충식과 동은의학박물관」, 『연세의사학』 4(1), 2000, 8 - 10쪽.

56 홍현오, 『한국약업사』, 215쪽.

57 大藏省 管財局, 「引揚法人の現狀調査」, 1947, 108쪽.

58 홍현오, 『한국약업사』, 215쪽. 『한국약업사』는 노창성의 한자를 盧昌誠이라 썼지만 『한국민족문화대백과』 등 다른 자료는 盧昌成이라 쓰고 있다(네이버 한국민족문화

대백과, 2016. 2. 5 검색). 이 글에서는 다른 자료의 예를 따라 盧昌成이라 쓴다.

59 국세청 납세지원국 징세과, 「매각(협신제약, 대성목재, 대구메리야스) 1, 1951 - 1951」, 74쪽, 89쪽.

60 『대한민국건국십년지』, 1035쪽(역통 2015. 7. 24. 검색).

61 「産業人脈 (24) 製藥業 ⟨8⟩ 8 · 15前後」, 『매일경제』, 1973. 3. 22.

62 홍현오, 『한국약업사』, 217쪽.

63 「麻藥「패치진」三千匣을 製造」, 『경향신문』, 1960. 12. 4; 「麻藥業者를 手配 中毒者에 팔아먹은」, 『동아일보』, 1960. 12. 16; 「30個業所 또 폐쇄」, 『경향신문』, 1966. 5. 4.

64 홍현오, 『한국약업사』, 216 - 217쪽.

65 홍현오, 『한국약업사』, 215쪽.

66 「조선약품공업협회 결성」, 『자유신문』, 1945. 10. 31(역통 2015. 8. 10 검색).

67 「人事」, 『자유신문』, 1947. 3. 13.

68 현재 환인제약과 신호균의 관계는 확인할 수 없다. 환인제약 홈페이지에는 신호균과 관련된 언급이 없다. 홈페이지에 따르면 현 환인제약은 1978년 이광식 회장이 설립하였고, 1982년 환인제약주식회사로 법인 전환하였다. http://www.whanin.com/jsp/kor/about/history.jsp(2016. 3. 13 검색).

69 중외제약사사편찬위원회, 『중외제약 50년사』, 104 - 105쪽.

70 「부록 - 역대국회의원약력」, 『(사진으로 본) 국회20년』(역통 2015. 7. 24. 검색).

71 『대한민국인사록 1』(역통 2015. 7. 24. 검색).

72 「富者일수록 納稅熱 稀薄 巨富滯納者 91名」, 『경향신문』, 1950. 2. 7.

73 「상공부, 귀속재산기업체 관리인 또는 간부급 겸직자 조사 숙청」, 『경향신문』, 1951. 7. 20(역통 2015. 7. 27. 검색).

74 ICA(국제협조처, International Cooperation Administration)란 1955년 그동안 미국의 대외 원조를 운영하던 FOA(대외활동본부, Foreign Operation Administration)가 미 국무성에 통합되면서 만들어진 기구였다. 창설 후 ICA는 미국의 국방 원조를 제외한 모든 비군사 원조를 총괄하였다. 이현진, 『미국의 대한경제원조정책 1948 - 1960』, 혜안, 2009, 227 - 228쪽.

75 「48名 名單 發表 外援物資滯貨者에 資金受配資格停止」, 『동아일보』, 1960. 6. 17.

76 「8개농약공장 건설원칙합의 경제각의」, 『경향신문』, 1966. 1. 7.

77 「19개製藥社폐쇄」, 『동아일보』, 1968. 12. 28.

78 「조선은 물자의 결핍으로 환자가 병원에 약품 지참, 訪美 具박사 談」, 『자유신문』,
1946. 4. 23; 「氾濫하는 日製賣藥 서울에서 一齊押收」, 『동아일보』, 1948. 11. 28;
「患者 울리는 假字藥 市內各處藥房에서 多數押收」, 『동아일보』, 1946. 11. 8.

79 보건사회부, 『보건사회백서(1964년판)』, 1965, 100쪽.

80 유한양행50년사편찬위원회, 『유한오십년』, 유한양행, 1976, 146쪽; 「國內醫藥界
의 不振顯著 輸入藥品百卅六萬弗 今年 한해 동안을 通해 본 統計」, 『동아일보』,
1952. 12. 29; 「거리에 파는 「다이야찡」 保健厚生部서 注意를 喚起 僞造藥品으
로 判明」, 『동아일보』, 1947. 3. 21; 동아제약50년사사편찬위원회, 『동아제약오십년
사』, 동아제약주식회사, 1982, 63쪽.

81 한독약품편찬위원회, 『한독약품 50년사』, 한독약품, 2004, 121쪽.

82 대한약품공업협회, 『藥工二十年史』, 1965, 23쪽.

83 동아제약50년사사편찬위원회, 『동아제약오십년사』, 87-88쪽.

84 유한양행50년사편찬위원회, 『유한오십년』, 1976, 159-160쪽.

85 대한약품공업협회, 『藥工四十年史』, 1986, 79-80쪽.

86 동아제약50년사사편찬위원회, 『동아제약오십년사』, 94-95쪽.

87 「國內醫藥界의 不振顯著 輸入藥品百卅六萬弗 今年 한해 동안을 通해 본 統計」,
『동아일보』, 1952. 12. 29.

88 신규환, 「1950-60년대 한국 제약산업과 일반의약품 시장의 확대」, 『의사학』 24(3),
2015, 773쪽.

89 중외제약사사편찬위원회, 『중외제약 50년사』, 105쪽, 115쪽.

90 대한약품공업협회, 『藥工四十年史』, 62쪽.

91 보건사회부, 『보건사회백서(1964년판)』, 1965, 100쪽.

92 국세청 서울지방국세청, 「朝鮮參天堂製藥株式會社」, 6쪽.

93 성업공사, 「朝鮮三共件에 關한 經緯要領陳述書」, 1962, 234-237쪽.

94 유한양행50년사편찬위원회, 『유한오십년』, 158쪽.

95 「製藥施設完備計劃樹立 自給自足을 目標」, 『동아일보』, 1952. 2. 20.

96 「國內醫藥品生産推進 政府五個年計劃으로」, 『동아일보』, 1953. 6. 3.

97 보건사회부, 『保健社會行政槪觀』, 1958, 223쪽.

98 안춘식, 「광복50주년기념 해방동이기업 연구: 대웅제약 윤영환의 생애와 경영이념에 관한 연구」, 『경영사학』 11, 1995, 265쪽.

99 대한약품공업협회, 『藥工二十年史』, 24쪽.

100 대한약품공업협회, 『藥工四十年史』, 71쪽.

101 최상오, 「외국 원조와 수입대체공업화」, 『새로운 한국경제발전사』, 나남출판, 2005, 368쪽.

102 유한양행50년사편찬위원회, 『유한오십년』, 159쪽.

103 신규환, 「1950 - 60년대 한국 제약산업과 일반의약품 시장의 확대」, 759 - 760쪽.

104 대한약품공업협회, 『藥工四十年史』, 62쪽, 79쪽.

105 대한약품공업협회, 『藥工四十年史』, 81쪽.

106 「産業人脈(24) 製藥業 ⟨8⟩ 8 · 15前後」, 『매일경제』, 1973. 3. 22.

10. 변화하는 한약

* 이 글은 박윤재, 「해방 후 한약의 변용과 한의학」, 『한국근현대사연구』 71, 2014를 수정 · 보완한 것이다.

1 「"한의사 천연물 신약 공급 확대하겠다"」, 『헬스코리아뉴스』, 2014. 6. 13.

2 「"고출력 레이저와 수액제제 등 사용확대 하겠다"」, 『민족의학신문』 954, 2014. 6. 19.

3 「함소아제약, 레이저 · 일반의약품 쓰겠다 '선전포고'」, 『의협신문』, 2014. 6. 16.

4 「의협, 함소아제약 약사법 위반 불기소 처분에 항고」, 『뉴데일리』, 2014. 6. 18.

5 「"한의사 천연물 신약 공급 확대하겠다"」, 『헬스코리아뉴스』, 2014. 6. 13.

6 신동원, 「조선총독부의 한의학 정책: 1930년대 이후의 변화를 중심으로」, 『의사학』 12(2), 2003, 117 - 120쪽.

7 박윤재, 「해방 후 한의학의 재건과 과학화 논의」, 『역사와 현실』 79, 2011, 306 - 326쪽.

8 박윤재, 「한말 일제 초 대형 약방의 신약 발매와 한약의 변화」, 『역사와 현실』 90, 2013, 247-256쪽.

9 박윤재, 「일제의 한의학정책」, 연세대학교 의학사연구소 편, 『한의학, 식민지를 앓다』, 아카넷, 2008, 58-78쪽.

10 김성배, 「약물학」, 『東洋醫藥』 창간호, 1955, 36쪽.

11 한승련, 「음양오행설의 과학적 검토」, 『東洋醫學』 3(1), 1949, 12쪽.

12 「한의학도가 본 보건행정」, 『東洋醫學』 3(3), 1949, 58-59쪽.

13 「위생국 화학연구소, 살충약 DDT제조에 성공」, 『동아일보』, 1946.2.26.

14 신동원, 「조선총독부의 한의학 정책: 1930년대 이후의 변화를 중심으로」, 117-120쪽.

15 「漢藥草材 分析에도 成功」, 『동아일보』, 1946.2.26.

16 조노수, 「한방의약의 진로와 당면한 과제」, 『漢方醫藥』 1, 1948, 15-16쪽.

17 「한약의 화학化」, 『자유신문』, 1949.6.18.

18 대한약리학회 50년사 편찬위원회, 『대한약리학회오십년사』, 대한약리학회, 61쪽.

19 이을호, 「한의학의 부흥을 위하야」, 『新東亞』 3(3), 1933, 104쪽.

20 서울대학교 천연물과학연구소 편, 『한국의 천연물과학 연구』, 서울대학교 출판부, 1996, 3쪽.

21 서울대학교 천연물과학연구소 편, 『한국의 천연물과학 연구』, 88쪽.

22 조노수, 「한방의약의 진로와 당면한 과제」, 15-16쪽.

23 「창립기념좌담회」, 『漢方醫藥』 1, 1948, 33-36쪽.

24 한승련, 「한의학 원리에 대한 인식 시정(是正)」, 『東洋醫學』 4(1), 1949, 6쪽.

25 행파(杏坡), 「漢藥의 成分과 藥理學的 作用」, 『東洋醫藥』 1, 1955, 71쪽.

26 김성배, 「藥物學 要論」, 『東洋醫藥』 1, 1955, 36-38쪽.

27 강필모, 「한의학의 재인식과 과학화」, 『東洋醫學』 1(1), 1947, 11쪽.

28 「한국의약회, 의료법 제정에 관한 성명 발표」, 『민주신보』(석), 1951.7.22.

29 남태원, 「한의학의 전망」, 『東洋醫學』 3(3), 1949, 6쪽.

30 최형종, 「한약의 특장(特長)」, 『東洋醫藥』 3(1), 1957, 50쪽.

31 배원식, 「과학과 한의학」, 『醫林』 67, 1968, 31쪽.

32 김광주, 「임상에서 실증되는 한의학의 특징」, 『醫林』 80, 1970, 44쪽.

522 —————

33 배원식, 「앞날의 한의학」, 『醫林』 34, 1962, 23-24쪽.

34 남태원, 「한의학의 전망」, 6쪽.

35 유창배, 「한의약연구발전하는 방법」, 『醫林』 32, 1962, 37쪽.

36 이은팔, 「한의학의 과학화문제」, 『醫林』 32, 1962, 4쪽.

37 「韓醫保 '첩약' 제외 시비」, 『매일경제』, 1986.12.22.

38 남태원, 「한의학의 전망」, 6쪽.

39 의료보험연합회, 『의료보험의 발자취』, 1997, 320쪽.

40 대한약사회, 『대한약사회사』 3, 1992, 412쪽.

41 안덕균, 「시판한약재의 오용과 대용」, 『醫林』 144, 1981, 66쪽.

42 이종형, 「불량약재의 추방」, 『醫林』 155, 1983, 1쪽.

43 의료보험연합회, 『의료보험의 발자취』, 278-281쪽.

44 「韓方醫保 '속빈 강정'」, 『동아일보』, 1986.12.5.

45 의료보험연합회, 『의료보험의 발자취』, 308-309쪽.

46 「漢藥材 3百50種 농축液化 처방전으로 藥局조제」, 『동아일보』, 1984.1.24.

47 대한약사회, 『대한약사회사』 3, 412쪽.

48 「사학계의 발전향상을 위한 새로운 방안」, 『醫林』 1, 1957, 51쪽.

49 이재경, 「한의학에 새로운 사고방식」, 『醫林』 2, 1957, 35쪽.

50 신길구, 「약물 수치(修治)에 대하여」, 『醫林』 91, 1972, 31쪽.

51 대구시한의사회장, 「한의계에 일대 경각사!」, 『醫林』 10·11, 1957, 45-46쪽.

52 「사학계의 발전향상을 위한 새로운 방안」, 51쪽.

53 이재경, 「한의학에 새로운 사고방식」, 35쪽.

54 노중휘, 「한의학적으로 본 한국의학의 전망」, 『東方醫藥』 6(1), 1960, 20쪽.

55 「좌담회-우리나라 한의학」, 『醫林』 141, 1981, 33쪽.

56 배원식, 「한의계가 바라는 한방의료」, 『醫林』 177, 1987, 1쪽.

57 이상인, 「한약의 현대화 방안」, 『醫林』 164, 1984, 120쪽.

58 「韓醫保 '첩약' 제외 시비」, 『매일경제』, 1986.12.22.

59 「韓方醫保 '속빈 강정'」, 『동아일보』, 1986.12.5.

60 유창열, 「한국의보와 임상응용에 대하여」, 『醫林』 182, 1988, 80쪽.

61 「약국 韓藥취급 適否논쟁」,『매일경제』, 1989. 8. 30.

62 한헌구, 「의료일원화 과제의 학술적 고려(상)」,『醫林』179, 1987, 77쪽.

63 「韓方醫保 '속빈 강정'」,『동아일보』, 1986. 12. 5.

64 대한약사회,『대한약사회사』3, 414-415쪽.

65 의료보험연합회,『의료보험의 발자취』, 309-310쪽.

66 대한한의사협회사십년사 편찬위원회,『大韓韓醫師協會四十年史』, 대한한의사협회, 1989, 325쪽.

67 이상인, 「급여약제의 문제점과 개선방향」,『醫林』191, 1989, 74쪽.

68 대한약사회,『대한약사회사』3, 420쪽.

69 장봉균, 「한방의학의 현대화를 위한 소견」,『醫林』158, 1983, 39쪽.

70 한헌구, 「의료보험의 확대와 한방진료」,『醫林』172, 1986, 38쪽.

71 최환영, 「급여처방의 문제점과 개선방향」,『醫林』191, 1989, 78쪽.

72 김재형, 「한방의료보험과 임상응용에 대하여」,『醫林』182, 1988, 74쪽.

73 이상인, 「급여약제의 문제점과 개선방향」, 75쪽.

74 엄석기 외, 「한의학임상에 기초를 둔 천연물신약 연구과정에 대한 소고」,『대한한의학원전학회지』23(4), 2010, 73-74쪽.

75 김종영, 「전통적 지식의 정치경제학-한의학의 바이오경제화와 천연물 신약 분쟁」,『담론201』17(1), 2014, 89-92쪽.

76 김종영, 「전통적 지식의 정치경제학-한의학의 바이오경제화와 천연물 신약 분쟁」, 102-103쪽.

77 김종영, 「전통적 지식의 정치경제학-한의학의 바이오경제화와 천연물 신약 분쟁」, 96-99쪽.

78 「한약제제인 '천연물신약', 양의사의 사용 제한 촉구한다!!!」, 대한한의사협회 성명서, 2012. 6. 18.

79 「"신바로, 한의학 과학화로 만든 한약"」,『메디팜뉴스』, 2013. 1. 4.

80 「2만 한의사들 "천연물신약 정책, 바로잡아야 합니다" 한목소리」, 대한한의사협회 보도자료, 2014. 1. 7.

81 「천연물신약 6종서 1급 발암물질」,『동아일보』, 2013. 4. 2.

82 「제약업계-한의학계 '천연물신약 발암물질 검출' 공방」, 『동아일보』, 2013. 4. 3.

83 「국민여러분! '엉터리 천연물신약'으로 암환자가 되시겠습니까?」, 대한한의사협회 성명서, 2013. 4. 2.

84 「현재의 '천연물신약'은 명백한 가짜」, 대한한의사협회 성명서, 2013. 10. 22.

85 엄석기 외, 「한의학임상에 기초를 둔 천연물신약 연구과정에 대한 소고」, 76쪽.

86 대한약사회, 『대한약사회사』 3, 421쪽.

11. 약사의 자격

* 이 글은 신규환, 「해방 이후 약무행정의 제도적 정착과정—1953년 「약사법」 제정을 중심으로」, 『의사학』 22(3), 2013을 수정·보완한 것이다.

1 해방 이후에도 약사(藥事)라는 용어는 계속 사용되었다. 「약사법(藥事法)」(1953. 12. 18) 제2조에서 "약사(藥事)라 함은 의약품, 의료용구, 위생재료, 화장품의 제조, 조제, 감정, 보관, 수출입, 판매, 수여와 약학기술에 관련된 사항을 말한다."고 규정하였다.

2 홍현오, 『한국약업사』, 한독약품공업주식회사, 1972, 177-178쪽. 조선총독부의 약품 관련 법규는 「약품급약품영업취체령」(1912. 3. 28), 「약품급약품영업취체시행규칙」(1912. 3. 28), 「약품급약품영업취급수속」(1912. 5. 22), 「매약검사규정」(1912. 7. 16), 「약품감시규칙」(1913. 7. 16), 「약품순시규칙시행수속」(1914. 2. 13) 등으로 정비되었다.

3 「藥品及藥品營業取締令」·「藥品及藥品營業取締施行規則」, 『朝鮮總督府官報』, 1912. 3. 28.

4 양정필, 「한약업자의 대응과 성장」, 연세대학교 의학사연구소 편, 『한의학, 식민지를 앓다』, 아카넷, 2008, 244-251쪽.

5 홍현오, 『한국약업사』, 205-402쪽. 그 밖에 정민성(1990), 이동석·김신근(1997), 김신근(2001) 등은 선사시기부터 일제시기까지만을 다루고 있다.

6 한상욱, 「韓國藥務行政의 發展相에 對한 考察」, 『최신의학』 9(1), 1966; 이제웅, 「韓國 藥務行政에 關한 考察」, 『공중보건잡지』 3(2), 1966.

7 박경용, 『한국 전통의료의 민속지 I: 원로 한약업사의 삶과 약업 생활문화』, 경인문화사, 2009, 33 - 45쪽.

8 최제창, 『한미의학사』, 영림카디널, 1996, 179 - 195쪽.

9 한상욱, 「韓國藥務行政의 發展相에 對한 考察」, 97쪽.

10 『京城藥學專門學校一覽』, 1935, 1 - 2쪽. 경성약학전문학교의 개교 일시에 대해서는 약간의 논란이 있는데, 『한국약업100년』은 1928년, 일본 『藥史學雜誌』는 1929년, 『藥史散考』는 1930년 등으로 각기 다르게 본다.

11 이상섭 외, 『한국의 학술연구(약학): 자연과학편』 9, 대한민국학술원, 2008, 309쪽.

12 Willard, William R., "Some Problems in Public Health Administration in the United States Army Military Government in Korea," *Yale Journal of Biology and Medicine* 19, March 1947, p. 661.

13 Choi, C. C., *Public Health in Korea* (Deputy Minister of Public Health and Welfare, American Government, Seoul, 1945 - 49, October 1949), p. 2.

14 연세대학교 의사학과, 「한국 진단검사의학의 개척자, 이삼열」, 『연세의사학』 13(2), 2010, 106 - 112쪽.

15 항생제이다.

16 말라리아 치료제이다.

17 미군청 보건후생부, 『미국의약품설명서』(발행처 및 발행 시기 불명)에서는 페니실린 외 98종의 의약품의 성분, 효능, 용법 등을 설명하고 있다. 강필구 편역, 『미국약품해설집』, 1948 - 1954, 1 - 6집에서 총 724종의 미국 의약품을 해설하고 있다.

18 연세대학교 의사학과, 「한국 진단검사의학의 개척자, 이삼열」, 106 - 112쪽.

19 Chu, In Ho, *Public Health in Korea*, Headquarters combined Hospital Facilities 3rd and 14th Field Hospitals, September 1951, pp. 13 - 14.

20 홍현오, 『한국약업사』, 205 - 219쪽.

21 홍현오, 『한국약업사』, 219 - 222쪽.

22 「약사법규 제정, 심의위원 12명 결정」, 『조선일보』, 1946. 1. 17.

23 「약사법안 제1독회」, 『제16회 제53차 본회의회록』, 1953. 10. 10, 김용우 위원장의 발언을 참고.

24 「약사법」 보건사회부 원안과 국회 보건사회분과위원회 수정안은 「약사법안 제1독회」, 『제16회 제52차 본회의회의록』, 1953. 10. 8 참고.

25 「약사법안 제1·2독회」, 『제17회 제1차 본회의회의록』, 1953. 11. 11.

26 홍현오, 『한국약업사』, 269쪽.

27 보건사회부, 『보건사회통계연보』, 1957, 241-242쪽.

28 「仙藥 아닌 藥事法이 무슨 소용?」, 『동아일보』, 1953. 11. 13; 홍현오, 『한국약업사』, 272쪽.

29 홍현오, 『한국약업사』, 270-274쪽. 「약사법」을 통해 매약청매상의 존재가 합법화되었고, 1962년부터 1967년까지는 4천 명 이상의 매약청매상이 활동했다. 1968년부터는 1천 명대로 급감하였고, 1975년부터는 1천 명 미만으로 감소하였다. 1975년도에 약종상과 한약종상은 3천여 명 이상을 유지하고 있었다(보건사회부, 『보건사회통계연보』, 1976, 144-145쪽).

30 보건사회부, 『보건사회통계연보』, 1957, 247-248쪽. 약업 종사자 중에서 약사는 점검 대상 1,894건 중 위반 건수가 729건(38.5%)이었고, 약종상은 점검 대상 2,491건 중 위반 건수가 1,028건(41.3%)이었으며, 한약종상은 점검 대상 2,508건 중 위반 건수가 614건(24.5%)이었다. 약사의 주요한 위반 사항은 독극물 취급이 340건(46.6%)으로 가장 많았고, 그다음이 무허가·무등록이 115건(15.8%)이었다. 약종상의 주요한 위반 사항은 무허가·무등록이 256건(24.9%)으로 가장 많았고, 그다음으로 독극물 취급이 211건(20.5%)이었다. 한약종상의 주요한 위반 사항은 무허가·무등록이 327건(53.3%)으로 가장 많았고, 그다음으로 무허가·무등록 약품 취급이 66건(10.7%)이었으며, 독극물 취급은 9건(1.5%)에 그쳤다. 위반자의 처벌에 대해서 약사는 시설보수 처분이 가장 많았고, 약종상은 영업정지에 이어 폐업 처분이 가장 많았으며, 한약종상은 폐업에 이어 영업정지 처분이 가장 많았다.

31 당시 보도에 따르면, 1957년 「약사법」 위반이 1천여 건에 이르고, 이 중 약사가 가장 많고, 약종상이 그다음이었다고 보도하고 있다(「약사법 위반이 천여건, 지난 1년간의 단속결과」, 『조선일보』, 1957. 12. 22). 『보건사회통계연보』에 의하면, 1957년 「약사법」 위반은 조사 대상 11,983건 중 2,440건이었고, 이 중 약종상이 2,555건 중 821건이었고, 매약청매업자가 1,288건 중 488건, 한약종상이 3,612건 중 406건, 약사가

1,440건 중 391건 등이었다(보건사회부, 『보건사회통계연보』, 1957, 247 - 248쪽).

32 매약청매업자의 수는 1964년 4,666명으로 최고점을 찍은 이후 계속 감소하였는데, 1968년 1천 명 대로, 1974년부터는 1천 명 이하로 계속해서 줄어들었다. 한약업사의 수는 매년 3 - 4천 명 수준을 유지하다가 1979년 이후로 2천 명 대 수준으로 감소하였다. 보건사회부, 『보건사회통계연보』, 1964 - 1980 참고.

33 대한한약협회 편, 『대한한약협회백년사』, 창조사, 2006, 499쪽; 박경용, 『한국 전통의료의 민속지 I: 원로 한약업사의 삶과 약업 생활문화』, 74쪽.

34 박경용, 『한국 전통의료의 민속지 I: 원로 한약업사의 삶과 약업 생활문화』, 81 - 85쪽.

35 박경용, 『한국 전통의료의 민속지 I: 원로 한약업사의 삶과 약업 생활문화』, 77 - 80쪽. 한약종상은 1960년대에 특정 지역에서만 활동할 수 있는 허가제로 인정되었고, 지방정부가 실시하는 시험을 통해서만 그 자격을 얻을 수 있었다. 1971년 「개정 약사법」은 한약종상에서 한약업사(漢藥業士)로 명칭을 변경하였으며, 1986년에는 한약업사(韓藥業士)로 개칭되었다. 1983년 11월 27일 한약업사시험이 마지막으로 치러지면서, 더 이상 신규 한약업사가 배출되지는 않았다. 2000년 2월, 제1회 한약사국가시험의 실시로 새로운 한약사가 등장하였는데, 이들과 구분하기 위해 한약업사들은 전통한약사라는 새로운 명칭으로의 변경을 요구하고 있다. 「한약업사 운영 전반에 대한 실태조사」, 『대한한약신문』 107, 2006. 2. 25.

36 대한한약협회 편, 『대한한약협회백년사』, 392 - 412쪽.

37 소염제의 일종이다.

38 배자 진딧물의 벌레집으로 항균 및 지혈용으로 쓰인다.

39 생강과의 열매로 만든 약재이다.

40 보건사회부, 『보건사회통계연보』, 1957, 275 - 284쪽.

41 International Cooperation Administration, 이하 ICA.

42 위장약이다.

43 보건사회부, 『보건사회통계연보』, 1957, 285 - 298쪽.

44 인삼의 잔뿌리이다.

45 오두라는 식물뿌리(부자)를 소금물에 절인 것으로 강심제와 진통제로 쓰인다.

46 보건사회부, 『보건사회통계연보』, 1957, 299 - 314쪽.

47 1953년 화폐개혁으로 화폐 단위가 엔(円)에서 환(圜)으로 바뀌었다(100엔 = 1환). 1949 - 1952년까지 통계는 환으로 바꾼 것이다. 1960년도부터는 의약품 구분이 의약품, 위생재료, 화장품 등으로 변경되었다. 1962년 6월 10일 화폐개혁으로 화폐 단위가 환에서 원으로 변경되었다(10환 = 1원).

48 여인석 외, 『한국의학사』, 의료정책연구소, 2012, 347 - 348쪽.

49 「국산의료약품의 제조실태, 원료생산은 태무」, 『경향신문』, 1957. 12. 2.

50 KFX: Korean Foreign Exchange.

51 AID: United States Agency for International Development.

12. 아로나민과 박카스의 성공 신화

* 이 글은 신규환, 「1950—60년대 한국 제약산업과 일반의약품 시장의 확대」, 『의사학』 24(3), 2015를 수정·보완한 것이다.

1 홍현오, 『한국약업사』, 한독약품공업주식회사, 1972.

2 신규환, 「해방 이후 약무행정의 제도적 정착과정: 1953년 약사법 제정을 중심으로」, 『의사학』 22(3), 2013. 12.

3 신규환, 「해방 이후 약무행정의 제도적 정착과정: 1953년 약사법 제정을 중심으로」; 동화약품100년사편찬위원회, 『동화약품백년사(1897 - 1997)』, 동화약품공업주식회사, 1998; 신인섭, 『박카스40년 그 신화와 광고 이야기』, 나남출판, 2001; 예종석, 『활명수, 100년성장의 비밀』, 리더스북, 2009; 김신웅, 「유한양행과 한국제약사업」, 『경영사학』 9, 1994; 이승욱, 「보령그룹의 성장과 발전」, 『경영사학』 31, 2003; 고승희, 「동화약품의 성장과 발전과정」, 『경영사학』 44, 2007.

4 Jim Yong Kim, "Pills, Production and the Symbolic Code: Pharmaceuticals and the Political Economy of Meaning in South Korea," Ph.D. dissertations in Social Anthropology, Harvard University, March 1993.

5 대사란 인간이 음식물을 섭취한 후 이를 소화, 분해, 저장하면서 영양소와 에너지를 필요한 물질로 바꿔주는 과정을 말한다. 대사성 의약품이란 이러한 대사 기능과 관

련된 의약품을 말하는데, 비타민, 자양강장제, 지혈제, 혈액응고제 등이 대표적인 대사성 의약품에 포함된다.

6 보건사회부, 『보건사회행정개관: 건국십주년』, 1958, 212-213쪽.

7 대한약품공업협회, 『藥工四十年史』, 1986, 43쪽.

8 홍현오, 『한국약업사』.

9 中央防疫硏究所, 『大韓民國 保健社會部 中央防疫硏究所 要覽』 第2號, 大旺印刷所, 1955. 2, 30-31쪽.

10 『中央防疫硏究所所報』 2(1), 1953. 3. 1, 편집후기.

11 서무과는 인사 관리, 공문서 관리, 각과의 종합적 업무를 담당하였다. 제약과는 약품의 제조·시험, 마약 및 그 제제(製劑)의 분석 및 제조, 제약자원 조사, 제약공업기술에 관한 연구, 지도 및 의뢰에 의한 약품 분석에 관한 사항을 담당하였다. 검정과는 약품 검사, 유해물질의 분석·감정·시험 및 약품 규격에 관한 조사·연구·결정 등을 담당하였다. 위생화학과는 환경과 노동위생에 관한 조사·연구·지도, 위생시책에 대한 조사·연구, 수질과 공기에 대한 검사 및 의뢰에 의한 수질·공기의 시험에 관한 사항 등을 담당하였다. 영양과는 음식물에 대한 시험 및 검사, 영양가 측정, 식품위생과 저장가공에 관한 조사·연구, 신진대사에 관한 연구, 국민 영양에 관한 조사·연구, 지도 및 의뢰에 의한 음식물 분석·검정·감정·시험에 관한 사항 등을 담당하였다. 생약과는 한약의 성분 연구, 한약의 재배·시험·지도, 한약의 자원조사 이용에 관한 연구, 생약의 규격에 대한 조사 등을 담당하였다. 물리화학과는 합성화학·일반화학에 관한 연구, 특수화합물의 감정·분석·시험 및 기술지도에 관한 사항, 현 화학적 방법에 의한 분석법, 제약공업 재료에 관한 조사·연구 및 물리화학에 관한 조사연구 등을 담당하였다. 「중앙화학연구소 기구 및 사무분담표」, 『중앙화학연구소보고』 5, 1956. 10; 「韓國의 科學實態는 어떠한가(3) 中央化學硏究所」, 『동아일보』, 1958. 6. 12.

12 C. C. Choi, Public Health in Korea(Deputy Minister of Public Health and Welfare, American Government, Seoul, 1945-49, October 1949), p.125.

13 「제약계에 서광, 멀티비타민 국내생산」, 『동아일보』, 1950. 5. 22.

14 우뭇가사리를 말한다.

15 대한약품공업협회, 『藥工四十年史』, 54 - 55쪽.

16 삼성물산은 수입 약품의 전성시기를 이끌었고 마지막까지 의약품 수입을 지속했던 기업이었다. 삼성물산의 의약품 분야를 담당했던 김생기 전무는 퇴직 후 영진약품을 설립했다.

17 대한약품공업협회, 『藥工四十年史』, 67 - 68쪽.

18 「국산제약계에 일대암영」, 『경향신문』, 1953.8.30.

19 「국산의료약품의 제조실태」, 『경향신문』, 1957.12.2.

20 아밀라제의 약전명으로, 위장약이다

21 대한약품공업협회, 『藥工四十年史』, 61 - 66쪽.

22 보건사회부, 『보건사회통계연보』, 1957.

23 신규환, 「해방 이후 약무행정의 제도적 정착과정: 1953년 약사법 제정을 중심으로」, 852쪽.

24 보건사회부, 『보건사회행정개관: 건국십주년』, 216쪽.

25 박경용, 『전통의료 구술자료집성(1): 대구약령시 원로 한의약업인 6인의 의약업과 삶』, 경인문화사, 2011.

26 「가짜 賣藥이 범람, 밀가루로 된 "산토닝"도 있다」, 『조선일보』, 1955.3.17; 「賣藥 먹고 소녀가 변사, 면허도 없는 후암약방주를 구속」, 『조선일보』, 1955.10.26; 「의약사고 날로 증가, 무면허 의사와 賣藥商 등 부주의로, 염산을 활명수로」, 『조선일보』, 1956.8.17; 「주사 놓다 치사케한 두 매약상 허가 취소」, 『조선일보』, 1959.8.20; 「摘發된 不正賣藥二千件」, 『동아일보』, 1956.2.16; 「거리매약단속」, 『동아일보』, 1958.7.8; 「120건을 적발, 부정매약업자 등」, 『동아일보』, 1959.10.27; 「창녀를 등친 매약」, 『경향신문』, 1963.3.11; 「떠돌이 매약단속」, 『경향신문』, 1964.2.5.

27 方山烈, 「生活樣式及び保健上より見農村の實況」, 『調査月報』 13(1), 1942.1, 32 - 55쪽.

28 朝鮮農村社會衛生調査會 編, 『朝鮮の農村衛生: 慶尚南道蔚山邑達理の社會衛生學的調査』, 岩波書店, 1940; 임경택 옮김, 『조선의 농촌위생: 경상남도 울산읍 달리의 사회위생학적 조사』, 국립민속박물관, 2008; 이상의, 「『조선의 농촌위생』을 통해 본 일제하 조선의 농민생활과 농촌위생」, 『역사교육』 129, 2014.3, 253쪽.

29 박윤재, 「1940 - 60년대 농촌위생연구소의 설립과 활동」, 『역사와현실』 72, 2009. 6, 263 - 272쪽.

30 Duk Jin Yun, "Infant and Child Mortality in a Korean Rural Area," *The Journal of Pediatrics* 51(6), Dec. 1957, pp. 713 - 715.

31 이영춘, 『나의 교우록』, 도서출판 나인, 2004, 102 - 103쪽.

32 International Cooperation Administration, 이하 ICA.

33 미국의 대한 원조는 1945년 9월 미군의 진주 이후 점령지역 행정구호원조(GARIOA)로 시작하였다. 미 육군부가 미군정을 통해 식료품과 의료품 등을 지원하였다. 정부수립 이후 한국과 미국은 원조협정을 체결하였고, 대한 원조의 책임은 미 육군부에서 경제협조처(ECA)의 원조로 전환되었다. 한국전쟁을 계기로 ECA 원조사업은 종료되고, 상호안전보장국(MSA)에 의한 군사 원조와 유엔에 의한 구호 원조로 이원화되었다. 유엔은 구호품목과 현지 배급에 관한 책임을 유엔군 사령부에 일임하였고, 이러한 구호물자가 한국민간구호계획(CRIK) 원조였다. CRIK는 유엔군 총사령부 보건후생부에서 운영하다가 1950년 12월부터 유엔군 사령부 산하의 유엔한국민사처(UNCACK)로 이관되었다. 유엔은 한국 재건을 위해 유엔한국재건단(UNKRA)를 설립하였고, UNCACK와 함께 구호사업을 전개하였다. 1953년 7월 휴전 이후 MSA는 대외활동본부(FOA)로 개편되어 한국 원조를 시작하였다. 1953년 8월 미국은 보다 효과적인 원조 운영과 CRIK, UNKRA 등의 원조를 조정하기 위해 유엔군 산하 주한 경제조정관실(OEC)을 설치하고, FOA를 포함한 모든 원조를 관리하도록 했다. 1955년 6월 미국의 원조 책임이 FOA에서 ICA로 변경되면서 OEC는 ICA의 지시를 받았다. ICA의 원조는 1961년 9월까지 지속되었다. 1959년 7월 OEC는 주한미국 경제협조처(USOM)으로 변경되었다. 1955년 이후로는 미공법 480호(PL480)에 의해 미국잉여농산물이 원조되었다. 한국은 1945년부터 1961년까지 약 17년 동안 31억 달러의 원조를 제공받았다(이현진, 『미국의 대한경제원조정책 1948 - 1960』, 혜안, 2009, 47 - 53쪽). GARIOA의 원조 이래로 식료품이 가장 중요한 원조품목이었지만, 의약품도 주요한 원조 대상이었다. 의약 분야의 원조는 CRIK와 FOA 등을 통해 본격화되었다. CRIK와 FOA는 1954년과 1955년 의약구호물자 원조를 위해 매년 300만 달러 이상을 배정했고, 의약품 및 시설재료 구입을 위해 1954년 240만 달러, 1955년 150만

달러가 사용되었다(보건사회부,『보건사회행정개관: 건국십주년』, 1958, 220쪽).

34 한진금,「1950년대 美國 원조 기관의 對韓 技術援助訓練計劃 연구」, 서울대학교 석사학위논문, 2010, 51-56쪽.

35 김신웅,「유한양행과 한국제약사업」,『경영사학』9, 1994, 221쪽.

36 대한약품공업협회,『藥工四十年史』, 62쪽.

37 「부정축재관리국 신설토록」,『동아일보』, 1960. 6. 30.

38 「ICA 民需弗 國債買入에 紛糾」,『동아일보』, 1957. 5. 25.

39 Office of Economic Coordinator for Korea, 이하 OEC.

40 「ICA 물자구매자 추첨방식으로 선정」,『경향신문』, 1955. 9. 22;「中小企業體 選定 一日關係者會合」,『경향신문』, 1956. 2. 2;「ICA 中小企業資金의 爭奪戰」,『경향신문』, 1956. 3. 9.

41 약업신문,『한국약업 100년』, 2004, 142-156쪽.

42 「산업인맥(27): 제약업(11)」,『매일경제』, 1973. 4. 2.

43 약업신문,『한국약업 100년』, 147쪽.

44 「ICA 민수시설 감사보고내용(중)」,『동아일보』, 1958. 6. 17.

45 「원조불 사용의 근본정신을 살리라」,『조선일보』, 1957. 3. 16;「국민경제 좀먹은 ICA 중소기업」,『동아일보』, 1960. 5. 27.

46 여인석 외,『한국의학사』, 의료정책연구소, 2012, 347쪽.

47 「개가 드높은 우리 방역진, 뇌염병 원균을 逐發見」,『조선일보』, 1949. 9. 16;「뇌염 왹찐 완성, 우리 방역진에 개가」,『조선일보』, 1950. 6. 9;「뇌염방역에 개가」,『경향신문』, 1950. 6. 10;「결핵예방은 우리 손으로(하)」,『경향신문』, 1957. 12. 22.

48 「페니시링 제조에 성공, 동양약품공업에 개가」,『동아일보』, 1952. 12. 2.

49 「요원한 제약회사 정리」,『조선일보』, 1955. 12. 17.

50 「시설개선이란 전도요원」,『조선일보』, 1956. 6. 27.

51 「제약회사 정비를 추진, 시설 갖춘 공장은 1할에 불과」,『조선일보』, 1957. 10. 17.

52 「설비기준 미달이 20개소」,『조선일보』, 1958. 8. 20;「설비나쁜 제약회사 일제정리 에 착수」,『조선일보』 1958. 11. 12.

53 「국산의료약품의 제조실태, 원료생산은 태무」,『경향신문』, 1957. 12. 2.

54 한독약품편찬위원회, 『한독약품 50년사』, 한독약품, 2004, 128~135쪽.

55 보건사회부, 『보건사회통계연보』, 1971, 192쪽.

56 약업신문, 『한국약업 100년』, 148쪽.

57 약업신문, 『한국약업 100년』, 119쪽.

58 전후 1953년 2월과 1962년 6월 두 차례에 걸쳐 화폐개혁이 있었다. 1953년에는 엔 (円)에서 환(圜)으로 100:1의 비율로, 1962년에는 환에서 원(圓)으로 10:1의 비율로 화폐개혁이 단행되었다.

59 「藥局서 注射施療 甚之於藥劑師가 醫師行爲」, 『경향신문』, 1955. 2. 18; 「摘發된 不正賣藥二千件」, 『동아일보』1956. 2. 16; 「거리賣藥團束」, 『동아일보』, 1958. 7. 8; 「誇張宣傳團束키로」, 『동아일보』, 1959. 7. 9.

60 보건사회부, 『보건사회통계연보』, 1957, 265 - 274쪽.

61 「의약품판매에 일언」, 『경향신문』, 1958. 10. 7.

62 보건사회부, 『보건사회통계연보』, 1959, 207 - 211쪽.

63 유경수 외, 『제약과 경영의 이해』, 전남대학교 출판부, 2002, 29쪽.

64 신인섭, 『박카스 40년 그 신화와 광고 이야기』, 73 - 77쪽; 김승호, 『기회는 기다리지 않는다: 보령그룹 김승호 회장 회고록』, 일신당, 2000, 40쪽. 보령제약은 1960년대 진해거담제인 용각산, 1970년대 위장약인 겔포스 등을 기반으로 성장하였다(이승욱, 「보령그룹의 성장과 발전」, 70 - 76쪽).

65 신인섭, 『박카스 40년 그 신화와 광고 이야기』, 45쪽.

66 「50년前 아로나민 개발후 영업까지, 회사 매출 4분의 1, 광고로 썼죠」, 『조선일보』, 2013. 10. 29.

67 「일동 '아로나민골드' VS 유한 '삐콤씨'」, 『약업신문』, 2009. 2. 25; 「50년간 한국인 건강 지켰다. 영양밸런스 생각한 비타민제」, 『동아일보』, 2013. 3. 27.

68 보건사회부, 『보건사회통계연보』, 1959, 207 - 211쪽.

69 신인섭, 『박카스 40년 그 신화와 광고 이야기』, 47쪽, 표 1.

70 「피로회복에 박카스디 광고」, 『경향신문』 1964. 7. 10; 「싱싱한 생명력, 박카스 광고」, 『경향신문』, 1964. 12. 9.

71 「봄은 산에도 들에도 우리들 가슴에도, 박카스 광고」, 『경향신문』, 1966. 5. 2.

72 신인섭, 『박카스 40년 그 신화와 광고 이야기』, 45 – 71쪽.

73 신인섭, 『박카스 40년 그 신화와 광고 이야기』, 77 – 79쪽.

74 Jim Yong Kim, "Pills, Production and the Symbolic Code: Pharmaceuticals and the Political Economy of Meaning in South Korea," p. 35.

75 보건사회부, 『보건사회통계연보』, 1957 – 1996.

13. 근대사회와 술

* 이 글은 이병훈, 「신경림 시에 나타난 술의 의미」, 『시학과 언어학』 31, 2015를 수정·보완한 것이다.

1 조태일, 「열린 공간, 움직이는 서정, 친화력 – 시집 『농무』를 중심으로」, 이동순 엮음, 『조태일 전집』 1, 창비, 2009, 381쪽.

2 조태일, 「열린 공간, 움직이는 서정, 친화력 – 시집 『농무』를 중심으로」, 380쪽.

3 조태일, 「열린 공간, 움직이는 서정, 친화력 – 시집 『농무』를 중심으로」, 382쪽.

4 Shin Kyong – nim, *Farmer's Dance*, Brother Anthony and Young – Moo Kim, Trans. DapGae, 2002, p. 13.

5 Shin Kyong – nim, *Farmer's Dance*, p. 13.

6 이 글에서는 『신경림 시전집』 1·2, 창비, 2004에 실린 시집만을 다루고 있다.

7 신경림이 고향 충주를 떠나 서울로 다시 올라온 것은 1965년이다. 이에 대해서는 신경림 외, 『우리시대의 시인 신경림을 찾아서』, 웅진닷컴, 2002에 실린 연보와 이재무의 글 「연대기」를 참고할 것.

8 이하 작품은 모두 『신경림 시 전집』 1·2에서 인용한 것이다.

14. 약물의 철학

* 이 글은 여인석, 「약물의 철학」, 『의철학연구』 12, 2013을 수정·보완한 것이다.

1 과학철학이나 과학사를 공부하는 경우 먼저 특정한 과학을 공부하고 후에 과학철학 이나 과학사를 공부하는 것이 일반적이다. 그에 비하면 캉길렘과 다고네는 반대의 과정을 밟았다는 점에서 특이하다고 볼 수 있다. 지나친 일반화가 될 우려가 없지는 않지만 이러한 경로는 '프랑스적 특징'으로 볼 수도 있다.

2 부논문은 파스퇴르를 다룬 것으로 다음의 제목으로 출판되었다. François Dagognet, *Méthodes et doctrine dans l'oeuvre de Pasteur*, Paris: P.U.F., 1967.

3 François Dagognet, *Essais philosophique sur la thérapeutique médicale. L'évolutions des idées sur l'Oxygène et la Cure d'Air*, Lyon: Thèse de Doctorat en Médecine, 1958.

4 François Dagognet, *Gaston Bachelard, sa vie, son oeuvre*, Paris: P.U.F., 1965.

5 François Dagognet, *Georges Canguilhem - philosophe de la vie*, Paris: Institut Synthélabo, 1997.

6 바슐라르의 저작 중 한 권을 든다면 다음의 책이 될 것이다. Gaston Bachelard, *Le matérialisme rationanel*, Paris: P.U.F., 1990. 바슐라르가 후기에는 물질에 토대한 시학을 전개한 사실은 잘 알려져 있다.

7 다고네는 자신을 'matérialiste'가 아니라 'matérialogue'라고 규정한다.

8 다고네의 철학에서 화학이 가지는 의미에 대해서는 다음의 논문이 참고가 된다. Claude Debru, "La chimie, formation de modèles morphologiques," *Anatomie d'un épistémologue: François Dagognet*, Paris: Vrin, 1984, pp. 37 - 57.

9 파스퇴르에 대한 이 학위논문은 제목이 약간 바뀌어 출판되었다. François Dagognet, *Pasteur, sans la légende*, Paris: Institut Synthélabo, 1994.

10 조르주 캉길렘, 여인석 역, 『정상적인 것과 병리적인 것』, 그린비, 2018, 45 - 46쪽.

11 François Dagognet, *Epilogue. Objections et réponses, in Anatomie d'un épistémologue: François Dagognet*, Paris: Vrin, 1984, p. 124.

12 François Dagognet, *La Raison et les Remèdes*, Paris: P.U.F., 1964, p. 2.

13 François Dagognet, *La Raison et les Remèdes*, p. 2.

14 François Dagognet, *La Raison et les Remèdes*, p. 3.

15 François Dagognet, *La Raison et les Remèdes*, p. 3.

16 François Dagognet, *La Raison et les Remèdes*, p. 5.

17 François Dagognet, *La Raison et les Remèdes*, pp. 5 - 14.

18 François Dagognet, *La Raison et les Remèdes*, p. 16.

19 François Dagognet, *La Raison et les Remèdes*, p. 20.

20 François Dagognet, *La Raison et les Remèdes*, p. 18.

21 François Dagognet, *La Raison et les Remèdes*, p. 18.

22 François Dagognet, La Raison et les Remèdes, p. 19.

23 François Dagognet, *La Raison et les Remèdes*, p. 19.

24 François Dagognet, *La Raison et les Remèdes*, p. 30.

25 François Dagognet, *La Raison et les Remèdes*, p. 37.

26 Paul Valéry, *L'idée fixe*, François Dagognet, *La Raison et les Remèdes*, p. 44에 서 재인용.

27 François Dagognet, *La Raison et les Remèdes*, p. 52.

28 François Dagognet, *La Raison et les Remèdes*, p. 52.

29 François Dagognet, *La Raison et les Remèdes*, p. 42.

30 François Dagognet, *Savoir et Pouvoir en Médecine*, Paris: Institut Synthélabo, 1998, p. 223.

31 François Dagognet, *La Raison et les Remèdes*, p. 56.

32 다고네의 저작 중에 다음과 같은 것들이 이런 문제를 다루고 있다. François Dagognet, *La Peau découverte*, Paris: Empêcheurs de Penser En Rond, 1998; François Dagognet, *Faces, Surfaces, Interfaces*, Paris: Vrin, 2003.

33 François Dagognet, *Pour une philosophie de la maladie*, Paris: Les éditions Textuel, 1996, p. 23. 프랑수아 다고네, 여인석 역, 『왜 당신의 아내는 자살할 수밖에 없었을까』, 청년의사, 2004, 31쪽.

34 다고네는 외면화를 가져온 기술에, 특히 영상의학에 열광한다. 그러나 그것은 질병

에 대한 객관화를 촉진시킨다는 사실도 잘 알고 있다. 그는 객관적 병리학은 존재하지 않는다는 캉길렘의 경고를 잊지 않고 그에 대한 경계를 늦추지 않는다. 프랑수아 다고네, 『왜 당신의 아내는 자살할 수밖에 없었을까』, 38쪽.

35 Philippe Pignarre, "C'est donc cela la médecine moderne? François Dagognet et les médicaments," Robert Damien(dir.), *François Dagognet médecin épistémologue philosophe*, Paris: Institut Synthélabo, 1998, p.136.

36 조르주 캉길렘, 『정상적인 것과 병리적인 것』, 119쪽.

37 조르주 캉길렘, 『정상적인 것과 병리적인 것』, 236쪽.

38 François Dagognet, *Savoir et Pouvoir en Médecine*, p.242.

39 Philippe Pignarre, "C'est donc cela la médecine moderne? François Dagognet et les médicaments", p.135.

40 프란시스 짐머만은 아유르베다 의학을 대상으로 의료인류학 연구를 수행하는 학자이다. Francis Zimmermann, *Généologie des médecines douces*, Paris: P.U.F., 1995, p.55.

41 Francis Zimmermann, *Généologie des médecines douces*, p.56. 약물을 임상적 실체의 일부가 아니라 아예 임상적 실체와 동일시하는 사고방식은 이미 2세기 중국의 의학자 장중경(張仲景, 150-219)이 제시한 바 있다. 그는 특정한 처방, 대표적으로 '계지탕(桂枝湯)'을 사용하여 없어지는 증후들을 '계지탕증(桂枝湯證)'이라고 불렀다. 일련의 임상적 사태가 특정한 처방의 상관물이 되어 그 처방과 동일시되는 것이다.

42 François Dagognet, *La Raison et les Remèdes*, p.37.

43 François Dagognet, *La Raison et les Remèdes*, p.37.

44 François Dagognet, *La Raison et les Remèdes*, p.15.

찾아보기

약의 인문학

초판 1쇄 인쇄   2022년 5월 30일
초판 1쇄 발행   2022년 6월 15일

지은이   여인석·김성수·김영수·박윤재·신규환·이병훈·이현숙
펴낸이   주혜숙

펴낸곳   역사공간
등 록   2003년 7월 22일 제6-510호
주 소   04000 서울시 마포구 동교로19길 52-7 PS빌딩 4층
전 화   02-725-8806
팩 스   02-725-8801
이메일   jhs8807@hanmail.net

ISBN   979-11-5707-181-4 03510